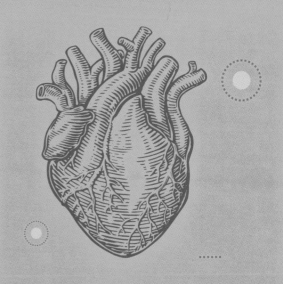

心电图学基础

马长生　董建增 主 审

佘　强　杜建霖　张登洪 主 编

全彩医学插画本

U0314211

化学工业出版社

·北京·

内容简介

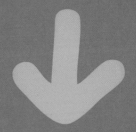

该书主要内容为心电图学的基础知识，包括心脏应用解剖、心脏电生理基础、动作电位、心房激动、心脏复极、房室传导、室内传导、心电图形成的基本原理、导联、标准心电图术语、标准心电图测量、正常心电图测值等。该书配有大量彩色插图，通过图解与文字相结合的形式对这些难懂、抽象的心电图学基础知识进行解读，以帮助读者更好地理解和掌握这些心电图学基础知识。该书还精选了大量的临床实例心电图，将这些心电图实例与基础知识相结合，以提高读者的临床心电图诊断水平。该书可作为心血管专业临床医师、心电学专业医师及临床医师、研究生提升心电图诊疗水平的参考读物。本书还适合作为各级医疗单位心电图培训的参考用书和培训教程。

图书在版编目（CIP）数据

心电图学基础 / 余强，杜建霖，张登洪主编．

北京：化学工业出版社，2025. 2. -- ISBN 978-7-122-46723-2

Ⅰ. R540.4

中国国家版本馆 CIP 数据核字第 2024PL2341 号

责任编辑：赵兰江　　　　　　　　　　　　　美术编辑：张　辉
责任校对：刘　一

出版发行：化学工业出版社（北京市东城区青年湖南街 13 号　邮政编码 100011）
印　　装：北京缤索印刷有限公司
710mm×1000mm　1/16　印张 33　字数 428 千字
2025 年 3 月北京第 1 版第 1 次印刷

购书咨询：010-64518888　　　　　　　售后服务：010-64518899
网　　址：http://www.cip.com.cn
凡购买本书，如有缺损质量问题，本社销售中心负责调换。

定　　价：198.00 元

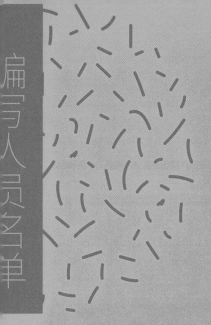

编写人员名单

主 审

马长生　董建增

主 编

佘 强　杜建霖

张登洪

副主编

刘亚杰　杜 钧

徐 林　唐 刚

唐 念　颜玉玲

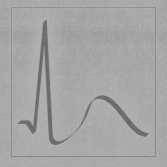

编 委

□陈晓晓
成都中医药大学附属第五人民医院

□杜建霖
重庆医科大学附属第二医院

□杜 钧
重庆医科大学附属第二医院

□江永红
重庆医科大学附属第二医院

□李鸿飞
成都中医药大学附属第五人民医院

□刘亚杰
重庆医科大学附属第二医院

□令狐汝
重庆大学医院

□佘 强
重庆医科大学附属第二医院

□唐 刚
成都中医药大学附属第五人民医院

□唐 念
成都中医药大学附属第五人民医院

□颜玉玲
重庆医科大学附属第二医院

□尧逢友
成都中医药大学附属第五人民医院

□姚沅清
重庆医科大学附属第二医院

□徐 林
四川省雅安市石棉县人民医院

□张登洪
成都中医药大学附属第五人民医院

序言 →

心电图作为心血管疾病诊断中的一项基本工具，其重要性在现代医学中不言而喻。它不仅在心脏病的早期发现和治疗中起着至关重要的作用，更是日常临床实践中的常备技术。

然而，心电图学这一领域却常常因其复杂性和专业性，令初学者感到困难，甚至有经验的临床医生也时有困惑。因此，一本系统而易懂的心电图学图书对于医学生和临床医生而言显得尤为重要。

由佘强教授、杜建霖教授、张登洪教授主编的《心电图学基础》一书应运而生。三位主编长期致力于心电图学的研究和教学，积累了丰富的临床经验和深厚的理论功底。他们将这些宝贵的经验融入到本书的编写中，使得该书不仅内容详实、结构清晰，而且在理论与实践的结合上达到了一个新的高度。

《心电图学基础》涵盖了心电图学的基本理论、操作技术及临床应用，并结合了大量的临床案例，使读者能够在理论学习的同时，更好地理解和应用心电图学知识。书中深入浅出的讲解和详细的图例，使得复杂的心电图波形变得更加直观和易于理解。这不仅为初学者提供了清晰的学习路径，也为有经验的临床医生提供了深入学习和探讨的素材。

作为一名长期从事心血管疾病临床和科研工作的医生，我们深知心电图在心血管诊疗中的不可替代性。因此，我们十分高兴看到这本书的出版。它不仅是对心电图学基础知识的全面总结，更是对未来心血管学科发展的有力支持。我们相信，这本书的出版，必将为广大医学生、住院医师以及心血管领域的专业人士提供宝贵的学习资源，并在提高我国心血管疾病诊疗水平上发挥积极的作用。

马长生　董建增

2024 年 10 月 18 日

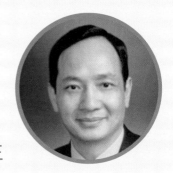

马长生

主任医师、教授，博士生导师，首都医科大学附属北京安贞医院心脏内科中心主任。现任国家心血管病临床医学研究中心主任、北京市心血管病防治办公室主任、首都医科大学心脏病学系主任。主编《心律失常射频消融图谱》《介入心脏病学》等学术专著多部，三次获得国家科技进步二等奖。

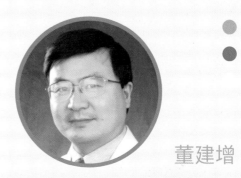

董建增

主任医师、教授，北京安贞医院心脏内科中心副主任及心力衰竭病房主任、郑州大学第一附属医院心血管病医院院长及遗传性心血管病防治及生殖指导中心主任、河南省遗传性心血管病医学重点实验室负责人。并担任了《介入心脏病学》第一版、《冠心病介入治疗 - 技术与策略》第二版、《心律失常射频消融图谱》第二版和《心房颤动 - 临床实践与治疗进展》等著作副主编。

前言 →

　　医学的历史是一场与时间竞速的旅程，而心电图技术则是这一旅程中的璀璨明珠。从 19 世纪末首次记录心脏电活动至今，心电图学在技术层面和临床应用上经历了持续革新，成为医学领域不可或缺的一部分。作为一项无创、精准且便捷的技术，心电图不仅是诊断心血管疾病的工具，更是一扇洞悉心脏电活动奥秘的窗口。在这一百多年的发展历程中，心电图技术不断焕发新生。从 Einthoven 创造的弦线式心电图机到现代高分辨率数字化心电记录系统，心电图技术经历了由单一诊断工具向多维度诊断平台的转型。从静态记录心脏电活动到结合动态监测与人工智能分析，心电图技术以其强大的适应性不断推动着医学进步。

　　《心电图学基础》的编撰，正是基于我们对这一技术的热忱与对教育传承的使命感。这本书以系统性、规范性和实用性为核心，通过整合国际权威指南和共识，详尽阐释了心电图

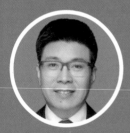

佘 强

医学博士，博士后，主任医师，二级教授，博士研究生导师，重庆医科大学附属第二医院心血管内科（国家临床重点专科）副主任，重庆英才·名家名师，重庆市学术技术带头人，重庆市研究生导师团队（心血管内科）带头人。中国医师协会心血管内科医师分会委员，中华医学会心血管分会精准心血管病学学组委员，中国老年医学学会心血管病分会委员，中国老年保健协会高血压分会常务委员，重庆市中西医结合学会高血压专委会主任委员，卫生部心血管疾病介入诊疗（冠心病和心律失常）培训基地导师。主持国家级和省部级课题 10 余项，发表 SCI 论文 100 余篇。

形成的生理机制与诊断标准。全书涵盖了从基本导联理论到复杂电活动分析的广泛内容，包括心电图形成原理、心脏解剖与电生理基础、心房与心室激动、标准心电图术语、测量方法，以及临床应用中最常见的心电现象的详细解析。为了帮助读者更好地理解和应用心电图知识，我们特别强化了图文结合的讲解模式。书中不仅配有丰富的心电图实例，还结合心电解剖示意图与流程图，用形象化的方式展示复杂的理论概念。我们希望，无论是初学者还是经验丰富的临床医生，都能通过本书在心电图学领域找到属于自己的新发现与启发。

　　医学的发展是一项跨越时间与学科的事业，而《心电图学基础》正是我们在这一事业中的一次努力。我们期望它不仅能成为教学领域的参考书，也能为各级医疗单位的临床实践提供可靠依据。在书籍的编写过程中，我们得到了国内外众多专家学者的无私帮助。在此，

主任医师，成都市第五人民医院心内科心脏起搏亚专业负责人，成都市医师协会心血管病专委会常务委员、四川省医师协会心律学专委会委员、四川省心电生理起搏专委会起搏组委员、四川省医药数字化科技研究会心律学专委会委员，2010年起开始从事心血管介入手术，先后在第三军医大学新桥医院、四川大学华西医院进修学习，擅长各种复杂、疑难心律失常的诊治、普通起搏器植入、CRT、ICD植入以及复杂冠心病介入治疗，2018年起先后在医院主持开展希浦系统起搏、无导线起搏器植入术、S-ICD植入、心内膜心肌活检等新技术，部分为国内或省内先进，受邀带教省内十余家三级医院开展各类心脏介入手术，主持全国多中心及成都市科研课题3项，以第一作者或通讯作者发表SCI论文5篇，国家发明专利1项，参编心血管病专著三部。

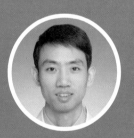

张登洪

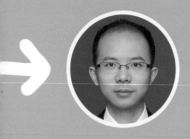

杜建霖

医学博士，主任医师，教授，博士研究生导师（破格），博士后合作导师，重庆医科大学附属第二医院心血管内科（国家临床重点专科）副主任。入选重庆市学术技术带头人后备人选、重庆市中青年医学高端人才、重庆医科大学"未来医学青年创新团队"、重庆医科大学附属第二医院"宽仁英才"等人才项目。荣获重庆医科大学优秀研究生导师称号。中国生物医学工程学会心律分会青年委员；中国老年保健医学研究会老年心血管分会委员；重庆市医师协会心血管内科医师分会委员、青委会副主任委员、心血管代谢学组组长、心律学专业委员会青年委员。擅长房颤、室速、室早等复杂心律失常的导管消融；完成重庆地区首例 HCM 合并房颤一站式射频消融术。从事心血管病 AI 诊疗关键技术及房颤上游相关疾病（HCM、高血压、CKM）诊治新策略研究工作。主持国家自然科学基金等科研项目 9 项。发表 SCI 论文 20 篇（JCR Q1 区 8 篇，IF > 10 分 3 篇）。主编心电图专著 2 部；Cardiovascular Innovations and Applications 杂志执行主编。

我们特别感谢马长生教授、董建增教授、龙德勇教授、汤日波教授等电生理领域的权威专家，为本书的理论深度与临床实用性提供了宝贵的建议。也由衷感谢化学工业出版社的编辑团队和重庆 11m 数字出版团队，他们的专业精神和创意让本书得以更完美地呈现。同时，感谢重庆市中青年医学高端人才项目和重庆医科大学附属第二医院"宽仁英才"项目的经费支持，让我们的愿景变为现实。

当然，这本书还有许多需要改进的地方。我们真诚期待各位读者提出批评与建议，以帮助我们不断完善。作为编者，我们相信医学知识的传承与创新如同生命的跃动一般，需要无数人的努力与热忱。愿这本书成为您心电图学探索之路上的一盏明灯，与您共同见证这一领域的未来与希望。

佘　强　杜建霖　张登洪

2024 年 10 月 1 日

第 1 章　导联

第 2 章

动作电位

第 3 章

心电图形成的基本原理

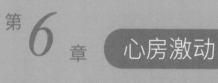

第 6 章　心房激动

第 8 章

室内传导

第 9 章

心脏复极

第 *10* 章

标准心电图术语

第 *11* 章

标准心电图测量

第 *12* 章

正常心电图测值（Ⅰ）

第 *13* 章　　正常心电图测值（Ⅱ）

第 **14** 章

正常心电图测值 （Ⅲ）

第 **15** 章

正常心电图测值 （Ⅳ）

第1章
导联

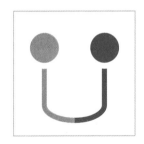

心电图携带了很多有关心脏结构和电活动的信息，临床医师通过分析心电图可以了解受检者是否罹患心血管系统疾病，了解其他系统疾病对心血管系统的影响，了解内环境状况，不仅能帮助临床医师诊断疾病，还能协助医师评估治疗效果和预后。近些年来，有关心电图在疾病的早期诊断、预后评估、心律失常定位、基因诊断、分子机制解释、猝死筛查等方面应用的研究与实践越来越多，极大地拓展了心电图的应用范围。

每一次心脏搏动都是心脏电活动的反映。传导至人体体表的心脏电流非常微弱，需要借助特殊的仪器，即心电图机才能记录下来。微弱的心电信号通过安放在人体体表的探查电极和导线"引入"至心电图机，这些特定的电极和导线就组成了心电图的导联（图1-1）。

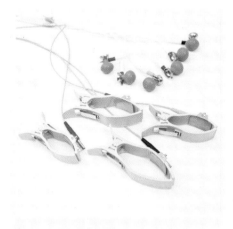

图1-1　心电图的导联

常规心电图有 12 个导联，包括 3 个标准肢体导联，3 个加压肢体导联和 6 个胸导联，其中肢体导联 4 个电极，胸导联 6 个电极

1

心电图导联电极的颜色编码系统

为了便于快速连接导联以及避免连接错误，1991年美国国家标准学会（ANSI）和医疗仪器促进协会（AAMI）共同颁布了第一个心电图设备标准（美国标准），随后总部位于欧洲的国际电工委员会（IEC）于1993年发布了自己的心电图设备标准（欧洲标准），两套标准都要求心电图机制造商给所生产的心电图机不同的导联电极赋予特定的颜色，便于操作者可以仅根据颜色顺利地连接导联[1-3]。

由于美国和IEC发布了不同的心电图机制造标准，在给心电图导联电极颜色编码时遵循不同的逻辑，因此，设备进口国家和地区会遇到不同心电图机生产厂家所生产的心电图机导联电极颜色编码不同的问题，我国医护人员执行外援医疗任务时也有可能遇到此类问题。尽管这些标准经历了多次修订，但差异仍然存在，在我国使用的心电图机多数采用欧洲标准（表1-1）。

学习心电图的医护人员应该熟悉本单位所使用心电图机的导联电极颜色编码系统，在需要快速采集心电图的时候，仅靠颜色安放电极非常便利，例如接诊血

表1-1	心电图导联电极的颜色编码系统	
标准	欧洲	美国
肢体导联电极		
右上肢	红色 ●	白色 ○
左上肢	黄色 ○	黑色 ●
右下肢	黑色 ●	绿色 ●
左下肢	绿色 ●	红色 ●
胸导联电极		
V$_1$ 导联	红色 ●	红色 ●
V$_2$ 导联	黄色 ○	黄色 ○
V$_3$ 导联	绿色 ●	绿色 ●
V$_4$ 导联	棕色 ●	蓝色 ●
V$_5$ 导联	黑色 ●	橙色 ●
V$_6$ 导联	紫色 ●	紫色 ●

流动力学不稳定的胸痛患者、心搏骤停患者、救治灾民以及流行病学调查等时。

2

肢体导联

肢体导联有红、黄、绿、黑四种颜色的电极，其中红色电极连接右上肢，黄色电极连接左上肢，绿色电极连接左下肢，黑色电极连接右下肢，实际只有安放于右上肢、左上肢和左下肢3个部位的电极参与心电图的形成。当前，肢体导联共有6个，分为标准肢体导联（3个）和加压肢体导联（3个）。

 Note 肢体导联尽管有左上肢、右上肢、左下肢和右下肢四个电极，但右下肢电极接地线，参与心电图导联形成的只有左上肢电极、右上肢电极和左下肢电极，这是重要的心电图知识之一。

标准肢体导联

标准肢体导联是由心电图机的发明者荷兰医生和生理学家Einthoven创建的，每个导联由2个电极组成，分别输入心电图机的正极和负极，形成Ⅰ、Ⅱ和Ⅲ导联[4-6]。

1954年AHA颁布的《心电图和心向量图的导联标准化和设备技术规范建议》提出：Ⅰ导联的正极（黄色电极夹）连接左上肢，负极（红色电极夹）连接右上肢；Ⅱ导联的正极（绿色电极夹）连接左下肢，负极（红色电极夹）连接右上肢；Ⅲ导联的正极（绿色电极夹）连接左下肢，负极（黄色电极夹）连接左上肢，这样安排的原因是确保记录到正向偏转[7]。

Ⅰ导联

Ⅰ导联记录的是左上肢和右上肢的电势差产生的心电图。由于左心室质量大于右心室，左侧肢体的电势大于右侧肢体，这也是Ⅰ导联记录到正向心电波的原因之一（图1-2）。

窦性冲动从右心房向左心房传导，电冲动传导方向朝向Ⅰ导联的正极，故Ⅰ导联记录到直立P波，一旦记录到倒置P波，提示

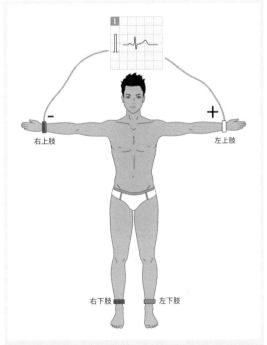

图1-2　Ⅰ导联电极的安放

Ⅰ导联的正极安放在左上肢，放置黄色的肢体电极夹，负极安放在右上肢，放置红色的肢体电极夹，通常记录到直立的P-QRS-T波

冲动起源于左心房[8,9]。左、右心室同步激动时，因左心室质量大而占据优势，整体心室激动电势朝向左方，记录的QRS波以R波为主或主波直立；当出现等振幅的RS波时，提示右心室激动电势增加；当R/S振幅比值<1时，提示右心室激动占优势，患者可能存在右心室肥厚。

通常，Ⅰ导联的T波应直立，出现倒置T波应排查心肌病变[10]。观察Ⅰ导联QRS波的正相波和负

国际电工委员会（IEC）是一个负责制定和发布电气、电子工程领域的国际标准的机构，其制定的心电图机标准为IEC60601-2-25。

Note

相波振幅比值 < 1 可以快速判读电轴是否右偏。

Ⅱ导联

Ⅱ导联记录的是左下肢和右上肢的电势差产生的心电图，通常，最大心房激动电势和最大心室激动电势均朝向Ⅱ导联的正极方向，Ⅱ导联不仅记录到正向的P-QRS-T波，且肢体导联中，Ⅱ导联的P波振幅和QRS波振幅最大，故Ⅱ导联是分析心电图的重要导联（图1-3）。

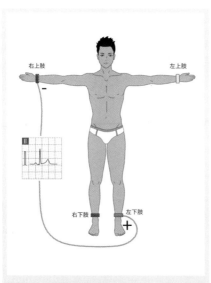

图1-3 Ⅱ导联电极的安放

Ⅱ导联的正极安放在左下肢，放置绿色的肢体电极夹，负极安放在右上肢，放置红色的肢体电极夹，通常记录到直立的P-QRS-T波。在肢体导联中，Ⅱ导联的P波振幅通常最大，因此Ⅱ导联是用于分析心律失常的重要导联

Ⅱ导联出现正负双相形态或倒置的P波、病理性Q波、双相T波和倒置T波都是异常现象。

Ⅲ导联

Ⅲ导联记录的是左下肢和左上肢的电势差产生的心电图。Ⅲ导联的心电图波形容易受到体位和呼吸影响，P波可以直立、正负双相和倒置，QRS波可以出现生理性Q波和T波倒置（图1-4）。

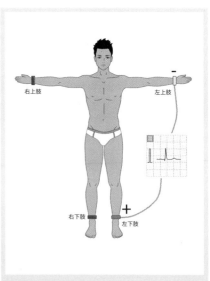

图1-4 Ⅲ导联电极的安放

Ⅲ导联的正极安放在左下肢，放置绿色的肢体电极夹，负极安放在左上肢，放置黄色的肢体电极夹，Ⅲ导联P-QRS-T波的极性多变

由于Ⅲ导联的心电图可以出现诸多生理性变异，若怀疑Ⅲ导联心电图异常，应联合aVF导联

Note 如何记忆标准肢体导联电极的安放？所有的正极都是安放在左侧肢体，Ⅰ导联的正极安放在左上肢，Ⅱ和Ⅲ导联的正极安放在左下肢。这是因为早年发现左侧电势大于右侧电势，故把正极都安放在左侧肢体有利于记录到正向心电波。

或 aVF、Ⅱ导联进行分析，单独依靠Ⅲ导联可能导致过度诊断。

中心电端的形成

20世纪30年代，美国医生 Wilson 分别在左上肢、右上肢和左下肢的电极各添加5000Ω电阻，然后把三个电极的导线绞合在一起，发现绞合后的电势为0，就形成了中心电端（图1-5）[11]。从中心电端引出一根导线接入心电图机的负极，称为无干电极。

1942年，美国生理学家 Goldberger 对 Wilson 的中心电端进行了改良，他认为组成中心电端并不需要添加额外的电阻；此外，他最重要的创新之处在于，当探查某个肢体导联的心电活动时，就把该肢体导联电极接入心电图机的正极，负极仍由无干电极组成，只不过从中

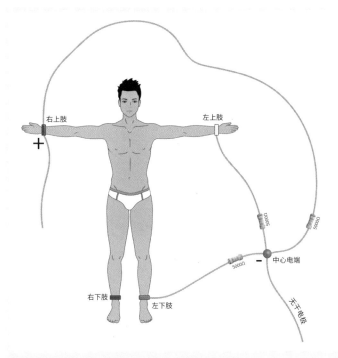

图 1-5 Wilson 中心电端的形成及 VR 导联的形成

把左上肢、右上肢和左下肢的电极各添加5000Ω电阻，然后把三个电极的导线绞合在一起，就组成了中心电端。从中心电端引出新的导线，接入心电图机负极，就产生了无干电极。由于中心电端的电势为0，当探查电极放置在右上肢并接入心电图机的正极时，就组成了 VR 导联；当探查电极放置在左上肢并接入心电图机的正极时，就组成了 VL 导联；当探查电极放置在左下肢并接入心电图机的正极时，就组成了 VF 导联。这就是早年的单极肢体导联，正极分别是单个肢体电极，负极是中心电端，后者电势为零，探查的就是单个肢体导联的心电活动。早年命名的这种"单极肢体导联"从物理学角度看，仍然是双极连接，因为只有一个正极和一个负极参与，人体才能和心电图机形成闭合的电学回路。所谓的单极只不过是中心电端的电势为0，便于了解单个肢体电极的电势。2009年 AHA/ACC/HRS《心电图标准化和解析建议》推荐弃用"单极导联"和"双极导联"两个术语便是基于实际物理连接。需要强调的是，早年的 VR、VL 和 VF 导联，由于采集的心电波振幅偏小，现已不用于临床。

心电端中分离该探查肢体导联电极，无干电极仅由其余两个肢体导联电极组成，这样就组成了可以探查单个肢体导联心电活动的电极对[12]。

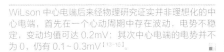

WiLson 中心电端后来经物理研究证实并非理想化的中心电端，首先在一个心动周期中存在波动，电势不稳定，变动均值可达 0.2mV；其次中心电端的电势并不为0，仍有 0.1~0.3mV[13-16]。

Note

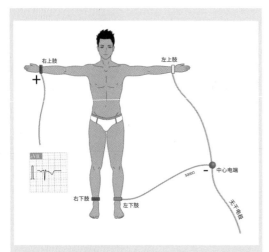

图 1-6 aVR 导联的组成

aVR 导联的配对电极：正极是右上肢电极，负极是由左上肢和左下肢组成的无干电极，主要探查朝向右上肢的心电活动

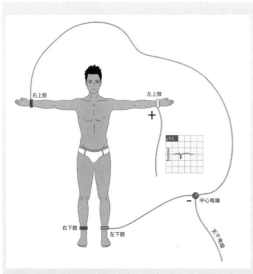

图 1-7 aVL 导联的组成

aVL 导联的配对电极：正极是左上肢电极，负极是由右上肢和左下肢组成的无干电极，主要探查朝向左上肢的心电活动

加压肢体导联

探查电极分别置于右上肢、左上肢和左下肢作为心电图机的正极输入端，Goldberger 改良中心电端的无干电极作为负极，就共同组成了加压肢体导联，即 aVR 导联、aVL 导联和 aVF 导联。通过改良中心电端记录的心电图与 Wilson 中心电端记录的图形相似，但振幅增加 50%[12]。

aVR 导联

探查电极置于右上肢，作为正极接入心电图机，无干电极由左上肢和左下肢组成并接入心电图机的负极（图 1-6）。

aVR 导联的正极位于右上肢，探查方向背离整体心脏向左下的激动电势，通常记录到倒置的 P-QRS-T 波。aVR 导联的 QRS 波形有助于宽 QRS 波的鉴别、右心室肥厚和陈旧性下壁心肌梗死的诊断；ST-T 形态在急性冠脉综合征的诊断和预后方面有重要的判读价值[17]。

aVL 导联

探查电极置于左上肢，作为正极接入心电图机，无干电极由右上肢和左下肢组成并接入心电图机的负极（图 1-7）。

Note 心电图机使用哪套颜色编码并不重要，关键是要熟悉日常工作中所使用心电图机的颜色编码，避免电极安放错误。同时遇到不同颜色编码的心电图机时，遵照图形说明安放电极即可。

aVL 导联的正极位于左上肢，心电图波形像Ⅲ导联一样，不同体型的个体、呼吸运动等可以造成心电波的形态和极性多变，P 波可以直立、负正双相或倒置，可以出现生理性 Q 波，QRS 主波可以正向也可以负向，T 波可以出现生理性倒置。鉴别生理性变异和病理性改变时，需要紧密结合临床，联合Ⅰ导联心电图进行判读。

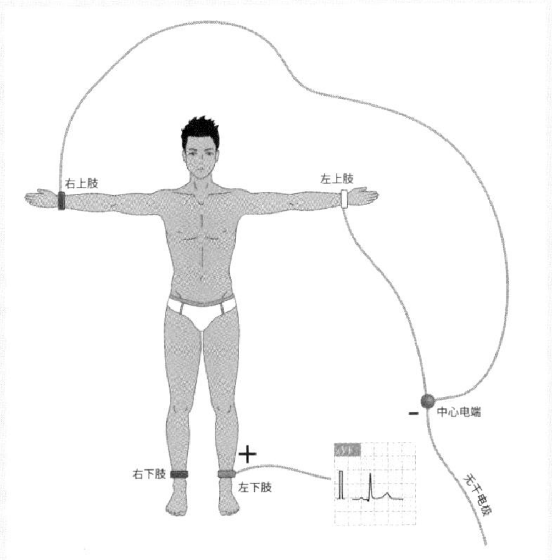

图 1-8 aVF 导联的组成

aVF 导联的配对电极：正极是左下肢电极，负极是由右上肢和左上肢组成的无干电极，主要探查朝向左下肢的心电活动

aVF 导联

探查电极置于左下肢，作为正极接入心电图机，无干电极由右上肢和左上肢组成并接入心电图机的负极（图 1-8）。

aVF 导联的心电图波形态介于Ⅱ和Ⅲ导联之间，通常 P 波直立，QRS 主波可以正向，也可以负向，T 波直立。aVF 导联常常参与Ⅲ导联心电图的鉴别诊断，若两个导联的心电图均异常，则应考虑病理性改变，例如 T 波同时倒置。

aVL 导联探查朝向左上肢的心电活动，aVF 导联探查朝向左下肢的心电活动，在上下方位上，心脏的解剖位置会影响这两个导联的 QRS 主波极性。

3

胸导联

在 Wilson 发明中心电端之后，他把从中心电端引出的无干电极接入心电图机负极，安放于前胸壁的探查电极接入心电图机的正极，就组成了胸导联。长期以来，胸导联也被认为是一种"单极"导联，因为只有一个探查电极，实际上电学回路仍然属于双极导联系统，故 2009 年 AHA/ACC/HRS 颁布的《心电图标准化和解析建议》推荐弃用"单极""双极"等描述导联连接的术语[18]。

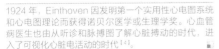
1924 年，Einthoven 因发明第一个实用性心电图系统和心电图理论而获得诺贝尔医学或生理学奖。心血管病医生也由从听诊和脉搏图了解心脏搏动的时代，进入了可视化心脏活动的时代[14]。

Note

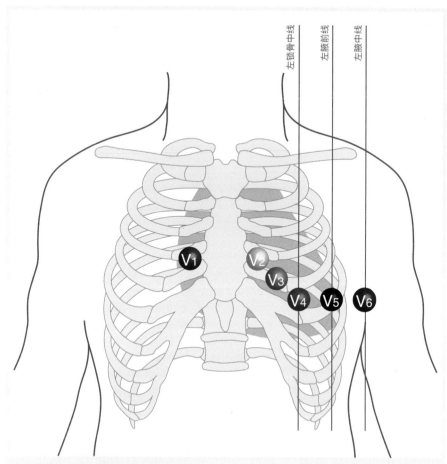

图 1-9 常规 6 胸导联电极的安放位置

常规 6 胸导联电极的安放：V_1 导联电极安放在第四肋间的胸骨右缘旁；V_2 导联电极安放在第四肋间的胸骨左缘旁；V_3 导联电极安放在 V_2 与 V_4 导联电极安放位置连线的中点；V_4 导联电极安放在第五肋间的左锁骨中线处；V_5 导联电极安放在与 V_4 导联电极同一水平面的左腋前线处；V_6 导联电极安放在与 V_4 导联电极同一水平面的左腋中线处。胸导联电极的关键解剖标志是：第四肋间的胸骨右缘旁定 V_1 导联，第五肋间的左锁骨中线处定 V_4 导联，其余导联电极均可以依据这两个导联电极位置快速定位。由于二维平面不好展示腋前线和腋中线的三维空间关系，实际的腋中线在图中表现为腋前线观感，腋前线也比实际右移了

胸导联问世之初，电极安放部位、连接方式以及电极个数非常混乱，直到 1943 年 AHA 才推荐采用 6 个胸导联，1954 年进一步规范了胸导联的安放位置，并用字母 V 命名，标准 6 胸导联沿用至今[7,19]。

标准胸导联有 6 个电极，分别称为 V_1 ～ V_6 导联电极，按照体表的解剖标志从右胸排列到左

Note 特别提示：胸导联电极的安放中，V_4 导联同一水平面并非同在第五肋间隙，因为 V_5 和 V_6 导联的电极置于与 V_4 导联电极相同的水平面，而人体的肋间隙是斜行走向的。

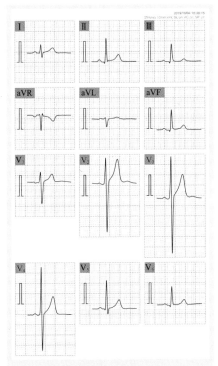

图 1-10 正常心电图

男，33 岁，健康，体检心电图正常。胸导联从 V_1 ~ V_6 导联排列，与 3 个标准肢体导联和 3 个加压肢体导联组成常规 12 导联心电图

胸（图 1-9）。一个胸导联的圆形电极探查直径不超过 3cm，通常为 2 ~ 3cm[20]。在特殊情况下，如采集新生儿心电图，可以减少胸导联电极的个数，但至少应保持最低 3 个的要求，即 V_1、V_3 和 V_5 导联[18]。

采集正确的心电图是正确分析的基础，因此，必须熟记并训练常规 6 胸导联电极的安放（图1-10）。胸导联电极的安放位置

误差达到 2cm 就会出现记录错误图形，最终导致诊断错误，特别是涉及心室肥厚和前间隔心肌梗死情况时[21]。在基于计算机的自动心电图诊断中，胸导联电极错误放置占错误诊断原因的 6%[22]。

■ 右心室导联

1974 年，瑞典医生 Erhardt 进行心肌梗死的病理学和临床联系的研究时，首次提出右心室导联（V_{4R}）[23]。20 世纪 80 年代，右心室导联逐渐完善[24, 25]。

右心室导联探查右心室前壁、侧壁和后壁，安放于常规左胸 V_2 ~ V_6 导联的右胸镜像位置（图 1-11）[18]。通常，右心室导联特指 V_{3R} ~ V_{6R}，V_{1R} 导联实际为常规 V_2 导联，V_{2R} 导联实际为常规 V_1 导联，临床常用 V_{3R} ~ V_{5R} 导联。

右心室导联多用于探查右心系统疾病，如右心室肥厚、右心室梗死和急性肺栓塞。当怀疑右心系统疾病而常规 12 导联心电图改变不典型时，可以采集右心室导联心电图。在急性冠脉综合征患者中，V_{4R} 导联是最有价值的右心室导联，ST 段抬高 ≥ 0.5mm 即可诊断右心室心肌梗死[24, 26-29]。

特别提示：加压肢体导联的负极是由 Goldberger 改良的中心电端，而胸导联的负极仍是由 Wilson 最早建立的中心电端，因此，两个导联系统的中心电端是不同的。

Note

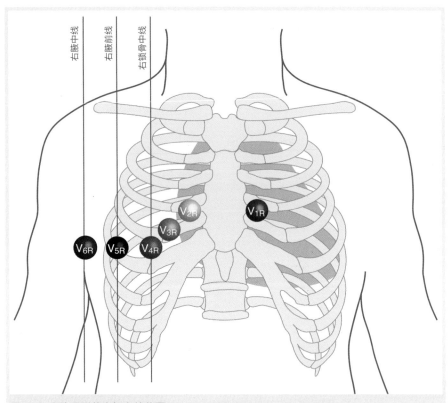

图 1-11 右胸导联的电极安放位置

右胸导联电极的安放：V_{1R} 导联电极安放在第四肋间的胸骨左缘旁；V_{2R} 导联电极安放在第四肋间的胸骨右缘旁；V_{3R} 导联电极安放在 V_{2R} 与 V_{4R} 导联电极安放位置连线的中点；V_{4R} 导联电极安放在第五肋间的右锁骨中线处；V_{5R} 导联电极安放在与 V_{4R} 导联电极同一水平面的右腋前线处；V_{6R} 导联电极安放在与 V_{4R} 导联电极同一水平面的右腋中线处

▮ 后壁导联

1989 年，美国学者 Rich 等人提出在探查左心室后壁心肌梗死时，采用安放在左背部的胸导联，即现在的后壁（V_7 ~ V_9）导联（图 1-12）[30]。

后壁导联探查左心室后外侧壁和后壁心肌，在诊断完全性左束支阻滞、左心室肥厚、左心室心肌病变、后壁心肌缺血和后壁心肌梗死等疾病时有一定价值。当怀疑左心室疾病而常规胸导联改变不典型时，可以加做后壁导联，了解后壁心电图情况。接诊胸痛患者时，建议采集 18 导联心电图，在标准 12 导联的基础上加做 V_{3R}、V_{4R}、V_{5R}、V_7、V_8、V_9 导联，全面评估心肌缺血部位和范围。

Note 临床训练：对于尚未安放过右心室导联和后壁导联的初学者，可以选择健康受试者（或在同事之间相互练习）训练右心室导联电极和后壁导联电极的安放。

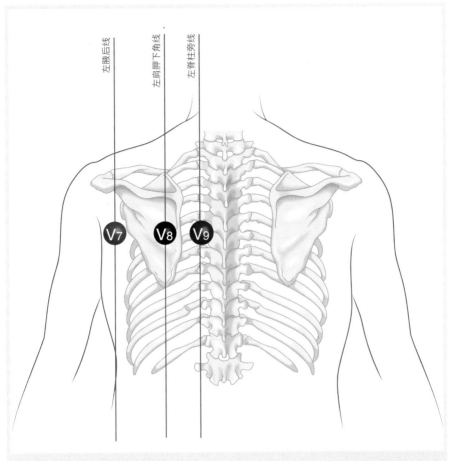

左腋后线

左肩胛下角线

左脊柱旁线

V7 V8 V9

图 1-12 后壁导联的电极安放位置
后壁导联安放平面同 V_4 导联，只不过 V_7 导联安放于与 V_4 导联相同水平面的左腋后线，V_8 导联安放于与 V_4 导联相同水平面的左肩胛下角线，V_9 导联安放于与 V_4 导联相同水平面的脊柱左旁线

15 导联心电图

3 个标准肢体导联（Ⅰ、Ⅱ 和 Ⅲ）、3 个加压肢体导联（aVR、aVL 和 aVF）和 6 个胸导联（V_1 ~ V_6）组成了常规 12 导联心电图。

在 12 导联的基础上，如果加做 3 个附加导联心电图，就组成了 15 导联心电图，包括以下几组类型：①加做右心室 V_{3R} ~ V_{5R} 导联，探查右心室；②加做后壁 V_7 ~ V_9 导联，探查后壁心肌；③加做 V_{4R}、V_8 和 V_9 导联心电图，同时探查右心室和后壁。在急性

V_4 导联电极的安放位置是其他胸导联电极安放的重要参考位置，指南推荐 V_7 ~ V_9 导联电极的安放平面同 V_4 导联电极安放平面，但也可以是直接第五肋间相关解剖位置，只是后者仍存争议。

Note

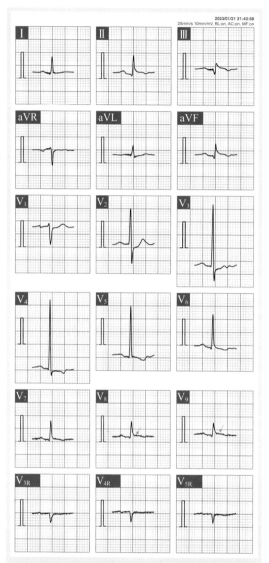

图 1-13 18 导联心电图

男，68 岁，因胸痛 7 小时入院。初始 12 导联心电图诊断为急性下壁心肌梗死。完善 18 导联心电图后，可见 V_8 和 V_9 导联 ST 段抬高，提示存在急性后壁心肌梗死，右心室导联 ST 段无抬高，最后修正诊断为急性下后壁心肌梗死。若不记录后壁导联，本例心电图还可以根据急性后壁心肌梗死的镜像图形进行间接诊断，如 V_1 ～ V_3 导联 ST 段压低，V_2 和 V_3 导联 R 波振幅增高且 R/S 振幅比值＞1，相比于直接证据，间接推导需要心电图阅读者具有丰富的经验

心肌梗死患者中，13.5% 的患者常规 12 导联心电图正常，但可以通过 V_{4R}、V_8 和 V_9 导联组成的 15 导联心电图进行确诊 [30]。

18 导联心电图

常规 12 导联心电图加上 3 个右心室导联和 3 个后壁导联就组成了 18 导联心电图。18 导联心电图可以全面探查心脏的电活动，但从临床实际情况看，并非所有受检者都需要进行 18 导联心电图检查，比如有不典型的右束支阻滞图形者可以加做右心室导联，而后壁导联对诊断并无帮助，因此，应根据受检者的需求选择合适的附加导联。

我们建议接诊胸痛患者（特别是高度疑诊急性冠脉综合征的患者），一次性采集 18 导联心电图，全面探查心肌缺血范围，这是因为右心室和后壁不在常规 12 导联心电图探查范围内（图 1-13）。

目前，一些医疗单位采用了 18 导联心电图机，配置有 12 个胸导联，可以一次性采集 18 导联心电图；而常规心电图机只有 6 个胸导联，可以在采集完常规 12 导联心电图后，V_1 ～ V_3 导联电极重新置于右心室，V_4 ～ V_6 导联电极

Note　急性冠脉综合征、急性肺栓塞和急性主动脉综合征是临床常见三大胸痛原因。右室和后壁心肌梗死的 ST 段抬高持续时间较短，尽早完善 18 导联心电图有助于捕捉这些部位的心肌梗死。

重新置于左心室后壁，完成右心室和后壁导联心电图的采集，采集完毕后，务必用笔把 $V_1 \sim V_6$ 导联修改为 V_{3R}、V_{4R}、V_{5R}、V_7、V_8 和 V_9 导联，避免其他医护人员错误解读心电图。在我国，一些有条件的胸痛中心或 CCU 病房在接诊胸痛患者时已经常规采集 18 导联心电图。

■ 高肋间导联

特殊情况下，需要比常规 6 胸导联高 1 个肋间安放胸导联电极，记录高一肋间胸导联，命名为 $V_{1'} \sim V_{6'}$ 导联，高 2 个肋间安放胸导联电极，记录高二肋间胸导联，命名为 $V_{1''} \sim V_{6''}$ 导联，以此类推（图 1-14）。

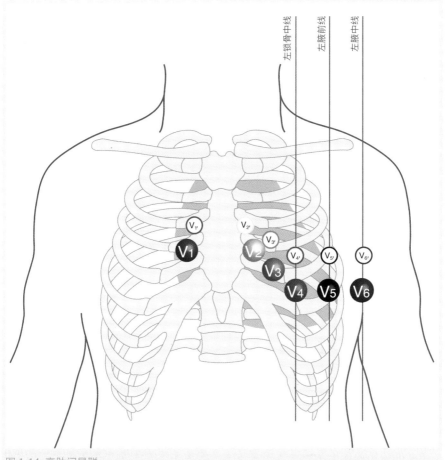

图 1-14 高肋间导联

把常规 6 胸导联电极的安放位置顺应高 1 个肋间，就组成了高一肋间胸导联；安放位置高 2 个肋间，就组成了高二肋间胸导联。白色圆圈从右至左分别所示为高一肋间的 $V_1' \sim V_6'$ 导联

右心室导联、后壁导联、高肋间导联和低肋间导联等胸导联并非常规胸导联，作为附加导联供临床特殊情况选用，换言之，正常情况下，并不需要加做附加导联。

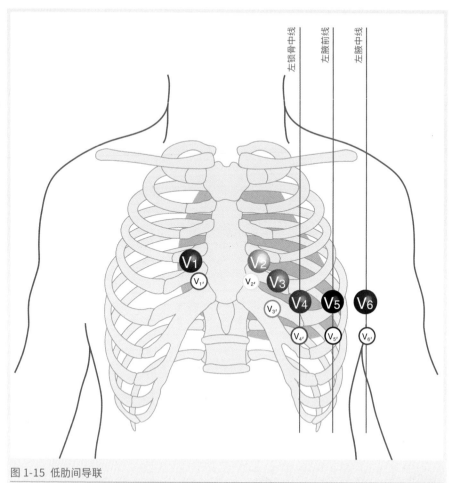

图 1-15 低肋间导联

把常规 6 胸导联电极的安放位置顺应低 1 个肋间，就组成了低一肋间胸导联；安放位置低 2 个肋间，就组成了低二肋间胸导联。白色圆圈从右至左分别所示为低一肋间的 $V_{1'}$ ~ $V_{6'}$ 导联

高肋间胸导联适合探查不典型的高位心肌缺血或梗死；辅助诊断 1 型 Brugada 综合征和右束支阻滞等；患者有一些特殊的临床情况，需要避开常规胸导联电极安放位置，例如外科手术切口、外伤敷料、引流管等[30]。相比于常规胸导联，高肋间记录的胸导联 QRS 时限有缩短趋势[31]。

■ 低肋间导联

特殊情况下，需要比常规 6 胸导联低 1 个肋间安放胸导联电极，记录低一肋间胸导联，命名为 $V_{1'}$ ~ $V_{6'}$ 导联，低 2 个肋间安放胸导联电极，记录低二肋间胸导联，命名为 $V_{1''}$ ~ $V_{6''}$ 导联，以此类推（图 1-15）。

Note 在重症监护病房，对于有心搏骤停风险，随时需要进行心肺复苏的患者，监护胸导联也应该避开常规胸导联电极的安放位置，以便医护人员随时对患者进行急救。

患者罹患肺气肿时，肺部大量积气，心脏和膈肌位置下移，常规心电图容易出现顺钟向转位心电图，有时 $V_1 \sim V_3$ 导联记录到 QS 波，酷似陈旧性前间壁心肌梗死，此时采集低肋间心电图有望记录到正常 R 波递增（图 1-16）。

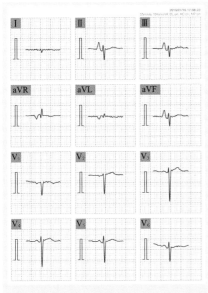

图 1-16 肺心病心电图

男，71 岁，临床诊断为慢性阻塞性肺病、慢性肺源性心脏病。常规 12 导联心电图上，V_1 导联 QRS 波呈 QS 波，V_3 导联 r 波振幅 < 3mm，酷似陈旧性前间壁心肌梗死，低一肋间采集胸导联可能记录到正常 QRS 波以及正常 R 波递增

非标准位置放置电极采集的胸导联必须做好导联标记。通常，胸导联电极放置误差在 1cm 范围内，对心电图形态的影响可以忽略不计；电极移位较大可以导致 20% 的 R 波递增改变和 75% 的胸导联过渡区改变，因此，非标准胸导联采集的心电图在诊断一些常规内容方面受限，适合根据采集目的诊断一些特殊心电图现象[32]。

4

心电图纸和定标

心电图纸是一种坐标纸，有利于全世界的医师设定统一的记录标准，以便不同国家和地区的医师能够相互交流采集的心电图，规范学科建设。

■ 走纸速度

心电图纸由横线和竖线交织的小方格构成，每两条线相距 1mm，横线代表时间，竖线代表电压。在日常工作中，建议心电图机工作的走纸速度为 25mm/s，则横向每 1mm（或 1 个小方格）代表 40ms（图 1-17）[31]。

无论常规心电图检查还是心电监护，心电波都是动态显示的，如果是静态显示，则前后心搏产生的心电图会相互重叠，无法分析，因此，走纸速度不仅是心电图机的必备设置参数，也是各种心电图记录仪、心电监护仪的重

当患者上胸部存在外科手术切口、伤口敷料、引流管等情况时，可以采集低肋间心电图或利用低肋间心电图进行监护，但心电图必须做好导联改变的标记。■

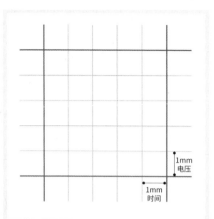

图 1-17 心电图纸

心电图纸是由边长 1mm 的小方格组成，横轴代表时间，纵轴代表电压，亦即心电波的振幅

波，有利于精细判读心电波的组分和测量各种时限，特别是精细化诊断束支阻滞和病理性 Q 波（图 1-18）。需要指出的是，由于方要设置参数。

走纸速度为 50mm/s 时，每 1 个小方格横向代表时间 20ms，而走纸速度为 100mm/s 时，每 1 个小方格横向代表时间为 10ms，后两种走纸速度常用于心脏电生理研究时同步记录一些心电图导联。加快走纸速度可以放大心电

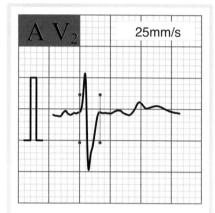

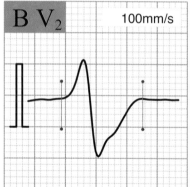

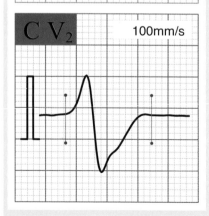

图 1-18 走纸速度 100mm/s 测量 QRS 时限

A. 1 例完全性右束支阻滞，计算机自动判读 QRS 时限为 80ms，误诊为不完全性右束支阻滞。在 25mm/s 的走纸速度下，测量 V₂ 导联 QRS 时限为 135ms。B. 图 A 在走纸速度 100mm/s 时，显示走纸 25mm/s 期间判读的 QRS 波的起点和终点。C. 图 A 在走纸速度 100mm/s 时，重新判读的 QRS 波起点和终点，由于 QRS 波起始部和终末部的低振幅波形更加明显，判读的 QRS 时限明显宽于图 A，为 141ms。无论走纸速度如何，人工判读的 QRS 时限已经 > 120ms，可以诊断为完全性右束支阻滞

Note 基于计算机系统的心电图工作站可以通过激光打印机输出心电图，有教学价值的心电图可以长期保存。建议有条件的单位可以收集和整理典型心电图，装订成册，供单位内部教学使用。

法学的原因和测量误差，不同走纸速度下测量的心电波时限存在差异，一些细微差异能影响最终的心电图诊断。减慢走纸速度可以在相同面积的纸张或显示屏幕上展示更多心电波，方便快速发现异常节段并放大分析，而加快走纸速度减少心电波的显示数量，有利于观察心电波的细节和测量。

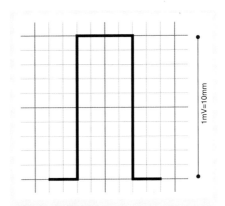

图 1-19 定标电压

日常心电图机工作参数常选择输入 1mV，获得 10mm 振幅偏转的定标电压。定标电压符号呈"几"字形，位于每个导联排头

▪ 定标电压

当给心电图机输入 1mV 标准电压时，描记轨迹获得 10mm 的振幅偏转，称为定标电压[31]。这是心电图机的另一项重要的工作参数，只有在统一的输入和记录标准下，不同厂家生产的不同型号的心电图机采集的心电图才能直接进行比较。

日常工作中，建议心电图机工作的定标电压是 10mm/mV（图 1-19）。当原始心电波振幅低矮，不容易判读形态细节和影响振幅测量时，可以把心电图机的定标电压选择为 20mm/mV，即输入 1mV 电压，描记轨迹获得 20mm 的振幅偏转，带来振幅的增益；而当原始心电波振幅高大，不同导联的心电波（主要是 QRS 波和 T 波）相互重叠，影响每个导联的

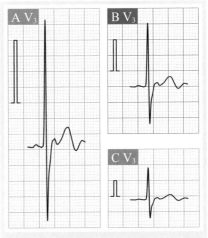

图 1-20 不同定标电压对心电波振幅的影响

A. 定标电压为 20mm/mV 时，记录的心电波振幅较日常记录倍增，QRS 波振幅高大，如果是同步多导联记录，不同导联的高振幅 QRS 将会重叠在一起，影响单个导联心电波的辨识。B. 定标电压为 10mm/mV 时，记录的心电波振幅适中，可直接用于诊断。C. 定标电压为 5mm/mV 时，记录的心电波振幅较低。注意每个心电波前的定标电压不同。当怀疑心电图是在非常规参数下采集的时，可以观察定标电压，了解定标电压的设置参数

有时因受检者的需要而修改了心电图机的日常工作参数，在采集完心电图后，应及时把心电图机的参数重新调整为日常工作参数，避免随后的医护人员采集非标准的心电图。

Note

具体心电波判读时，可以把心电图机的定标电压选择为 5mm/mV，即输入 1mV 电压，描记轨迹振幅偏转 5mm，降低心电波的振幅（图 1-20）。

在阅读心电图时，要养成快速浏览定标电压的习惯，避免把定标电压减半的心电图误诊为低电压或把定标电压倍增的心电图误诊为心室肥厚。

■ 导联的同步性

除了单导联心电图机，当前不少心电图机都可以同步输出 3 导联、4 导联、6 导联和 12 导联心电图。同步导联心电图能够在时间上精准对齐不同导联的心电波，产生更具有诊断价值的时空图形，比如测量 R 峰时间、诊断心肌梗死和解释心律失常等[34-36]。目前建议心电图机的最大同步性误差不应超过 10ms，理想情况下应该更少（图 1-21）[18]。

此外，在单导联上进行的心电波测量，测值通常偏低，这是因为一些导联的心电波起始部分和终末部分位于等电位线上，同步 12 导联辨识波形的最早起点和最晚终点，可以获得最大的测值，这对于一些需要依赖时间测量进

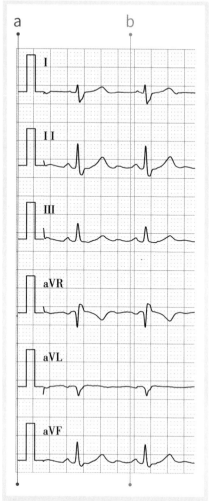

图 1-21 心电图导联的同步性

图示同步 6 导联心电图。a 线对准定标电压的起点，可以观察到 6 个导联的定标电压同步性较好，误差＜10ms。I 导联的 P 波表观呈低矮的直立波，但同步测量 6 导联 P 波起点（b 线）以后，会发现 I 导联 P 波的起始部分实际位于等电位线上，P 波的完整形态应为等电位线 - 直立 P 波。如果忽视 I 导联 P 波起始的等电位线部分，仅测量直立部分的 P 波时限，则 P 波时限明显小于同步导联测量的 P 波时限。学会利用同步导联识别心电波的等电位线部分有助于精确测量各类时限和间期

Note　一些医疗单位仍采用热敏纸记录心电图，普通热敏纸不适合长期保存，记录的心电图会逐渐消失，如果要长期保存此类心电图，可以选用复印、扫描、翻印和拍照等技术，推荐方便低廉的扫描。

行诊断的心电图非常重要，如病理性 Q 波的判读、左心房异常、不完全性或完全性束支阻滞、非特异性室内传导障碍、宽 QRS 波的鉴别诊断等。

25mm/s 走纸速度时，心电图纸每 5 个小方格组成 1 个中方格，横向时间正好为 200ms；纵横每 5 个中方格组成 1 个大方格，横向时间正好为 200ms×5=1000ms，即 1s（图 1-22）。记住这些常用的时间与方格的换算关系，能帮助我们肉眼快速测算各种心电波间期和计算心率。

心电图的时间测量单位可以选用 s 或 ms，换算单位为 1s=

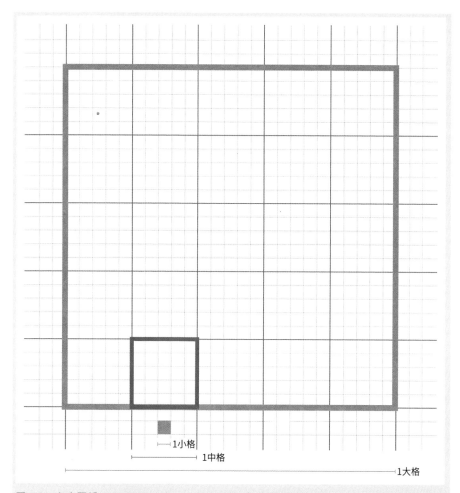

图 1-22 心电图纸

当心电图机的走纸速度为 25mm/s 时，1 个小方格占时 40ms；每 5 个小方格组成 1 个中方格，占时 200ms；每 5×5 个中方格组成 1 个大方格，占时 1000ms

实际上，在国外的不少心电图教科书和文献里，常用 mm 作为心电波振幅的测量单位，这也是国际指南推荐的单位，若无特殊说明，本书心电波的振幅单位均选用 mm。

Note

1000ms，若无特殊说明，本书时间测量单位选用 ms。2009 年 AHA/ACC/HRS《心电图标准化和解析建议》推荐心电图的振幅测量单位为 mm，这是因为人体心电信号输入心电图机的电压强弱是人机的电学对话，量纲使用 mV，而心电信号转化为心电图后，测量图形高低是人机数学对话，量纲使用 mm 较为合适[18]。

心电图是重要的临床资料，应嘱受检者采用专门的文件袋妥善保管，以便日后随访时医师对比分析不同时间采集的心电图，评估疾病进展和治疗情况。

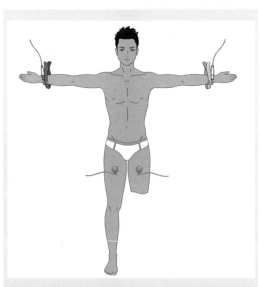

图 1-23 残肢电极的安放

受试者左下肢截肢，可以把胸导联电极吸附在残端上方，然后把原左下肢肢体导联的导线接入胸导联电极的插孔。注意健侧和残侧的电极应安放在相同平面

5

电极安放的特殊情况

历史上，AHA 对肢体导联电极的安放位置进行了多次修改，2009 年 AHA/ACC/HRS《心电图标准化和解析建议》推荐肢体导联的电极安放于手腕和脚踝，分别对应于上肢和下肢的末端[18]。对于截肢患者，肢体导联电极可以安放于残肢的上方，但注意保持两侧肢体的电极安放在相同水平[37]。如果残肢残端粗大，无法安放肢体导联夹，可以利用胸导联电极完成（图 1-23）。

若无特殊情况，应尽可能按照推荐标准安放肢体导联的电极，肢体导联电极如果安放在躯干上，会引起 QRS 电轴右偏，影响 QRS 波的形态、振幅和时限，以及造成 T 波极性改变、干扰 36% 标准心电图的诊断、过度诊断或漏诊心肌梗死[38]。左上肢电极放置靠近躯干对心电图的影响作用强于右上肢，可能与前者更靠近心脏有关[39]。

基于肢体导联电极安放位置对心电波形态和振幅的影响，非标准位置采集的心电图不能用于常规心电图诊断，如运动心电图、动态心电图、床旁心电监护等。

乳房

在 75% 的男性中，乳头乳晕复合体位于第 4 肋间隙，23% 位于第 5 肋间隙（图 1-24）[40]。临床上，医护人员可以利用男性乳头快速定位第四肋间，安放 V_1 和 V_2 胸导联电极。

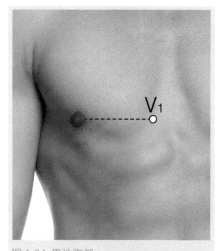

图 1-24 男性胸部

多数男性的乳头位于第四肋间隙，可以快速定位胸导联 V_1 和 V_2 导联电极的安放

在乳房较大的女性中，2009 年 AHA/ACC/HRS《心电图标准化和解析建议》建议把电极安放于乳房下方的标准位置，这样就需要额外人员或受检者家属协助上抬乳房，暴露乳房下面的电极安放部位（图 1-25）[18]。乳腺组织对心电的衰减影响很小，乳房每隆起 1cm，对输入电压的影响 ≤ 15μV，对心电图振幅的影响

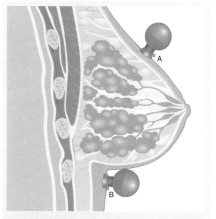

图 1-25 女性胸部

对于乳房大的女性，胸导联电极的安放建议尽量安放在标准推荐位置（第 5 肋间的左锁骨中线处），即乳房下（B 位置）

< 1%[41]。当把胸导联电极安放在乳腺上方时，乳腺组织对不同导联的心电波振幅影响不同，减少 V_3 和 V_4 导联的 QRS 波振幅，而 aVL 导联的 QRS 波振幅略有增加[41, 42]。此外，胸导联电极安放在乳腺上，有可能造成 ST-T 记录失真，掩盖急性前壁心肌梗死的诊断[43]。

导联的重现性

在需要连续追踪心电图的患者中，特别是疑诊急性心肌缺血和（或）心肌梗死者需明确诊断时，已确诊的急性心肌缺血和（或）心肌梗死需了解再灌注治疗效果和评估预后，心室肥厚的诊断等这些情况需要更好地重现胸导联，

Note

以便对比心电图的演变。初次采集胸导联心电图以后，应立即用记号笔在胸导联电极安放部位做好记号，下次采集心电图就可以重现首次胸导联（图1-26）。

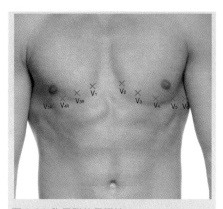

图 1-26 胸导联的重现性

在接诊胸痛患者时，用红色记号笔标记（红色×号）首次采集心电图的胸导联电极安放位置，有利于后续随访心电图时，在首次电极安放位置采集心电图

胸导联电极安放位置变动在1cm以内的重现性，在男性受检者中为40%～50%，在女性受检者中为15%～20%[44]。胸导联电极在垂直方向上位置变动2cm就会导致接近50%的受检者R波振幅改变，变化可达25%，75%出现胸导联移行区变化[45, 46]。为了提高胸导联的重现性，医疗团队应该定期进行培训和技能训练，特定患者要做好皮肤标记等。

■ 肥胖人群

当受检者肥胖，胸壁脂肪堆积以及乳房松弛时，触诊不容易识别第二肋间隙或无法利用乳头快速定位第四肋间，可以利用胸骨的颈静脉切迹进行定位（图1-27）。

肥胖受检者可以很容易地触诊到颈静脉切迹，或在颈根部触摸到明显的凹陷。利用颈静脉切

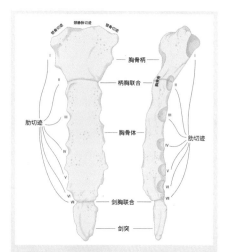

图 1-27 胸骨的解剖

解剖上，胸骨可以分为胸骨柄、胸骨体和剑突三部分。胸骨顶部支撑锁骨，边缘与前两对肋骨的肋软骨相连，内表面是胸骨心包韧带的附着处。胸骨柄是胸骨的宽阔上部，具有四边形形状，从顶部开始变窄。胸骨柄上部最宽部分的中央是胸骨上切迹，又称为颈静脉切迹，在两根锁骨之间。颈静脉切迹的两侧是左、右锁骨切迹。胸骨柄与胸骨体的连接处称为胸骨角，可以在胸骨向前突出最远的点触诊到胸骨角，是重要的解剖标志，第二肋骨附着于此

Note 实际上，还有一些患者自身的因素可以影响胸导联心电图采集的准确性，比如肋间隙的宽度在个体间是高度变异的，肺气肿患者的第四肋间隙位于比健康人更低的位置。

迹安放胸导联的操作方法如下：

①触诊颈静脉切迹；

②向下滑动手指，直到感觉到胸骨角；

③将手指移至右侧并下降至第二右侧肋间；

④将手指沿着一根肋骨向下移至右侧第三肋间。

⑤将手指再向下移动一根肋骨，到达右侧第四肋间；

⑥将 V$_1$ 导联电极放置在胸骨右缘的第四肋间。

6 心电图机的采样频率

当人体的心电信号输入心电图机以后，心电图机要对原始输入的心电信号进行转化，最终以图形的方式输出，这一过程称为心电信号处理，其中最重要的步骤是采样。何为采样？采样是将连续信号转变为离散信号的一种方式[47]。采样频率是指单位时间里重复采样的次数，用频率的单位赫兹（Hz，单位：次 / 秒）衡量，后者是指 1 秒时间里周期性重复的次数[48]。

1Hz 是指 1 秒时间里出现 1 次事件，对于采样而言，是指 1 秒时间里在连续信号里提取一个离散信号，20Hz 是指 1 秒时间里在连续信号里提取 20 个离散信号（图 1-28）。

心电图机对原始心电信号的

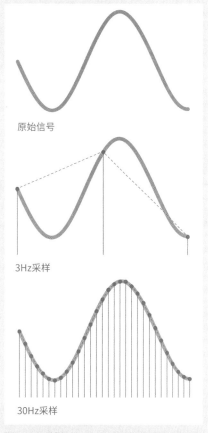

原始信号

3Hz采样

30Hz采样

图 1-28 采样

原始信号是连续信号，持续时间为 1s。当进行 3Hz 采样时，1s 时间只采集 3 个离散信号，采样后形态（虚线）和原始信号差别太大，提示采样不足。当进行 30Hz 采样时，1s 时间采集 30 个离散信号，采样后形态（虚线）和原始信号形态接近，可以根据转化后的离散曲线研究原始连续曲线的性质

胸骨是位于胸部中央部分的一块长扁骨，它通过软骨连接到肋骨，参与形成胸腔的前部，保护心脏和肺。胸骨也是人体最大、最长的扁骨，形状酷似领带或字母 T。

Note

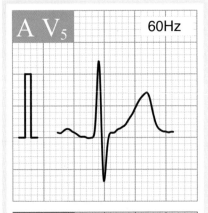

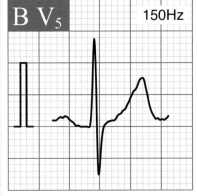

图 1-29 高频滤波设置对 QRS 振幅的影响
同一受试者先后利用高频滤波 60Hz 和 150Hz 采集的心电图，150Hz 采集的 QRS 波振幅（从 R 波顶点测量至 S 波底点）比 60Hz 采集的 QRS 波振幅高出 2.51mm

另一个重要处理是滤波。何为滤波？滤波是将原始信号中一些特定的频率信号去除，只保留所需频率信号[49]。标准心电图的滤波范围为 0.05 ~ 150Hz[18, 50]。

低频滤波可去除呼吸产生的低频噪音，低频滤波设置为 0.5Hz 已经足够采集平稳的心电图基线，但会导致 P 波、ST 段和 T 波形态

的失真，2009 年 AHA/ACC/HRS《心电图标准化和解析建议》推荐的低频滤波截值为 0.05Hz[18]。

高频滤波可去除不需要的高频信号，心电图的 QRS 波和起搏脉冲信号属于高频信号，高频响应不足会减弱对 QRS 波振幅和小偏转的检测能力，甚至导致输出的心电图丢失 q 波，2009 年 AHA/ACC/HRS《心电图标准化和解析建议》推荐的成人心电图高频滤波截值为 150Hz，儿童为 250Hz（图 1-29）[18]。

高频心电图或高频 QRS 波是指心电图信号中 100Hz 以上，通常为 100 ~ 250Hz，存在于 QRS 波群中的频率成分，需要借助特殊的软件实现[51]。理论上，为了减少失真，实际采样频率必须以目标最高频率的两倍进行采样，实际采样频率会达到 500Hz，甚至 1000Hz 或更高，称为高保真心电图，当然，此类心电图只适合更专业的需求，如心肌缺血、心肌梗死和心肌疾病的探查，并不属于常规心电图诊断范畴[50, 52]。

参考文献

[1] https://www.biometriccables.in/blogs/blog/ecg-colour-codes-explained.

[2] Jacqui Crawford, Linda Doherty. Recording a standard 12-lead ECG: filling gaps in quality. Journal

Note 有时，由于心电图机工作性能较差，采集的心电图存在失真，例如间隔 q 波丢失、R 波振幅降低、s 波丢失等，可能会影响心电图的最后诊断，造成漏诊或误诊。

of Paramedic Practice,2009,1(8):327-334.

[3] https://www.3decgleads.com/ecg-leads.

[4] https://en.wikipedia.org/wiki/Willem_Einthoven.

[5] Einthoven W, Fahr G, de Waart A. Über die Richtung und die manifeste Grösse der Potentialschwankungen im menschlichen Herzen und über den Einfluss der Herzlage auf die Form des Elektrokardiogramms. Pflüger's Arch,1913,150(3), 275–315.

[6] Macfarlane PW, Oosterom A, Pahlm O, et al. Comprehensive Electrocardiography. Springer-Verlag London Limited,2011:375-425.

[7] Recomendations for standardization of electrocardiographic and vectorcardiographic leads. Circulation,1954,10(4):564-573.

[8] Kistler PM, Roberts-Thomson KC, Haqqani HM, et al. P-wave morphology in focal atrial tachycardia: development of an algorithm to predict the anatomic site of origin. J Am Coll Cardiol,2006,48(5):1010-1017.

[9] Kistler PM, Chieng D, Tonchev IR, et al. P-Wave Morphology in Focal Atrial Tachycardia: An Updated Algorithm to Predict Site of Origin. JACC Clin Electrophysiol,2021,7(12):1547-1556.

[10] D'Ascenzi F, Anselmi F, Adami PE, et al. Interpretation of T-wave inversion in physiological and pathological conditions: Current state and future perspectives. Clin Cardiol,2020,43(8):827-833.

[11] Wilson FN, MacLeod AG, Barker PS. Electrocardiographic Leads Which Record Potential Variations Produced by the Heart Beat at a Single Point. Biol & Med. 1932;29(8):1010-1012.

[12] Goldberger E. A simple, indifferent, electrocardiographic electrode of zero potential and a technique of obtaining augmented,unipolar, extremity leads. Am Heart J. 1942,23(4):483-492.

[13] Madias JE. On recording the unipolar ECG limb leads via the Wilson's vs the Goldberger's terminals: aVR, aVL, and aVF revisited. Indian Pacing Electrophysiol J,2008,8(4):292-297.

[14] Gargiulo GD. True unipolar ECG machine for Wilson Central Terminal measurements. Biomed Res Int,2015;2015:586397. doi: 10.1155/2015/586397.

[15] Miyamoto N, Shimizu Y, Nishiyama G, et al. The absolute voltage and the lead vector of Wilson's central terminal. Jpn Heart J,1996,37(2):203-214.

[16] Moeinzadeh H, Bifulco P, Cesarelli M, et al. Minimization of the Wilson's Central Terminal voltage potential via a genetic algorithm. BMC Res Notes,2018,11(1):915.

[17] George A, Arumugham PS, Figueredo VM. aVR - the forgotten lead. Exp Clin Cardiol,2010,15(2):e36-44.

[18] Kligfield P, Gettes LS, Bailey JJ, et al. Recommendations for the standardization and interpretation of the electrocardiogram: part I: The electrocardiogram and its technology: a scientific statement from the American Heart Association Electrocardiography and Arrhythmias Committee, Council on Clinical Cardiology; the American College of Cardiology Foundation; and the Heart Rhythm Society: endorsed by the International Society for Computerized Electrocardiology. Circulation,2007,115(10):1306-1324.

[19] Barnes AR, Katz LN, Levine SA, et al. Second supplementary report by the committee of the american heart association for the standardization of the precordial leads.JAMA,1943,121(17):1349-1351.

[20] Joint recommendations of the american heart association and the cardiac society of great britain and ireland: standardization of precordial leads. Am Heart J,1938,15(1), 107-108.

[21] Herman MV, Ingram DA, Levy JA, et al. Variability of electrocardiographic precordial lead placement: a method to improve accuracy and reliability. Clin Cardiol,1991,14(6):469-476.

[22] Schijvenaars BJ, Kors JA, van Herpen G, et al. Effect of electrode positioning on ECG interpretation by computer. J Electrocardiol,1997,30(3):247-256.

[23] Erhardt LR. Clinical and pathological observations in different types of acute myocardial infarction. Acta Med Scand Suppl. 1974;560:1-78.

[24] Lopez-Sendon J, Coma-Canella I, Alcasena S, et al. Electrocardiographic findings in acute right ventricular infarction: sensitivity and specificity of electrocardiographic alterations in right precordial leads V4R, V3R, V1, V2, and V3. J Am Coll Cardiol. 1985;6(6):1273-1279.

[25] Andersen HR, Falk E, Nielsen D. Right ventricular infarction: diagnostic accuracy of electrocardiographic right chest leads V3R to V7R investigated prospectively in 43 consecutive fatal cases from a coronary care unit. Br Heart J. 1989;61(6):514-520.

[26] Horan LG, Flowers NC. Right ventricular infarction: specific requirements of management. Am Fam Physician,1999,60(6):1727-1734.

[27] Croft CH, Nicod P, Corbett JR, et al. Detection of acute right ventricular infarction by right precordial electrocardiography. Am J Cardiol,1982,50(3):421-427.

[28] Zalenski RJ, Cooke D, Rydman R, et al. Assessing the diagnostic value of an ECG containing leads V4R, V8, and V9: the 15-lead ECG. Ann Emerg Med,1993,22(5):786-793.

[29] Wagner GS, Macfarlane P, Wellens H, et al. AHA/ACCF/HRS recommendations for the standardization and interpretation of the electrocardiogram: part VI: acute ischemia/infarction: a scientific statement from the American Heart Association Electrocardiography and Arrhythmias Committee, Council on Clinical Cardiology; the American College of Cardiology Foundation; and the Heart Rhythm Society: endorsed by the International Society for Computerized Electrocardiology. Circulation,2009,119(10):e262-270.

[30] Rich MW, Imburgia M, King TR, et al. Electrocardiographic diagnosis of remote posterior wall myocardial infarction using unipolar posterior lead V9. Chest. 1989;96(3):489-493.

[31] Holst AG, Tangø M, Batchvarov V, et al. Specificity of elevated intercostal space ECG recording for the type 1 Brugada ECG pattern. Ann Noninvasive Electrocardiol,2012 ,17(2):108-112.

[32] Kim JO, Kim YH, Hyun MC. Electrocardiography recordings in higher intercostal space for children with right ventricular outlet obstruction reconstruction operation. Korean Circ J,2012, 42(6):414-418.

[33] Kania, M., Rix, H., Fereniec, M. et al. The effect of precordial lead displacement on ECG morphology. Med Biol Eng Comput,2014,52:109-119.

[34] Kors JA, van Herpen G, Willems JL, et al. Improvement of automated electrocardiographic diagnosis by combination of computer interpretations of the electrocardiogram and vectorcardiogram. Am J Cardiol,1992,70(1):96-99.

[35] Warner RA, Hill NE, Mookherjee S, et al. Electrocardiographic criteria for the diagnosis of combined inferior myocardial infarction and left anterior hemiblock. Am J Cardiol,19831;51(5):718-722.

[36] Hill NE, Warner RA, Mookherjee S, et al. Comparison of optimal scalar electrocardiographic, orthogonal electrocardiographic and vectorcardiographic criteria for diagnosing inferior and anterior myocardial infarction. Am J Cardiol,1984,54(3):274-276.

[37] Garcia T. Acquiring the 12-lead Electrocardiogram: Doing It Right Every Time. J Emerg Nurs,2015, 41(6):474-478.

[38] Jowett NI, Turner AM, Cole A, et al. Modified electrode placement must be recorded when performing 12-lead electrocardiograms. Postgrad Med J, 2005, 81(952):122-125.

[39] Pahlm O, Haisty WK Jr, Edenbrandt L, et al. Evaluation of changes in standard electrocardiographic QRS waveforms recorded from activity-compatible proximal limb lead positions. Am J Cardiol,1992,69(3):253-257.

[40] Beer GM, Budi S, Seifert B, et al. Configuration and localization of the nipple-areola complex in men. Plast Reconstr Surg,2001,108(7):1947-1952; discussion 1953.

[41] Rautaharju PM, Park L, Rautaharju FS, et al. A standardized procedure for locating and documenting ECG chest electrode positions: consideration of the effect of breast tissue on ECG amplitudes in women. J Electrocardiol,1998,31(1):17-29.

[42] Colaco R, Reay P, Beckett C, et al. False positive ECG reports of anterior myocardial infarction in women. J Electrocardiol,2000,Suppl:239-244.

[43] Derkenne C, Jost D, Lefort H, et al. Pathological ECG that seemed normal following electrode misplacement. BMJ Case Rep,2017;2017:bcr2017221429.

[44] Kerwin AJ, Mclean R, Tegelaar H. A method for the accurate placement of chest electrodes in the taking of serial electrocardiographic tracings. Can Med Assoc J,1960,82(5):258-261.

[45] Wenger W, Kligfield P. Variability of precordial electrode placement during routine electrocardiography. J Electrocardiol,1996,29(3):179-184.

[46] Herman MV, Ingram DA, Levy JA, et al. Variability of electrocardiographic precordial lead placement: a method to improve accuracy and reliability. Clin Cardiol,1991,14(6):469-476.

[47] https://en.wikipedia.org/wiki/Sampling_(signal_processing).

[48] https://en.wikipedia.org/wiki/Hertz.

[49] https://en.wikipedia.org/wiki/Filter_(signal_processing).

[50] Trägårdh E, Schlegel TT. High-frequency QRS electrocardiogram. Clin Physiol Funct Imaging,2007,27(4):197-204.

[51] Abboud S, Zlochiver S. High-frequency QRS electrocardiogram for diagnosing and monitoring ischemic heart disease. J Electrocardiol,2006, 39(1):82-86.

[52] Reynolds EW Jr, Muller BF, Anderson GJ, et al. High-frequency components in the electrocardiogram. A comparative study of normals and patients with myocardial disease. Circulation,1967,35(1):195-206.

佘 强
重庆医科大学附属第二医院

第 2 章
动作电位

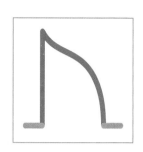

　　构成人体的细胞约有10^{14}个，通过细胞膜把细胞和细胞分隔开来，把细胞内环境和外环境分隔开来，把细胞内执行不同功能的细胞器分割开来[1]。无论是细胞外膜还是细胞内膜，其间都镶嵌着数量惊人的蛋白质，称为膜蛋白，它们负责不同的生理功能，如维持细胞形态、血型标记、物质转运等（图2-1）。人类基因组的20% ~ 30%都用于编码膜蛋白，并且超过一半的膜蛋白是药物作

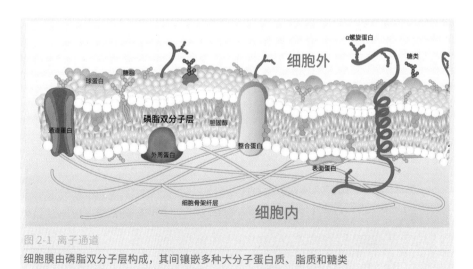

图 2-1 离子通道

细胞膜由磷脂双分子层构成，其间镶嵌多种大分子蛋白质、脂质和糖类

用靶点[2, 3]。

1

离子通道的基本原理

哺乳动物的细胞膜是疏水性的脂质双分子层结构，不允许水溶性物质通过。带电荷的离子要进入或外出细胞，必须依靠细胞膜上的离子通道或离子转运体才能实现。离子通道是负责离子进出细胞的一类蛋白质，通道的开放和闭合决定离子是否能进入或外出细胞（图2-2）。

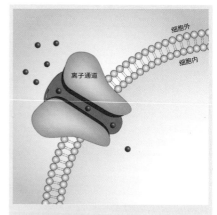

图 2-2 离子通道

图示脂质双分子层细胞膜和一个离子通道，离子（红色 3D 小球）正通过开放的离子通道进入细胞内

▪ 离子通道的合成

当细胞需要合成离子通道以满足生理功能时，就把"生产"指令下达给细胞核，负责离子通道遗传信息的 DNA 开始工作，把"遗传图纸"转录给 RNA。携带遗传信息的 RNA 从细胞核进入细胞质，在蛋白质"合成工厂"核糖体里，遗传信息被翻译成一个又一个的氨基酸，这些氨基酸按顺序先后聚合组成的肽链就是蛋白质的一级结构（图2-3）[4-6]。

蛋白质的一级结构好比一张平铺的纸。不同通道蛋白的氨基酸数量差异较大，有些小通道蛋白只有 20 余个氨基酸序列，而复杂的大通道蛋白有 1000 余个氨基酸序列[1, 7]。19 世纪晚期，科学家们提出蛋白质的一级结构，20世纪初得到证实[5, 8]。

氨基酸链是通道重要的"基建"材料，但需要进一步修饰才能用于通道组装。氨基酸分子会顺着肽链主链骨架沿一定方向盘旋或折叠，让肽链具备一定空间形态，通过分子间的氢键形成 α-螺旋、β-折叠（图2-4）[9-11]、β-转角和无规卷曲等二级结构。这好比把平铺的一张纸对折，对折后的两部分纸页具有了前后面、上下面等空间关系。1952 年，美国研究人员提出了蛋白质的二级结构[12]。

肽链的侧链 R 基团和（或）

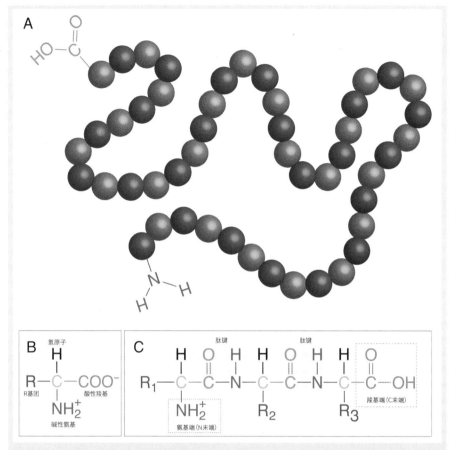

图 2-3 蛋白质的一级结构——氨基酸链

A. 在核糖体中，RNA 携带的三个碱基对应一个氨基酸，遗传密码陆续翻译成对应的氨基酸，形成的氨基酸链是蛋白质的一级结构。B. 氨基酸通用结构。氨基酸是含碳元素的有机分子，基础结构包含一个氢原子、酸性基团（COO^-）、碱性基团（NH_2^+）和第四个基团（R 基团）。人体蛋白质由 20 种基础氨基酸组成，不同氨基酸的 R 基团不同，有些是亲水性基团，有些是疏水性基团。C. 两个氨基酸的羧基和氨基脱水结合形成一个肽键，多个氨基酸利用肽键先后聚合就形成了肽链，这是蛋白质的一级结构。无论肽链聚合氨基酸分子的多少，最后都会留有一个氨基和羧基，分别称为氨基端（N 末端）和羧基端（C 末端）

原子通过物理和化学作用，如氢键、二硫键、离子键、范德华力等，进一步发生空间变化，产生三维形状，称为蛋白质的三级结构（图 2-5 和图 2-6）[13, 14]。蛋白质的三级结构好比对折后的纸张能够

立在桌面上，从而具有了前后面、上下面和左右面的三维特征。蛋白质的三级结构研究从 20 世纪 60 年代才开始蓬勃开展[15, 16]。蛋白质利用三级结构把疏水基团包裹在内部，而把亲水的氨基酸留

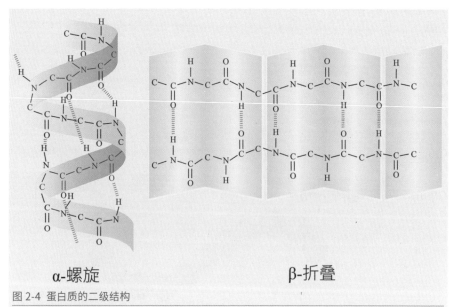

α-螺旋   β-折叠

图 2-4 蛋白质的二级结构

常见蛋白质二级结构模型：α- 螺旋和 β 折叠，这些二级结构主要通过氨基酸链上的羧基（C=O—）和酰胺基（HN—）之间形成的氢键维持

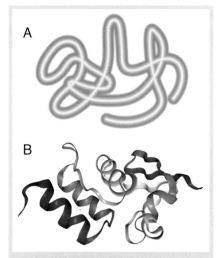

图 2-5 蛋白质的三级结构

A. 蛋白质三级结构的模式图。B. 一种延迟整流钾通道的三级结构，不同颜色的肽段参与组成通道的不同部分。目前国际上已经建立了免费的蛋白质结构数据库，可以查阅已经研究过的人类和其他哺乳动物的众多蛋白结构

在外部与水分子接触。蛋白质的一级结构是三级结构的基石，基因突变引起一级结构的氨基酸发生替换，有时会影响二级结构和三级结构的构建，最终导致蛋白质功能异常，产生临床疾病[17]。

生物体内，一些具有三级结构的蛋白质已能够作为功能单元参与生理活动，但很多蛋白质要完成生理功能，需要多条肽链进一步聚合形成组装体。蛋白质的四级结构是指 ≥ 2 条肽链的空间排列以及蛋白质与核酸、其他辅助因子形成功能复合体，例如血红蛋白、离子通道和 DNA 聚合酶等（图 2-7）[18, 19]。具有四级结

Note

蛋白质的三级结构是蛋白质的基本结构，但四级结构只是一部分蛋白质的高级结构。四级结构是蛋白质的最高级结构。与三级结构相比，四级结构可以在蛋白质中产生更复杂的功能特性。

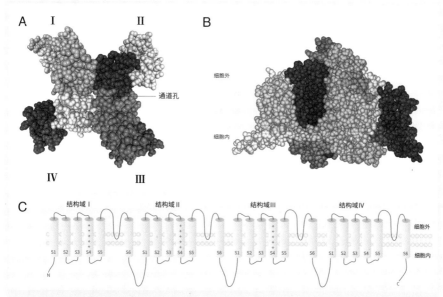

图 2-6　钠通道的三维结构

A. 人类钠通道三维结构的顶面观。一个大分子蛋白形成通道孔，蛋白质根据空间构象分为
Ⅰ～Ⅳ四个结构域，四个结构域参与形成通道孔。B. 钠通道三维结构的侧面观，一部分位于
细胞外，一部分位于细胞内，大部分跨膜形成通道孔。C. 钠通道三维分子的平面示意图。蛋
白质具有四个结构域，每个结构域有 6 个跨膜肽段，分别命名为 $S_1 \sim S_6$

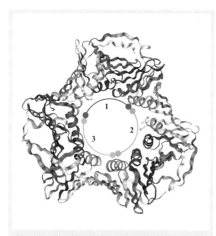

图 2-7　人类增殖细胞核抗原蛋白

人类增殖细胞核抗原蛋白是一种存在于正
常增殖细胞和肿瘤细胞的蛋白质，参与
DNA 的合成和修复，在系统性红斑狼疮患
者的血清中首次被发现并命名。图示该蛋
白质是由三条结构相同的肽链组成的三聚体

构的蛋白质，单独的肽链（三级
结构）无法完成生理功能，只有
多条肽链相互聚合成为整体蛋白
质才能完成生理功能。早在 20 世
纪 20 年代，研究人员已经发现血
红蛋白具有四级结构[20]。

蛋白质的四级结构中，每一
条肽链称为一个亚基或亚单位，
这些亚基的形态和功能可以相同，
亦可以不同；两个亚基组成的蛋
白质称为二聚体，六个亚基组成
的蛋白质称为六聚体，以此类推。
少于 20 个亚基的蛋白质直接用希
腊字母命名各亚基，例如 α 亚基、

离子通道从一级结构到四级结构异常都可以引起功能
紊乱，成为遗传性心律失常的病因。后天因素，例如
环境污染引起的人类基因突变也可以导致在成年时期
（如老年）出现离子通道疾病。 ▪

Note

γ 亚基等；多于 20 个亚基的蛋白质直接称为多聚体，例如 36 聚体蛋白质有 36 个亚基[18]。

■ 离子通道的组装

细胞已经合成离子通道所需的全部蛋白，下一步将利用这些蛋白"建材"组装具有功能的离子通道。离子通道，顾名思义，要在细胞外和细胞内之间运输带电荷的离子，需要利用蛋白质构建运输离子的"孔道"，参与离子孔道形成的蛋白通常称为孔形成蛋白。如果离子通道由多个亚基组成，α 亚基扮演"主角"，特指孔形成蛋白（图 2-8）[1]。

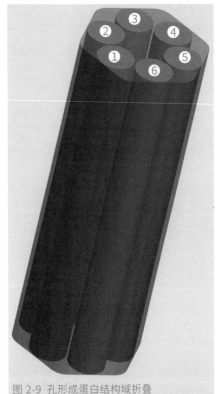

图 2-9 孔形成蛋白结构域折叠

图示钠通道孔形成蛋白的一个结构域折叠，形成离子通道的一个基柱

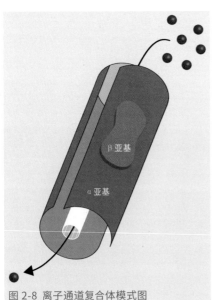

图 2-8 离子通道复合体模式图

图示 1 个离子通道由孔形成蛋白（α亚基）和调节蛋白（β亚基）组成

细胞没有"打孔器"，不能直接在 α 亚基上"钻孔"形成离子通过的孔道，只能通过结构"拼接"完成孔道的组建。参与组成通道的肽段单元称为结构域，1 个结构域可以是一个肽段，也可以是多个肽段，钠通道的 1 个结构域有 6 个肽段[21]。那么，离子通道的蛋白质是如何构建成通道的呢？我们以钠通道为例说明。首先，一个结构域的 6 个肽段进行空间折叠塑形，形成 1/4 孔道壁（图

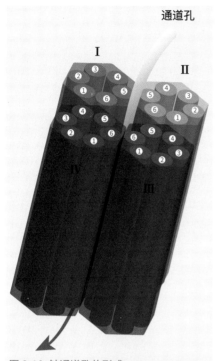

图 2-10　钠通道孔的形成

钠通道 α 亚基的四个结构域折叠后形成四个"基柱"，每根基柱的第 5 和第 6 个肽段拼合在一起，形成通道孔，钠离子由此进入细胞内

2-9）。其次，钠通道 α 亚基的其余三个结构域各自折叠形成另外三根"基柱"，四根"基柱"拼接在一起，就形成了离子孔道（图 2-10）。

现已证实钠通道 α 亚基的每一个结构域的第 5 和第 6 肽段参与形成孔道，4 个结构域共有 8 个肽段参与其中[21]。令人惊奇的是，钠通道并非静态结构，而是不对称的动态结构，结构域 II 中的孔

环位于细胞膜最表面的位置，结构域 I 和 III 的孔环居于中间，结构域 IV 的孔环位于最内部，仿似宇宙中旋转的黑洞吞噬四周天体，钠通道动态"吞噬"钠离子[22]。

钙通道和钠通道的 α 亚基结构相似，组装通道的四个结构域位于一块单体蛋白质上，每个结构域包含 6 个肽段，换言之，钙通道和钠通道的通道蛋白只有一个亚基，这两种通道在功能上也具有相似性，均为在心肌动作电位期间负责阳离子进入细胞（分别是 Ca^{2+} 和 Na^+）。

钾通道家族成员众多，负责细胞内钾离子外流，广泛分布于可兴奋细胞和非兴奋细胞，协助细胞完成纷繁复杂的生理功能。钾通道的 α 亚基只有 1 个结构域，需要 4 个亚基才能组装成通道孔，这是与钠通道和钙通道构建上的不同之处（图 2-11）。此外，不同钾通道的结构域跨膜肽段不同，少则 2 个，多则 8 个[23, 24]。

除了孔形成蛋白（α 亚基）以外，很多离子通道还有 β 亚基、γ 亚基、δ 亚基等辅助亚基。这些亚基执行多种功能，例如把通道固定在细胞膜上、决定通道电压依赖属性、改变通道活性、作

离子通道除了分布在细胞膜上，还可以分布在细胞内一些具有膜结构的细胞器上，如线粒体、内质网和细胞核等。无论是在细胞膜还是细胞器上的离子通道发生病变，都可以引起疾病。

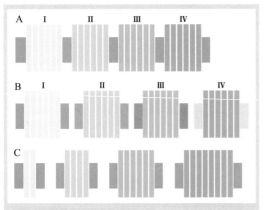

图 2-11 离子通道的结构域模型

A. 钠离子和钙离子的孔形成蛋白只有一个，包含四个结构域，每个结构域包含 6 个跨膜肽段。B. 钾离子的孔形成蛋白有四个，每个蛋白只有 1 个结构域。C. 不同种类的钾通道结构域所含跨膜肽段不同，少则 2 个，有些 4 个或 6 个，多则 8 个。无论何种跨膜肽段的钾通道，通道构建方式和钠通道相似

的选择性。需要指出的是，离子选择性只是相对的，并非绝对的，如钠通道选择性通过 Na^+ 的能力是 K^+ 的 10 倍，钾通道选择性通过 K^+ 的能力是 Na^+ 的 100 ~ 1000 倍，钙通道选择性通过 Ca^{2+} 的能力是 K^+ 和 Na^+ 的 1000 倍，这些数据表明钾通道和钙通道的选择性均高于钠通道[1, 28]。选择过滤器位于孔区域的狭窄部位，与通道局部的氨基酸残基性质、电荷状态、肽段构象等有关，不同通

为药物结合位点等。具有辅助亚基的通道，只有当 α 亚基和辅助亚基的结构和功能均正常时，才能发挥正常的生理作用。钠通道有两个 β 亚基，负责调节通道门控和细胞间通信；单独的 α 亚基虽然也能产生钠流，但失活时间和激活时间比正常钠通道长（图 2-12）[25, 26]。钙通道有 β、γ 和 δ 三种辅助亚基，完整的通道构造比钠通道和钾通道都要复杂（图 2-13）[27]。

■ 离子通道的功能

不同类型的离子通道优先通过特定离子的现象称为离子通道

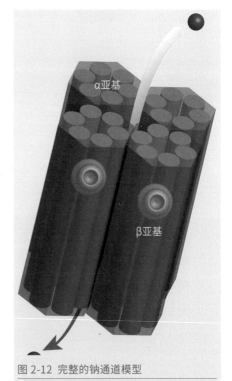

图 2-12 完整的钠通道模型

钠通道的 α 亚基和 β 亚基组装完毕，通道功能正常，一旦开放，钠离子进入细胞

Note 在神经细胞、肌细胞和腺体细胞三类可兴奋细胞中，钠通道负责动作电位的产生，即 0 相上冲的形成。钠通道功能增强或减弱都会导致异常的电活动。

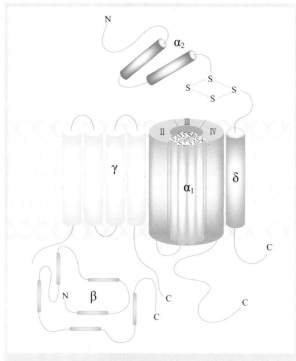

图 2-13　电压门控钙离子通道模式图

心肌细胞复杂的电压门控钙离子通道。α_1 组成钙离子通过的离子孔径，一共有四个亚基，每个亚基包括 6 个 α 螺旋组成的肽段，其中 $S_1 \sim S_4$ 是电压感受器，$S_5 \sim S_6$ 是选择性过滤器，四个 $S_5 \sim S_6$ 即构成钙离子通过的孔径。α_2 亚基连接有二硫键，是钙通道阻滞剂的结合位点，也是钙通道磷酸化的部位。α_2 亚基和 δ 亚基组成 α_2/δ 复合物，可增加钙电流强度。β 亚基调节通道的电流强度、电压依赖性和通道激活、失活特性。γ 亚基主要作用是调节钙离子通道的生物学特性。不同离子通道的亚基构成不同，但基本遵循大致的构造原理；此外，同一离子通道不同的亚型、亚基结构略有不同，但有一定规律可循

化结构称为孔隙环（pore loops，简称 P 环）[31]。即使仅有 2 个跨膜肽段的某些钾通道，也会形成 P 环（图 2-15）。

离子通道的开放和关闭，专业术语称为门控。一些离子通道通过感受细胞膜的电压决定通道开放或关闭，称为电压门控或电压依赖性离子通道，如参与心肌动作电位的钠通道、钙通道和钾通道。对于具有 6 个跨膜肽段结构域的通道蛋白而言，电压感受器位于第 4 个跨膜肽段，某些氨基酸残基带有正电荷，膜电位改变时，细胞膜的电荷分布发生变化，与电压感受器的电荷发生作用（同种电荷相斥或异种电荷相吸），进而改变通道的蛋白质构象，通道随之开放或关闭[23, 26]。

道的选择过滤机制和调控机制存在差异（图 2-14）[25, 29-32]。

无论钠通道、钙通道还是 6 个跨膜肽段结构域的钾通道，通常第⑤和第⑥跨膜肽段的氨基酸残基反复在细胞膜周围形成环状结构，形成孔道和选择过滤器，这种生

一些离子通道蛋白或辅助亚

钠通道的孔隙含有由带负电的氨基酸残基组成的选择性过滤器，它吸引带正电的 Na^+ 并阻挡带负电的离子，例如氯离子。离子通道最狭窄部位只允许 Na^+ 通过，不允许更大的 K^+ 通过。

Note

基或周围调节蛋白含有受体结构，受体先与体内某些生化物质结合后，如儿茶酚胺、乙酰胆碱、Ca^{2+}、ATP 等，才能决定通道的开放或关闭，此类离子通道称为配体门控或配体依赖性离子通道，根据通道结合的生化物质可以进一步分类，例如乙酰胆碱受体通道、ATP敏感的钾通道等（图2-16）[33-35]。

在心脏中，心肌的牵张、拉伸和细胞体积增大等机械应力也能决定一些离子通道的开放或关闭，此类离子通道称为机械门控离子通道，见于窦房结、心房肌、心室肌和其他非肌性细胞（图2-17）[36]。机械门控离子通道能够通过 K^+、Na^+、Ca^{2+} 和 CI^- 等，广泛分布于肌质网和非肌质网等细胞器，如线粒体、核膜和内质网等[37-39]。

有些离子必须经过一道"通

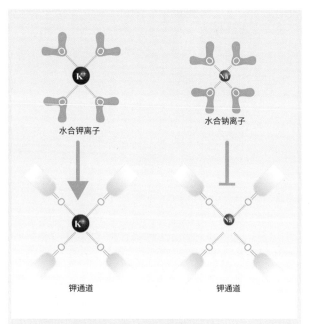

图 2-14 钾通道的选择性

离子通道的选择性机制最早是在变铅青链霉菌的钾通道发现的。体液中带电荷的离子多数和水分子发生作用形成水合离子。一个钾离子被水分子包围，特别是和水分子里的氧原子结合；水合钾离子穿越钾通道时，先脱水，脱水后的钾离子大小匹配钾通道周围的氧原子，钾通道不断匹配和传递钾离子，钾离子由此进行跨膜转运。钠离子比钾离子小，当水合钠离子脱水后企图通过钾通道时，无法与钾通道周围的氧原子充分结合，不能通过钾通道。离子通道的这种选择性机制被形象地称为"敲门机制"（knock-on）

关闸门"，才能最终进入或流出细胞，这是细胞精细管理离子通道的装置（图2-18）。这些闸门是由离子通道特定肽段上的氨基酸残基构成的，通过转变空间构造控制通道的性状，如钠通道的激活门和失活门[40, 41]。在药理学上，离子通道的闸门也是很多抗心律失常药物和降压药物的结合位点。

Note 当孔形成蛋白或调节蛋白基因突变，造成离子通道功能缺陷，导致遗传性离子通道病，在心脏受累时常引起心律失常，如 Brugada 综合征、先天性长 QT 间期综合征、家族性心房颤动等。

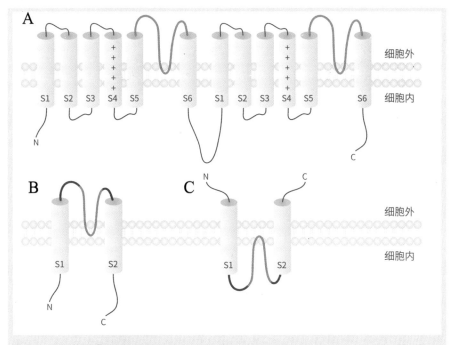

图 2-15 P 环的形成

A. 典型 6 个跨膜肽段结构域，第 5 个和第 6 个跨膜肽段之间形成 P 环。B 和 C. 仅有 2 个跨膜肽段的离子通道，只能在第 1 个和第 2 个跨膜肽段之间形成 P 环。B 的 P 环位于细胞外，C 的 P 环位于细胞内。无论哪种类型 P 环，都不会跨越整个细胞膜

离子通道是细胞转运离子的两类蛋白质之一，另一类是离子转运蛋白，如钠 – 钾泵、钠 – 钙交换器、氯化钠同向转运体、钙泵等。这些离子转运蛋白能够改变膜电位，从而具有生电作用。钠 – 钾泵是一种跨膜 ATP 酶，1957 年被首次发现，主要位于细胞质侧，每消耗 1 个 ATP，将 3 个 Na+ 泵出细胞，泵入 2 个 K+ 离子，细胞内净得一个负电荷，有助于维持静息电位和渗透平衡[42]。

钠 – 钙交换器是一种逆向转运蛋白，逆钠离子浓度梯度，细胞每泵出 1 个 Ca^{2+}，泵入 3 个 Na+，细胞内净得 1 个正电荷。钠 – 钙交换器存在于细胞膜、内质网和线粒体膜中，是清除细胞内 Ca^{2+} 的重要转运蛋白（另一个是钙泵）[43, 44]。钠 – 钙交换器具有双向转运作用，可以根据膜电位和细胞内底物浓度调节转运方向，当细胞内 Na+ 浓度增加，超过临界点以后，钠钙交换器将泵入 1 个 Ca^{2+}，泵出 3 个 Na+，此过程细胞内净得 1 个负电荷[43]。

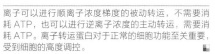

离子可以进行顺离子浓度梯度的被动转运，不需要消耗 ATP，也可以进行逆离子浓度的主动转运，需要消耗 ATP。离子转运蛋白对于正常的细胞功能至关重要，受到细胞的高度调控。

Note

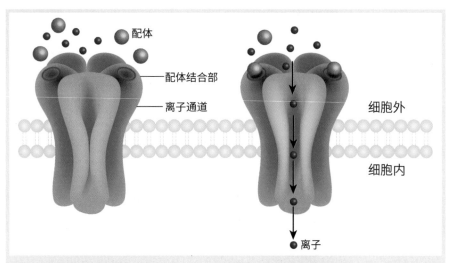

图 2-16 配体门控离子通道模式图

左图：配体门控离子通道的通道蛋白上有配体结合部位，湖蓝色小球为配体，红色小球为离子，通道未结合配体时，通道处于关闭状态。右图：配体和通道结合后，通道构象改变，通道开放，离子从细胞外进入细胞内。值得注意的是，并非每一种配体门控离子通道的机制都像本图这样简单，有些非常复杂，配体和受体结合后，发生一系列生化反应，产生的后续生化物质才决定最终通道门控性状

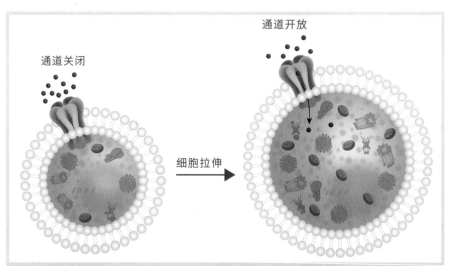

图 2-17 机械门控离子通道

左图：细胞在未受到机械应力刺激下，通道保持关闭状态。右图：细胞体积变大，细胞膜应力变大，通道感受到应力而开放，离子进入细胞内。值得注意的是，机械门控离子通道的调节机制只有机械应力，一些离子通道既要受到电压门控或配体门控，有时也会受到机械应力影响而改变性状，这些通道本质上仍属于电压门控通道或配体门控通道，只是还有机械调控属性，简言之，机械门控离子通道和机械调控通道不能等同

 Note 正常心肌细胞同时具有电学和机械学活性。发生病变时，心肌细胞只有电活动而无机械活动，就形成了电–机械分离，但绝对不会发生只有机械活动而无电活动的情况。

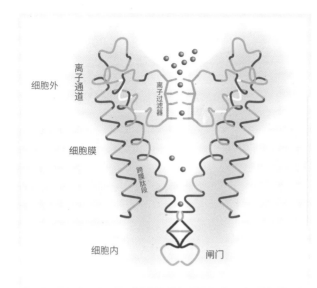

图 2-18 离子通道的选择过滤器和闸门

配体门控离子通道的通道蛋白上有配体结合部位，蓝色离子通道的选择过滤器对特定离子具有优先通过作用，决定离子通道的选择性；同时，离子通道还有形形色色的闸门，最终决定通道是否开放或关闭。无论选择过滤器或闸门，基本构造都是离子通道特定肽段的特定氨基酸残基

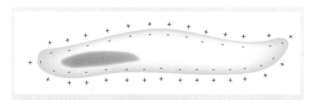

图 2-19 安静状态的心肌细胞

静息状态的心肌细胞，细胞膜内带有负电荷，细胞膜外带有正电荷，维持内负外正的静息状态，这种电荷分布状态的心肌细胞膜又称为极化膜。需要指出的是，极化膜只是形成跨膜电位，电荷不能随意进出细胞

动作电位

心肌细胞的电活动是收缩活动的先导。单个心肌细胞的电活动可用动作电位曲线表示。不同心脏组织的动作电位曲线不同。心肌细胞的动作电位是由细胞膜上的离子通道有规律地开放和关闭引起的。

0 相

在安静状态下，心肌细胞保持内负外正的带电荷状态，如果用微电极穿刺细胞，会记录到一个负电位，称为静息电位。不同心肌组织的静息电位不同（图 2-19 和表 2-1）[45]。内向整流钾通道（I_{K1}）开放引起的钾离子外流和生电性 Na^+-K^+ 泵等机制维持静息电位的形成[46-49]。

当心室肌处于膜电位 -90mV 的静息状态时，给予一个内在刺激（下传的窦性冲动）或外来刺激（起搏脉冲信号），心室肌开始去极化。去极化初期，少量钠通道开放，Na^+ 进入细胞，膜电位负值减少，一旦膜电位下

心肌的静息电位是指心肌处于非兴奋状态时的跨膜电位差。细胞膜上的电位差可用细胞内相对于细胞外环境的值来表示。健全的静息电位是产生完全动作电位的基础。

Note

表 2-1	不同心肌组织的静息电位和动作电位参数比较				
	窦房结细胞	心房肌细胞	房室结细胞	浦肯野纤维	心室肌细胞
静息电位 /mV	-50 ~ -60	-80 ~ -90	-60 ~ -70	-90 ~ -95	-80 ~ -90
动作电位					
振幅 /mV	60 ~ 70	110 ~ 120	70 ~ 80	120	110 ~ 120
超射 /mV	0 ~ 10	30	10 ~ 15	30	30
时程 /ms	100 ~ 300	100 ~ 300	100 ~ 300	300 ~ 500	200 ~ 300
上冲最大斜率 / (V/s)	1 ~ 10	100 ~ 200	5 ~ 15	500 ~ 700	100 ~ 200
扩布速度 / (m/s)	< 0.05	0.3 ~ 0.4	0.1	2 ~ 3	0.3 ~ 0.4
纤维直径 /μm	5 ~ 10	10 ~ 15	5 ~ 10	100	10 ~ 16

降到 -55mV，抵达钠通道的阈电位，钠通道大量开放，膜电位从负值迅速逆转为正值，该值为钠平衡电位 +50mV（图 2-20）[50, 51]。

钠通道的大量开放形成动作电位的 0 相，即快速上冲支，心室完成 99% 的除极时，负责除极的钠通道开放时间极短（< 1ms），故 0 相几乎表现为一条直线[49]。动作电位振幅位于 0mV 以上的值称为超射，除极以达到钠平衡电位结束[50]。除极速率用单位时间膜电位变化的振幅（dV/dt）表示，也称为 0 相斜率，0 相上冲越陡峭，斜率越大，动作电位的传导速度将会越快[52-55]。

钠通道开放后，很快改变构象，通道处于失活状态（图 2-21）。此时，给予心肌新刺激，

失活状态的钠通道不能再次开放，不能产生新的动作电位，这是心肌绝对不应期产生的细胞机制。钠通道的失活门是由异亮氨酸（isoleucine，简写 I）、苯丙氨酸（phenylalanine，简写 P）、蛋氨酸（methionine，简写 M）和苏氨酸（threonine，简写 T）四个氨基酸残基构成，位于第 III 和第 IV 结构域之间，这种通道失活模式称为球链结构、IFMT 结构或铰链盖[56]。

99% 的钠通道在开放后快速失活，1% 的钠通道可持续开放 75 ~ 450ms，这种持续性钠流称为晚钠流[57]。在心室中，晚钠流的电流密度分布不均，M 细胞和浦肯野纤维电流密度大于心外膜和心内膜，尽管所占总钠流比

Note 可兴奋细胞在受到 1 次刺激后，膜电位随时间变化的曲线就是动作电位。根据动作电位的形态，人为地用 0 相、1 相、2 相、3 相和 4 相描述，每一相参与的离子流不同。

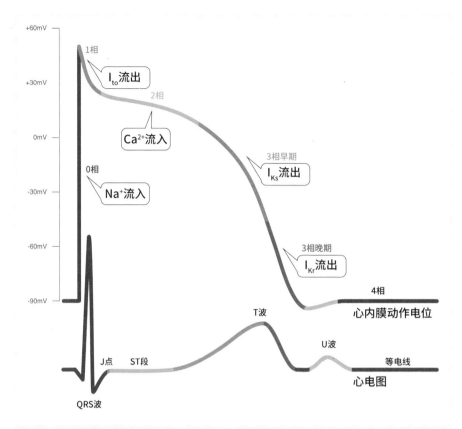

图 2-20 心室内膜心肌的动作电位和心电图

心室肌细胞除极产生动作电位的 0 相，耗时短暂，随后很快进入复极期，历经 1 相、2 相、3 相。心室肌动作电位的 0 相对应于心电图的 QRS 波，代表心室兴奋；J 点是心室除极向心室复极的转化点；ST 段代表复极 2 相，T 波代表复极 3 相；U 波目前认为是一种机电反馈波，可能与心室动作电位的后电位有关

例极小，但晚钠流增强会延长动作电位时程，心电图 QT 间期延长（主要是 ST 段延长），这是 3 型先天性长 QT 间期综合征的细胞学机制（图 2-22）[58, 59]。晚钠流比峰钠流对 I 类抗心律失常药物更敏感，氟卡尼和美西律可以通过抑制晚钠流，缩短 QT 间期，治疗 3 型先天性长 QT 间期综合征，

特别适合新生儿，因为此类患者置入 ICD 非常困难[60, 61]。

钠通道广泛分布于人体，包括心脏、神经系统、骨骼肌、胃肠道平滑肌等处，不同细胞钠通道一级结构的氨基酸成分存在差异，但至少 > 50% 氨基酸序列相同，这样的通道蛋白称为一个家族，现已发现 10 种钠通道 α 蛋

晚钠流是峰电流之后的残余钠流，相对于峰电流，晚钠流只是一个小电流，但可以影响动作电位平台期（2相），酸中毒、心力衰竭、心肌肥厚和糖尿病患者的晚钠流增强[61]。

Note

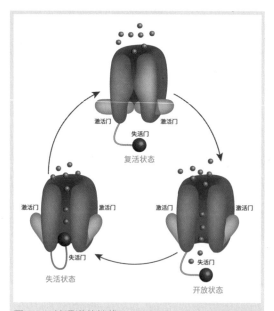

图 2-21 钠通道的性状

静息电位时，钠通道处于复活状态，激活门关闭，钠离子不能流入细胞。除极期间，通道构象改变，激活门开放，钠离子流入细胞。很快失活门关闭，钠通道不能对新的刺激产生反应，必须经过一定时间恢复才能重新开放，这一过程称为复活。钠通道的复活和失活是由不同的"门"控制的，称为复活门和失活门

表 2-2	心脏钠通道
通道名称	Na$_V$1.5
通道描述	电压门控钠通道 α 亚基
其他名称	h1，心脏钠通道，skm II
基因	*SCN5A*
染色体	3p22.2
分子量	260 千道尔顿
亚基	β$_1$，β$_2$，β$_3$，β$_4$
电流	I$_{Na}$
离子选择性	Na$^+$ > K$^+$ > Ca^{2+}
激活电压	-56mV
失活电压	-84mV
激动剂	□藜芦定 □杆菌毒素 □乌头碱及相关天然有机毒素
抑制剂	□河鲀毒素 □局部麻醉药 □ I$_a$ 类抗心律失常药物 □抗癫痫药
通道分布	□心肌 □免疫细胞 □去神经骨骼肌 □某些脑部神经元
生理功能	动作电位产生和扩布
相关疾病	□ 3 型长 QT 间期综合征 □ Brugada 综合征 □进行性心脏传导疾病 □家族性心房颤动 □特发性心室颤动 □左心室致密化不全 □肠易激综合征

白和 4 种 β 亚基（表 2-2）[62-65]。

心脏钠通道 α 亚基主要为 Na$_V$1.5，Na 是钠的元素符号，表示钠通道；V 是电压（voltage）的英文缩写，表示通道性质是电压门控；数字 1 表示与其他钠通道同属一大类氨基酸同源序列蛋白家族，目前钠通道只发现一个大家族；5 是按其发现顺序编的号[66]。编码人类心脏钠通道的基因是位于 3 号染色体的 *SCN5A*，故只要提及 *SCN5A* 或 Na$_V$1.5，都是指心脏钠通道[67]。其他离子通道遵循相同的命名法则，如

Note 疾病条件下，一些异常离子流一方面是心律失常的病因，另一方面具有代偿作用，比如心力衰竭患者的晚钠流增强，延长动作电位平台期，让更多的钙离子进入细胞内，有利于增加收缩力。

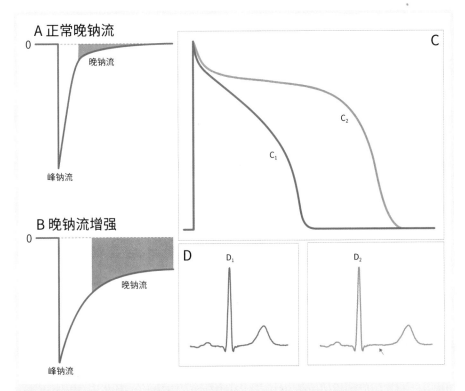

图 2-22　晚钠流和心电图

A. 正常心室肌的晚钠流，只占整个钠流的极小部分，不影响动作电位形态（C_1），心电图正常（D_1）。B. 异常情况下，晚钠流增强，影响动作电位形态，平台期延长（C_2），心电图 QT 间期延长（D_2）且以 ST 段延长为主，临床典型的代表疾病是 3 型长 QT 间期综合征

$K_V1.3$、$K_V1.5$、$K_V2.1$、$K_V2.2$ 等代表不同类型的电压门控钾通道，从命名的数字可以看出这是两大类钾通道家族，其中 $K_V1.3$ 和 $K_V1.5$ 属于一类同源性较高的钾通道家族，$K_V2.1$ 和 $K_V2.2$ 属于另一类同源性较高的钾通道家族。

1 相

　　心室肌除极期间，膜电位超过 $-30 \sim -10mV$ 时，瞬时外向钾流（transient outward K currents）开始激活，膜电位除极完毕时电流密度达到高峰，transient 意为"短暂时"，outward 意为"向外的"，因而通道简写为 I_{to}，这是负责最早期复极的外向钾流[68, 69]。

　　I_{to} 通道开放引起钾离子外流，细胞内正电荷减少，膜电位从 $+50mV$ 下降到 $+30mV$，通道开放时间短暂，持续约 60ms，形成

I_{to} 通道有两种生化成分，第一种是钾离子参与的外向电流称为 I_{to1}，第二种是氯离子参与的内向电流称为 I_{to2}，不同种属分布不同，人类心脏存在 I_{to1}，尚未在心房肌和心室肌证实存在 I_{to2}[122-123]。

 Note

动作电位 0 相快速上冲支后的快速下降支，称为 1 相（通常形象地称为 1 相切迹，对应于心电图 QRS 波终点和 ST 段起点的交界处，即 J 点（图 2-23）[50, 70, 71]。

生理学上，I_{to} 通道最大的特点是在心脏中分布密度不均，心室分布密度梯度为心外膜 > 中层心肌 > 心内膜，右心室心外膜和中层心肌 > 左心室心外膜和中层心肌[72-74]。在人类，心室心外膜 I_{to} 电流强度是心内膜的四倍，故心外膜动作电位的 1 相切迹较心内膜明显；此外，I_{to} 通道是心肌动作电位从除极向复极转变的切换电流，心室心外膜高密度分布有利于复极从心外膜向心内膜推进（图 2-24）[72, 75]。

I_{to} 通道由四个 α 亚基和一个 β 亚基构成，每个 α 亚基具有 6 个跨膜肽段，第 5 和第 6 跨膜肽段形成孔道，第 4 跨膜肽段是电压感受器[76, 77]。在功能上，I_{to} 通道有两种亚型，即 $I_{to,f}$ 和 $I_{to,s}$，两者激活和失活时间都很快速，但通道功能的恢复时间存在差异，前者从失活转为激活耗时短至 60 ~ 100ms，后者需要耗时长达数秒[78]。I_{to} 的重要生理功能是 1 相复极和 2 相兴奋 - 收缩耦

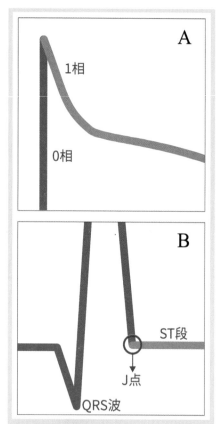

图 2-23 1 相切迹和 J 点

A. 心室肌动作电位 0 相上冲支和 1 相下降支形成动作电位的 1 相切迹。B. 心室肌动作电位的 1 相切迹对应于心电图的 J 点，即 QRS 波终点和 ST 段起点的交界点

联的调节器[79]。I_{to} 电流增强是 Brugada 综合征的发病机制，而电流密度减弱导致动作电位时程延长，心电图 QT 间期延长，是长 QT 间期综合征的发病机制[80]。

I_{to} 通道两种亚型的 α 亚基不同：$I_{to,f}$ 有 $K_V4.2$ 和 $K_V4.3$ 两种通道蛋白，分别由 7 号染色体的 KCND2 基因和位于 1 号染色体的

Note

I_{to} 功能正常是 2 相平台期正常的保证，若 I_{to} 电流过于强大，膜电位在 1 相复极骤然降至显著负值，导致随后的钙通道不能开放，平台期将会缩短甚至消失，这是 Brugada 综合征的发病机制。

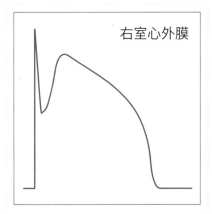

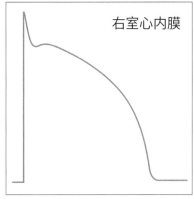

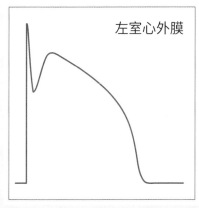

图 2-24 心室动作电位 1 相切迹的异质性

左心室和右心室的 I_{to} 分布密度不同，相同心室从心内膜至心外膜的跨壁心肌层的 I_{to} 分布密度不同，故不同心肌的动作电位 1 相切迹形态不同。右心室心外膜 I_{to} 密度最大，1 相切迹最显著；右心室心内膜 I_{to} 密度较低，1 相切迹明显不及心外膜显著；左心室心外膜 1 相切迹比右心室心内膜显著，但不及右心室心外膜。心肌离子通道分布的异质性是电学异质性的基础，生理性参与形成多种正常变异心电图现象

$KCND3$ 基因编码；$I_{to,s}$ 通道蛋白是 $K_V1.4$，由位于 11 号染色体的 $KCNA4$ 基因编码[78-85]。

2 相

心室肌动作电位 2 相的特点是膜电位变化缓慢，动作电位曲线形态平缓，持续时间较长，称为平台期[49]。平台期的动作电位曲线并非呈绝对水平，仅是动作电位曲线斜率相对于其他部分平缓而已，因为钠通道失活关闭后，钙通道仍能产生 30 ~ 40mV 的电压（图 2-25）[86-88]。

心室肌 2 相的主要离子流是 Ca^{2+}，由 L 型钙通道负责，Ca^{2+} 流入细胞。心室肌除极至 –30mV 时，L 型钙通道激活开放，激活时间快速（< 8ms）；细胞膜除极至 +10mV 时，钙通道达到最大开放率，然后缓慢失活（持续 100ms）[89]。动作电位 10ms 时，钙通道失活接近 50%，平台期结束时，95% 的 L 型钙通道失活[90]。

与骨骼肌动作电位相比，心室肌动作电位的 2 相较长，持续 150 ~ 200ms（图 2-26）[90-92]。心室肌平台期期间，进入细胞内的正电荷（主要是 Ca^{2+}，少数为 Na^+）和外出细胞的正电荷（主要

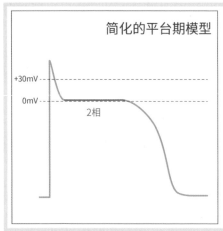
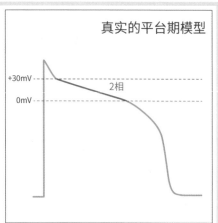

图 2-25　心室肌动作电位的平台期

心室肌动作电位曲线的 2 相即平台期。左图：简化的平台期模型，2 相平台期绝对水平（湖蓝色曲线），平台期维持膜电位为 0mV。右图：真实生理模型，平台期持续时间较长，膜电位变化轻微，动作电位斜率不及其余部分陡峭，相对平缓，因而称为平台期（湖蓝色曲线）。真实生理情况下，心室肌平台期的膜电位仍持续缓慢下降，提示复极是渐进性推进

是 K+，由 I_{to} 通道和 I_{Ks} 通道负责）动态平衡，净电荷接近为零，膜电位缓慢复极。通过 L 型钙通道流入的 Ca^{2+} 促进肌质网释放更多的 Ca^{2+}，细胞内 Ca^{2+} 浓度骤然增加 10 倍，肌节收缩，完成心肌的

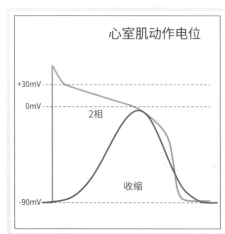
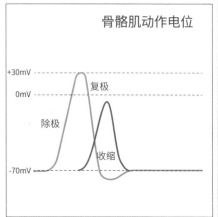

图 2-26　心室肌动作电位和骨骼肌动作电位

左图：心室肌动作电位 2 相平台期较长，电学上形成心电图的 ST 段和有效不应期，力学上完成心肌的兴奋 - 收缩耦联。右图：骨骼肌动作电位持续时间短暂，无平台期和不应期，给骨骼肌细胞高频刺激能诱发骨骼肌强直收缩，这种情况如果发生于心肌将会是灾难性的，因为心室肌需要充足的舒张期完成回心血量，若心肌发生强直收缩，前负荷迅速下降，心室泵血量骤降，引起循环衰竭

Note　值得注意的是，一些生理学或心电图学教科书图示的心室动作电位曲线 2 相呈绝对水平，只是初级生理学简化后的模型，并不符合真实情况，反而会给初学者带来混淆。

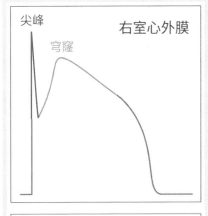

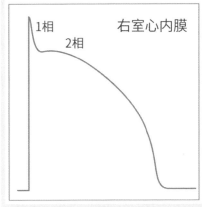

图 2-27　心室动作电位的异质性

右心室心外膜I_{to}电流密度大，1 相切迹明显，2 相平台期呈穹隆形态，与 1 相形成典型的尖峰 - 穹隆形态；心内膜I_{to}电流密度小，1相切迹不显著，尖峰 - 穹隆形态也不及心外膜显著

兴奋 - 收缩耦联[89, 93-95]。心肌完成一次兴奋 - 收缩耦联，包括心肌除极、2 相 Ca^{2+} 诱发的 Ca^{2+} 释放、收缩、舒张和恢复，需时 600ms[95]。

真实生理条件下，心室的心外膜I_{to}电流强大，复极电位猛降，形成显著的 1 相切迹；随后，2 相

平台期维持 +30 ～ +40mV 电位并缓慢下降，形成穹隆，因此心外膜动作电位的 0 相、1 相和 2 相形成尖峰 - 穹隆形态，右心室心外膜最为显著，其次为左心室心外膜，心内膜I_{to}电流密度较小，尖峰 - 穹隆形态不及心外膜显著（图 2-24和图 2-27）。

生理条件下，心室心外膜和心内膜动作电位的尖峰 - 穹隆形态不一致，若两者 1 相切迹电势相差较大，将形成心电图的 J 波，若相差较小则形成 J 点（QRS 波终末部和 ST 段初始部的交界点）；2 相两者之间的电势差微乎其微，忽略不计，故产生的 ST 段接近等电位线（水平线）（图 2-28）。

在人类中，现已发现 T、L、N、P、Q 和 R 六种类型的钙通道，心脏主要分布的是 L 型和 T 型钙通道，而 N、P、Q 和 R 型钙通道主要分布于神经系统[96, 97]。编码 L型钙通道 α 亚基的基因有位于 1号染色体的 CACNA1S（$Ca_V1.1$）、位于 12 号染色体的 CACNA1C（$Ca_V1.2$）、位于 3 号染色体的 CACNA1D（$Ca_V1.3$）和位于 X 染色体的 CACNA1F（$Ca_V1.4$），而编码 T 型钙通道 α 亚基的基因有位于 17 号染色体的 CACNA1G

在心血管药理学中，L 型钙通道是Ⅳ类抗心律失常药物和降压药物（钙通道拮抗剂）的重要作用靶点，不同药物对血管、心脏以及不同心肌组织的亲和力不同，决定最终的药理效应。

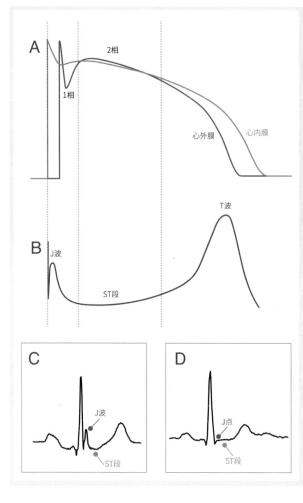

图 2-28 心电图 J 点和 J 波的形成机制

A. 生理条件下，心室的心外膜和心内膜动作电位的 1 相电势截然不同，心室肌在 1 相时期存在从心外膜至心内膜的电势差，而 2 相时期，心外膜和心内膜的膜电位相差不大，跨壁电势差近乎为零。B. 同步记录动作电位曲线和心电图，可见心电图的 J 波发生时期正好对应于动作电位的 1 相，即心外膜和心内膜的动作电位 1 相复极电势差是形成心电图 J 波的电学基础。C. 当心外膜和心内膜的 1 相电势差非常强大时，能够导致心电图形成明显的 J 波，J 波振幅较高，而 2 相电势差微弱，近乎为零，体表心电图机无法探查到，ST 段位于等电位线。D. 当心外膜和心内膜的 1 相电势差很小或近乎为零时，心电图不出现 J 波，QRS 波终点和 ST 段起点的交界处表现为交界点，即 J 点；由于心外膜和心内膜的 1 相和 2 相的电势差都很微弱，体表心电图机探查不到，J 点和 ST 段均位于等电位线上

（Ca$_V$3.1）、位于 16 号染色体的 *CACNA1H*（Ca$_V$3.2）和位于 22 号染色体的 *CACNA1I*（Ca$_V$3.3），突变产生相关心律失常[98-105]。

在人类心脏中，T 型钙通道分布于结细胞（包括窦房结细胞和房室结细胞）和胚胎心肌细胞，在细胞膜电位更负的时候激活开放（-60mV）[96]。当心房肌和心室肌异常出现 T 型钙通道时，将

会出现兴奋 - 收缩失调，发生心律失常和促进心肌肥厚[97]。

3 相

从平台期至膜电位恢复再到静息电位这一阶段的动作电位称为 3 相。在心室肌细胞，两个相反事件推动膜电位从 +10 ～ -10mV 恢复到 -85mV 完成 3 相复极，即钙通道逐渐失活关闭和钾通道开

放，外向钾流增大，推动膜电位完成复极[106]。负责 3 相复极的钾通道是延迟整流钾通道和内向整流钾通道（图 2-29）。

延迟整流钾通道根据激活时间分为超快延迟整流钾通道（I_{Kur}）、快速延迟整流钾通道（I_{Kr}）和缓慢延迟整流钾通道（I_{Ks}）三种[49]。I_{Kur} 分布于心房肌，I_{Kr} 主要分布在左心房和心室心内膜心肌，I_{Ks} 分布于整个心肌组织，但中层心室肌的分布密度较低[49]。延迟整流钾通道属于电压门控通道，1 个结构域有 6 个跨膜肽段，1 个蛋白只有 1 个结构域，因此形成 1 个通道需要四个蛋白质（表 2-3）[107–112]。

在人类心脏中，I_{Kr} 在膜电位 +30mV 时开始激活，激活快速（31±7ms），失活缓慢（600±53ms，有时甚至达到 6297±875ms，在膜电位恢复至 –70mV 时完全失活），而 I_{Ks} 在膜电

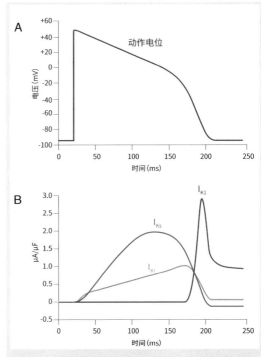

图 2-29　豚鼠心室肌动作电位曲线和 3 相复极离子流

图 A 为豚鼠心室肌动作电位曲线，图 B 为对应 3 相复极离子流，主要是 I_{Kr}、I_{Ks} 和 I_{K1}。不同时间段，三种电流的强度不同，对动作电位的贡献不同：早期是 I_{Ks} 和 I_{Kr}，且 I_{Ks} 电流大于 I_{Kr}，是豚鼠心室肌 3 相复极的主要电流，晚期是 I_{K1}。不同种属动物中，心脏的延迟整流钾通道的类型、数量和分布部位不同，因此动物细胞电生理研究中的一些结论不能直接推演到人类心脏，如人类心脏的 I_{Ks} 通道属性与犬、兔子类似，I_{Ks} 电流密度要弱很多，不是 3 相复极的主要电流，对心电图的贡献也很小

表 2-3	人类延迟整流钾通道的基因信息				
I_{Kr}	染色体	HGNC 编号	基因名称	克隆别名	先天性长间期 QT 综合征
α 亚基	7	HGNC: 6251	*KCNH2*	HERG、K_V11.1	2 型
β 亚基	21	HGNC: 6242	*KCNE2*	MiRP1	6 型
I_{Ks}					
α 亚基	7	HGNC: 6294	*KCNQ1*	KVLQT1、K_V7.1	1 型
β 亚基	21	HGNC: 6240	*KCNE1*	Mink、JLNS2	5 型

前面介绍的电压门控钠通道也是由四个结构域组成，但这四个结构域在同一个蛋白质上，孔形成蛋白只有 1 个亚基参与，而延迟整流钾通道则需四个亚基参与（参见图 2-11）。

Note

位 0mV 时开始激活，激活缓慢（903±101ms），失活快速（122±11ms）[113-116]。I_{Ks} 的失活呈电压依赖性，膜电位更负时（如 -50mV）失活快速，膜电位更正时（如 0mV）失活缓慢[111]。

在人类，生理条件下，I_{Kr} 电流是 3 相复极的主要电流，I_{Ks} 电流并无显著贡献，当膜电位复极到 -85～-90mV 时，延迟整流钾通道关闭，I_{K1} 通道持续开放，维持静息电位[117, 118]。心室肌细胞的 3 相复极是心电图 T 波形成的细胞学基础，3 相和 2 相缓慢过渡，两者并无明确的交界点，3 相复极早期平缓（钙通道逐渐关闭，尚要对抗部分 Ca^{2+} 内流），晚期陡

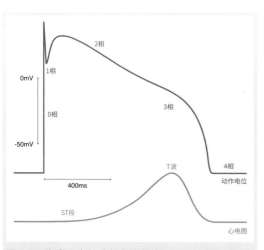

图 2-30 人类心室肌动作电位曲线

1 例扩张型心肌病患者的心室肌动作电位，动作电位时程显著延长为 1120ms，1 相切迹显著提示为心外膜动作电位，2 相平台期延长

峭（因为钙通道完全关闭，仅有 K^+ 外流），决定心电图的 ST 段和 T 波交界点不易判读，T 波前支形成缓慢，后支形成快速，T 波形态不对称（图 2-30）。

■ 4 相

离子通道相当于细胞膜上的电阻器，选择性地在细胞内和细胞外传递电荷。最简单的电阻与时间和电压无关，而呈线性的电流 - 电压关系（current-voltage，I/V）（图 2-31）。这种类型的电阻称为欧姆电阻，遵循欧姆定律：V=I×R，公式中 V 为电压梯度，I 为电流，R 为电阻。电导（G）是电阻的倒数，单位是 S（siemens，西门子），通常用于描述电压钳实验中通道的生物物理特性。电阻越低，换言之电导越高，离子通道的通过电荷的能力越强。

与欧姆通道行为相反，整流作用是离子通道随电压改变的一种非线性 I/V 关系。整流的重要特性是离子通道优先允许一个方向的电流，而不允许反方向的电流。在心室肌中，维持 4 相静息电位水平的是另一种钾通道，即内向整流钾通道（I_{K1}）。不像电压门控钾通道，I_{K1} 的开放不依赖膜电

Note 　扩张型心肌病患者的心室肌动作电位 2 相时间延长可能是一种病理生理代偿机制，患者左心室收缩功能减退，动作电位 2 相时间延长有助于更多的钙离子进入细胞，维持心肌收缩力。

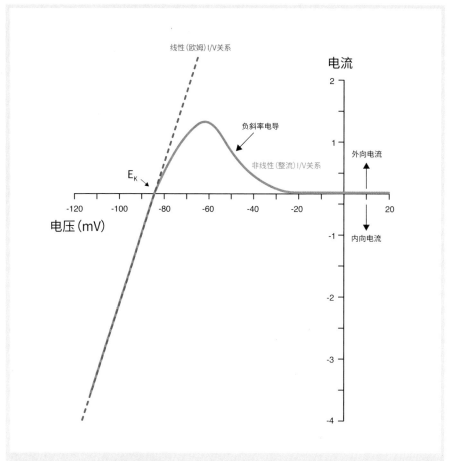

图 2-31 欧姆和整流的 I/V 关系图

湖蓝色虚线为线性 I/V 关系，当电压变化时，通过欧姆定律可以利用公式计算电流，离子通道遵循欧姆定律。橙黄色曲线为整流的 I/V 关系，图示钾离子平衡电位为 -90mV，当膜电位负值低于 -90mV，如在 -110mV 时，内向钾电流增大，内向正电荷增多，有助于减少膜电位负值，把膜电位推向钾离子平衡电位，此阶段的 I/V 关系也符合线性；一旦膜电位高于钾离子的平衡电位，该钾通道将出现外向电流，I/V 关系偏离线性，膜电位越靠近正值，外向电流越小，有助于把膜电位推向钾离子平衡电位。假设膜电位越靠近正值，通道仍保持较强的内向电流，流入细胞内的钾离子增多，细胞内正电荷不断蓄积，膜电位正值会越大，将使膜电位更加远离钾离子平衡电位。因此，整流作用是通过某一方向的电流增强或减弱，有利于膜电位向该离子的平衡电位稳定

位，而是依赖于膜电位（Vm）和钾平衡电位（E_K）之间的差异，换言之，依赖于细胞外 K^+ 浓度的

改变（图 2-32）[119]。

心室肌 I_{K1} 的重要功能是决定动作电位 2 相的形态、3 相晚期复

内向整流钾通道是 1949 年在骨骼肌中发现的一种钾通道，与多数钾通道的外向整流（即钾外流）不同，内向整流表现为 E_k 为负电位时增加、正电位时减少或反转为外向电流[98]。

Note

极和稳定静息电位，电流方向在膜电位 -80mV 反转[120]。3 相复极晚期，I_{K1} 为外向电流，加速复极，让膜电位恢复到钾平衡电位；当膜电位超极化，例如从 -85mV 转变为 -100mV 时，I_{K1} 的内向电流增大，进入细胞内的 K^+ 增多，有利于把膜电位推向 -85mV 的钾平衡电位，而在膜电位去极化达到 +10mV，I_{K1} 反转成为外向电流，也有利于把膜电位推向 -85mV 的钾平衡电位。

内向整流钾通道的命名符号为 K_{ir}，ir 是内向整流（inward rectifier）的小写英文缩写。迄今，在自然界各类动植物细胞中，已经发现了 7 个 K_{ir} 家族[121]。在人类心脏中，$K_{ir}2$、$K_{ir}3$ 和 $K_{ir}6$ 在电

生理中发挥重要作用。I_{K1} 的通道蛋白是 Kir2.1，由位于 17 号染色体的 *KCNJ2* 基因编码[122]。值得注意的是，I_{K1} 的每 1 个结构域只有 2 个跨膜肽段，整个通道蛋白由 4 个结构域共 8 个肽段组成。I_{K1} 通道功能增强是短 QT 综合征、家族性心房颤动的病因，而通道功能减弱是 7 型先天性长 QT 间期综合征的病因。

在 4 相，心室肌尽管处于静息电位状态，但其细胞膜上的一些离子通道和转运蛋白并非绝对停止工作，而是仍在持续工作，典型的例子是钠钾泵和钠钙交换器，每转运 1 次，细胞内净得一个负电荷，属于生电性离子泵，有利于静息电位的维持。不过，钠钾泵对静息电位的贡献较小，25℃时贡献 -3.8mV，34℃时贡献 -9mV[123]。

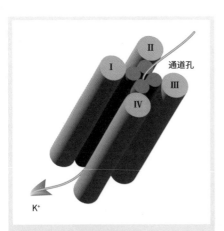

图 2-32 K_1 通道结构模式图

1 个 K_1 通道由 4 个蛋白组成，每个蛋白只有 2 个肽段，整个通道共 8 个肽段组成

3

心脏复极与临床

心肌细胞的复极几乎占据了动作电位的整个时程，体外和体内的诸多因素都可以影响心脏的复极，产生各种生理性和病理性 ST-T 改变，例如温度、电解质水平、药物、内分泌激素、生理状态（进餐、运动、睡眠或应激）、

Note

7 个 Kir 亚家族分别命名为 $K_{ir}1.1$、$K_{ir}2.1\sim K_{ir}2.4$、$K_{ir}3.1\sim K_{ir}3.4$、$K_{ir}4.1\sim K_{ir}4.2$、$K_{ir}5.$、$K_{ir}6.1\sim K_{ir}6.2$、$K_{ir}7.1$。Kir 通道都需要磷脂酰肌醇 4,5-二磷酸 (PIP_2) 才能发挥作用。

心源性和非心源性疾病等。遗憾的是，当前临床心电图研究多集中在多发病和常见病，仅有为数不多的疾病能够较好地解释 ST-T 改变，而对于诸多疾病引起的复极改变，甚至一些生理性复极改变，解释依然很困难[106]。

■ 三层心室肌

在人体心脏中，心室肌的动作电位比较复杂，因为哺乳动物的心脏并非均质结构，心室肌细胞存在多样性（图 2-33）。人类心室心肌可以分为三层，即心内膜心肌、中层心肌和心外膜心肌，

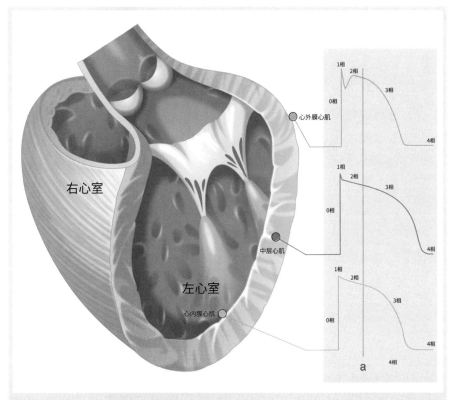

图 2-33 左心室不同部位心肌的动作电位曲线

橙黄色、蓝色、绿色圆点分别代表心外膜心肌、中层心肌、心内膜心肌。从图上可以看出三层心室肌的动作电位形态和时程不同，主要特点有：①心外膜心肌细胞的动作电位 0 相和 1 相构成明显的尖峰形态，与其后的 2 相形成尖峰-穹隆形曲线；②中层心肌细胞的动作电位时程最长。a 是假想的一个时间点，由于三层心肌的动作电位曲线并不一致，彼此之间以及整体的电位差不为零，a 点处的心内膜至心外膜就存在电位差：当电位差很小或近乎为零时，心电图机不能记录，表现为水平型 J 点和等电位线 ST 段；当电位差增大至能够被心电图机记录，就表现为 J 点抬高、J 波形成和 ST 段抬高

临床上，解释心电图的 ST-T 改变必须紧密结合受检者的生理状态和临床情况，既要避免过度解释，造成误诊，也要避免解释不足，造成漏诊。判读生理性 ST-T 改变应排除各种器质性疾病的影响。

Note

三层心肌的动作电位曲线是不一致的，诸多异常的电学变化和致心律失常机制都与三层心室肌细胞的电学异质性有关。

三层心室肌动作电位的时程和形态不同，这种电不均一性会造成从心内膜至心外膜出现复极差异，该心电现象称为跨室壁复极离散度（Transmural dispersion of repolarization，TDR）[124]。生理条件下，正常心脏存在的微弱跨室壁复极离散度不会对机体产生不良影响；异常情况下，跨室壁复极离散度增大，跨壁电压加大，引发异常电流，自发性产生室性心律失常，包括室性期前收缩、室性心动过速和心室颤动。

三层心室肌动作电位曲线参与决定体表心电图上 T 波的形态、振幅、方向和时限（图 2-34）。心外膜心肌细胞动作电位时程最短，结束形成 T 波波峰，而 M 细胞动作电位时程最长，结束形成 T 波终点，M 细胞复极结束代表 T 波时限；心内膜和心外膜的电势差决定 T 波振幅（图 2-35）[124, 125]。跨壁心室复极顺序决定 T 波极性，生理情况下，整体心室复极从心

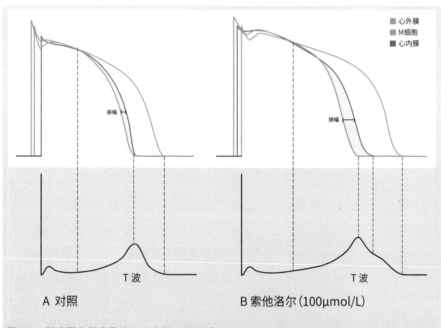

图 2-34 跨室壁复极离散度与心电图 T 波形成

体表心电图的 T 波代表心室复极，心外膜心肌细胞动作电位最早复极完毕，决定 T 波波峰；M 细胞动作电位最晚复极完毕，决定 T 波终点；T 波振幅由心内膜和心外膜之间的电势差决定

（图例：■ 心外膜　■ M 细胞　■ 心内膜）

A 对照　　B 索他洛尔（100μmol/L）

Note 在心电图上，J 点抬高、J 波形成、ST 段形成、T 波形成和 QT 间期离散等心电图现象均与跨室壁复极离散度有关。一些生理性因素（如睡眠）也可以触发显著的跨室壁复极离散度，造成不良后果。

外膜向心内膜推进，心电图记录到直立 T 波，异常情况下，复极从心内膜向心外膜推进或心外膜动作电位时程异常延长，心内膜复极先于心外膜结束，心电图记录到倒置 T 波（图 2-36）[126]。

在心脏疾病发生发展的不同阶段，心肌组织学重塑过程中将

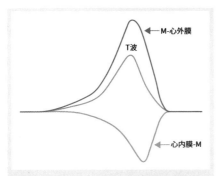

图 2-35　T 波振幅的决定

跨壁心室复极时，复极可以分为两部分：首先是心外膜和 M 细胞之间的电压梯度，电势方向朝向心外膜，形成直立 T 波分量；随后是 M 细胞和心内膜之间的电压梯度，电势方向朝向心内膜，形成倒置 T 波分量；两个 T 波分量综合后形成体表心电图的最终 T 波形态。当心外膜动作电位平台期与 M 细胞动作电位平台期分离时，心电图开始形成 T 波；随着心外膜和 M 细胞之间的电压梯度不断增加，开始形成 T 波的升支；当心外膜复极完毕时，心外膜和 M 细胞之间的电压梯度达到峰值，标志 T 波波峰的形成。另一方面，当心内膜动作电位平台期和 M 细胞平台期分离时，产生相反方向的电压梯度，钳制 T 波振幅，同时开始形成 T 波的降支；当心内膜复极完毕时，心内膜和 M 细胞之间的电压梯度达到峰值。随着 M 细胞的不断复极，跨壁复极 T 波不断下降。当 M 细胞完全复极时，跨壁电压梯度消失，标志 T 波的结束

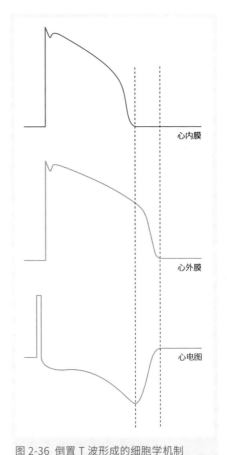

图 2-36　倒置 T 波形成的细胞学机制

跨壁心室复极时，当心外膜和心内膜动作电位复极梯度反转，心内膜先于心外膜结束复极，体表心电图将记录到倒置 T 波，心内膜复极结束对应于倒置 T 波的谷底

伴随心肌离子通道的重塑，离子通道的数量、分布范围和功能改变，影响心肌复极，进而导致心电图出现 ST-T 改变。强调的是，不同疾病引起复极改变的机制不同，应根据病因选择合适的机制解释心电图，例如高钾血症导致 T 波振幅增高，而低钾血症导致 T

在经典心电图学教科书中认为心电图 T 波是心室肌动作电位 3 相的体现，实际上，T 波的形态学决定于心室肌平台期的电压梯度。由于缺乏方法学方面的研究，目前尚无法进行两者之间的定量研究。

Note

波振幅降低；另一方面，不同生理性或病理性因素可以引起相似的心电图复极改变，如右胸导联（$V_1 \sim V_3$）T波倒置既可以见于正常健康个体，也可以见于急性肺栓塞患者，还可以见于急性前间隔心肌梗死的再灌注期，应紧密结合临床解释心电图复极改变。

M细胞

M细胞的发现和研究是20世纪90年代最重要的心脏电生理进展之一，遗憾的是，M细胞的特性主要集中于动作电位功能性研究，M细胞尚未得到组织学证实，M细胞可能是介于浦肯野纤维和心室肌细胞之间的一种过渡类型细胞，电生理和药理特性也表现为两种细胞类型的杂合性质[127-129]。

正常人类左心室厚度为10 ~ 12mm，M细胞广泛分布于心外膜下1 ~ 5mm处，相当于心内膜下5 ~ 7mm心肌[130]。需要指出的是，这种组织学分布也是基于动作电位特征构建的，并非真正的组织学分布。在犬心脏中，M细胞还分布于整个右心室流出道，及其他深层心内膜结构，如乳头肌、肌小梁和室间隔[128]。

M细胞是跨室壁复极离散度存在的重要原因，其标志性的电生理学特征是：相比于心外膜和心内膜细胞，M细胞不仅动作电位时程最长，而且当心率减慢或给予延长动作电位时程的药物时，M细胞的动作电位延长程度最大。这种现象的分子机制是M细胞的I_{Ks}较小，而晚钠流、钠钙交换电流较大，复极期外向电流小，内向电流大，复极时间长，动作电位时程延长（图2-37）。

索他洛尔、胺碘酮等阻断

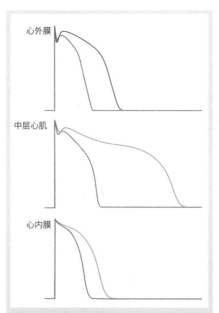

图2-37 慢频率起搏时，显著延长的M细胞动作电位

湖蓝色、橙黄色、绿色曲线分别代表心外膜心肌、中层心肌、心内膜心肌的动作电位。当以400ms的周期刺激心肌时，三种心肌细胞基础的动作电位用灰色曲线表示；当以8000ms的慢频率刺激心肌3分钟时，三层心肌细胞动作电位时程均延长，但M细胞的动作电位显著延长

Note 发现于20世纪90年代早期的M细胞，来自中层心肌（midmyocardium），为纪念著名的电生理学家Gordon K. Moe而命名[180]。在人类、犬、豚鼠和兔心肌中已发现了M细胞的电生理特征。

I_{Kr} 的药物能通过显著延长 M 细胞动作电位，产生早期后除极（early afterdepolarizations，EAD），洋地黄类等引起钙超载的药物能导致延迟后除极（delayed afterdepolarizations，DAD）的发生（图 2-38）[128]。因此，M 细胞可同时作为致心律失常的基质和触发子。心外膜心肌细胞很少发生此类电生理效应，心内膜心肌细胞次之。

　　在细胞电生理学上，可根据动作电位时程区分 M 细胞和非 M 细胞，M 细胞代表动作电位时程最长的心室肌细胞，心外膜心肌细胞、M 细胞和心内膜心肌细胞的动作电位时程分别为 $380 \pm 17ms$、$450 \pm 26ms$ 和 $479 \pm 23ms$ [128]。M 细胞比周围的非 M 细胞（心外膜心肌细胞或心内膜心肌细胞）的动作电位时程至少延长 15ms [128]。

　　当前认为跨室壁复极离散度有两种模式：第一种模式是心外膜心肌→中层心肌→心内膜心肌三层心肌纵贯形成的动作电位跨壁差异，此种模式占健康心脏跨室壁复极离散度的 40%，而人类扩张型心肌病的心肌几乎均为此模式；第二种模式是动作电位梯度呈岛状分布于心室壁中，跨室壁复极离散度表现为延迟复极的 M

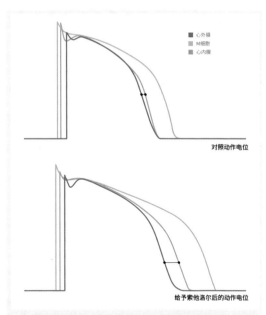

图 2-38　索他洛尔对三层心室肌动作电位的影响

索他洛尔尽管是一种非选择性 β 受体阻滞剂，因还具有显著的钾通道阻滞（I_{Kr}）作用，在抗心律失常药物中被列为第Ⅲ类药物。楔形心肌标本中，灌注索他洛尔以后，三层心室肌的动作电位都出现延长，但 M 细胞动作电位的延长程度最大；同时，心外膜和心内膜心肌细胞动作电位时程的差异扩大，提示跨室壁复极离散度增大

细胞和邻近细胞（心内膜心肌细胞或心外膜心肌细胞）之间的局部动作电位梯度，M 细胞并非连续分布的细胞层，而是在深层心内膜下呈岛状分布[131]。

■ 复极储备

　　心室肌复极是多种离子通道协同作用的结果，实际上这些离子通道在功能上存在重叠，又称为功能冗余。当一个通道功能障碍或被药物阻断后，其他离子通

在一些心脏电生理研究和心电图研究中，有时会出现 0 或 100% 的极端结论，应该理性地看待这些极端结论：一方面很多研究的样本量过少，仅有几例或十多例，并不能代表整体情况；另一方面是早期的研究结果可能被后继研究结果推翻，所以，对极端研究结论应该进行深度的文献检索，而不能盲目引用。■

Note

道的功能改变，补偿功能受抑制的离子通道，复极不会受到影响，动作电位时程不会延长，心电图也不会出现 QT 延长。在心室复极过程中，一种病变离子通道的功能能被其他离子通道代偿的现象，称为复极储备（图 2-39）。

1998 年，美国学者 Roden 在一篇预测尖端扭转型室性心动过速发生的综述中提出复极储备的概念，丢失 1 个复极分量不会导致复极失败（心电图 QT 间期延长），延迟整流钾电流快组分（I_{Kr}）和慢组分（I_{Ks}）的正常功能是复极储备的主要贡献者[132]。

事实上，动作电位是数十个（或数百个）单个组件的综合活动，参与复极储备的离子通道和转运蛋白众多，其他还包括晚钠流（I_{Na}）通道、L 型钙通道（I_{Ca-L}）、内向整流钾电流（I_{K1}）通道、瞬时外向钾电流（I_{to}）通道、T 型钙通道（I_{Ca-T}）、钠钾泵、钠钙交换器、Ca^{2+} 循环改变（通过钙调蛋白完成）等[118, 133-135]。这些复极储备机制中，重要的有 I_{Kr} 密度、I_{Ks} 密度、电压依赖的 I_{Kr} 失活、L 型 Ca^{2+} 通道密度和 I_{Ks} 激活动力学[136]。

很多心血管疾病的心律失常与复极储备受损有关，如心力衰

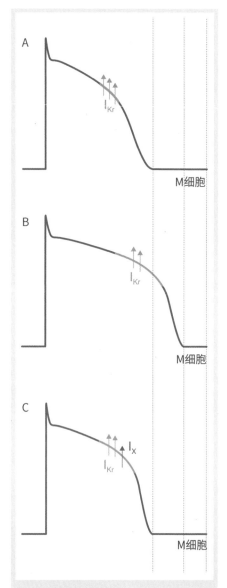

图 2-39 复极储备

A. 正常复极的 M 细胞，I_{Kr} 功能正常，动作电位时程正常。B. I_{Kr} 通道突变的 M 细胞，I_{Kr} 电流减弱，动作电位时程延长，心电图出现长 QT 间期。C. I_{Kr} 通道突变的 M 细胞，I_{Kr} 电流减弱，由于其他离子通道或转运蛋白（I_X）功能相应增强或减弱，发挥复极储备作用补偿减弱的 I_{Kr} 电流，结果动作电位时程正常，心电图 QT 间期不延长

Note 复极储备的存在是安全使用抗心律失常药物的条件之一，当使用阻断一个离子通道的药物时，不会导致去极化失败和明显的 QT 延长，除非药物同时阻断另一个通道。

竭、心肌梗死后、心房颤动复律后、蛛网膜下腔出血、长 QT 间期综合征等，了解这些环境中的离子通道变化，复极储备是如何影响心律失常的发生，有助于研发更安全和更有效的抗心律失常药物，优化抗心律失常治疗。

临床上，能够引起复极储备降低的因素众多，若患者正在使用延长 QT 间期的药物，将有发生尖端扭转型室性心动过速的风险（表 2-4）。葡萄柚汁含有广谱黄酮类化合物，能够抑制 I_{Kr} 通道，降低复极储备，口服 1 升葡萄柚汁 5 小时后，QT_c 间期延长 8.3 ~ 16.7ms；此外，葡萄柚汁还能通过抑制肝脏的细胞色素转换酶（P-450）干扰一些具有 I_{Kr} 阻滞作用药物的代谢，进而导致 QT 间期延长[134, 137]。

■ 左、右心室的复极异质性

心室肌除了跨室壁复极离散度以外（跨壁动作电位异质性），还存在左心室和右心室的复极离散度，左心室和右心室不同部位的复极离散度。左心室和右心室的电生理差异部分归因于两者不同的胚胎学起源，左心室来自第一心区，右心室和流出道来自第二心区[138, 139]。胚胎流出道由缓

表 2-4	复极储备降低的危险因素
不能纠正的危险因素	
□ 遗传因素：I_{Ks} 通道功能缺失	
□ 性别：女性	
可以治疗的危险因素	
□ 慢性心力衰竭：离子通道表达数量减少	
□ 糖尿病：离子通道表达数量减少	
□ 肾功能衰竭：电解质紊乱	
□ 体温异常：离子通道功能改变	
□ 甲状腺功能减退症：离子通道功能改变	
□ 交感神经张力增强：离子通道功能改变	
□ 竞技性运动员：心脏重塑	
□ 药物：抑制离子通道功能	
□ 食物：影响离子通道功能	
□ 低钾血症：抑制 I_{Kr} 通道功能	

慢传导的组织组成，直到它并入心室并发展出快速传导特性。

无论心外膜心肌细胞、M 细胞还是心内膜心肌细胞，右心室心肌的动作电位时程均短于左心室，这是由于右心室心外膜心肌细胞具有更大的 I_{to} 电流，M 细胞具有更大的 I_{Ks} 电流[139]。相似的，右侧间隔部心肌细胞的动作电位时程也短于左侧间隔部心肌细胞[139]。

在左心室内，间隔心尖部心肌细胞的动作电位时程短于间隔心底部心肌细胞，由此可以建立心尖部和心底部之间的跨室

可以想象的是，当一位患者正在服用索他洛尔时，如果存在复极储备降低的因素，其发生尖端扭转型室性心动过速的风险增加，危险因素越多，风险也越大。■

Note

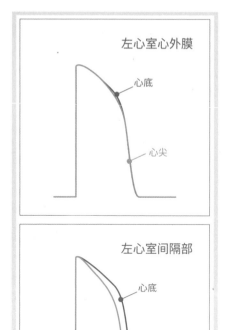

图 2-40 左心室不同部位动作电位异质性

豚鼠心脏中，心尖部和心底部的心外膜动作电位无明显差异，跨室壁复极梯度极小，而在间隔部，心尖部和心底部的动作电位存在明显差异，跨室壁复极梯度增大

壁复极梯度，是生理性和病理性的 T 波极性的一个影响因素（图 2-40）[140-143]。在右心室内，右心室游离壁和流出道的电生理特性不同，后者在胚胎发育后期形成[138]。在人类心脏中，右心室流出道的动作电位时程短于右心室游离壁，残留胚胎时的慢传导心肌，折返容易在心内膜形成，

成为致心律失常基质[144, 145]。

在正常情况下，心肌之间的动作电位时程的差异非常小，仅产生很小的复极异质性，不会发生心律失常。此外，心室肌细胞较长的有效不应期和快速传导速度也能抵抗心律失常的发生，然而，一旦心肌之间的复极异质性变得显著，将会诱发异常电流，通过折返机制产生自发性室性心律失常。

■ T_{peak}-T_{end} 间期

在常规 12 导联心电图中，测量多个导联（至少测量 3 个导联，最好同步测量 12 个导联）的 QT 间期，QT 间期的最大值与最小值的差异称为 QT 离散度，代表局部或整体心室肌复极的差异[106]。

尽管 QT 离散度是反映心室复极离散度的最经典指标，但也是最不精确的指标，理论上，QT 离散度只反映了心室最晚复极的差异（T 波结束），不能反映最早复极的差异，因此只能反映部分心室复极离散度[146]。此外，由于测量方法的局限性，临床测值重复性差，目前认为 QT 离散度对于整体心室复极离散度的评估价值很低[146, 147]。

Note 在心室中，存在跨室壁、跨间隔、左心室和右心室、心尖部和心底部、游离壁和流出道的复极离散度，是不同心脏疾病致心律失常的基础。

跨室壁复极离散度增加将促进早期后除极的产生，有利于尖端扭转型室性心动过速的发生，心电图上跨室壁复极离散度增加可能是尖端扭转型室性心动过速发生最好的预测因子。当前，替代 QT 离散度的量化指标是 T_{peak}-T_{end} 间期和 T_{peak}-T_{end}/QT 比值。

T_{peak}-T_{end} 间期是指体表心电图上 T 波波峰至 T 波终末的时间，反映局部心室复极离散度，可以用作心律失常的风险分层指标[146, 148-150]。跨室壁复极离散度增大时，T_{peak}-T_{end} 间期增加（图 2-41）。临床普及应用之前尚需解决几个问题：①测量导联的选择，哪个导联更能精确反映跨室壁复极离散度，目前尚无定论，推荐使用胸导联：长 QT 间期综合征主要是左室功能障碍，最大室壁复极离散度在左室壁和室间隔，建议采用左胸导联（V_5），如果 V_5 导联不好测量（多数原因是不容易判读 T 波终点），选

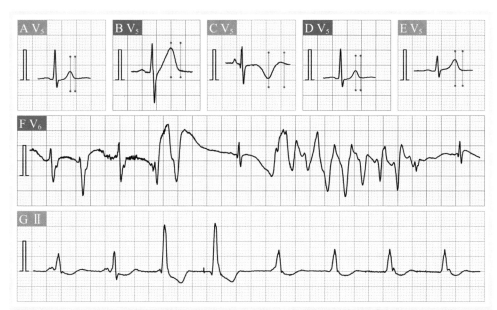

图 2-41　T_{peak}-T_{end} 测值和心律失常

A. 女，29 岁，健康，孕前体检心电图，T_{peak}-T_{end} 测值为 69ms。B. 男，65 岁，临床诊断为急性广泛前壁和高侧壁心肌梗死，T_{peak}-T_{end} 测值为 136ms。支架置入术后出现加速性室性自主节律（图 G）。C. 男，4 岁，临床诊断为先天性长 QT 间期综合征，T_{peak}-T_{end} 测值为 266ms。临床有频发多源性室性期前收缩和短阵尖端扭转型室性心动过速发作（图 F）。D. 男，78 岁，临床诊断为急性下壁心肌梗死，T_{peak}-T_{end} 测值为 136ms。临床无室性心律失常发生。E. 男，42 岁，临床诊断为慢性肾功能不全，T_{peak}-T_{end} 测值为 104ms。临床无室性心律失常发生。

T_{peak}-T_{end} 间期究竟能否反映整体或局部心室的复极离散度还有争议，多数观点认为其是一个反映局部心室复极离散度的指标。实际上，对于高危猝死患者，例如急性心肌缺血可以导致局部和整体心室复极离散度均增加，此时心电图指标很难区分局部或整体心室的复极离散度；一些疾病特异性地影响右心室或左心室，不仅反映了局部心室复极离散度，也可以反映左心室和右心室之间的复极离散度。

Note

择 V_6 导联；Brugada 综合征主要是右室功能障碍，最大 TDR 在右室游离壁，建议采用右胸导联（V_2）；②缺乏参考值：不同疾病、同一疾病的不同病程期、导联安放位置等都能影响 T_{peak}-T_{end} 测值。健康人的平均值为 89ms，T_{peak}-T_{end} 间期在急性心肌梗死时 >100ms，在获得性缓慢心律失常时 >85ms，是猝死的"高危"标志[151-154]。

T_{peak}-T_{end}/QT 比值是 2008 年提出的另一个跨室壁复极离散度的量化指标，T_{peak}-T_{end}/QT 间期比值 >0.28 是尖端扭转型室性心动过速的风险预测因素[155]。相比于 T_{peak}-T_{end} 间期，T_{peak}-T_{end}/QT 间期比值预测心律失常的发生更为敏感。

尽管 T_{peak}-T_{end} 是一个当前备受重视的评估跨室壁复极离散度的心电图指标，但与 QT 离散度一样，存在理论和测量方法学的缺陷[156, 157]。实际上，在心室复极中，不同时程的动作电位或心电图 T 波的不同部分对心律失常的预测价值不同；另一方面，一些心律失常的发生机制不依赖于跨室壁复极离散度，这可以解释为何一些研究采用 90% 动作电位时程评估跨室壁复极离散度，却依然未能证实 T_{peak}-T_{end} 间期的预测

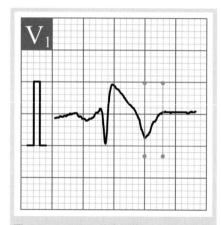

图 2-42 Brugada 综合征的 T_{peak}-T_{end} 间期

1 例 Brugada 综合征患者的 V_1 导联，测量 T_{peak}-T_{end} 间期为 119ms，显著延长，患者反复发作多形性室性心动过速

价值[158, 159]。虽然如此，在一些特定的高风险心血管病患者中，如 Brugada 综合征、长 QT 间期综合征、急性心肌缺血等，T_{peak}-T_{end} 间期可以作为评估心律失常发生风险的便捷指标（图 2-42）。

■ 急性透壁性心肌缺血

急性透壁性心肌缺血时，氧供下降，动作电位缩短，L 型钙通道失活加速，心肌收缩力降低[160-162]。尽管这是一种异常情况，但心肌收缩力的降低会极大地减少细胞的能量需求，节省 ATP。这种机制在一过性缺血时有利于心肌细胞的生存。细胞内 Ca^{2+} 降低能够降低触发活动的发生；然而，动作电位缩短会增加心室复极离散度，包括跨壁复极

Note 在先天性长 QT 间期综合征患者中，T_{peak}-T_{end} 间期 > 60ms 时，发生尖端扭转型室性心动过速的风险增加，> 117ms 时预测的价值更高（敏感度 96.6%，特异度 98.2%）[153]。

离散度、缺血心肌与周围健康心肌之间的复极离散度，这种情况又有利于折返的形成，促进心律失常的发生。

生理条件下，心肌细胞的静息电位接近钾离子的平衡电位，细胞内和细胞外钾离子浓度比值（$[K^+]_i/[K^+]_o$）决定静息电位大小，$[K^+]_i/[K^+]_o$ 比值越大，静息膜电位越负（表 2-5）[163]。急性心肌缺血时，K^+ 渗漏，细胞外 K^+ 浓度增加，细胞膜两侧钾浓度比值改变，$[K^+]_i/[K^+]_o$ 比值减小，静息电位的负值减少（图 2-43）[163]。

静息电位改变会影响钠通道的利用率，膜电位负值越小，可供开放的钠通道数量越少，心室肌动作电位的 0 相上冲速度越慢，动作电位振幅降低，动作电位扩布减慢，心室激动时间延长，这是急性心肌缺血期间，QRS 波时限延长和缓慢传导的病理生理机制[160]。当 > 97% 以上的钠通道不能开放时，心室肌的动作电位将由 L 型钙通道接管，发生更为缓慢的传导[160]。

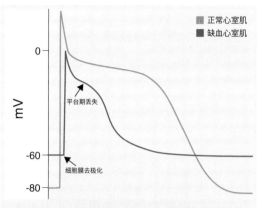

图 2-43　急性心肌缺血时的动作电位改变

正常心室肌动作电位曲线（橙黄色）和急性缺血时的心室肌动作电位曲线（湖蓝色）。急性缺血时动作电位缩短，静息膜电位去极化，这种病理生理现象主要是由 I_{K-ATP} 通道开放、细胞内 K^+ 外流所致

急性心肌缺血时，ATP 敏感的钾通道（K_{ATP}）开放是动作电位缩短的重要原因。能量代谢正常的情况下，细胞内充足的 ATP 抑制 K_{ATP}，K_{ATP} 对动作电位的贡献很小。当心肌血供骤然减少时，线粒体因缺氧不能合成 ATP，同时 ATP 通过无氧酵解迅速分解，细胞内 ATP 含量锐减，减少超过 60% 以后，开始失去对 K_{ATP} 通道的抑制作用，K_{ATP} 通道大量开放，缩短动作电位，细胞外间质钾浓

表 2-5	心肌细胞电生理的主要离子流（浓度单位为 mmol/L）			
离子	细胞内浓度	细胞外浓度	平衡电位（mV）	静息电位 -90mV 时的净电化学势（mV）
K^+	150	4	-96	+6
Na^+	20	145	+52	-142
Ca^{2+}	0.0001	2.5	+134	-224
Cl^-	4	120	-90	0

在分析心律失常的发生机制时，经常会遇到矛盾的电生理现象，一方面一种机制能够抑制心律失常的发生，但存在另一种或多种机制又能促进心律失常的发生，临床是否出现心律失常取决于两者对心脏影响力的大小。

Note

度增高[163-165]。

值得注意的是，哺乳动物心脏中，心外膜的 K_{ATP} 通道对缺血的敏感性超过心内膜，透壁心肌缺血时，心外膜动作电位缩短比心内膜显著，两者的 2 相会出现显著的跨室壁复极离散度，这也是急性透壁心肌缺血时，心电图 ST 段抬高的分子机制之一（图 2-44）[166-169]。

K_{ATP} 通道和 I_{K1} 通道同属内向整流钾通道家族，只不过一个在缺血时发挥作用，另一个在生理条件下占据主要地位。K_{ATP} 通道的 α 亚基属于 K_{ir} 6.X 家族，包括 12 号染色体的 *KCNJ8* 基因（编码 Kir6.1 蛋白）和 11 号染色体的 *KCNJ11* 基因（编码 Kir6.2 蛋白），而 β 亚基属于磺酰脲受体（SUR），不仅是磺酰脲类降糖药的作用靶点，还能通过监视细胞内 ATP 水平，调控 K_{ATP} 通道功能[170, 171]。磺酰脲受体亚基有两个亚型，SUR1 由 11 号染色体的 *ABCC8* 基因编码，主要分布于脑和胰腺，SUR2 由 12 号染色体的 *ABCC9* 基因编码，主要在心肌表达，基因突变可引起扩张型心肌病[172-174]。

K_{ATP} 通道在人类心脏中广泛分布，包括窦房结、心房肌、传导系统和心室肌[175]。不同组织中的 K_{ATP} 通道的特性不同，例如胰腺中的 K_{ATP} 通道活性随着血糖

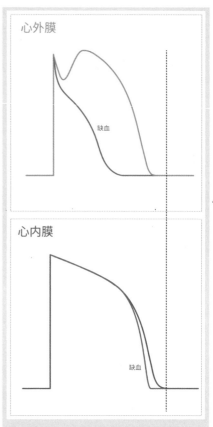

图 2-44 缺血对心室肌动作电位的影响

生理情况下，猫的左心室心外膜动作电位时程短于心内膜。同等 ATP 消耗的条件下，心外膜动作电位显著缩短，膜电位骤然下降，2 相平台期丢失（动作电位的穹隆丢失），心内膜动作电位缩短程度不明显

波动而波动，而心肌中的 K_{ATP} 通道对这种温和的代谢刺激不敏感。病理生理上，K_{ATP} 通道不仅是急性心肌缺血影响心脏电生理行为的重要通道，还参与缺血预适应对心脏的保护作用[176]。

参考文献

[1] Hebert SC. General principles of the structure of ion channels. Am J Med,1998,104(1):87-98.

[2] Babcock JJ, Li M. Deorphanizing the human transmembrane genome: A landscape of uncharacterized membrane proteins. Acta Pharmacol Sin,2014,35(1):11-23.

[3] Fagerberg L, Jonasson K, von Heijne G, et al. Prediction of the human membrane proteome. Proteomics,2010,10(6):1141-1149.

[4] Sanger F. The arrangement of amino acids in proteins. Adv Protein Chem,1952,7:1-67.

[5] https://en.wikipedia.org/wiki/Protein_primary_structure.

[6] Petrov AS, Gulen B, Norris AM, et al. History of the ribosome and the origin of translation. Proc Natl Acad Sci U S A. 2015;112(50):15396-15401.

[7] Marsh D. Peptide models for membrane channels. Biochem J,1996,315 (Pt 2)(Pt 2):345-361.

[8] Fruton JS. Early theories of protein structure. Ann N Y Acad Sci,1979,325(14):1-18.

[9] https://en.wikipedia.org/wiki/Protein_secondary_structure.

[10] Rehman I, Farooq M, Botelho S. Biochemistry, Secondary Protein Structure. 2022 Dec 11. In: StatPearls [Internet]. Treasure Island (FL): StatPearls Publishing; 2023 Jan-. PMID: 29262225.

[11] Pikaart M. The turn of the screw: an exercise in protein secondary structure. Biochem Mol Biol Educ,2011,39(3):221-225.

[12] Schellman JA, Schellman CG. Kaj Ulrik Linderstrøm-Lang (1896-1959). Protein Sci,1997,6(5):1092-1100.

[13] https://en.wikipedia.org/wiki/Protein_tertiary_structure.

[14] Greene LH. Protein structure networks. Brief Funct Genomics,2012,11(6):469-478.

[15] Bajaj M, Blundell T. Evolution and the tertiary structure of proteins. Annu Rev Biophys Bioeng,1984,13:453-492.

[16] Navarro S.Molecular Biology Gene to Proteins.EDTech Press,2019:1-33.

[17] Rehman I, Kerndt CC, Botelho S. Biochemistry, Tertiary Protein Structure. 2022 Sep 12. In: StatPearls [Internet]. Treasure Island (FL): StatPearls Publishing; 2023 Jan-. PMID: 29262204.

[18] https://en.wikipedia.org/wiki/Protein_quaternary_structure.

[19] https://en.wikipedia.org/wiki/Protein_structure.

[20] Poupon A, Janin J. Analysis and prediction of protein quaternary structure. Methods Mol Biol. 2010;609:349-364.

[21] Yu FH, Catterall WA. Overview of the voltage-gated sodium channel family. Genome Biol,2003,4(3):207.

[22] Bénitah JP, Chen Z, Balser JR, et al. Molecular dynamics of the sodium channel pore vary with gating: interactions between P-segment motions and inactivation. J Neurosci,1999,19(5):1577-1585.

[23] Choe S. Potassium channel structures. Nat Rev Neurosci,2002,3(2):115-121.

[24] Kuang Q, Purhonen P, Hebert H. Structure of potassium channels. Cell Mol Life Sci, 2015,72(19):3677-3693.

[25] Catterall WA. From ionic currents to molecular mechanisms: the structure and function of voltage-gated sodium channels. Neuron,2000;26(1):13-25.

[26] Isom LL, Ragsdale DS, De Jongh KS, et al. Structure and function of the beta 2 subunit of brain sodium channels, a transmembrane glycoprotein with a CAM motif. Cell,1995,83(3):433-442.

[27] Catterall WA. Voltage-gated calcium channels. Cold Spring Harb Perspect Biol.,2011,3(8):a003947.

[28] Bhattacharjee A. The Oxford Handbook of Neuronal Ion Channels. Oxford university press, Inc,2019:1-35.

[29] Corry B, Thomas M. Mechanism of ion permeation and selectivity in a voltage gated sodium channel. J Am Chem Soc,2012,134(3):1840-1846.

[30] Roux B. Ion channels and ion selectivity. Essays Biochem,2017,61(2):201-209.

[31] MacKinnon R. Pore loops: an emerging theme in ion channel structure. Neuron,1995,14(5):889-892.

[32] Tang L, Gamal El-Din TM, Payandeh J, et al. Structural basis for Ca2+ selectivity of a voltage-gated calcium channel. Nature,2014,505(7481):56-61.

[33] Tinker A, Aziz Q, Thomas A. The role of ATP-sensitive potassium channels in cellular function and protection in the cardiovascular system. Br J Pharmacol,2014,171(1):12-23.

[34] Alexander SPH, Mathie A, Peters JA.Ligand-Gated Ion Channels. Br J Pharmacol,2011;164(Suppl-1):S115-S135.

[35] Felix R. Channelopathies: ion channel defects linked to heritable clinical disorders. J Med Genet,2000,37(10):729-740.

[36] Peyronnet R, Nerbonne JM, Kohl P. Cardiac Mechano-Gated Ion Channels and Arrhythmias. Circ Res,2016,118(2):311-329.

[37] O'Rourke B. Evidence for mitochondrial K+ channels and their role in cardioprotection. Circ Res,2004,94(4):420-432.

[38] Traister A, Li M, Aafaqi S, et al. Integrin-linked kinase mediates force transduction in cardiomyocytes by modulating SERCA2a/PLN function. Nat Commun,2014,5:4533.

[39] Inoue R, Jian Z, Kawarabayashi Y. Mechanosensitive TRP channels in cardiovascular pathophysiology. Pharmacol Ther,2009,123(3):371-385.

[40] Lenaeus MJ, Gamal El-Din TM, Ing C, et al. Structures of closed and open states of a voltage-gated sodium channel. Proc Natl Acad Sci U S A,2017,114(15):E3051-E3060.

[41] Marban E, Yamagishi T, Tomaselli GF. Structure and function of voltage-gated sodium channels. J Physiol,1998,508 (Pt 3)(Pt 3):647-657.

[42] Pirahanchi Y, Jessu R, Aeddula NR. Physiology, Sodium Potassium Pump. 2023 Mar 13. In: StatPearls [Internet]. Treasure Island (FL): StatPearls Publishing; 2023 Jan-. PMID: 30725773.

[43] https://en.wikipedia.org/wiki/Sodium-calcium_exchanger.

[44] Blaustein MP, Lederer WJ. Sodium/calcium exchange: its physiological implications. Physiol Rev,1999,79(3):763-854.

[45] Sperelakis N.Basis of the Resting Potential. Physiology and Pathophysiology of the Heart. Developments in Cardiovascular Medicine. Springer, Boston, MA,1989:59-80.

[46] Dhamoon AS, Jalife J. The inward rectifier current (IK1) controls cardiac excitability and is involved in arrhythmogenesis. Heart Rhythm,2005,2(3):316-324.

[47] Glitsch HG. Electrophysiology of the sodium-potassium-ATPase in cardiac cells. Physiol Rev,2001,81(4):1791-1826.

[48] Chrysafides SM, Bordes SJ, Sharma S. Physiology, Resting Potential. 2023 Apr 10. In: StatPearls [Internet]. Treasure Island (FL): StatPearls Publishing; 2023 Jan-. PMID: 30855922.

[49] Grant AO. Cardiac ion channels. Circ Arrhythm Electrophysiol,2009,2(2):185-194.

[50] Santana LF, Cheng EP, Lederer WJ. How does the shape of the cardiac action potential control calcium signaling and contraction in the heart?. J Mol Cell Cardiol,2010,49(6):901-903.

[51] Grunnet M. Repolarization of the cardiac action potential. Does an increase in repolarization capacity constitute a new anti-arrhythmic principle?. Acta Physiol (Oxf). 2010,198 Suppl 676:1-48.

[52] Varró A, Tomek J, Nagy N, et al. Cardiac transmembrane ion channels and action potentials: cellular physiology and arrhythmogenic behavior. Physiol Rev,2021,101(3):1083-1176.

[53] Kishida H, Surawicz B, Fu LT. Effects of K+ and K+-induced polarization on (dV/dt)max, threshold potential, and membrane input resistance in guinea pig and cat ventricular myocardium. Circ Res,1979,44(6):800-814.

[54] Matsubara I, Matsuda K. Contribution of calcium current to the ventricular action potential of dog. Jpn J Physiol,196,19(6):814-823.

[55] McDonald TF, MacLeod DP. Metabolism and the electrical activity of anoxic ventricular muscle. J Physiol,1973,229(3):559-582.

[56] Goldin AL. Mechanisms of sodium channel inactivation. Curr Opin Neurobiol,2003,13(3):284-290.

[57] Antzelevitch C, Nesterenko V, Shryock JC, et al. The role of late INa in development of cardiac arrhythmias. Handb Exp Pharmacol. 2014;221:137-168.

[58] Zygmunt AC, Eddlestone GT, Thomas GP, et al. Larger late sodium conductance in M cells contributes to electrical heterogeneity in canine ventricle. Am J Physiol Heart Circ Physiol,2001,281(2):H689-H697.

[59] Abriel H. Cardiac sodium channel Na(v)1.5 and interacting proteins: Physiology and pathophysiology. J Mol Cell Cardiol,2010,48(1):2-11.

[60] Schwartz PJ, Priori SG, Locati EH, et al. Long QT syndrome patients with mutations of the SCN5A and HERG genes have differential responses to Na+ channel blockade and to increases in heart rate. Implications for gene-specific therapy. Circulation,1995,92(12):3381-3386.

[61] Wang DW, Yazawa K, Makita N, et al. Pharmacological targeting of long QT mutant sodium channels. J Clin Invest, 1997,99(7):1714-1720.

[62] Maier LS. A novel mechanism for the treatment of angina, arrhythmias, and diastolic dysfunction: inhibition of late I(Na) using ranolazine. J Cardiovasc Pharmacol,2009,54(4):279-286.

[63] https://en.wikipedia.org/wiki/Sodium_channel.

[64] DeMarco KR, Clancy CE. Cardiac Na Channels: Structure to Function. Curr Top Membr,2016,78:287-311.

[65] Veerman CC, Wilde AA, Lodder EM. The cardiac sodium channel gene SCN5A and its gene product NaV1.5: Role in physiology and pathophysiology. Gene,2015,573(2):177-187.

[66] Catterall WA, Perez-Reyes E, Snutch TP, et al. International Union of Pharmacology. XLVIII. Nomenclature and structure-function relationships of voltage-gated calcium channels. Pharmacol Rev,2005,57(4):411-425.

[67] https://ghr.nlm.nih.gov/gene/SCN5A#conditions.

[68] Nerbonne JM, Kass RS. Molecular physiology of cardiac repolarization. Physiol Rev,2005,85(4):1205-1253.

[69] Näbauer M, Beuckelmann DJ, Erdmann E. Characteristics of transient outward current in human ventricular myocytes from patients with terminal heart failure. Circ Res,1993,73(2):386-394.

[70] Li GR, Du XL, Siow YL, et al. Calcium-activated transient outward chloride current and phase 1 repolarization of swine ventricular action potential. Cardiovasc Res,2003,58(1):89-98.

[71] Li GR, Feng J, Wang Z, et al. Comparative mechanisms of 4-aminopyridine-resistant Ito in human and rabbit atrial myocytes. Am J Physiol,1995,269(2 Pt 2):H463-472.

[72] Wettwer E, Amos GJ, Posival H, et al. Transient outward current in human ventricular myocytes of subepicardial and subendocardial origin. Circ Res,1994,75(3):473-482.

[73] Yan GX, Antzelevitch C. Cellular basis for the electrocardiographic J wave. Circulation,1996,93(2):372-379.

[74] Di Diego JM, Sun ZQ, Antzelevitch C. I(to) and action potential notch are smaller in left vs. right canine ventricular epicardium. Am J Physiol,1996,271(2 Pt 2):H548-H561.

[75] Li GR, Feng J, Yue L, Carrier M. Transmural heterogeneity of action potentials and Ito1 in myocytes isolated from the human right ventricle. Am J Physiol,1998,275(2):H369-H377.

[76] Niwa N, Nerbonne JM. Molecular determinants of cardiac transient outward potassium current (I(to)) expression and regulation. J Mol Cell Cardiol,2010,48(1):12-25.

[77] MacKinnon R. Determination of the subunit stoichiometry of a voltage-activated potassium channel. Nature,1991,350(6315):232-235.

[78] Patel SP, Campbell DL. Transient outward potassium current, 'Ito', phenotypes in the mammalian left ventricle: underlying molecular, cellular and biophysical mechanisms. J Physiol,2005,569(Pt 1):7–39.

[79] Snyders DJ. Structure and function of cardiac potassium channels. Cardiovasc Res,1999,42(2):377–390.

[80] Oudit GY, Kassiri Z, Sah R, et al. The molecular physiology of the cardiac transient outward potassium current (I(to)) in normal and diseased myocardium. J Mol Cell Cardiol,2001 ,33(5):851-872.

[81] Guo W, Li H, Aimond F, et al. Role of heteromultimers in the generation of myocardial transient outward K+ currents. Circ Res,2002,90(5):586-593.

[82] https://ghr.nlm.nih.gov/gene/KCND2#normalfunction.

[83] https://ghr.nlm.nih.gov/gene/KCND3#resources.

[84] https://ghr.nlm.nih.gov/gene/KCNA4#resources.

[85] Postma AV, Bezzina CR, de Vries JF, et al. Genomic organisation and chromosomal localisation of two members of the KCND ion channel family, KCND2 and KCND3. Hum Genet,2000,106(6):614–619.

[86] https://en.wikipedia.org/wiki/Ventricular_action_potential.

[87] Hiraoka M, Kawano S. Mechanism of increased amplitude and duration of the plateau with sudden shortening of diastolic intervals in rabbit ventricular cells. Circ Res,1987,60(1):14-26.

[88] Ferreiro M, Petrosky AD, Escobar AL. Intracellular Ca2+ release underlies the development of phase 2 in mouse ventricular action potentials. Am J Physiol Heart Circ Physiol,2012,302(5):H1160–H1172.

[89] Greenstein JL, Hinch R, Winslow RL. Mechanisms of excitation-contraction coupling in an integrative model of the cardiac ventricular myocyte. Biophys J,2006,90(1):77–91.

[90] Linz KW, Meyer R. Control of L-type calcium current during the action potential of guinea-pig ventricular myocytes. J Physiol,1998,513 (Pt 2)(Pt 2):425–442.

[91] Cardona K, Trenor B, Giles WR. Changes in Intracellular Na+ following Enhancement of Late Na+ Current in Virtual Human Ventricular Myocytes. PLoS One,2016,11(11):e0167060.

[92] Terrar DA, White E. Mechanism of potentiation of contraction by depolarization during action potentials in guinea-pig ventricular muscle. Q J Exp Physiol,1989,74(3):355–358.

[93] Wardhan H, Singh S. Modeling of generation and propagation of cardiac action potential using fractional capacitance. IOSR-JBB,2015,1(2):1-11.

[94] Sah R, Ramirez RJ, Kaprielian R, et al. Alterations in action potential profile enhance excitation-contraction coupling in rat cardiac myocytes. J Physiol,2001,533(Pt 1):201–214.

[95] Bodi I, Mikala G, Koch SE, et al. The L-type calcium channel in the heart: the beat goes on. J Clin Invest,2005,115(12):3306-3317.

[96] Kushner J, Ferrer X, Marx SO. Roles and Regulation of Voltage-gated Calcium Channels in Arrhythmias. J Innov Card Rhythm Manag. 2019,10(10):3874-3880.

[97] Shah K, Seeley S, Schulz C, et al. Calcium Channels in the Heart: Disease States and Drugs. Cells,2022,11(6):943.

[98] https://www.genenames.org/data/gene-symbol-report/#!/hgnc_id/HGNC:27377.

[99] https://www.genenames.org/data/gene-symbol-report/#!/hgnc_id/HGNC:1396.

[100] https://www.genenames.org/data/gene-symbol-report/#!/hgnc_id/HGNC:1395.

[101] https://www.genenames.org/data/gene-symbol-report/#!/hgnc_id/HGNC:1393.

[102] https://www.genenames.org/data/gene-symbol-report/#!/hgnc_id/HGNC:1397.

[103] https://www.genenames.org/data/gene-symbol-report/#!/hgnc_id/HGNC:1391.

[104] https://www.genenames.org/data/gene-symbol-report/#!/hgnc_id/HGNC:1390.

[105] Lipscombe D, Helton TD, Xu W. L-type calcium channels: the low down. J Neurophysiol,2004, 92(5):2633-2641.

[106] Rautaharju PM, Surawicz B, Gettes LS, et al. AHA/ACCF/HRS recommendations for the standardization and interpretation of the electrocardiogram: part IV: the ST segment, T and U waves, and the QT interval: a scientific statement from the American Heart Association Electrocardiography and Arrhythmias Committee, Council on Clinical Cardiology; the American College of Cardiology Foundation; and the Heart Rhythm Society: endorsed by the International Society for Computerized Electrocardiology. Circulation,2009,119(10):e241-250.

[107] https://www.genenames.org/data/gene-symbol-report/#!/hgnc_id/HGNC:6294.

[108] https://www.genenames.org/data/gene-symbol-report/#!/hgnc_id/HGNC:6240.

[109] https://www.genenames.org/data/gene-symbol-report/#!/hgnc_id/HGNC:6251.

[110] https://www.genenames.org/data/gene-symbol-report/#!/hgnc_id/HGNC:6242.

[111] Jost N, Papp JG, Varró A. Slow delayed rectifier potassium current (IKs) and the repolarization reserve. Ann Noninvasive Electrocardiol, 2007, 12(1):64-78.

[112] Chen L, Sampson KJ, Kass RS. Cardiac Delayed Rectifier Potassium Channels in Health and Disease. Card Electrophysiol Clin,2016,8(2):307-322.

[113] Cheng JH, Kodama I. Two components of delayed rectifier K+ current in heart: molecular basis, functional diversity, and contribution to repolarization. Acta Pharmacol Sin,2004, 25(2):137-145.

[114] Veldkamp MW, van Ginneken AC, Opthof T, et al. Delayed rectifier channels in human ventricular myocytes. Circulation,1995,92(12):3497-3504.

[115] Virág L, Iost N, Opincariu M, et al The slow component of the delayed rectifier potassium

current in undiseased human ventricular myocytes. Cardiovasc Res,2001,49(4):790-797.

[116] Li GR, Feng J, Yue L, et al. Evidence for two components of delayed rectifier K+ current in human ventricular myocytes. Circ Res,1996,78(4):689-696.

[117] https://en.wikipedia.org/wiki/Cardiac_action_potential.

[118] Wei X, Yohannan S, Richards JR. Physiology, Cardiac Repolarization Dispersion and Reserve. 2023 Apr 17. In: StatPearls [Internet]. Treasure Island (FL): StatPearls Publishing; 2023 Jan–. PMID: 30725879.

[119] Anumonwo JM, Lopatin AN. Cardiac strong inward rectifier potassium channels. J Mol Cell Cardiol,2010,48(1):45-54.

[120] Reilly L, Eckhardt LL. Cardiac potassium inward rectifier Kir2: Review of structure, regulation, pharmacology, and arrhythmogenesis. Heart Rhythm,2021,18(8):1423-1434.

[121] https://en.wikipedia.org/wiki/Inward-rectifier_potassium_channel.

[122] https://www.genenames.org/data/gene-symbol-report/#!/hgnc_id/HGNC:6263.

[123] Lee JH. The Na/K pump, resting potential and selective permeability in canine Purkinje fibres at physiologic and room temperatures. Experientia,1996,52(7):657-660.

[124] Antzelevitch C, Yan GX, Shimizu W. Transmural dispersion of repolarization and arrhythmogenicity: the Brugada syndrome versus the long QT syndrome. J Electrocardiol,1999;32 Suppl:158-165.

[125] Yan GX, Antzelevitch C. Cellular basis for the normal T wave and the electrocardiographic manifestations of the long-QT syndrome. Circulati-on,1998,98(18):1928-1936.

[126] Emori T, Antzelevitch C. Cellular basis for complex T waves and arrhythmic activity following combined I(Kr) and I(Ks) block. J Cardiovasc Electrophysiol,2001,12(12):1369-1378.

[127] Rodríguez-Sinovas A, Cinca J, Tapias A, et al. Lack of evidence of M-cells in porcine left ventricular myocardium. Cardiovasc Res,1997,33(2):307-313.

[128] Antzelevitch C. M cells in the human heart. Circ Res,2010,106(5):815-817.

[129] Yan GX, Shimizu W, Antzelevitch C. Characteristics and distribution of M cells in arterially perfused canine left ventricular wedge preparations. Circulation,1998,98(18):1921-1927.

[130] Drouin E, Charpentier F, Gauthier C, et al. Electrophysiologic characteristics of cells spanning the left ventricular wall of human heart: evidence for presence of M cells. J Am Coll Cardiol,1995,26(1):185-192.

[131] Glukhov AV, Fedorov VV, Lou Q, et al.. Transmural dispersion of repolarization in failing and nonfailing human ventricle. Circ Res,2010,106(5):981-991.

[132] Roden DM. Taking the "idio" out of "idiosyncratic": predicting torsades de pointes. Pacing Clin Electrophysiol,1998,21(5):1029-1034.

[133] Roden DM, Abraham RL. Refining repolarization reserve. Heart Rhythm,2011,8(11):1756-1757.

[134] Varró A, Baczkó I. Cardiac ventricular repolarization reserve: a principle for understanding drug-related proarrhythmic risk. Br J Pharmacol,2011,164(1):14-36.

[135] Gaur N, Ortega F, Verkerk AO, et al. J. Validation of quantitative measure of repolarization reserve as a novel marker of drug induced proarrhythmia. J Mol Cell Cardiol,2020,145(2):122-132.

[136] Sarkar AX, Sobie EA. Quantification of repolarization reserve to understand interpatient variability in the response to proarrhythmic drugs: a computational analysis. Heart Rhythm,2011,8(11):1749-1755.

[137] Zitron E, Scholz E, Owen RW, et al. QTc prolongation by grapefruit juice and its potential pharmacological basis: HERG channel blockade by flavonoids. Circulation,2005,111(7):835-838.

[138] Molina CE, Heijman J, Dobrev D. Differences in Left Versus Right Ventricular Electrophysiological Properties in Cardiac Dysfunction and Arrhythmogenesis. Arrhythm Electrophysiol Rev,2016,5(1):14-19.

[139] Boukens BJ, Christoffels VM, Coronel R, et al. Developmental basis for electrophysiological heterogeneity in the ventricular and outflow tract myocardium as a substrate for life-threatening ventricular arrhythmias. Circ Res,2009,104(1):19-31.

[140] Patel C, Burke JF, Patel H, et al. Is there a significant transmural gradient in repolarization time in the intact heart? Cellular basis of the T wave: a century of controversy. Circ Arrhythm Electrophysiol,2009,2(1):80-88.

[141] Watanabe T, Rautaharju PM, McDonald TF. Ventricular action potentials, ventricular extracellular potentials, and the ECG of guinea pig. Circ Res,1985,57(3):362-373.

[142] Szentadrassy N, Banyasz T, Biro T, et al. Apico-basal inhomogeneity in distribution of ion channels in canine and human ventricular myocardium. Cardiovasc Res,2005,65(4):851-860.

[143] Shipsey SJ, Bryant SM, Hart G. Effects of hypertrophy on regional action potential characteristics in the rat left ventricle: a cellular basis for T-wave inversion? Circulation,1997,96(6):2061-2068.

[144] Aras K, Gams A, Faye NR, et al. Electrophysiology and Arrhythmogenesis in the Human Right Ventricular Outflow Tract. Circ Arrhythm Electrophysiol,2022,15(3):e010630.

[145] Boukens BJ, Coronel R, Christoffels VM. Embryonic development of the right ventricular outflow tract and arrhythmias. Heart Rhythm,2016 ,13(2):616-622.

[146] Arteyeva NV. Dispersion of ventricular repolarization: Temporal and spatial. World J Cardiol,2020,12(9):437-449.

[147] Malik M, Batchvarov VN. Measurement, interpretation and clinical potential of QT dispersion. J Am Coll Cardiol,2000,36(6): 1749-1766.

[148] Opthof T, Coronel R, Wilms-Schopman FJ, et al. Dispersion of repolarization in canine ventricle and the electrocardiographic T wave: Tp-e interval does not reflect transmural dispersion. Heart Rhythm,2007,4(3):341-348.

[149] Arteyeva NV, Azarov JE. ECG markers of local but not global increase in dispersion of ventricular repolarization (simulation study). J Electrocardiol,2020,60:54-59.

[150] Panikkath R, Reinier K, Uy-Evanado A, Tet al. Prolonged Tpeak-to-tend interval on the resting ECG is associated with increased risk of sudden cardiac death. Circ Arrhythm Electrophysiol,2011,4(4):441-447.

[151] Antzelevitch C, Sicouri S, Di Diego JM, et al. Does Tpeak-Tend provide an index of transmural dispersion of repolarization? Heart Rhythm,2007 ,4(8):1114-1146.

[152] Haarmark C, Hansen PR, Vedel-Larsen E, et al. The prognostic value of the Tpeak-Tend interval in patients undergoing primary percutaneous coronary intervention for ST-segment elevation myocardial infarction. J Electrocardiol,2009,42(6):555-560.

[153] Topilski I, Rogowski O, Rosso R, et al. The morphology of the QT interval predicts torsade de pointes during acquired bradyarrhythmias. J Am Coll Cardiol,2007,49(3):320-328.

[154] Icli A, Kayrak M, Akilli H, et al. Prognostic value of Tpeak-Tend interval in patients with acute pulmonary embolism. BMC Cardiovasc Disord,2015;15:99.

[155] Gupta P, Patel C, Patel H, et al. T(p-e)/QT ratio as an index of arrhythmogenesis. J Electrocardiol,2008,41(6):567-574.

[156] Malik M, Huikuri H, Lombardi F, et al. Conundrum of the Tpeak-Tend interval. J Cardiovasc Electrophysiol,2018,29(5):767-770.

[157] Kors JA, Ritsema van Eck HJ, van Herpen G. The meaning of the Tp-Te interval and its diagnostic value. J Electrocardiol,2008,41(6):575-580.

[158] O'Neal WT, Singleton MJ, Roberts JD, et al. Association Between QT-Interval Components and Sudden Cardiac Death: The ARIC Study (Atherosclerosis Risk in Communities). Circ Arrhythm Electrophysiol,2017,10(10):e005485.

[159] Sicouri S, Glass A, Ferreiro M, et al. Transseptal dispersion of repolarization and its role in the development of Torsade de Pointes arrhythmias. J Cardiovasc Electrophysiol,2010,21(4):441-447.

[160] Shaw RM, Rudy Y. Electrophysiologic effects of acute myocardial ischemia: a theoretical study of altered cell excitability and action potential duration. Cardiovasc Res,1997,35(2):256-272.

[161] Dutta S, Mincholé A, Quinn TA, et al. Electrophysiological properties of computational human

ventricular cell action potential models under acute ischemic conditions. Prog Biophys Mol Biol,2017,129:40-52.

[162] Lascano EC, Negroni JA, del Valle HF. Ischemic shortening of action potential duration as a result of KATP channel opening attenuates myocardial stunning by reducing calcium influx. Mol Cell Biochem,2002,236(1-2):53-61.

[163] Klabunde RE. Cardiac electrophysiology: normal and ischemic ionic currents and the ECG. Adv Physiol Educ,2017,41(1):29-37.

[164] Nichols CG, Singh GK, Grange DK. KATP channels and cardiovascular disease: suddenly a syndrome. Circ Res,2013,112(7):1059-1072.

[165] Furukawa T, Kimura S, Furukawa N, et al. Role of cardiac ATP-regulated potassium channels in differential responses of endocardial and epicardial cells to ischemia. Circ Res,1991,68(6):1693-1702.

[166] Miyoshi S, Miyazaki T, Asanagi M, et al. Differential role of epicardial and endocardial K(ATP) channels in potassium accumulation during regional ischemia induced by embolization of a coronary artery with latex. J Cardiovasc Electrophysiol,1998,9(3):292-298.

[167] Stoller DA, Fahrenbach JP, Chalupsky K, et al. Cardiomyocyte sulfonylurea receptor 2-KATP channel mediates cardioprotection and ST segment elevation. Am J Physiol Heart Circ Physiol,2010,299(4):H1100-1108.

[168] Kubota I, Yamaki M, Shibata T, et al. Role of ATP-sensitive K+ channel on ECG ST segment elevation during a bout of myocardial ischemia. A study on epicardial mapping in dogs. Circulation,1993,88(4 Pt 1):1845-1851.

[169] Li RA, Leppo M, Miki T, et al. Molecular basis of electrocardiographic ST-segment elevation. Circ Res, 2000,87(10):837-839.

[170] https://www.genenames.org/data/gene-symbol-report/#!/hgnc_id/HGNC:6269.

[171] https://www.genenames.org/data/gene-symbol-report/#!/hgnc_id/HGNC:6257.

[172] Burke MA, Mutharasan RK, Ardehali H. The sulfonylurea receptor, an atypical ATP-binding cassette protein, and its regulation of the KATP channel. Circ Res,2008,102(2):164-176.

[173] https://www.genenames.org/data/gene-symbol-report/#!/hgnc_id/HGNC:59.

[174] https://www.genenames.org/data/gene-symbol-report/#!/hgnc_id/HGNC:60.

[175] Flagg TP, Nichols CG. "Cardiac KATP": a family of ion channels. Circ Arrhythm Electrophysiol,2011,4(6):796-798.

[176] O'Rourke B. Myocardial K(ATP) channels in preconditioning. Circ Res,2000,87(10):845-855.

杜建霖
重庆医科大学附属第二医院

第3章
心电图形成的基本原理

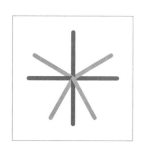

安静状态下的单个心肌细胞，细胞膜外带有正电荷，细胞膜内带有负电荷，细胞膜表面没有电势产生，也没有电流形成，如果在细胞膜外安放两个探查电极，不会记录到任何的电位偏转（图3-1）。单个心肌细胞这种细胞膜外表面分布正电荷，内表面分布负电荷的状态，称为极化状态，为即将来临的兴奋作好电学准备[1]。

体内和体外的很多因素都能刺激安静状态下的心肌，使它们发生去极化，如起搏器电极发放的电子脉冲、心导管检查的压力刺激、儿茶酚胺浓度增加、电解质紊乱、急性心肌缺血改变静息膜电位、炎症因子、触发活动等。

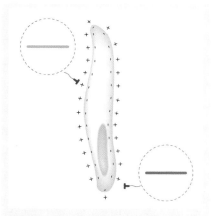

图 3-1 极化状态的单个心肌细胞

心肌细胞处于安静状态时，在细胞膜表面安放探查电极，由于细胞膜表面全为正电荷分布，正电荷与正电荷之间不产生电势和任何电流，输入到示波显示器里的电压为 0，不会引起描记轨迹的任何偏转，描记轨迹停留在等电位线状态，无任何波形形成，记录纸上记录到一条处于稳定状态的直线。这条无任何波形（可以允许有一些微小的电流干扰起伏）且稳定的直线称为等电位线，可以用作心电波极性和振幅的参考线

心脏的电活动

心脏的电活动包括兴奋在单个心肌、多个心肌和整体心肌中的扩布，它们对心电图形成的意义不同。

■ 单个心肌细胞的除极

当心肌细胞受到刺激时，极少量的钠通道开放，一个正电荷进入细胞内，同时细胞外出现一个负电荷，该负电荷将和周围的另一个正电荷形成电偶（图3-2和图3-3）。

当两个电性相反、大小相等的电荷相距一定距离时，就会建立起电偶[2]。电偶是矢量，具有大小和方向，大小通过电偶极矩进行量化，方向从负电荷指向正电荷[3]。电偶极矩的计算公式为$\vec{p} = q \times \vec{d}$，其中q为电荷携带的电量（单位为库仑），d为电荷距离（单位为米），故电偶极矩的单位为库仑·米（德拜），1德拜$= 3.34 \times 10^{-30}$C·m[4]。

需要指出的是，在解释心电图形成原理时，每个去极化波的偶极矩并不对应于一对紧密间隔的带相反电荷的粒子串联移动，而是代表一对紧密间隔的电源和

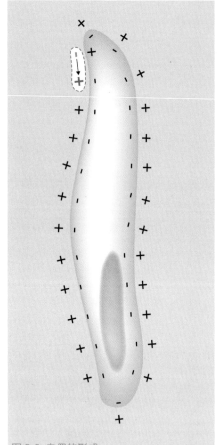

图3-2 电偶的形成

当一个心肌细胞膜外的正电荷转变为负电荷，该负电荷将和周围的一个正电荷组成一个电偶。单个心肌细胞膜的除极过程相当于电偶在细胞膜表面运行的过程

电穴在运动，所谓的电荷偶极子实际为电流偶极子，正电荷为电源，负电荷为电穴[5]。

除极相关的电流流动产生移动的电偶极矩，进而在身体表面产生变化的电场。当一个心肌细胞开始除极时，沿除极方向，细胞膜外的正电荷不断转变为负电

Note

再次强调的是，静息状态下的心肌细胞，细胞膜两侧的电荷只是产生跨膜电势（静息电位），此时，离子通道尚未开放，电荷不能自由穿行于细胞膜两侧，因此，无电流形成。

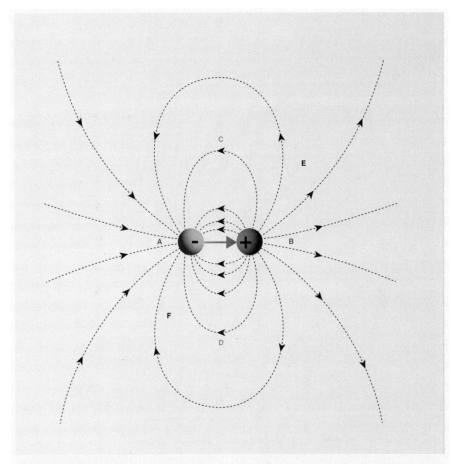

图 3-3　1 个电偶

1 个电偶由 1 个正电荷和 1 个负电荷组成，方向从负电荷朝向正电荷。偶极子产生电势场，
虚线是等势线：对于水平偶极矩而言，水平轴上的 AB 两点的电势差是 A 点和 B 点电势大小
的直接加减，电势差的大小与偶极矩成正比；CD 两点的连线是偶极子的中垂线，其上的电势
全部相同为 0，故 C 点和 D 点的电势差为 0；其他任意部位两点的电势差，如 E 点和 F 点，
是各自电势在水平轴上电势分量的差值

荷，即电源转变为电穴，电流偶极子不断向前推进。此时，如果安排两个细胞外探查电极，朝向电源的探查电极将记录到正向偏转（正向波），朝向电穴的探查电极将记录到负向偏转（负向波）（图 3-4）[6]。

当细胞膜外所有正电荷均转变为负电荷以后，细胞膜外表面分布负电荷，内表面分布正电荷，这种状态称为除极膜。由于细胞膜外表面均为负电荷，电势差消失，电流停止，探查电极记录的心电波恢复到等电位线（图 3-5）。

偶极子是一个物理学概念，包括电偶极子和磁偶极子，都可以通过偶极矩量化。偶极矩也是化学分子极性的量度。偶极矩源自电负性，即原子吸引电子的能力，电负性越大，偶极矩也越大。

Note

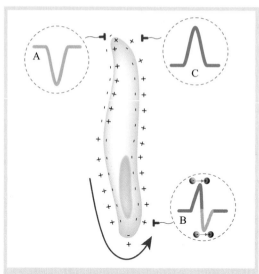

图 3-4 单个心肌细胞的除极

单个心肌除极时，细胞膜外不同部位的探查电极可以记录到不同极性的除极波形。A. 探查电极恒定面对电穴，即面向负电荷，记录到负向波；B. 在除极过程中，探查电极开始面向的是电源，记录到正向波，随着除极的推进，该处的电源转变为电穴，记录到随后的负向波，最终记录到正负双相图形；C. 探查电极恒定面对电源，始终记录到正向波，直至除极完毕，电流偶极子消失，心电波恢复到基线

■ 单个心肌细胞的复极

当单个心肌细胞开始复极时，遵循的原则是最早开始除极的部位最早开始复极，细胞膜外的负电荷再次转变为正电荷，正电荷和周围的一个负电荷再次形成电流偶极子，电流偶极子在细胞膜外表面移动，电穴不断重新转变为电源，推动复极的进程。由此，单个心肌细胞的复极和除极的方向相同，但电源与电穴的关系反转，对于细胞膜外安放位置固定

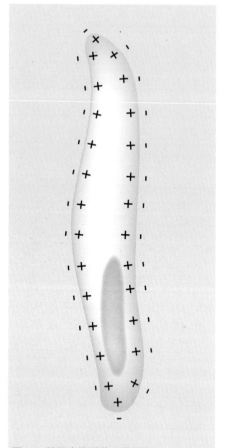

图 3-5 除极完毕后的心肌细胞

单个心肌细胞除极完毕，细胞膜外携带负电荷，细胞膜内携带正电荷。此时，细胞膜外无电势差形成，亦无电流形成

的探查电极而言，将记录到极性相反的偏转（图 3-6）。

单个心肌细胞完全复极后，细胞膜再次恢复到极化膜状态，为下一兴奋的到来做好准备。

在整体心脏中，心房的除极和复极遵循单个心肌细胞的电活动模式，探查电极记录的除极波（P

Note 如果初学者不好理解电偶和偶极矩等抽象的物理学概念，只要熟记以下规则即可：探查电极朝向电源，记录到正向波；探查电极朝向电穴，记录到负向波。 ■

波）和复极波（Ta 波）的极性相反（图 3-7）。右心房的兴奋开始于上腔静脉和右心房交界部的后上壁，终止于三尖瓣环的后下壁，电解剖标测证实 80% 的心房复极的扩布方向、途径和心房除极相同，而 20% 的心房复极顺序和除

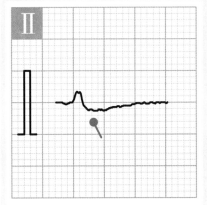

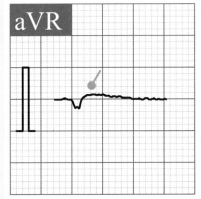

图 3-7 P 波和 Ta 波的极性

心房兴奋产生心电图的心房除极波，即 P 波，心房复极产生心电图的心房复极波，即 Ta 波。同导联上，P 波和 Ta 波的极性遵循单个心肌细胞的除极和复极模式，如 II 导联 P 波正向，则 Ta 波负向（湖蓝色箭头）；aVR 导联 P 波负向，则 Ta 波正向（橙黄色箭头）

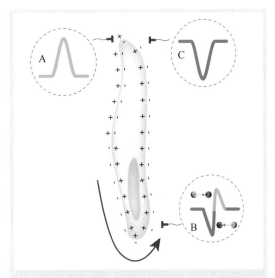

图 3-6 单个心肌细胞的复极

单个心肌复极时，细胞膜外不同部位的探查电极可以记录到不同极性的复极波形。A. 探查电极恒定面对电源，即面向正电荷，记录到正向波；B. 在复极过程中，探查电极开始面向的是电穴，记录到负向波，随着复极的推进，该处的电穴重新转变为电源，记录到随后的正向波，最终记录到负正双相图形；C. 探查电极恒定面对电穴，始终记录到负向波，直至复极完毕，电流偶极子消失，心电波恢复到基线

极顺序不同，复极可以开始于房间隔中部，终止于三尖瓣环后下壁或开始于上侧壁，终止于后壁中部[7]。

■ 多个心肌细胞的除极

心脏是一个立体的三维器官，心房被房间隔分隔为左心房和右心房两部分，心室被室间隔分隔为左心室和右心室两部分。无论心房还是心室的电活动，均包括一侧心腔的单独电活动和两侧心

无论除极或复极，只要探查电极朝向电源或正电荷，将记录到正向波，而朝向电穴或负电荷，将记录到负向波。通过这样的联系，就把电源和正电荷、电穴和负电荷的关系统一了起来。

Note

腔的同步电活动，两者都能影响体表心电图的产生（图3-8）。

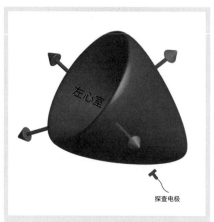

图 3-8 三维心腔的兴奋模式

左心室腔具有三维空间特征，兴奋时，不同部位的心肌会产生不同方向和大小的偶极矩，一个探查电极记录的心电信息实际是探查心肌和对侧心肌对抗后的综合偶极矩

在自然界和人类社会中，一些物理量只有大小，没有方向，运算遵循代数法则，如体积、质量、时间、电阻、温度等[8]。无论选取哪种坐标系，标量的数值恒定保持不变，例如1张纸、5只兔子和3头鹿等。另一些物理量不仅有大小，还有方向，如力矩、加速度、场强等，物理学中称为矢量，数学中称为向量，运算遵循平行四边形法则（图3-9）[9]。在不同的坐标系中，矢量的数值是不同的。

当多个心肌细胞同时除极时，不同的心肌细胞会在不同方向产生偶极矩，总偶极矩是全部偶极

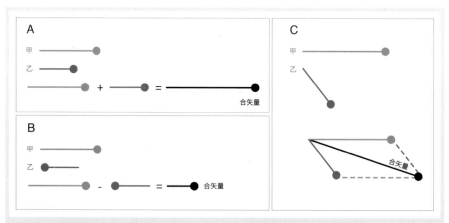

图 3-9 矢量的计算

矢量的计算包括大小和方向。A. 甲和乙两个矢量方向相同，合矢量的大小就是两个矢量数值相加，合矢量方向和原矢量方向相同。B. 甲和乙两个矢量方向相反，合矢量的大小就是两个矢量数值相减，合矢量方向同原矢量较大者。C. 甲和乙两个矢量形成角度，先把甲和乙对齐在原点，形成平行四边形的两边，然后复制边长，合成平行四边形的另外两边，完成平行四边形的构建。合矢量就是平行四边形的对角线，大小和方向可以通过几何公式计算。注意：当两个矢量有一定夹角时，合矢量的计算遵循平行四边形法则，不是数值的代数运算

 需要指出的是，在经典心电图学教科书中提及的"心房先兴奋的部位先复极"只是一般规律，多数个体的心房复极遵循心房兴奋顺序，但仍有不少例外，心房复极并不开始于最先兴奋的部位。

矩的矢量和。可以想象的是，在多个心肌的除极过程中，每个心肌细胞的偶极矩在不断发生变化，参与激动的心肌细胞数量也在不断变化，故总偶极矩的大小和方向也在不断变化。多个心肌细胞同时除极或复极时，存在多种电活动模式，体表探查电极会记录到不同的心电波。

正常情况下，心室兴奋遵循从心内膜至心外膜的顺序，代表最简单的多个心肌细胞除极模式，探查电极如果朝向兴奋方向或朝向电源，将记录到正向波，而探查电极背离兴奋方向或朝向电穴，将记录到负向波（图3-10）[10]。

当心室腔充盈血液时，心腔处于三维空间状态，若把一个探查电极放置于心室外表面，探查电极记录的心电活动实际是探查心肌和对侧心肌的电活动经对抗后的综合表现。

空间上，不同部位的心肌厚度不同，决定不同部位相对应心肌电活动的对抗强度不同，左心室为高压的体循环泵血，心肌质量远远超过右心室心肌。当左心室和右心室同步兴奋时，左心室心肌兴奋产生的综合偶极矩将会完全对抗右心室心肌兴奋产生的

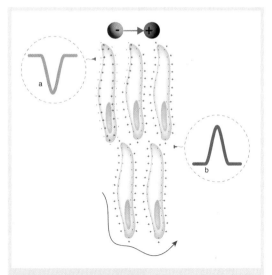

图 3-10　多个心肌细胞的除极

当多个心肌细胞除极时，心肌细胞既可以同步除极，也可以先后除极，无论哪种情况，当一个心肌细胞除极完毕后，细胞膜外表面携带负荷，而其他尚未除极细胞的细胞膜外表面携带正电荷，这样就可以把已经除极的细胞想象为一个大电穴，尚未除极的细胞想象为一个大电源，探查电极朝向电穴或已经除极的细胞记录到负向波（图示a），探查电极朝向电源或尚未除极的细胞记录到正向波（图示b）

综合偶极矩，两个心室同步兴奋的总偶极矩最终朝向左心室，因此，面对左心室的 V_5、V_6 导联将记录到正向波（R波），而面对右心室的 V_1、V_2 导联将记录到负向波（S波），这种对抗现象可以解释正常人的右胸导联可以记录到 QS 波（图3-11）[11]。

另一方面，尽管心室近乎同步兴奋，但在时间和空间上，不同部位心室肌的兴奋仍有先后，这是由心室固有的激动顺序决定

当左心室从心内膜至心外膜除极时，安放在心外膜的体表探查电极会记录到正向波，这样就把探查电极朝向除极方向、朝向电源和朝向正电荷记录到正向波统一起来了。

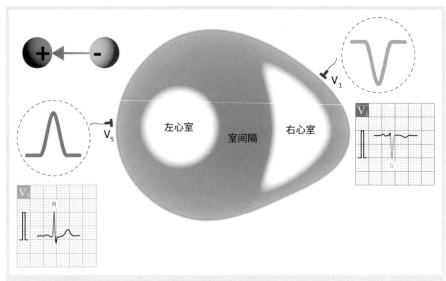

图 3-11 左心室和右心室同步兴奋的心电图形成

左心室和右心室同步兴奋时，左心室质量显著大于右心室，总偶极矩朝向左心室，可以把左心室和右心室简化为一个电偶模型，电源是左心室，电穴是右心室。电源朝向左胸 V_5 和 V_6 导联，记录到正向波（R 波），该 R 波蕴含左心室和右心室同步兴奋的心电信息；电源背离右胸 V_1 和 V_2 导联，记录到负向波（S 波），该 S 波蕴含左心室和右心室同步兴奋的心电信息

的。例如左心室激动期间，后基底部心肌最晚激动，当该部位心肌开始兴奋时，左心室其余部位已经兴奋完毕，面向左心室后壁的探查电极会记录到剩余后壁心肌兴奋产生的电活动，记录到低振幅正向波。因此，左心室前壁心肌和后壁心肌虽然存在对抗现象，但对抗不完全，面向两者的探查电极都可以记录到正向波（图 3-12）[12, 13]。

■ **多个心肌细胞的复极**

当心室肌从心内膜至心外膜兴奋完毕，全部心肌的细胞膜外表面携带负电荷，电偶消失，等待复极。

由于跨壁心室肌动作电位的异质性，心外膜富含 I_{to} 通道，心室复极从心外膜向心内膜推进，复极顺序与除极相反。此时，心外膜心肌的细胞膜外表面的负电荷恢复为正电荷，形成电源，而尚未复极的心内膜心肌的细胞膜外表面继续携带负电荷，形成电穴，这样在复极从心外膜向心内膜的推进过程中，电源始终朝向心外膜，朝向心外膜的探查电极将记录到正向的复极波，即复极波的极性和除极波的极性一致，

Note 左心室和右心室、左心室前壁和后壁、左心室心尖部和基底部、左心室间隔部和游离壁等部位的心室肌，在电学上存在对抗现象，对具体个体而言，这些心肌彼此对抗的强弱存在个体差异。

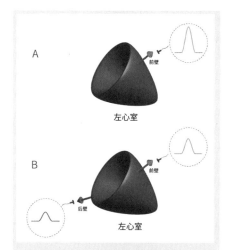

图 3-12 左心室前壁和后壁的电活动对抗

A. 假设左心室只有前壁心肌兴奋，体表的探查电极朝向兴奋方向，记录到正向波；B. 真实左心室兴奋包括前壁和后壁，两个节段的心肌在解剖空间上处于相对位置，除极的偶极矩发生不完全性对抗，朝向前壁的探查电极记录到正向波，但振幅降低，朝向后壁的探查电极记录到低振幅正向波

因此，在 12 导联心电图中，若心室兴奋在一些导联产生以 R 波为主的 QRS 波群，则这些导联的 T 波极性与 R 波相同，均为正向波（图 3-13）[10, 14]。

无论生理性或病理性原因，一旦心外膜至心内膜的跨壁复极顺序逆转时，将会引起心室复极波的极性反转。临床上，心室肌的复极逆转既可以出现于有限的心肌节段，心电图 1 ~ 2 个导联组记录到心室复极改变，也可以出现于多个心肌节段或全部心肌，心电图出现广泛性心室复极改变。

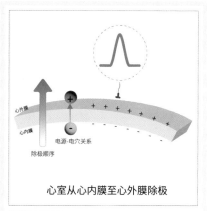

心室从心内膜至心外膜除极

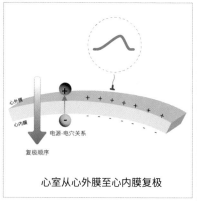

心室从心外膜至心内膜复极

图 3-13 心室复极波和除极波极性一致性

上图：心室除极时，电激动从心内膜至心外膜扩布，电源朝向体表探查电极，记录到正向波。下图：心室复极时，电激动从心外膜至心内膜扩布，电源仍朝向体表探查电极，记录到正向波。心室复极波和除极波极性一致的机制是尽管复极和除极的电扩布顺序相反，但对于心内膜和心外膜而言，电源和电穴的关系并未发生变化

此外，不仅心室肌的跨壁复极异常能够导致心电图复极波改变，相同层面的心室肌中，病变心肌和健康心肌之间的动作电位异质性也会形成局部复极离散度，产生异常的边界电流[15]。当边界

不同部位的心肌距离胸壁的距离不同，传导至体表的电势本身已存在差异，而且心脏并非解剖完全对称的三维器官，这些因素导致电学对抗多数是不完全性的。

Note

电流强大到能被体表心电图机记录时，也会影响心电图复极波。

2

整体心脏的电活动

心电图电极安放在人体表面，记录整体心脏电活动的表现，特别是心房和心室的电活动。

人体的解剖平面

心脏的电活动具有时空特性，而心电图纸是一个二维平面，因此，需要多个二维平面才能展示心电信息的三维特性，换言之，心电信息需要借助人体的解剖平面从上下方向、左右方向和前后方向进行解构，才能用于临床。解剖平面是横切人体的假想平面，用于描述结构和运动的方向[16]。

额面

额面又称为冠状面，垂直于地面的平面把人体分为前部和后部，由左右方向（X轴）和上下方向（Y轴）组成[17, 18]。

12导联心电图系统中，肢体导联探查的是额面的心电信息。

横面

横面又称为水平面，平行于

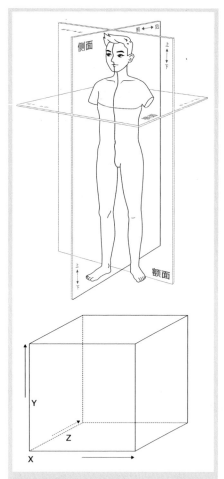

图 3-14 人体的解剖平面

人体的解剖平面分为额面、横面和侧面，其中心电图学采用由上下方和左右方组成的额面，考察肢体导联记录的心电图；由左右方和前后方组成的横面，考察胸导联记录的心电图；侧面很少使用，这是因为临床心电资料主要是肢体导联和胸导联

地面的平面把人体分为上部（头侧）和（脚侧），由左右方向（X轴）和前后方向（Z轴）组成。

12导联心电图系统中，胸导联探查的是横面的心电信息。

Note

冠状面（额面）把生物体分为前部和后部，对于四足动物和鱼类而言，又可以称为腹侧和背侧：腹侧是指朝向腹部或地面的区域和解剖结构，背侧是指朝向背部或脊柱的区域和解剖结构。

侧面

侧面又称为矢状面，垂直于地面的平面把人体分为左部和右部，由左右方向（X 轴）和前后方向（Z 轴）组成。

临床心电学中，侧面是较少使用的平面，因为额面和横面组合已经包含了左右方、前后方和上下方的三维坐标。在额面、横面和侧面中，任意一个平面均和其他两个平面垂直。

■ 心脏的传导系统

正常情况下，多数个体的心脏节律起源于窦房结，这是因为在整个心脏中，窦房结自发性产生冲动的能力最强，成为正常节律的起源点（图 3-15）[19]。

窦房结产生的电冲动通过前结间通路、中结间通路和后结间通路三条特化的心房间传导通路分别把冲动传递给右心房和左心房[20]。前结间通路一方面沿房间隔下行把电冲动传递给房室结，另一方面在房间隔顶部发出分支把电冲动传递给左心房，该分支在心脏电生理学上称为房间传导通路或 Bachmann 束[21-23]。

窦性冲动在房室交界区汇聚于房室结，然后通过希氏束向心

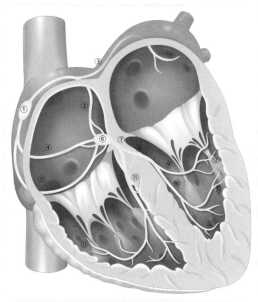

图 3-15 心脏的传导系统

心脏的传导系统负责冲动的产生和传导。①为窦房结，②为前结间通路，③为房间传导通路，④为中结间通路，⑤为后结间通路，⑥为房室结，⑦为希氏束，⑧为左束支，⑨为左前分支，⑩为左后分支，⑪为右束支，⑫为终末浦肯野纤维网

室内传导[24]。希氏束在室间隔顶部分为左束支和右束支，分别进入左心室和右心室，确保两侧心室同步激动；由于左心室室壁较厚，为了确保左心室内的电学同步，左束支发出左前分支和左后分支，分别激动左心室前壁和后壁；最后，束支发出终末浦肯野纤维网与普通工作肌相连，把电活动传递给心室肌[24-26]。心室激动，随后收缩泵血，完成一次电 - 机械耦联生理过程。

对于整体心脏而言，一次窦

沿正中线把人体均分左右部分的矢状面称为正中矢状面或正中平面，而把人体前后均分的冠状面称为正中冠状面。这些特殊的解剖平面很少用于心电图的产生和解释。

Note

性冲动从心房向心室内传导，遵循的是从上方至下方的传导顺序。在空间上，右心房位于左心房的右方、前方和上方，构成心脏胸肋面的大部分，而左心房位于心脏的最后方，构成心底[27-29]。当整体心房兴奋时，右心房兴奋的总偶极矩朝向右方、前方和下方，而左心房的总偶极矩朝向左方、后方和下方，整体心房兴奋的总偶极矩朝向左方、后方和下方，在额面上朝向左下方（图3-16）。

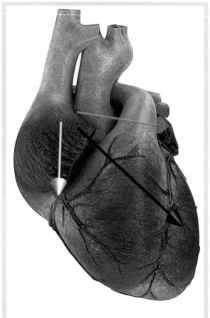

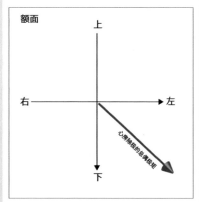

图 3-16 整体心房兴奋的总偶极矩

整体心房兴奋时，右心房兴奋产生的总偶极矩朝向右方、前方和下方（白色3D箭头），左心房兴奋产生的总偶极矩朝向左方、后方和下方（黄色3D箭头），心房总偶极矩朝向左方、下方和后方（黑色3D箭头）。在额面上，整体心房兴奋的总偶极矩朝向左下方

心室层面，在解剖空间上，右心室位于最前方，直接位于胸骨后，左心室相对位于左方、后方和下方[30]。整体心室兴奋时，右心室产生的总偶极矩朝向右方、前方和上方，左心室产生的总偶极矩朝向左方、后方和下方，由于左心室的质量远远大于右心室，总偶极矩朝向左心室，即朝向左方、后方和下方，在额面上朝向左下方（图3-17）。

■ 从空间到平面

据估计，人类心脏含有20～30亿个心肌细胞[31]。无论整体心房或心室兴奋，无数电偶在心肌细胞表面运行，随着激动方向和参与除极心肌细胞数量的不断变化，心房或心室的瞬时总偶极矩也在不断发生变化。若要

 Note 描述整体心脏的电活动时，心脏的解剖空间是影响总偶极矩方向的一个重要因素；心肌质量是影响总偶极矩的另一个重要因素，可以同时影响总偶极矩的大小和方向。

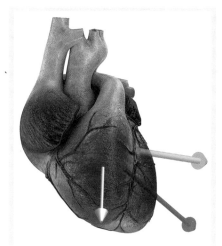

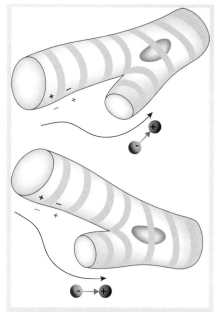

图 3-18 两个心室肌细胞的心电向量合成

图示两个心室肌细胞同时去极化，黑色箭头表示去极化方向，也代表随时间变化的偶极矩。计算它们的总偶极矩需要遵循平行四边形法则，可以想象的是两个不断运动的偶极矩，各自的大小未变，方向瞬时变化，故它们的总偶极矩也是瞬时变化的

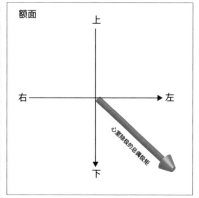

图 3-17 整体心室兴奋的总偶极矩

整体心室兴奋时，右心室兴奋产生的总偶极矩朝向右方、前方和上方（白色 3D 箭头），左心室兴奋产生的总偶极矩朝向左方、后方和下方（黄色 3D 箭头），心室总偶极矩朝向左方、下方和后方（蓝色 3D 箭头）。在额面上，整体心室兴奋的总偶极矩朝向左下方

——依据平行四边形法则去合成总偶极矩，不仅计算量巨大，而且在现实中很难完成，至少研究者无法追踪每个心肌细胞在除极瞬间的偶极矩变化（图 3-18）。

心房兴奋、心房复极、心室兴奋和心室复极四个重要的心电事件都会产生各自的总偶极矩。把每一个心电事件的总偶极矩变化的空间轨迹记录下来，就得到一个空间环，称为空间心电向量环（图 3-19）[32, 33]。四个心电事件对应的空间心电向量环分别是心房兴奋产生的空间 P 环、心房复极产生的空间 Ta 环、心室兴奋产生的空间 QRS 环和心室复极产生的空间 T 环。

在每一个心电事件中，总偶极矩的方向瞬时变化，大小也在发生瞬时变化；尽管心肌细胞整体可以看作一个"合胞体"，但心肌细胞之间的电学事件是按照一定时间顺序先后发生的，瞬间参与的心肌细胞数量不断变化。

Note

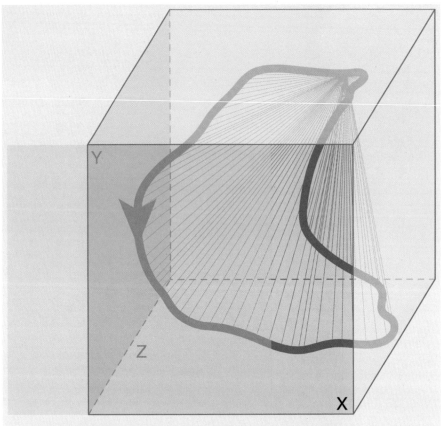

图 3-19 空间心电向量环

图示一次心室兴奋产生的空间 QRS 环。空间心电向量环携带心电活动的时空信息,湖蓝色粗线为空间 QRS 环主体,代表心室总偶极矩运行的空间轨迹,湖蓝色箭头代表环体运行方向,湖蓝色细线是原点至一些环体的距离,代表部分瞬时总偶极矩的大小和方向

空间心电向量环携带了心脏电活动期间丰富的时空信息,描述空间心电向量环需要很多涉及时间和空间的指标,当前这些指标主要用于心电学的理论研究,几乎不用于临床。日常工作中,心电信息都是输出在二维平面上,包括心电图纸和各类心电信息显示屏(如监护仪屏幕、计算机心

电图工作站的显示屏幕、手机、平板电脑等),因此,为了研究空间心电向量环的性质,就需要把空间心电向量环转变为平面心电向量环,转变的途径通过投影完成。

当把一束光照射到一个三维物体上,其在平面上形成的阴影称为投影。光线称为投影线,产

正交投影实际是固定光线与投影平面的关系,运动三维物体,不仅是心电学最常使用的投影技术,也是画法几何最常使用的投影技术,广泛用于工程、建筑、艺术和设计。

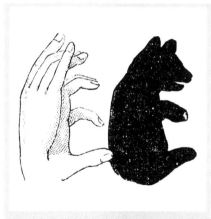

图 3-20 手影游戏

手影游戏是一束光照射在手势上，在墙壁上形成的投影

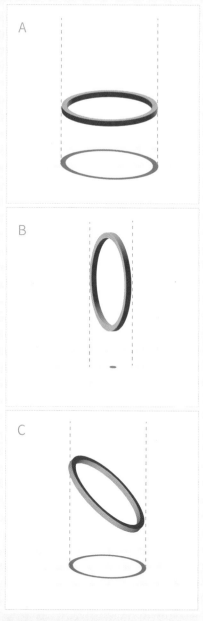

图 3-21 正交投影原则

A. 正交投影时，空间物体的长轴（或主轴）平行于投影平面，将获得最大投影面积；B. 正交投影时，空间物体的长轴垂直于投影平面，将获得最小投影面积；C. 正交投影时，空间物体的长轴斜行于投影平面，获得的投影面积居于最大和最小面积之间

生阴影的平面称为投影平面[34]。日常生活中，手影游戏、皮影戏等都是投影（图 3-20）。

投影线、三维物体和投影平面三者之间可以存在多种不同的空间关系，最终决定投影产生的阴影形态。光线垂直于投影平面称为正交投影[34]。正交投影时，相当于固定光线和投影平面的关系，只有三维物体在运动，运动的三维物体不断改变其与投影线和投影平面的关系，由此在投影平面上产生不同的投影形状（图 3-21）。

当把空间心电向量环分别正交投影在额面、横面和侧面，就产生了平面心电向量环，空间心电信息由此转变为平面心电信息

当三维物体投影在平面上时，会丢失大量的信息，换言之，通过投影去推导三维物体的特性，只能是间接性，并不能反映三维物体的全貌，因为投影获得的信息是残缺的。

Note

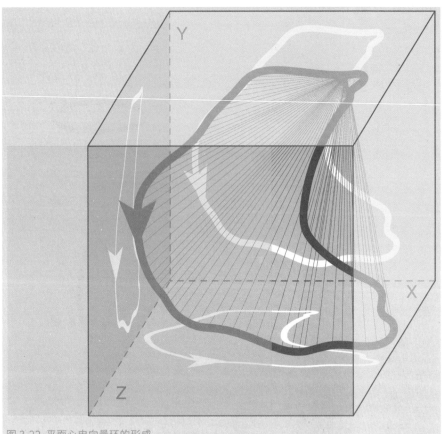

图 3-22 平面心电向量环的形成

图 3-19 的空间向量环分别投影在额面（XY）、横面（XZ）和侧面（YZ）三个平面上，形成平面心电向量环。三个平面获得的投影形状不同

（图 3-22）。在心电图形成原理的二次投影学说中，空间心电向量环投影形成平面心电向量环是第一次投影。

心脏电活动产生的总偶极矩在空间形成电场，电场的大小和方向随总偶极矩变化而变化。换言之，空间心电向量图记录心脏电活动期间的空间电势变化，并在额面、横面和侧面进行分析[35]。空间 P 环、Ta 环、QRS 环和 T 环分别在三个正交平面投影形成各自的平面 P 环、Ta 环、QRS 环和 T 环，如空间 P 环投影在额面就形成了额面 P 环，空间 QRS 环投影在横面就形成了横面 QRS 环，空间 T 环投影在侧面就形成了侧面·T 环（图 3-23）。

Note 在心电图形成原理的二次投影学说中，第一次投影是空间心电向量环转变为平面心电向量环，空间心电信息转变为平面心电信息，这是心电图理论考试中常见的知识考点。

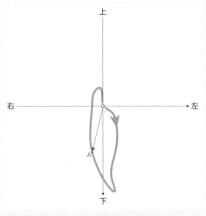

图 3-23 额面 QRS 环

1 例额面 QRS 环（橙色曲线），代表心室兴奋产生的电势在额面的变化情况，其中箭头表示电势变化的方向。额面 QRS 环从原点（O 点）出发，最后回到原点，这是因为心室兴奋前的电势为 0，一旦兴奋开始，不断产生变化的电势，环体逐渐远离原点，直至产生最大电势（代表心室兴奋产生的最大总偶极矩）；随着兴奋的进一步推进，未兴奋的心肌质量越来越少，兴奋电势也越来越小，直至兴奋完毕，电势重新恢复到 0。环体的任何一点代表瞬时电势，例如 A 点代表心室兴奋在某时刻产生的电势，连接 O 点和 A 点，OA 线的方向代表该瞬时电势的方向，OA 线的长度代表该瞬时电势的大小，这样空间瞬时总偶极矩的大小和方向就转化为平面电势的大小和方向，空间矢量也就转化为平面向量

心电向量图是 20 世纪 40 年代发展起来的一项心电信息技术，20 世纪 60 年代～70 年代达到研究高峰[36]。直至 20 世纪 80 年代中期，研究者仍普遍认为心电向量图比心电图在诊断疾病方面具有更好的敏感度、特异度和准确度，然而事实并非如此。

心电向量图不能实时获得，

只是一个事后诊断工具，只能解决特殊情况下的一些心电图诊断问题[35]。20 世纪 80～90 年代，随着心脏影像学技术的进步、心内电生理检查的普及、分子生物学技术的突破、心脏体表电势标测和心脏电解剖标测技术的应用，一些疾病的心电图得到了更深入甚至是全新的机制解释，心肌离子通道分布的异质化是很多正常和异常心电图现象发生的细胞学基础，心电向量图在临床上被迅速边缘化。

理论上，空间心电向量在转化为平面心电向量的过程中，会丢失大量的空间心电信息，这使得平面心电向量图很难超越常规 12 导联心电图，临床应用始终局限于心肌梗死、传导紊乱和心室肥厚等方面，一些诊断困难的心电图也不能通过平面心电向量图进一步获得解答，如完全性右束支阻滞合并右心室肥厚[37, 38]。

尽管经典心电图学教科书利用心电向量图来解释心电图的产生原理，但当前各类无创和有创心电标测技术提供的心脏激动信息已经可以做到在不依靠心电向量图的基础上，从分子水平和整体器官水平合理地解释心电图。

迄今为止，全球除少数西语和葡语国家的医学中心在临床上继续使用心电向量图和进行理论研究之外，多数国家已经在临床和基础研究中淘汰了心电向量图技术，仅用于心电图教学。

导联系统

在开胸手术或进行动物研究时，可以把探查电极直接安放在心脏表面记录心电图，这种与心脏直接接触的电极称为直接导联[30-43]。然而，在临床上，常规心电图导联的电极都是安放在体表，这种与心脏不直接接触的电极称为半直接导联[43]。

心脏位于胸腔中，电活动产生的电场要经过含气体腔、肌肉组织和骨骼皮肤等解剖结构才能投射到体表探查电极，这种电场通过生物组织从电势源向记录部位传导的现象称为容积传导[44]。

假设整个人体是一个充满均质电解质溶液的容器，心脏位于人体中心，心脏电活动通过导电体液传输到体表和肢体远端，这就是容积导体理论（图3-24）[45]。事实上，人体并非绝对对称，心脏并不位于人体中心，人体组织也不是均质的导电体，不同组织具有不同的电阻率，心电在向人体不同部位传导时，将会发生程度不一的衰减，尽管存在这些假说缺陷，容积导体仍是心电图学的经典理论之一（表3-1）[46-49]。

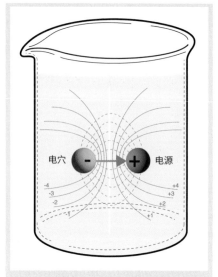

图 3-24 容积导体

一个正电荷和一个负电荷组成的电偶代表电势源（或电流源），在电解质溶液形成的容积导体中，电流沿着无限多的方向流动

表 3-1	人体组织电阻率（单位：Ωcm）
组织	电阻率
空气	10^{20}
脂肪	2000
骨骼	2000
软骨	2000
肺	1400
肝脏	600
肾脏	600
骨骼肌	225
心肌	250
血液	150

体型对心电图的影响是典型的容积导体效应，脂肪组织具有

Note 容积传导是一个生物电磁学概念，在临床医学中广泛应用。患者在接受心电图、脑电图、外周神经电位、肌电图等神经肌肉电学检查时，记录电极都不会直接与神经和肌肉接触。

绝缘效应，削弱心电传导，降低心脏在体表投射的电势。肥胖个体，尤其是胸部的脂肪组织会引起很多心电图改变，甚至干扰心电图诊断，例如心室肥厚、急性冠脉综合征（表 3-2）[51, 52]。

表 3-2	肥胖个体常见心电图改变
□心率↑	
□ PQ 间期（或 PR 间期）↑	
□ QRS 时限↑	
□ QRS 振幅↑或↓	
□ QTc 间期↑	
□ QT 离散度↑	
□ ST-T 异常↑	
□ ST 段压低	
□电轴左偏	
□ T 波平坦（下侧壁导联）	
□左心房异常	
□晚电位↑	
□下壁导联异常 Q 波（非梗死 Q 波）	

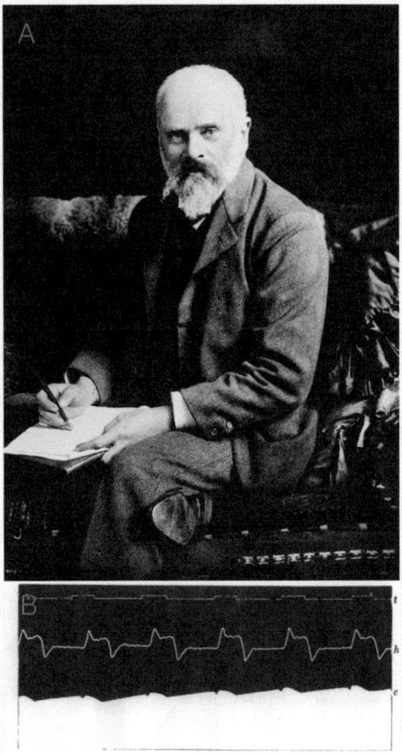

图 3-25 人类第一份心电图

A. 心电图先驱，英国生理学家沃勒；B. 沃勒记录的人类第一份心电图，图中 t 为计时周期，h 为胸壁运动，e 为心电图。当时沃勒描记的心电图波形较小，他认为不会在临床中有所应用 Reprinted from BMJ Publishing Group Ltd[Besterman E, Creese R. Waller–pioneer of electrocardiography. Br Heart J,1979 ,42(1):61-6.] with permission from BMJ Publishing Group Ltd.

心电图简史

1887 年，英国生理学家奥古斯都·德西雷·沃勒（Augustus Desiré Waller，1856 ~ 1922 年）利用毛细管静电计记录了人类第一份心电图（图 3-25）[52-54]。

1889 年，荷兰生理学家和医学家埃因托芬（Willem Einthoven，1860 ~ 1927 年）在英国伦敦参加第一届生理学家大会时，被 Waller 展示的心电图描记术所吸引[55-58]。Einthoven 采用弦电流计检测体表心电活动，1901 年首次发表记录的心电图，命名为 "electrocardiogram"[58]。Einthoven 最终获得了巨大成功，

在人体非对称性容积导体和对称性容积导体中，胎儿心电图的 T/QRS 波振幅比值可以相差 > 70%，因此，基于计算机的心电图程序算法必须考虑到容积导体效应[49]。

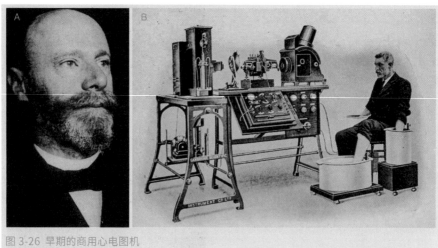

图 3-26 早期的商用心电图机

A. 心电图之父——埃因拖芬；B. 早期的商用心电图机体积庞大而笨重，需要 5 个人操作，重约 270 公斤，利用电磁原理记录心电图，通过电解质溶液浸泡肢体组成心电图导联

不仅发明了第一台商用心电图机，还创建了沿用至今的标准肢体导联，提出早期的心电图理论，1924 年他因"诠释心电图的机制"而获得诺贝尔医学或生理学奖（图 3-26）[58]。

Einthoven 发明的心电图机是一种灵敏的检流计（安培计），能够检测心脏施加到四肢末梢的微弱电流。不过，他认为心脏不能在左下肢和右下肢建立直接的电流通路，只能测量手臂之间、手臂和左下肢的循环电流[59]。根据 Einthoven 的设计，早期的心电图导联只建立在左上肢、右上肢和左下肢之间，这是标准肢体导联的雏形。

■ Einthoven 三角

1913 年，Einthoven 利用人体等边三角形来解释心电图的形成原理，主要观点如下：

容积导体：身体是均匀的导电介质，它的形状并不重要，可以认为是一个三角形、一个圆盘、一个无限薄片、一个较大半径或无限半径的球体，此处假设身体是一个球体。

偶极子：在一个给定的瞬间，心脏的电活动可以看作一个偶极子（一个正电荷和一个负电荷，相隔有限距离）。

中心位置：偶极子位于球体的中央。

Note Einthoven 不仅发明了心电图机，创立了早期的心电理论，还为心电图波形进行了系统命名，采用字母命名心电图波，其命名的 P 波、QRS 波和 T 波等名称沿用至今。

等边三角形：肢体（右上肢、左上肢和左下肢）是球体外围上三个点的线性延伸。这三个点的位置相互独立，并与偶极子位于相同平面（身体额面），如果它们被直线连接，会形成等边三角形的顶点，这样偶极子也就位于等边三角形的中心（图3-27）[60-62]。

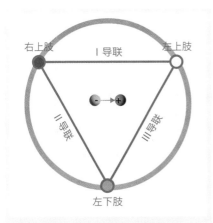

图3-27 Einthoven 三角理论模型

圆盘代表人体，是均质的导电介质；偶极子位于圆盘中心，代表心脏，也是电流源；圆盘上的三点分别是等边三角形的三点，分别代表左上肢、右上肢和左下肢；连接等边三角形的任意两点，就构成了等边三角形的三边，分别代表Ⅰ导联、Ⅱ导联和Ⅲ导联；偶极子同时位于身体中心和等边三角形中心，距离左上肢、右上肢和左下肢的距离相等

在 Einthoven 等边三角形中，左上肢和右上肢的连线代表Ⅰ导联，方向从右上肢（负极）朝向左上肢（正极）；左下肢和右上肢的连线代表Ⅱ导联，方向从右上肢（负极）朝向左下肢（正极）；左下肢和左上肢的连线代表Ⅲ导联，方向从左上肢（负极）朝向左下肢（正极）。

标准肢体导联是探查两个肢体电极之间的电势差，左侧肢体参与正极的组成，以确保记录到正向心电波，据此[63]：

Ⅰ导联 = 左上肢 - 右上肢，

Ⅲ导联 = 左下肢 - 左上肢，

Ⅰ导联 + Ⅲ导联 = （左上肢 - 右上肢）+（左下肢 - 左上肢）= 左下肢 - 右上肢 = Ⅱ导联。

Ⅱ导联 = Ⅰ导联 + Ⅲ导联即为 Einthoven 定律[60]。换言之，在3个标准肢体导联中，只要知道任意2个标准肢体导联的心电图图形，就可以利用公式推导出第3个标准肢体导联的心电图（图3-28）。Einthoven 三角理论成立的前提必须是封闭的三角形体系，基本符合试验数据，不影响实际用途[62, 64]。例如一份心电图的Ⅰ导联 QRS 波为 Rs 形态，R 波振幅 7mm，s 波振幅 -2mm，QRS 波振幅代数和为 5mm；Ⅲ导联的 QRS 波为 rS 形态，r 波振幅 1mm，S 波振幅 -16mm，QRS 波

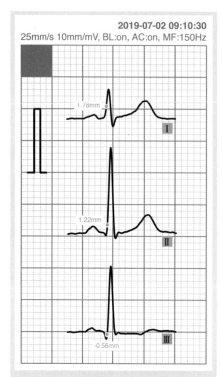

图 3-28 Einthoven 定律

1 例 34 岁健康女性的心电图，同时刻（红色圆圈）Ⅰ导联 QRS 波振幅 1.78mm（对应 R 波升支）、Ⅲ导联 QRS 波振幅 -0.56mm（对应 q 波升支），则Ⅱ导联 QRS 波振幅 = 1.78-0.56=1.22mm（对应 R 波升支）

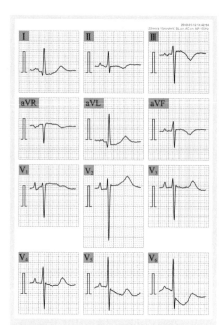

图 3-29 Einthoven 定律解释心电图

女，79 岁，临床诊断为急性非 ST 段抬高型心肌梗死，慢性阻塞性肺病和低钙血症。心电图诊断：①窦性心律；②右心房异常；③ ST-T 改变，请结合临床。注意Ⅰ导联 T 波直立，Ⅲ导联 T 波倒置，Ⅲ导联 T 波倒置振幅＞Ⅰ导联 T 波直立振幅，故Ⅱ导联 T 波继续保持倒置，但倒置振幅肯定不及Ⅲ导联 T 波倒置振幅

振幅代数和为 –15mm；那么，根据 Einthoven 定律Ⅱ导联 QRS 波的振幅代数和为 5+（–15）=–10mm，是一个负向波。

Einthoven 定律可以用来解释当Ⅰ和Ⅲ导联出现镜像性心电图改变时，Ⅱ导联心电图可以无改变或改变轻微的现象（图 3–29）。在临床上，很多医疗单位仍然使用单导联热笔描记式心电图机，

如果导联按键选择错误或导联标注错误，可以利用 Einthoven 公式纠正；此外，撰写心电图论文时，经常需要剪拼心电图，如果心电图排列错误，也可以通过 Einthoven 定律发现（图 3–30）。

Einthoven 三角同样存在理论缺陷，如人体左上肢、右上肢和左下肢并不形成等边三角形，20 世纪中叶提出了一些校正公式，

Note Einthoven 定律是心电图常见的考点之一，必须熟记公式及其意义。Einthoven 三角和 Einthoven 定律是纯粹的物理学推演出的数学公式，并无重要的生理学意义。

数学计算较为繁琐，初学者接受很困难；此外，近百年来全球积累的心电图资料、制定的正常值和国际诊断标准几乎都是建立在Einthoven心电图理论之上，一些结论也被临床医学广为接受，若采用非Einthoven理论体系记录的心电图，则会带来重新制定正常值和诊断标准的困难，故很多理论改良研究得出的结论只能作为Einthoven心电图学说的补充，难以单独另成体系和普及[65、66]。

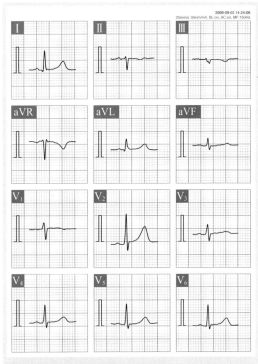

图 3-30 Einthoven 定律解释心电图

1例心电图拼剪错误，注意Ⅰ导联的QRS波群为qR波，Ⅲ的QRS波为rs波，Ⅰ导联的R波振幅＞Ⅲ的s波振幅，Ⅱ导联理应出现以R波为主的QRS波群，而拼剪后为rs波，s波振幅甚至超过Ⅲ导联s波振幅，不符合Einthoven定律。经检查后，系把另一份心电图的Ⅱ导联错误拼剪到本例。此外，本例V₁～V₃导联的QRS波演变也不符合常规认识，V₂导联和V₃导联的心电图相互错放

■ 额面三轴导联系统

Einthoven利用等边三角形解释肢体导联心电图的形成，代表心脏电活动的偶极子在等边三角形的三边分别投影就形成了标准肢体导联心电图，投影的方向决定心电波的极性，投影的大小决定心电图波的振幅，这样心电矢量就转化为图形标量。

每个心电图导联是由两个电极组成，电极之间的假想连线就是导联轴，方向从负极（箭尾）朝向正极（箭矢）。Einthoven最初已经规定了三个标准肢体导联的正极和负极，等边三角形的三边就有了极性（图3-31）。

1943年，美国学者Bayley建议把容积导体中心作为O点，双极肢体导联的导联轴平行移动到O点，朝向导联轴方向为正极，背离导联轴方向为负极，即形成标准肢体导联的三轴导联体系，每个导联轴的正侧和负侧相邻夹角均为60°（图3-32）[67]。

由于肢体导联系统记录的是

Note

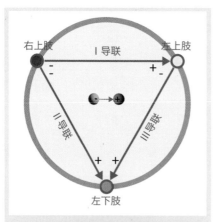

图 3-31 标准肢体导联轴的形成

在 Einthoven 等边三角形中，每个导联根据电极的正极和负极，等边三角形的三边转化为导联轴，方向从负极朝向正极，Ⅰ导联轴方向从右方朝向左方，Ⅱ导联轴方向从右上方朝向下方，Ⅲ导联轴方向从左上方朝向下方，偶极子位于等边三角形的中心，代表心脏产生的电活动，投影在导联轴上形成心电图

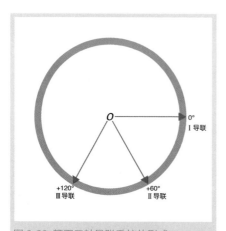

图 3-32 额面三轴导联系统的形成

把 Einthoven 等边三角形的三边移动到容积导体（橙色圆环）的圆点（O 点），就构成了额面三轴导联系统。圆点把导联轴平分为正侧和负侧，Ⅰ、Ⅱ和Ⅲ导联的正侧相邻夹角为 60°，这与 Einthoven 等边三角形吻合，比如在 Einthoven 等边三角形中，Ⅰ导联正侧和Ⅲ导联负侧夹角为 60°，同样体现在额面三轴导联系统中

额面的心电活动，故又称为额面三轴导联系统，根据约定俗成的规定，Ⅰ导联轴的正侧部分为 0°。

■ 额面六轴导联系统

1941 年，Wilson 等认为在 Einthoven 三角中，单极肢体导联的导联轴是各自顶点（代表单极电极）至三角形中心（代表中心电端）的距离，方向从中心电端（负极）朝向各探查肢体末端（正极，图 3-33）[68]。

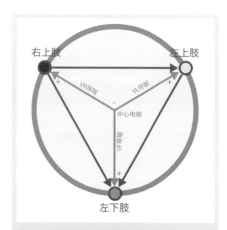

图 3-33 单极肢体导联轴的形成

早期单极肢体导联的导联轴认为右上肢、左上肢和左下肢三个肢体电极安放的部位为正极，中心电端为负极，分别形成 VR 导联轴、VL 导联轴和 VF 导联轴

1942 年，加压肢体导联问世以后，Einthoven 三角形中每边的中垂线成为加压肢体导联的导联轴（图 3-34）[69]。这种转变不

Note 在额面三轴导联系统上，Ⅰ导联轴和Ⅱ导联轴的正侧夹角为 60°，Ⅱ导联轴和Ⅲ导联轴正侧的夹角为 60°，那么Ⅰ导联轴和Ⅲ导联轴正侧的夹角为 120°，这与 Einthoven 等边三角形一致。

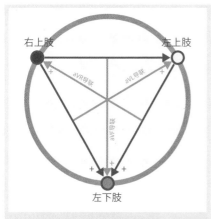

图 3-34 加压肢体导联的导联轴

加压肢体导联的导联轴是从等边三角形的顶点至对边的中垂线，正极朝向右上肢、左上肢和左下肢的电极安放部位，分别形成 aVR 导联轴、aVL 导联轴和 aVF 导联轴

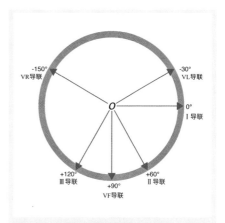

图 3-35 早期的额面六轴导联系统

把 3 个标准肢体导联（Ⅰ、Ⅱ、Ⅲ导联）和 3 个单极肢体导联（VR、VL 和 VF 导联）的导联轴移动到共同原点（O 点），形成了早期的额面六轴导联系统

是随意的，而是基于 Einthoven 等边三角形计算的结果。

1945 年，墨西哥学者 Pallares 提出把双极肢体导联轴和单极肢体导联轴共同移动到中心 O 点，两个三轴导联系统就组成六轴导联体系，每个导联轴的正侧和负侧相邻夹角为 30°（图 3-35）[70]。这种移动并不改变 Einthoven 三角形的三边和中垂线的数学关系。

随后，当在解释心脏电势和导联的关系时，把单极肢体导联轴替换为加压肢体导联轴，就构建了现代熟知的额面六轴导联系统，又称为额面六轴参考系统（Frontal hexaxial reference system）（图 3-36）。20 世纪 50 年代以后，六轴导联系统的概念已经被心电图领域和临床医学广为接受。

在额面六轴导联系统中，导联轴向下的Ⅱ和Ⅲ导联呈左右镜像关系，导联轴向上的 aVR 和 aVL 导联呈左右镜像关系；在垂直关系上，左侧的Ⅱ和 aVL 导联轴相互垂直，右侧的Ⅲ和 aVR 导联轴相互垂直，Ⅰ导联轴和 aVF 导联轴相互垂直。换言之，每一个标准肢体导联轴都与一个加压肢体导联轴垂直，体现了额面六轴导联系统和 Einthoven 三角的统一（图 3-37）。

在额面六轴导联系统中，从原点出发，每个导联轴被对称地

一些心电图理论和概念的提出，并不是提出者首创的，他们也是建立在前人的众多研究基础之上，加以扩展、延伸、补充、修正和提炼，直至形成完善的知识体系。

Note

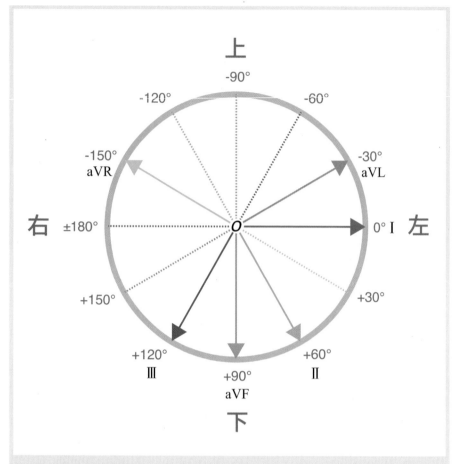

图 3-36 额面六轴导联系统

在图中，圆圈代表容积导体，即人体；O 代表坐标轴原点，即心脏，电势从该点引出；箭头线代表导联轴正侧，虚线代表导联轴负侧；3 个标准肢体导联和 3 个加压肢体导联的导联轴正侧和负侧把圆周均分，相邻线段的夹角为 30°。Ⅰ 导联的正侧代表正左方，度数为 0°，没有 + 号或 - 号；正度数顺时针排列，负度数逆时针排列，两者均结束于 Ⅰ 导联的负侧，故 180°前有 ± 符号；aVR、aVL 和 aVF 导联轴分别指向右上肢、左上肢和左下肢；肢体导联从左上方的 aVL 导联开始，顺时针演变，结束于右上肢的 aVR 导联

分为正侧和负侧两部分，导联轴方向从负侧朝向正侧，每个导联轴的正侧度数和负侧度数的绝对值之和为 180°；3 个标准肢体导联和 3 个加压肢体导联的正侧和负侧共形成 12 条均分圆周的线段，相邻线段的夹角为 30°（图 3-38）。

额面六轴导联系统定位了 6 个肢体导联轴的方向：Ⅰ 导联轴位于水平位，朝向正左方，度数为 0°；Ⅱ、aVF 和 Ⅲ 导联轴朝

Note 额面六轴导联系统是常见的考点，必须熟记每个导联轴的方向和它们代表的度数。每天记一个导联，试试看，一周之后是不是就记熟了！

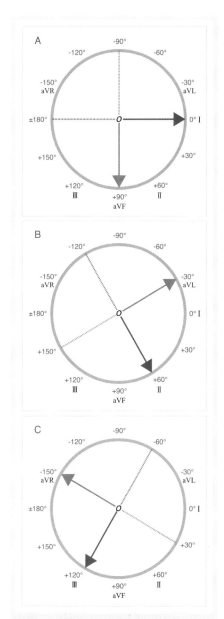

图 3-37 相互垂直的导联轴

图 A 示 Ⅰ 导联轴和 aVF 导联轴相互垂直，图 B 示 Ⅱ 导联轴和 aVL 导联轴相互垂直，图 C 示Ⅲ导联轴和 aVR 导联轴相互垂直。在额面六轴导联系统中，每个标准肢体导联轴都与相应的加压肢体导联垂直的现象对应于 Einthoven 三角理论中加压肢体导联轴正好是对边的中垂线

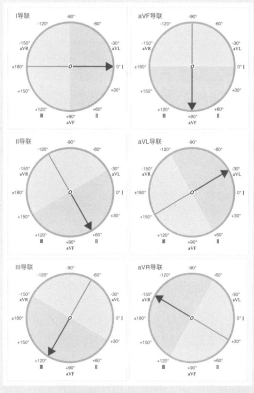

图 3-38 肢体导联轴的正侧和负侧

图示肢体导联系统的每个导联轴的正侧均用淡蓝色阴影表示，负侧均用蛋壳色阴影表示，每个导联轴的正侧和负侧各占据半圆面积：Ⅰ导联的正侧位于 -90°～ +90°，负侧位于 +90°～ -90°；aVF 导联的正侧位于 +0°～ +180°，负侧位于 0°～ -180°；Ⅱ导联的正侧位于 -30°～ +150°，负侧位于 +150°～ -30°；aVL 导联的正侧位于 +60°～ -120°，负侧位于 -120°～ +60°；Ⅲ导联的正侧位于 +30°～ -150°，负侧位于 -150°～ +30°；aVR 导联的正侧位于 +120°～ -60°，负侧位于 -60°～ +120°

向下方，Ⅱ导联轴朝向左下方，Ⅲ导联轴朝向右下方，aVF 导联轴朝向正下方，度数为 +90°；aVR 和 aVL 导联轴朝向上方，其中 aVR 导联轴朝向右上方，aVL 导联轴朝向左上方。在额面六轴

平面心电向量投影在导联轴的正侧，就形成正相心电波；投影在导联轴的负侧，就形成负相心电波。反之，根据任何心电波的极性也可以反推心电向量的方向。

Note

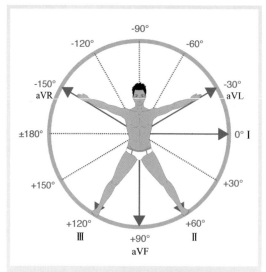

图 3-39 额面六轴导联系统的对称性

额面六轴导联系统可以利用人体展开的四肢进行记忆，伸展的左上肢和右上肢分别代表 aVL 导联和 aVR 导联，而左下肢和右下肢分别代表 Ⅱ 导联和 Ⅲ 导联

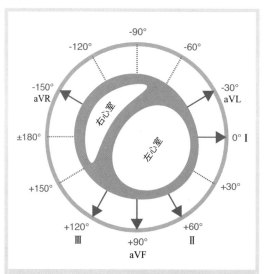

图 3-40 额面六轴导联系统的演变

在额面六轴导联系统上，可以叠加心脏解剖和人体解剖示意图，给予导联轴以解剖信息，有利于从解剖角度去理解心电图的形成原理。从图中可以观察到，aVL、Ⅰ、Ⅱ 导联主要探查左心室的电活动，而Ⅲ和 aVR 导联主要探查右心室

导联系统中，aVF 导联轴作为对称轴，Ⅱ 导联轴和Ⅲ 导联轴相互对称，aVR 导联轴和 aVL 导联轴相互对称，这种镜像关系可以解释肢体导联反接和右位心心电图（图 3-39）。

aVR 导联轴朝向右上方，与其他 5 个朝向左方和下方的导联方向相反。

额面六轴导联系统从逻辑序列角度提供了心脏在上下方和左右方的电势活动信息，用于解释肢体导联心电图的形成原理、肢体导联心电图的相互关联性和判读额面电轴。当在额面六轴导联系统上叠加解剖模式图时，就能把心脏解剖、电势和导联轴结合了起来，有助于理解肢体导联心电图与心脏解剖的空间关系（图 3-40）。

■ Cabrera 序列

标准肢体导联和加压肢体导联是分别创建的导联体系，导联间没有解剖连续性，Ⅰ 导联和 Ⅱ 导联间存在探查空隙。从 20 世纪 40 年代中期开始，一些研究者陆续提出把 aVR 导联心电图镜像翻转至 +30° 方向，形成 -aVR 导联心电图，这样就能够在肢体导联直接记录左心室心尖部的心电图

Note 图形上，-aVR 导联心电图相当于 aVR 导联的心电图全部水平镜像翻转，这样经过翻转后的心电图，形态介于 Ⅰ 导联和 Ⅱ 导联记录的心电图之间，形成了逻辑序列上的延续。

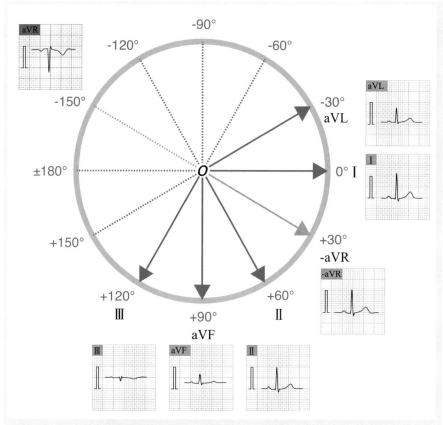

图 3-41 -aVR 导联的形成

当把常规额面六轴导联系统的 aVR 导联镜像翻转为 -aVR 导联时，导联轴正侧朝向 +30°，填充了 I 导联和 II 导联的探查空隙，从 aVL 导联至III导联形成了连续的导联轴分布，相邻导联轴彼此夹角为 30°。-aVR 导联是心脏电势沿 aVR 导联轴的对称轴（III导联）投影在 aVR 导联轴负侧，心电图是 aVR 导联心电图的水平镜像翻转。当采用 Cabrera 系统时，6 个肢体导联心电图顺次从左上方（aVL 导联）向右下方（III导联）演变，P 波、QRS 波和 T 波的形态、极性和振幅进行性演变，体现了导联记录的延续性，如图所示心电图的直立 P 波的振幅从 aVL 导联逐渐向 II 导联递增，然后振幅降低，直至III导联出现正负双相 P 波；QRS 波振幅从 aVL 导联至 I 导联逐渐增加，然后逐渐降低，直至III导联 QRS 波负向；T 波振幅从 aVL 导联至 -aVR 导联逐渐增加，然后进行性降低，直至III导联为倒置 T 波

（图 3–41）[63、71-73]。

20 世纪 40 年代，墨西哥著名心脏病学家 Cabrera 详细介绍了额面六轴导联系统和 –aVR 导联（图 3–42）[72、74-76]。1950 年，

美国佛罗里达海军航空医学院的 Graettinger 等介绍了心脏电场在 6 个肢体导联轴的正侧和负侧分别投影形成肢体 12 导联心电图以及它们的波形的演变特征[70]。

Cabrera 在 30 岁时出版了第一部心电图学著作《心电图的电生理学基础》。1962 年，他来到古巴，在当地教授医学知识，1964 年因病在苏联莫斯科去世。

Note

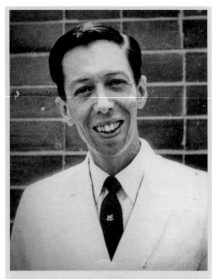

图 3-42 Enrique Cabrera Cossío

恩里克·卡布雷拉·科斯西奥（Enrique Cabrera Cossío, 1918—1964）是 20 世纪中叶著名的心脏病学家，因对额面六轴导联系统的研究而闻名于世，在很多国家的医学文献中，-aVR 导联参与的额面六轴导联系统又称为 Cabrera 系统

1954 年，意大利学者 Fumagalli 认为 -aVR 导联比传统的 aVR 导联更具有逻辑性[71]。

12 导联心电图上，传统额面六轴导联系统按照 Ⅰ、Ⅱ、Ⅲ、aVR、aVL 和 aVF 导联的顺序展示排列肢体导联，这种经典序列被北美洲、南美洲、亚洲、大洋洲、非洲和欧洲等大部分国家采用；而根据 Cabrera 系统，肢体导联遵循 aVL、Ⅰ、-aVR、Ⅱ、aVF 和 Ⅲ 导联的顺序排列，称为 Cabrera 序列[74]。在北欧国家瑞典，自 20 世纪 70 年代开始使用 Cabrera 序列，现在已经成为瑞典心电图标准序列；在我国，当前只有少数一些医疗单位选用该肢体导联排列序列。

相比于经典肢体导联排列序列，Cabrera 序列的优点是 -aVR 导联填补了 Ⅰ 导联和 Ⅱ 导联之间的探查空隙，有助于快速判读电轴、提高心电图探查急性下壁和外侧壁心肌缺血或梗死的能力以及鉴别诊断急性冠脉综合征和应激性心肌病（图 3-43）[77-79]。

2009 年 AHA/ACC/HRS《心电图标准化和解析建议》推荐 Cabrera 序列可以成为常规肢体导联序列的替代序列，心电图机生产厂家应该配置两种序列的自动转化程序[80]。

■ 胸导联系统

胸导联探查心脏在左、右方和前、后方的电势活动，组成横面导联系统。$V_1 \sim V_6$ 胸导联的导联轴是体表电极和 Wilson 中心电端之间的假想连线，中心电端作为负极，体表探查电极作为正极，导联轴方向从负极朝向正极或从心脏中心朝向体表（图 3-44）。

胸导联从右胸至左胸顺次安放，6 个胸导联轴可以像额面六轴导联系统一样绘制在一个圆周上，

Note 即使现代计算机心电图工作站的软件程序能够自动计算 Cabrera 序列，但对于很多国家的医生而言，Cabrera 序列仅用于一些特殊情况下的心电图诊断，因为已经广泛适应了传统肢体导联序列。

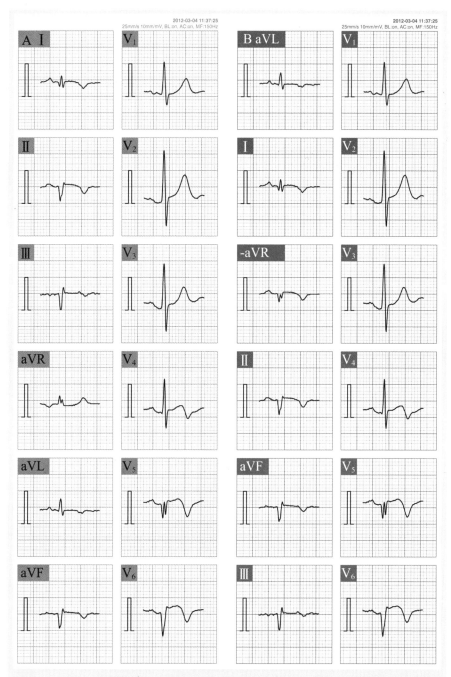

图 3-43　比较肢体导联的常规序列和 Cabrera 序列在急性冠脉综合征诊断的应用

女，72 岁，临床诊断为急性下壁、前侧壁和后壁心肌梗死，属于多部位心肌梗死。A. 常规肢体导联排列的 12 导联心电图，各肢体导联间的心电图不遵循逻辑演变顺序，需要分别测量并比较 II、III 和 aVF 导联的 ST 段抬高振幅才能可靠地推导罪犯血管；B.Cabrera 肢体导联序列排列的 12 导联心电图，各肢体导联间的心电图遵循逻辑上的演变顺序，即使不测量 ST 段振幅，也能从排列的心电图中看出 II 导联的 ST 段抬高振幅最大，更容易推导出罪犯血管为左旋支，同时 -aVR 导联 ST 段也抬高，提示左心室梗死面积较大，而 aVR 导联表现为 ST 段压低，丢失了这部分探查信息

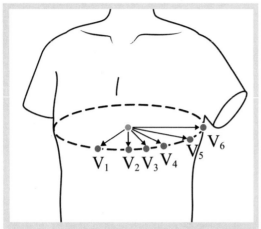

图 3-44 胸导联轴

胸导联轴从中心电端朝向体表探查电极，注意胸腔并不是一个对称的球形结构，箭头长短表示电势大小

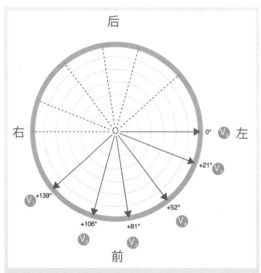

图 3-45 横面导联系统

横面导联系统由胸导联轴组成，从 $V_1 \sim V_6$ 导联，安放位置从右胸至左胸，体现了解剖上的延续性。不同心电图学教科书引用的胸导联度数存在差异，但 V_6 导联轴多数位于正左方，度数为 0°，这与 V_6 导联安放于腋中线位置，位于最左侧吻合；此外，V_1 导联位于最右方，只要这两个导联的安放满足条件，无论其他导联轴的度数如何，通常不影响对心电图形成的理解

不过胸导联的电极并不是安放在同一平面，经人体躯干实际形态校正后，6 个导联轴的正侧和负侧组成的 12 条线段并不均分圆周（图 3-45）[81]。

附加的后壁导联和右室导联的导联轴原理同常规 6 胸导联，只是位置和方向不同而已。

额面导联系统和横面导联系统分别代表 6 个肢体导联和 6 个胸导联，组成了常规 12 导联心电图。尽管两个导联系统代表的二维平面不同，但都包括了 X 轴（左方和右方），因此，有左右方向关系的导联记录的心电图有相似之处，如 I、aVL、V_5 和 V_6 四个导联都记录导联轴左侧的心电信息，心电波形态和极性时常相近。利用相似性可以推导心电波形态。

 4

心电图的形成

平面心电向量环投影在导联轴上形成心电图，是心电图二次投影学说的第二次投影，此时平面心电向量环携带的心电信息进一步转化为心电图。在心房和心室的心电事件中，通常心室兴奋产生的电势最大，形成的 QRS 环

Note 在胸导联的电极安放过程中，V_1 和 V_2 导联位于相同平面，V_3 导联位于另一个平面，$V_4 \sim V_6$ 导联位于相同平面，但制图只能在一个横面展示全部的导联轴。

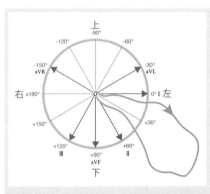

图 3-46 额面 QRS 环

1 例额面 QRS 环（橙色曲线），从原点（O点）发出，顺时针运行，最后回到原点，环体主要运行在左下方。环体的任何一点代表瞬时整体心室兴奋产生的电势，包含大小和方向信息

面积也最大（图 3-46）。

■ 平面心电向量的投影原则

平面心电向量环是由无数瞬时心电向量组成的，平面心电向量环在导联轴投影形成心电图的过程，实际也是这些瞬时心电向量与导联轴的投影关系，投影获得的线段的长度代表瞬时心脏电势大小，投影获得的线段的方向代表瞬时电势方向。

瞬时心电向量与导联轴的平面关系决定投影的大小，经过投影，心电向量的电势大小就转变为心电图线段的长度（图 3-47）。在心电图纸上，投影形成的心电图线段长度就是心电波的高度，即振幅。当心电向量与导联轴越

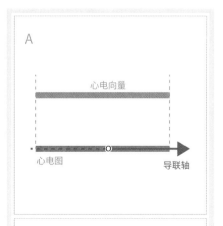

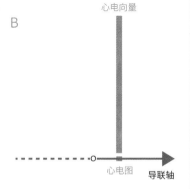

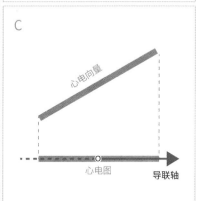

图 3-47 瞬时心电向量与导联轴的投影关系

湖蓝色箭头线和虚线分别代表导联轴的正侧和负侧，橙黄色线条代表心电向量，灰色线条代表投影获得的心电图。A. 心电向量与导联轴平行时，将获得最大投影；B. 心电向量与导联轴垂直时，将获得最小投影；C. 心电向量与导联轴呈一定角度时，获得的投影大小介于最大投影和最小投影之间

心电向量在导联轴的投影相当于一束光照照射在一根木棍上，木棍在不同坐标轴上形成的阴影大小和方向并不相等。最简单的例子是平行投影和垂直投影，其他方位形成的阴影介于两者之间。

Note

平行，获得的投影越大，完全平行时投影最大；当心电向量与导联轴越垂直，获得的投影越小，完全垂直时投影最小。

无论瞬时心电向量的方向如何变化，导联轴只有两个方向，即正侧和负侧，因此投影形成的心电波只有三种极性：当心电向量投影在导联轴的正侧时，形成具有一定振幅的正向波；当心电向量投影在导联轴的负侧时，形成具有一定振幅的负向波；当心电向量垂直投影于导联轴时，形成的心电波振幅为 0，极性无法判读或为等电线心电波。

平面心电向量环运行的时间投影在心电图纸的横坐标上，转化为心电波的各种间期，如 1 个额面 QRS 环从 0ms 开始运行，总共运行了 80ms，在 25mm/s 的走纸速度下，投影形成的 QRS 波将占据心电图纸的横向 2 个小方格，代表 QRS 间期为 80ms。

■ 平面心电向量环

平面心电向量环的运行有顺钟向、逆钟向、8 字形和线形运行四种模式。当平面心电向量环不对称时，长度轴向代表主振幅，宽度轴向代表次振幅。如果同时存在两个环路，任意一个环路的主振幅只要大于整个环路主振幅的 1/4 称为 8 字运行；若次振幅 / 主振幅 < 1/8 称为线形运行（图 3-48）[82]。

平面心电向量环由无数的瞬时心电向量组成，无论基础研究或临床实践，都无须一一去考察每个瞬时向量的细节，例如，不需要了解 651ms 和 652ms 的心室兴奋推进细节，除非这两个时间点的心室兴奋发生重大改变，但需要了解心室是如何开始兴奋

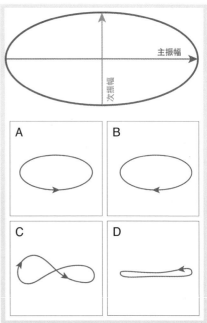

图 3-48 平面心电向量环的运行方式

平面心电向量环的主振幅是指长度，次振幅是指宽度。A. 逆钟向运行; B. 顺钟向运行; C.8 字运行; D. 线形运行

Note 平面心电向量环是由无数个瞬间向量组成的，精细考虑每一个瞬间向量是无法做到的，因此，只能选取重点特征进行观察，相应的，心电图也只分析重点特征。■

的，心室主要解剖部位的心内膜兴奋何时抵达心外膜，左心室和右心室兴奋的同步性，左心室兴奋的协调性，心室如何结束兴奋等，借助观察心脏一次电学事件的主要特征去了解心电图的形成机制。

研究平面心电向量环时，选择从初始向量、最大向量和终末向量的特征去推测整体心电向量的特征，勾勒心室兴奋轮廓，下面以额面 QRS 环为例说明之。

初始向量

平面心电向量环自原点运行 10 ~ 20ms 产生的向量称为初始向量[82, 83]。对于心室来说，初始向量是心室兴奋早期阶段产生的向量，选取该时段里的最大向量代表心室初始兴奋产生的最大电势（图 3–49）。心室初始向量决定心电图 QRS 波群 10 ~ 20ms 起始部的形态。

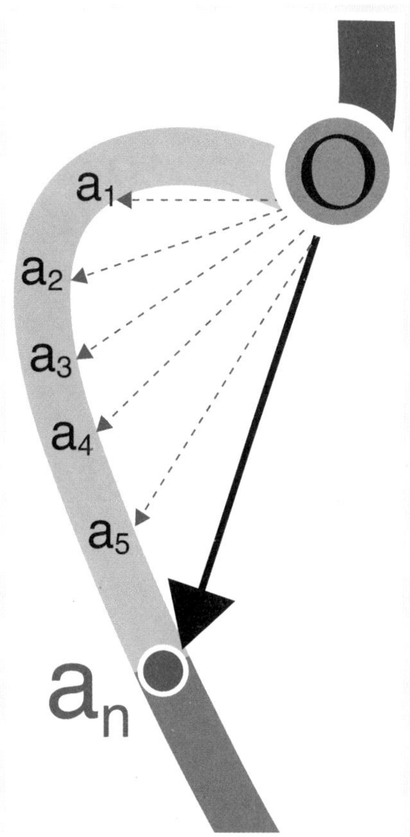

图 3-49　初始 QRS 向量

心室初始兴奋 10 ～ 20ms 时间里，会产生无数瞬时向量 a_1 ～ a_n，选取瞬时最大向量代表心室初始向量。当额面 QRS 环投影在导联轴的正侧时，QRS 波的起始部分为正向波，即开始形成 R 波，而当额面 QRS 环投影在导联轴的负侧时，QRS 波的起始部分为负向波，即形成 Q 波

最大向量

最大向量是整体心室兴奋产生的最大瞬时电势，具有强度和方向。强度是左心室兴奋电势和右心室兴奋电势形成的最大矢量和，方向取决于左心室和右心室的质量比。正常情况下，左心室质量比右心室大，最大向量朝向左心室，即朝向左、下和后方，朝向额面导联系统的左下象限；一旦右心室质量超过左心室质量，最大向量朝向右心室，将朝向右、上和前方，朝向额面导联系统的

Note

心电向量和心电图只不过是相同现象（心电信息）的两种不同的记录方式；心电向量是矢量心电图，心电图是标量心电图，目前已经确认心电向量的诊断价值并不优于心电图。

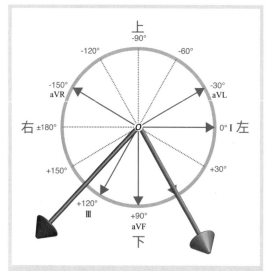

图 3-50 额面最大心室兴奋电势

正常情况下，左心室占据优势，最大心室兴奋电势位于左方（橙黄色 3D 箭头），包括全部左下象限和 0°～ -30° 的左上象限；异常情况下，右心室占据优势，最大心室兴奋电势位于右方（湖蓝色 3D 箭头），包括全部右下象限和右上象限。注意橙黄色 3D 箭头完全平行于 II 导联轴，II 导联的 R 波振幅最高；而湖蓝色 3D 箭头最平行于 III 导联，III 导联的 R 波振幅最高

右下象限；偶尔，最大向量朝向 +90°，朝向正下方（图 3-50）。

最大心室兴奋向量和导联轴的关系决定该导联的 QRS 波极性和振幅。最大向量越平行于某个导联轴，该导联轴投影形成的 R 波振幅也越高；换言之，在心电图上可以通过观察最高 R 波振幅所在导联，粗略判读最大向量的方向。此外，当某导联的 R 波振幅最高时，在额面六轴导联系统上，沿该导联轴两侧分布的其他导联形成的 R 波振幅逐渐降低，

体现了 QRS 波振幅的演变规律。

终末向量

终末向量是指心室兴奋最后 40ms 的电势变化，既可以分别考察终末 40ms、30ms、20ms 和 10ms 的向量，也可以考察最大终末向量[84-86]。在整体心室激动中，左心室后基底部和右心室流出道是最后兴奋的部位，这些心肌兴奋产生的电势朝向右、上和后方（图 3-51）[86]。

终末向量决定心电图 QRS 波群终末部的形态。一些疾病引起

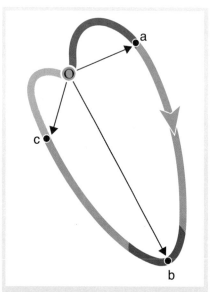

图 3-51 平面 QRS 环

1 个平面 QRS 环，顺钟向运行 a 点、b 点和 c 点分别代表初始最大向量、最大向量和终末最大向量

Note 平均心室兴奋向量是指整体心室兴奋期间，所有电势的平均值和最大心室兴奋向量不同，后者只代表瞬时电势，但两者非常接近，均由优势心室决定，故经常混用这两个概念。

心室终末兴奋改变，心电图 QRS 波终末部改变，是疾病的临床诊断线索之一。

■ 心电图的形成

额面心电向量环投影在肢体导联轴上就形成了肢导联心电图，其中额面 QRS 环投影在导联轴上形成 QRS 波（图 3-52）。

首先观察额面 QRS 环呈顺钟向运行，主体运行在左下象限，终末部运行在右下象限，粗略定位初始向量（a 点）、最大向量（b 点）和终末向量（c 点）。

然后，观察初始向量，确定初始最大向量点（图 3-52 的 a 点），沿 a 点作 Ⅲ 导联轴的垂线，该垂

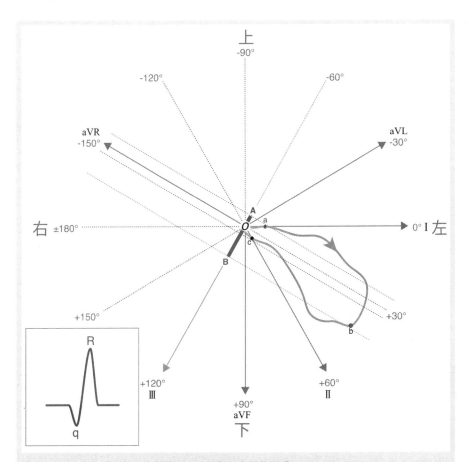

图 3-52　心电图形成的第二次投影——Ⅲ导联心电图的形成

当把额面 QRS 环投影在Ⅲ导联轴上，就形成了Ⅲ导联的 QRS 波。平面心电向量环在导联轴上投影形成心电图，这是心电图形成的第二次投影。图中的额面 QRS 环位于左下象限，顺钟向运行，投影形成的Ⅲ导联 QRS 波群为 qR 形态。详细说明见正文

在临床上，我们并不需要利用心电向量环去推导心电图的波形，因为心电图机自动完成运算，直接输出可视化的心电图。不过，我们仍需要了解一些投影的基本原理，便于解释异常心电图。

线与 III 导联轴相交于 A 点，则原点（O）与 A 点之间的线段（OA 段）为初始最大向量在 III 导联上的投影。从图 3-52 可以看出，OA 段位于 III 导联轴的负侧，提示 QRS 波的初始部分是一个负向波。

接下来，确定最大向量点（图 3-52 的 b 点），沿 b 点作 III 导联的垂线，该垂线与 III 导联轴相交于 B 点，则原点与 B 点之间的线段（OB 段）为最大向量在 III 导联上的投影。从图 3-52 中可以看出，OB 段位于 III 导联轴的正侧，将会形成 R 波。

最后，确定终末最大向量（图 3-52 的 c 点），沿 c 点作 III 导联的垂线，该垂线与 III 导联轴相交于 C 点，则原点与 C 点之间的线段（OC 段）为终末向量在 III 导联上的投影。从图 3-52 中可以观察到，OC 段位于 III 导联轴的正侧，参与形成 R 波的降支。

平面心电向量环在导联轴投影形成心电图，实际是矢量心电图转变为标量心电图（图 3-53）。当赋予导联轴单位刻度时，就可以直接从导联轴读出投影形成的心电图片段的长度，也即心电波的振幅；平面心电向量环的时间记录转化为心电图的各种间期。

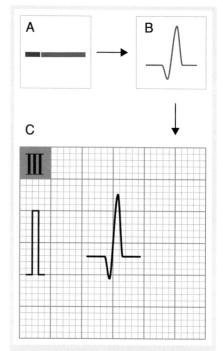

图 3-53 心电图形成的第二次投影

A. 平面 QRS 环在导联轴投影形成线段，它们既可以完全投影在导联轴同侧（正侧或负侧），也可以顺序投影在不同侧；B. 投影形成的线段长度按照比例转化为心电波的振幅，投影在导联轴负侧的线段转化为负向波，投影在导联轴正侧的线段转化为正向波；C. 投影得到的心电波放置在心电图纸上，就可以测量心电波的振幅和间期。平面心电向量环运行的时间转化为心电图纸的横坐标，表示心电图形成所需时间，用于测量各种心电波的间期

利用心电图波形也可以反向推导平面心电环的大致特征，如运行方向、最大向量位置、终末向量分布等（图 3-54）。利用投影原理观察心电波的细节，有助于一些疑难心电图的鉴别诊断，比如额面导联系统上，窦性心律

Note

在临床上，医生记录的平面心电向量环并非完整的曲线，而是由顺序出现的离散点组成，每一个点代表一个时刻，比如环体运行到 40ms 达到最大电势，意味着心电图 40ms 出现 R 波的波峰。

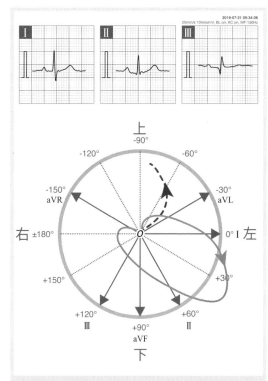

图 3-54 利用肢体导联心电图推导额面 QRS 环

利用 Ⅰ、Ⅱ 和 Ⅲ 导联的 QRS 波形态推导额面 QRS 环大致特征。首先观察 Ⅰ 导联 QRS 波为正负双相波，且正向波振幅＞负向波振幅，提示 Ⅰ 导联轴正侧（左方）获得的投影长度大于负侧（右方）获得的投影长度；Ⅰ 导联 QRS 波起始部形态是正向波，提示额面 QRS 环从原点发出后，初期向左方运行，推导的额面 QRS 环将在左方有两种运行模式，顺钟向为向左下方运行或逆钟向为向左上方运行；此时，观察 Ⅱ 导联 QRS 波形态，为 qRs 波，R 波振幅远远超过 q 波和 s 波振幅，提示额面 QRS 环应顺钟向运行（橙黄色曲线），才会在 Ⅱ 导联轴正侧投影形成 R 波，若逆钟向运行（红色虚线），额面 QRS 环将投影在 Ⅱ 导联轴负侧形成 S 波，这与事实不符；最后观察 Ⅰ 导联 QRS 波的终末部为负向波，提示终末向量位于 Ⅰ 导联轴负侧，额面 QRS 环在右方返回到原点；通过以上信息推导额面 QRS 环顺钟向运行，最大向量位于左下方，终末向量从右方回到原点，可以粗略定性绘制额面 QRS 环；若要精细推导额面 QRS 环形态，需要进一步分析三个标准肢体导联 QRS 波各组分的振幅和极性，比如 Ⅱ 导联 QRS 波起始部为负向波，提示额面 QRS 环初部还要满足位于 Ⅱ 导联轴负侧的条件

的最大 QRS 向量位于左下象限，发生宽 QRS 心动过速时位于右上象限，整个心室兴奋方向逆转，高度提示室性心动过速。

5

正常额面向量图参数

早在 1939 年，德国学者 Schellong 首次报道了正常空间 QRS 环在二维平面上的观察结果，随后德国学者 Vastesaeger 详细描述了正常平面 QRS 环及其生理变化[305]。

不像常规心电图只有简单的时间和振幅参数，解读心电向量图的参数繁琐，且需要从三角平面进行描述，比较抽象，很难在临床普及。不过，通常心电图学教学中仍保留了心电向量图内容，用于介绍心电图的一些基本概念，一些心电向量图的正常值迄今仍可以用于心电图的解释（图 3-55）。

AHA 曾在 20 世纪 50 年代至 70 年代的心电图标准化指南中纳入了心电向

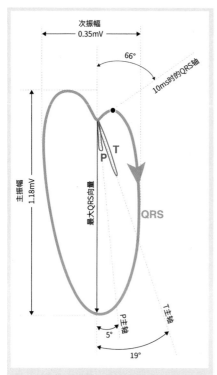

次振幅
0.35mV

66°

10ms时的QRS轴

主振幅
1.18mV

最大QRS向量

P T

QRS

P主轴

T主轴

5°

19°

图 3-55 正常额面心电向量环

橙黄色曲线为额面 QRS 环，红色曲线为额面 P 环，湖蓝色曲线为额面 T 环，注意三个环的长轴均朝向左下方

量内容，进入 20 世纪 90 年代以后，发表的系列心电图标准化指南则删除了心电向量内容，心电向量逐渐退出临床[17、18、87]。

在解释心电图形成的机制方面，心电向量图的价值非常有限，比如心电图 QRS 波的终末部增宽和振幅增加时，平面心电向量图只能观察到心室终末兴奋向量增大和形成时间增加，但究竟是局部心肌纤维化还是局部心肌显著

肥厚引起的部分心肌延迟激动，心电向量图无法分辨这些病理生理变化，换言之，心电向量图只能间接地解释心电图。目前，利用各种无创和有创的心脏电生理标测结果、细胞电生理学研究成果、心脏影像学提供的心脏解剖构造和人群心电图大数据等，可以更深入地解释各种正常和异常心电图的发生。

参考文献

[1] Walker HK, Hall WD, Hurst JW.Clinical Methods: The History, Physical, and Laboratory Examinations. 3rd-ed.Boston: Butterworths,1990:164-185.

[2] https://en.wikipedia.org/wiki/Dipole.

[3] https://en.wikipedia.org/wiki/Electric_dipole_moment#Dipole_moments_of_molecules.

[4] https://chem.libretexts.org/Bookshelves/Physical_and_Theoretical_Chemistry_Textbook_Maps/Supplemental_Modules_(Physical_and_Theoretical_Chemistry)/Physical_Properties_of_Matter/Atomic_and_Molecular_Properties/Dipole_Moments.

[5] Catherine HC, John WH. Teaching the electrical origins of the electrocardiogram: An introductory physics laboratory for life science students. American Journal of Physics,2020,88 (7): 526-.

[6] https://cvphysiology.com/arrhythmias/a014.

[7] Li Z, Hertervig E, Kongstad O, et al. Global repolarization sequence of the right atrium: monophasic action potential mapping in health pigs. Pacing Clin Electrophysiol,2003 ,26(9):1803-1808.

[8] https://en.wikipedia.org/wiki/Scalar_(physics).

[9] https://en.wikipedia.org/wiki/Vector_(mathematics_and_physics).

[10] Zhu TG, Patel C, Martin S, et al. Ventricular transmural repolarization sequence: its relationship with ventricular relaxation and role in ventricular diastolic function. Eur Heart J,2009,30(3):372-380.

[11] Andersen HR, Nielsen D, Hansen LG. The normal right chest electrocardiogram. J Electrocardi-ol,1987,20(1):27-32.

[12] Lim JH, Kim YH, Kim YS, et al. Patterns of Posterior Chest Leads (V7, V8, V9) ECG in Normal Adults. Korean Circ J,2002,32(6):473-478.

[13] Chia BL, Tan HC, Yip JW, et al. Electrocardiographic

patterns in posterior chest leads (V7, V8, V9) in normal subjects. Am J Cardiol,2000,85(7):911-912.

[14] Wettwer E, Amos GJ, Posival H, et al. Transient outward current in human ventricular myocytes of subepicardial and subendocardial origin. Circ Res,1994,75(3):473-482.

[15] Hopenfeld B, Stinstra JG, Macleod RS. Mechanism for ST depression associated with contiguous subendocardial ischemia. J Cardiovasc Electrophysiol,2004 ,15(10):1200-1206.

[16] https://en.wikipedia.org/wiki/Anatomical_plane.

[17] Recomendations for standardization of electrocardiographic and vectorcardiographic leads. Circulation,1954,10(4):564-573.

[18] Report of committee on electrocardiography, American Heart Association. Recommendations for standardization of leads and of specifications for instruments in electrocardiography and vectorcardiography. Circulation,1967,35(3):583-602.

[19] Joung B, Ogawa M, Lin SF, et al. The calcium and voltage clocks in sinoatrial node automaticity. Korean Circ J,2009,39(6):217-222.

[20] Cavero I, Holzgrefe H. Internodal conduction pathways: Revisiting a century-long debate on their existence, morphology, and location in the context of 2023 best science. Adv Physiol Educ,2023,doi: 10.1152/advan.00029.2023.

[21] Singh A, Nugent K. Atrial conduction pathways. The Southwest Respiratory and Critical Care Chronicles,2018, 6(25):50-51.

[22] James TN. The connecting pathways between the sinus node and A-V node and between the right and the left atrium in the human heart. Am Heart J,1963,66(4):498-508.

[23] Bachmann G. The inter-auricular time interval.Am J Physiol,1916; 41(3):309-320.

[24] Padala SK, Cabrera JA, Ellenbogen KA. Anatomy of the cardiac conduction system. Pacing Clin Electrophysiol,2021,44(1):15-25.

[25] Anderson RH, Yanni J, Boyett MR, et al. The anatomy of the cardiac conduction system. Clin Anat,2009,22(1):99-113.

[26] Park DS, Fishman GI. The cardiac conduction system. Circulation,2011,123(8):904-915.

[27] Shinelle W, Erfanul S, Vincent C, et al.An anatomical review of the left atrium.Translational Research in Anatomy,2019,17:100052.

[28] Lang RM, Cameli M, Sade LE, et al. Imaging assessment of the right atrium: anatomy and function. Eur Heart J CardiovascImaging,2022, 23(7):867-884.

[29] Barbero U, Ho SY. Anatomy of the atria : A road map to the left atrial appendage. Herzschrittmacherther Elektrophysiol,2017,28(4):347-354.

[30] Joy M.H. Wang, Rabjot Rai, et al.An anatomical review of the right ventricle.Translational Research in Anatomy,2019,17:100049,

[31] Tirziu D, Giordano FJ, Simons M. Cell communications in the heart. Circulation,2010, 122(9):928-937.

[32] Grant RP. Spatial vector electrocardiography; a method for calculating the spatial electrical vectors of the heart from conventional leads. Circulation,1950,2(5):676-695.

[33] Grishman A, Scherlis L, Lasser RP. Spatial vectorcardiography. Am J Med,1953 ,14(2):184-200.

[34] https://en.wikipedia.org/wiki/Parallel_projection.

[35] Pérez Riera AR, Uchida AH, Filho CF, et al. Significance of vectorcardiogram in the cardiological diagnosis of the 21st century. Clin Cardiol,2007,30(7):319-323.

[36] Pastore CA, Samesima N, Pereira Filho HG, et al. Applicability of the Electro-Vectorcardiogram in Current Clinical Practice. Arq Bras Cardiol,2019,113(1):87-99.

[37] Miquel C, Sodl-Pallares D, Cisneros F, et al. Right bundle branch block and right ventricular hypertrophy; electrocardiographic and vectorcardiographic diagnosis. Am J Cardiol,1958,1(1):57-67.

[38] Laham J, Doliopoulos T. Electrocardiographic and vectorcardiographic diagnosis of right ventricular hypertrophy in presence of a right bundle branch block. Cardiologia (Basel),1961,39(3):136-155.

[39] Barker PS, Mac leod, Alexander J, et al. The excitatory process observed in the exposed human heart. Am Heart J,1930,5(6):720-742.

[40] Lee KT, Chu CS, Lin TH, et al. Effects of verapamil on superior vena cava electrical remodeling induced by short-term pacing from right atrium and superior vena cava in human. Int J Cardiol,2007 ,120(3):380-386.

[41] Shirai J. Study on Direct Lead Electrocardiogram. Circ J, 1959,23(7):972-997.

[42] Wenger R, Hofmann CD. Observations on the atria of the human heart by direct and semidirect electrocardiography. Circulation,1952,5(6):870-877.

[43] Wilson FN, Johnston FD, Rosenbaum FF, et al. The precordial electrocardiograms. Am Heart J,1943,27(1):19-85.

[44] Rutkove SB. The Clinical Neurophysiology Primer. Humana Press, 2007: 43-53.

[45] Schaffer AI. The body as a volume conductor in electrocardiography. Am Heart J,1956 ,51(4):588-608.

[46] Yang F, Patterson RP. The contribution of the lungs to thoracic impedance measurements: a simulation study based on a high resolution finite difference model. Physiol Meas,2007,28(7):S153-161.

[47] Faes TJ, van der Meij HA, de Munck JC, et al. The electric resistivity of human tissues (100 Hz-10 MHz): a meta-analysis of review studies. Physiol Meas,1999 ,20(4):R1-10.

[48] Bayley RH, BerryPM. "Body surface" potentials produced by the eccentric dipole in the heart wall of the nonhomogeneous volume conductor. Am Heart J,1963,65:200-207.

[49] Keenan E, Karmakar CK, Palaniswami M. The effects of asymmetric volume conductor modeling on non-invasive fetal ECG extraction. Physiol Meas,2018,39(10):105013.

[50] Iconaru EI, Ciucurel C. The Relationship between Body Composition and ECG Ventricular Activity in Young Adults. Int J Environ Res Public Health,2022,19(17):11105.

[51] Simonyi G. Electrocardiological features in obesity: the benefits of body surface potential mapping. Cardiorenal Med,2014,4(2):123-129.

[52] Waller AD. A Demonstration on Man of Electromotive Changes accompanying the Heart's Beat. J Physiol,1887,8(5):229-234.

[53] Besterman E, Creese R. Waller--pioneer of electrocardiography. Br Heart J,1979 ,42(1):61-64.

[54] https://en.wikipedia.org/wiki/Augustus_ Desir%C3%A9_Waller.

[55] Merritt C, Tan SY. Willem Einthoven (1860-1927): father of electrocardiography. Singapore Med J,2012,53(1):17-18.

[56] Lewis T. Willem Einthoven, M.D., Ph.D. Br Med J,1927,2(3483):664-665.

[57] https://en.wikipedia.org/wiki/Willem_Einthoven.

[58] Kligfield P. Derivation of the correct waveform of the human electrocardiogram by Willem Einthoven, 1890-1895. Cardiol J,2010,17(1):109-113.

[59] Gargiulo GD, Bifulco P, Cesarelli M, et al. On the Einthoven Triangle: A Critical Analysis of the Single Rotating Dipole Hypothesis. Sensors (Basel),2018,18(7):2353.

[60] Einthoven W, Fahr G, de Waart A. Über die Richtung und die manifeste Grösse der Potentialschwankungen im menschlichen Herzen und über den Einfluss der Herzlage auf die Form des Elektrokardiogramms. Pflüger's Arch,1913,150(3), 275–315.

[61] Goldberger E.The validity of the Einthoven triangle hypothesis. Am Heart J,1945,29(3):369-377.

[62] Butterworth JS, Thorpe JJ. On evaluating the Einthoven triangle theory. Circulation,1951 ,3(6):923-925.

[63] Dower GE, Nazzal SB, Pahlm O, et al. Limb leads of the electrocardiogram: sequencing revisited. Clin Cardiol,1990,13(5):346-348.

[64] Jin BE, Wulff H, Widdicombe JH, et al. A simple device to illustrate the Einthoven triangle. Adv Physiol Educ,2012,36(4):319-324.

[65] Burger HC, Milaann JB.Heart-vector and leads. Part II.Br Heart J,1947,9(3):154-160.

[66] Jayaraman S, Sangareddi V, Periyasamy R, et al. Modified limb lead ECG system effects on electrocardiographic wave amplitudes and frontal plane axis in sinus rhythm subjects. Anatol J Cardiol,2017,17(1):46-54.

[67] Ashuan R, Byer E. The normal human ventricular gradient. I. Factors which affect its direction and its relation to the mean QRS axis. With an appendix on notation by R. H. Bayley. Am Heart J. 1943;25(1):16-35.

[68] Wilson FN, Johnston FD, Cotrim N, et al. Relations between the potential variations of the ventricular surfaces and the form of the ventricular electrocardiogram in leads from the precordium and extremities. Tr. A. Am.Physicians. 1941;56: 258-271.

[69] Goldberger E. A simple, indifferent, electrocardiographic electrode of zero potential and a technique of obtaining augmented,unipolar, extremity leads. Am Heart J. 1942,23(4):483-492.

[70] Graettingerl JS, Packard JM, Graybiel A. A new method of equating and presenting bipolar and unipolar extremity leads of the electrocardiogram; advantages gained in visualization of their common relationship to the electric field of the heart. Am J Med. 1951;11(1):3-25.

[71] Fumagalli B. Unipolar value of standard limb leads; lead -VR and rational arrangement of limb leads. Am Heart J,1954,48(2):204-223.

[72] Anderson ST, Pahlm O, Selvester RH, et al. Panoramic display of the orderly sequenced 12-lead ECG. J Electrocardiol,1994,;27(4):347-352.

[73] Pravdic D. "Who" can be found in and beyond of an electrocardiographic strip. Pacing Clin Electrophysi-ol,2014,37(3):265-278.

[74] Lindow T, Birnbaum Y, Nikus K, et al. Why complicate an important task? An orderly display of the limb leads in the 12-lead electrocardiogram and its implications for recognition of acute coronary syndrome. BMC Cardiovasc Disord,2019,19(1):13.

[75] Palma L, María E, Aanguren B, et al. Dr. Enrique Cabrera Cossío, personalidad de la historia, el arte y la medicina. Rev haban cienc méd,2014;13(5):657-663.

[76] https://instituciones.sld.cu/fcmec/biografia-enrique-cabrera/.

[77] Kosuge M, Kimura K. Implications of Using the Cabrera Sequence for Diagnosing Acute Coronary Syndrome. Circ J,2016,;80(5):1087-1096.

[78] Lam A, Wagner GS, Pahlm O. The classical versus the Cabrera presentation system for resting electrocardiography: Impact on recognition and understanding of clinically important electrocardiographic changes. J Electrocardi ol,2015,48(4):476-482.

[79] Pahlm US, O'Brien JE, Pettersson J, et al. Comparison of teaching the basic electrocardiographic concept of frontal plane QRS axis using the classical versus the orderly electrocardiogram limb lead displays. Am Heart J,1997,134(6):1014-1018.

[80] Kligfield P, Gettes LS, Bailey JJ, et al. Recommendations for the standardization and interpretation of the electrocardiogram: part I: The electrocardiogram and its technology: a scientific statement from the American Heart Association Electrocardiography and Arrhythmias Committee, Council on Clinical Cardiology; the American College of Cardiology Foundation; and the Heart Rhythm Society: endorsed by the International

Society for Computerized Electrocardiology. Circul-ation,2007,115(10):1306-1324.

[81] Frank E. The image surface of a homogeneous torso. Am Heart J,1954 ,47(5):757-768.

[82] Milnor WR. The normal vectorcardiogram and a system for the classification of vectorcardiographic abnormalities. Circulation, 1957,16(1):95-106.

[83] Sandler IA, Marriott HJ. The differential morphology of anomalous ventricular complexes of RBBB-type in lead V1:ventricular ectopy versus aberration. Circ-ulation,1965,31(4):551-556.

[84] Mori H, Nakagawa K, Dahl JC, et al. A quantitative study of initial and terminal QRS vectors in a group of normal older men. Am Heart J,1960,59(3):374-383.

[85] Wolfe TR, Caravati EM, Rollins DE. Terminal 40-ms frontal plane QRS axis as a marker for tricyclic antidepressant overdose. Ann Emerg Med,1989,18(4):348-351.

[86] Pipberger HV. The normal orthogonal electro-cardiogram and vectorcardiogram, with a critique of some commonly used analytic criteria. Circulation, 1958,17(6):1102-1111.

[87] Schlant RC, Adolph RJ, DiMarco JP, et al. Guidelines for electrocardiography. A report of the American College of Cardiology/American Heart Association Task Force on Assessment of Diagnostic and Therapeutic Cardiovascular Procedures (Committee on Electrocardiography). Circulation, 1992,85(3):1221-1228.

徐 林
四川省雅安市石棉县人民医院

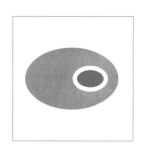

第4章
心脏电
生理基础

心肌组织的四大生理特性分别是兴奋性、自律性、传导性和收缩性，其中兴奋性、自律性和传导性是心肌的电生理特性。

1

兴奋性

神经细胞、肌细胞和腺体细胞是人体的三大可兴奋细胞。所谓可兴奋细胞是指它们受到刺激时能够发生兴奋反应，标志是产生一个动作电位（图4-1）。可兴奋细胞在受到刺激时产生兴奋的能力即为兴奋性。

心肌作为可兴奋组织的一种，同样具有兴奋性，衡量心肌兴奋性的高低是用阈值，即心肌产生

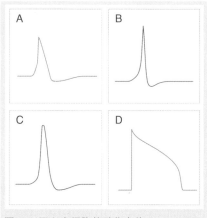

图 4-1 可兴奋细胞的动作电位

A 为胰腺 α 细胞的动作电位，B 为神经细胞的动作电位，C 为骨骼肌的动作电位，D 为心室肌的动作电位。心室肌的动作电位时程最长，是因为具有显著的 2 相平台期

一个动作电位所需的最小刺激。根据这个概念，阈刺激越小，心肌兴奋性越强，阈刺激越大，心肌兴奋性越弱。

表 4-1 不同部位心肌的膜电位					
属性	窦房结	心房肌	房室结	浦肯野纤维	心室肌
静息电位/mV	-50~-60	-80~-90	-60~-70	-90~-95	-80~-90
动作电位振幅/mV	+60~+70	+110~+120	+70~+80	+120	+110~+120
动作电位时程/ms	100~300	100~300	100~300	300~500	200~300

心肌要产生一个动作电位，膜电位必须达到阈电位。心肌兴奋性的三大决定因素是静息电位水平、阈电位水平和钠通道性状。

静息电位水平

不同部位的心肌细胞，静息电位不同（表4-1）[1]。不管何种类型的心肌细胞，膜电位只有达到阈电位水平时，才会产生动作电位，这是因为负责去极化的离子通道，只有在膜电位靠近正值的时候才会大量开放。

负责心肌细胞静息电位的主要离子通道是钾通道，转运蛋白是钠-钾泵，前者是建立静息膜电位为钾离子平衡电位的分子基础，后者维持细胞内高浓度钾状态，但对静息膜电位的水平影响很小（表4-2）[1-4]。在心房、浦肯野纤维和心室肌细胞中，维持静息电位的是内向整流钾通道（I_{K1}）。心室肌细胞富含的 I_{K1} 通道还可以避免心室肌细胞产生起搏活动[5]。

静息电位的产生和维持对于可兴奋细胞非常

表 4-2	心肌细胞内和细胞外的各种离子浓度		
离子	细胞外浓度 /(mmol/L)	细胞内浓度 /(mmol/L)	平衡电位 /mV
Na^+	142	15	+64
K^+	4	150	-92
Cl^-	120	5	-88
Ca^{2+}	1	10^{-4}	+132
Mg^{2+}	0.5	1	——
HCO_3^-	27	8	——
非渗透性阴离子	0	155	——

Note 生理状态下，普通工作心肌（包括心房肌和心室肌）的生理特性是兴奋性、传导性和收缩性，没有自律性，不会自发性产生电活动。病理状态下，普通工作心肌细胞病变后可以获得异常自律性。

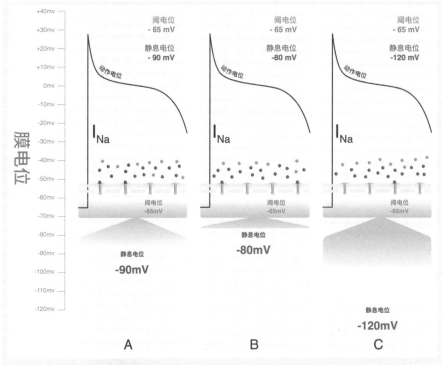

图 4-2 静息电位对兴奋性的影响

A. 正常心室肌静息电位为 -90mV，阈电位为 -65mV，兴奋性正常。B. 静息电位绝对值越小，即膜电位越正，阈电位 - 静息电位的间距越小，引起兴奋所需的阈刺激也越小，心肌兴奋性越高。C. 静息电位绝对值越大，即膜电位越负，阈电位 - 静息电位的间距越大，引起兴奋所需的阈刺激也越大，心肌兴奋性越低

重要，改变静息电位可以影响心肌的兴奋性（图 4-2）。

生理条件下，自主神经和激素通过影响离子通道功能而改变心肌兴奋性，典型的例子是迷走神经张力增加时，释放的乙酰胆碱促进心房肌的钾离子外流，细胞膜超极化（静息电位更负），心房肌的兴奋性降低[6]。

疾病状态下，任何影响心肌细胞 4 相膜电位水平的因素都有

可能改变静息电位，例如离子通道数量、类型和功能异常，心肌缺血、酸碱失衡、电解质紊乱、毒物和药物效应等，例如酸中毒可以导致静息膜电位减少 3.8mV，细胞膜表现为去极化状态；轻度高钾血症引起细胞膜内和细胞膜外的钾浓度比值下降，静息电位降低，心肌兴奋性增加[7,8]。心肌细胞的电生理特性改变多数具有双相特性，兴奋性增加可以改

左心室肥厚时是否改变静息电位水平尚有争议，多数研究未发现肥厚的心室肌静息电位改变，少数研究发现肥厚的心室肌静息电位改变，选择机制解释时应注意这些研究的差异[9]。

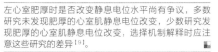

善传导，但可以导致心肌细胞对刺激的敏感性增加，易于发生心律失常，例如微弱的电流不会刺激静息膜电位 -85mV 的心肌兴奋，但有可能导致静息膜电位 -75mV 的心肌兴奋。

阈电位水平

阈电位是决定动作电位 0 相离子通道大量开放的关键膜电位，阈电位的波动同样会改变静息电位 - 阈电位间距，影响心肌兴奋性（图 4-3）。临床上，影响心肌细胞阈电位的因素较少，组胺能增加心室肌细胞的阈电位，增加心肌细胞兴奋性，从而具有致心律失常作用[10]。当阈电位无限大时，心肌细胞兴奋性丢失，不能产生动作电位。

钠通道性状

就除极依赖 Na+ 的心肌细胞

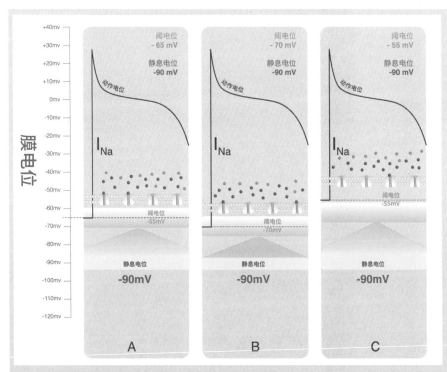

图 4-3 阈电位对兴奋性的影响

A. 正常心室肌静息电位为 -90mV，阈电位为 -65mV，兴奋性正常。B. 阈电位增大（变得更负），阈电位 - 静息电位的间距越小，引起兴奋所需的阈刺激也越小，心肌兴奋性越高。C. 阈电位减小（变得更正），阈电位 - 静息电位的间距越大，引起兴奋所需的阈刺激也越强，心肌兴奋性越低

Note 钠通道的性状取决于钠通道的结构、数量、分布和功能，当心脏的钠通道基因突变时，钠通道的功能无论增强还是减弱，都会产生异常动作电位，出现心律失常，严重者发生心搏骤停。

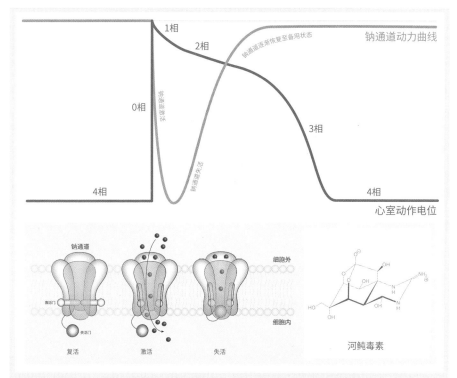

图 4-4 钠通道动力学曲线和心室动作电位

心室肌动作电位的 0 相是钠通道大量激活开放引起的,随后钠通道失活,动作电位进入复极期。失活的钠通道要经过复活过程,恢复至备用状态,为下一次的开放做好准备。河鲀毒素能够阻断钠通道,严重者心室肌不能产生动作电位而发生心搏骤停

而言,钠通道的性状是动作电位顺利产生的一个重要决定因素。正常情况下,静息电位 −90mV 时,钠通道处于备用状态,此时的钠通道是关闭的;当膜电位除极到达阈电位 −65mV 时,大量钠通道激活开放,Na^+ 快速进入细胞,形成动作电位的上冲支[11]。钠通道在激活后很快失活,失活状态的钠通道不仅关闭,而且在短时间内不能再被激活,必须要等到膜电位恢复到一定水平,Na^+ 通道经历复活过程以后,才能恢复到备用状态。钠通道是否复活,能否再度激活开放是快反应细胞产生动作电位的前提(图 4-4)。

可供开放的钠通道数量与膜电位息息相关。在心室肌处于静息电位水平时,可供开放的钠通道率为 100%;一旦膜电位去极化到 −70mV 时,可供开放的钠通道率迅速下降为 50%,而膜电位去

在学习心脏电生理学时,一些原则是控制条件,建立在单一变量的研究基础之上;若同时存在 ≥ 2 个变量,要考虑多个变量对心电生理的整体影响,不能机械照搬基于 1 个变量研究的结论。

Note

极化为 –40mV 时，可供开放的钠通道率为 0[11]。因此，静息电位和阈电位对心肌兴奋性的影响，会间接影响钠通道性状。当膜电位为 –50mV 时，膜电位与阈电位的间距减小，心室肌兴奋性看似应该增高，但因钠通道恢复不完全，大部分处于关闭状态，整体效应实际为心室肌兴奋性降低。

2 兴奋性的周期性变化

心肌细胞受到一次刺激并产生兴奋以后，在一定时间里，给予另一个刺激并不能引起新的兴奋，即不能产生新的动作电位；只有经过一定时间以后，心肌细胞才能逐渐恢复对刺激的反应，恢复产生动作电位的能力，这种现象称为兴奋性的周期性变化，在心脏电生理学上称为不应期现象。

■ 绝对不应期

当心室肌细胞接受一次刺激兴奋后，在动作电位产生至膜电位恢复至 –50mV 的这段时期，给予任何强大的刺激都不会产生第二次兴奋，这一时期称为绝对不应期（图 4-5）[12, 13]。

心室肌的绝对不应期约为 180 ~ 200ms，相当于动作电位的 0 相、1 相、2 相和 3 相早期，对应于心电图的 QRS 波起点至 T 波部分升支[11, 13]。

钠通道蛋白构象改变引起的通道失活是心室肌细胞产生绝对不应期的分子机制。

■ 局部反应期

心室肌细胞复极时，膜电位从 –50mV 至 –60mV 的这段时间里，给予比阈刺激强大的刺激能够使心肌细胞产生局部兴奋，但不会引发可传导的动作电位（图 4-6）[14]。局部反应期的分子机制是此期只有极少量的钠通道能够开放。

虽然局部反应不能产生可扩

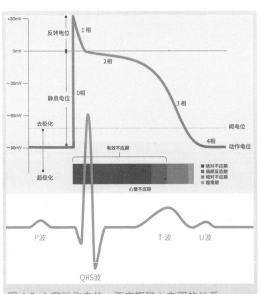

图 4-5 心室动作电位、不应期和心电图的关系

1 次心室动作电位代表 1 次心室激动，对应于心电图的 1 个 QRS 波。心室肌的绝对不应期包括动作电位的 0 相、1 相、2 相和 3 相早期，对应于心电图从 QRS 波起点至 T 波波峰的间期

Note 动作电位的产生是"全或无"（all-or-none）形式的，心肌细胞的膜电位只有达到阈电位才会产生可传导的动作电位，而阈电位以下的膜电位振荡，不会产生可传导的动作电位。

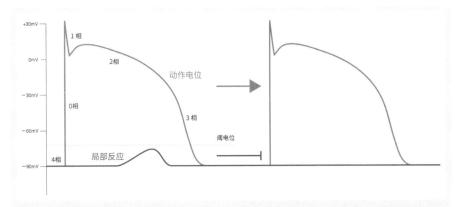

图 4-6 心室肌的动作电位和局部反应

橙黄色曲线是心室肌的动作电位，膜电位一定要达到阈电位，才能引发可传导的动作电位，动作电位能够向远处扩布，直至整个细胞完成去极化；湖蓝色曲线只是心室肌对过早刺激的局部反应，膜电位改变未能抵达阈电位，不能形成动作电位，也不能向远处扩布

布的动作电位，但会引起膜电位发生 5 ~ 20mV 水平的改变，从而影响膜电位属性和随后而来的动作电位，是一些心电图现象（如单向阻滞和递减传导）发生的细胞学机制[15-17]。在心脏电生理学上，局部反应的膜电位改变称为电紧张电位（electrotonic potential）。

局部电位的特征是：①非"全或无"形式，反应幅度随刺激强度而改变；②不能远传，但可进行短距离衰减性扩布，称为电张扩布，这是因为局部电位在极短的距离（120μm 以内）迅速衰减；③没有不应期，可以总和（包括时间总和和空间总和），这就意味着连续给予数个阈下刺激或相邻细胞膜同时受到数个阈下刺激时，局部电位可以通过总和达到阈电位，引起动作电位[18-21]。实

际上，所有的动作电位都是建立在电紧张电位的基础上。

■ 有效不应期

绝对不应期和局部反应期总称为有效不应期，在此期间，心肌不会对刺激产生可扩布的动作电位。需要强调的是，绝对不应期和有效不应期的概念不能等同，后者是绝对不应期和局部反应期的时间之和；此外，抗心律失常药物对绝对不应期和有效不应期的影响不同，比如奎尼丁缩短心房绝对不应期，延长有效不应期，有利于心房颤动复律[22]。

心室肌的有效不应期约为275ms[1]。在心电图上，有效不应期相当于心电图 QRS 波起点至 T 波升支中部的时间。

在可兴奋细胞中，心室肌的有效不应期较长是一种独有的电

组成心脏的细胞包括可兴奋细胞和非可兴奋细胞，前者如心肌细胞，后者如成纤维细胞。现已证实，可兴奋细胞之间通过动作电位通信，可兴奋细胞和非可兴奋细胞之间通过局部电位通信[19]。

Note

生理现象，具有重要的生理学意义：一方面，在该时期里心肌要完成兴奋－收缩耦联，足够长的复极时间能够确保细胞内获得促发肌纤维收缩所需的 Ca^{2+} 浓度，另一方面长有效不应期有利于减少心律失常的发生。

在严重的心力衰竭患者中，通过在心室肌绝对不应期内给予刺激，尽管不能产生可扩布的动作电位，但这种非兴奋性电刺激可以延长动作电位，增加细胞内的 Ca^{2+} 浓度，进而增强心肌收缩力，称为心肌收缩力调节[23-25]。动物研究发现这种心肌收缩力调节不增加氧耗，2004 年澳大利亚学者首次在人类心力衰竭患者中证实心肌不应期内电刺激能够提高心功能[25-27]。

■ 相对不应期

心室肌动作电位从 –60mV 复极到 –80mV 的这段时间内，比阈刺激强的刺激可以引起一个动作电位，称为相对不应期[1]。相对不应期的分子机制是只有部分钠通道复活，能够再次开放，产生的动作电位是有缺陷的，例如 0 相上冲支斜率变慢、动作电位振幅降低、2 相平台期缩短等[29]。

在心室肌细胞的相对不应期里，越靠近有效不应期，即相对不应期的早期，心肌兴奋性越低，刺激强度越强，引起动作电位所需的潜伏时间越长，产生的动作电位振幅越低，0 相除极速率越慢，传导速度越慢，扩布越慢（图4-7）。

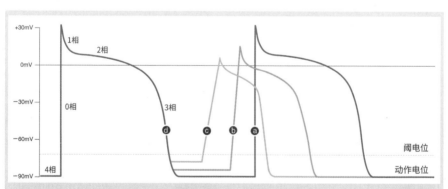

图 4-7 心室肌的相对不应期和阈上刺激的关系

心室肌的相对不应期位于动作电位 3 相中晚期，在相对不应期里，只有比阈刺激强度大的刺激（阈上刺激）才能引起新的动作电位。a. 在正常应激期里，膜电位完全恢复到静息电位水平，产生的动作电位最健全，0 相上冲最快，动作电位振幅最高，传导性能最好；b. 刺激在相对不应期末期，阈上刺激产生的动作电位，0 相上冲斜率变慢，动作电位振幅下降，传导性能减弱；c. 刺激在更为提前的相对不应期里，需要更强的阈上刺激才能引起的动作电位，0 相上冲斜率变得更慢，动作电位振幅也更低，传导性能更差；d. 刺激在有效不应期，不能产生动作电位

Note 临床上，心肌收缩力调节治疗是给患者植入一个类似心脏起搏器的脉冲刺激器，每天在心肌不应期内发放刺激脉冲，工作 3～7 小时，停止刺激后，心肌收缩力增强可维持数月[28]。

在心室肌细胞的动作电位曲线上，有效不应期从 3 相中期至恢复静息电位水平，占时 50ms，在心电图上相当于 T 波波峰至 T 波终点之间的时间[13]。

■ 易损期

1914 年，英国心脏电生理学家迈恩斯（Mines）发现只要在特定的时间里电击心室，就会诱发心室颤动，是心室易损期的发现者（图 4-8）[30, 31]。直到 1967 年，Mines 的发现才正式用于临床，通过定时装置确保电容器在 R 波期间放电，避免心脏电复律治疗期间出现心室颤动[32]。

生理情况下，心室各部位心肌的动作电位时程不同，通常早期激动的心肌动作电位较长，晚期激动的心肌动作电位较短，从而导致整体心肌复极相对均匀。这种不应期的不均匀程度是生理性的，不会在健康的心脏中出现自发性室性心律失常[33, 34]。

心肌在从有效不应期进入相对不应期的一段非常狭小的时间窗口里，各部位的不应期差异最大，兴奋性恢复程度极不一致，此时给予额外刺激很容易通过折返机制引发颤动，称为易损期[35]。

几乎所有的心室肌易损期位于 T 波波峰前后 20ms 时间窗口，96% 的心室肌易损期位于 T 波波峰前 40ms 至波峰后 20ms 的时

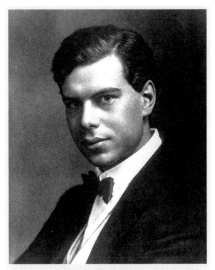

图 4-8 George Ralph Mines

乔治·拉尔夫·迈恩斯（George Ralph Mines，1886—1914）出生于英国巴斯，19 岁时进入剑桥大学，是一位才华横溢的电生理研究员；1913—1914 年在加拿大多伦多和蒙特利尔大学教授和研究生理学期间提出了折返性心律失常的发生的理论依据和心室易损期概念 [Reprinted from Elsevier Inc.[DeSilva RA. George Ralph Mines, ventricular fibrillation and the discovery of the vulnerable period. J Am Coll Cardiol,1997,29(6):1397-1402.] with permission from Elsevier Inc]

间窗口，而心房肌的易损期位于 QRS 波降支，心电图 P 波起点之后 120 ～ 135ms 时间窗口[36-38]。无论外来或内在刺激，心室易损期遭遇刺激易发生心室颤动，心房易损期内遭遇刺激容易诱发心房颤动，例如 R-on-T 型室性期前收缩诱发心室颤动、极为过早发生的房性期前收缩诱发心房颤动、同步直流电复律时避开 T 波波峰等都是易损期的临床应用（图 4-9）。

离体兔心脏研究发现急性心

Note

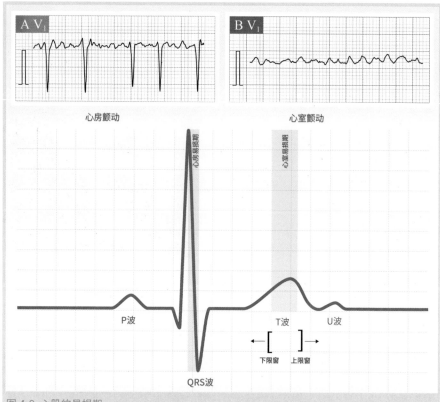

图 4-9 心肌的易损期

在心电图上，心房易损期相当于 QRS 波降支，此时给予心房刺激，容易诱发心房颤动（图A）；心室易损期相当于 T 波波峰前后的狭小时间窗，此时给予心室刺激，容易诱发心室颤动（图B）。易损期窗口的扩大可以左移，也可以右移，或同时发生左移和右移

肌缺血可以使心室肌易损窗口从（25±22）ms延长至（75±26）ms，延长至心电图T波终点；此外，犬心肌再灌注研究发现缺血心肌再灌注期也会出现心室肌易损期窗口扩大，这些基础研究的结果可以解释为何急性心肌梗死患者在发病早期和再灌注期容易出现室性心律失常，甚至致命性心室颤动[39，40]。需要指出的是，易损期窗口包括下限值和上限值，不同疾病或相同疾病的不同病程，对易损期窗口的上限和下限影响不同，如心室肌急性缺血期间的易损期窗口扩大主要是下限值向左侧前移而上限值保持不变[40]。

在临床上，自主神经张力改变、体温改变、内环境紊乱、心肌严重损害、心肌缺血等病理生理条件可以导致心肌的易损期窗口扩大，患者的心肌电生理极不稳定，自发性产生的期前收缩容易反复诱发心室颤动或心房颤动发作。

Note 临床上，心肌的易损期窗口是一个动态变化的电生理参数，随着病情的加重或缓解可以在很短的时间里发生延长或缩短，患者发生心律失常的风险也相应改变。

超常期

在心室肌动作电位从 –80mV 复极到 –90mV 这段时期，给予小于阈强度的刺激（阈下刺激）也能引起动作电位，称为超常期（图4-10）[1]。超常期发生的分子机制是钠通道已经大部分复活，同时膜电位尚未彻底恢复到静息电位水平，膜电位与阈电位的间距较小，故阈下刺激也能引起动作电位。超常期内的刺激阈值比正常静息电位时低 5% ~ 15%[14]。

超常期内产生的动作电位称为超常期兴奋，发生的传导称为超常传导[41]。在心电图上，超常期位于 T 波终末部 0 ~ 185ms（平均 84ms），相当于 T 波结束至 U 波起始之间的时间[41]。在健康心脏组织中，已经肯定存在超常期的是心室的浦肯野纤维和心房的房间传导通路（Bachmann束），普通工作心房肌不存在超常期，普通工作心室肌是否存在超常期存在争议，但病变的心室肌可以出现超常期[42]。

超常期兴奋和相对不应期内产生的兴奋都是建立在膜电位尚未完全复极到静息电位的水平之前，动作电位也是有缺陷的，振幅降低，传导能力下降，例如心房 Bachmann 束超常期内的传导减慢 17%，希氏束 – 浦肯野系统内的超常传导减慢 9%[42-44]。因

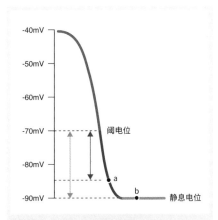

图 4-10 浦肯野纤维的超常期

图示心室浦肯野纤维的动作电位终末部分，静息电位为 -90mV，红色曲线所示为超常期阶段，超常期的 a 点相比于静息电位的 b 点，距离阈电位距离更近，阈下刺激也可以产生动作电位

此，超常传导只是强调在超常期内发生的兴奋和传导现象，并不是指传导能力提高。此外，正常人罕见超常兴奋和超常传导，一旦出现提示超常期窗口延长，为动作电位相关病变。

20 世纪 50 年代至 80 年代，超常期曾广泛用于传导意外改善的心电图现象的机制解释，但随后大量的动物研究和人类心脏电生理检查发现，一些"超常兴奋"和"超常传导"解释的心电图现象，其实是由其他电生理机制产生的，一种或多种其他心电机制可以模拟出超常传导的心电图现象，因此，在解释疑难心电图现象（特别是复杂心律失常）时，只有在充分排除其他可能已知原因的基础上，才能选用超常期进

熟记：只有在心肌静息电位水平产生的动作电位最为健全，传导能力最好。因此，任何影响静息电位的因素都能间接影响动作电位的产生和传导速度。

行机制解释（表 4-3）。

表 4-3 假性超常传导
房室结层面有关的心电机制
□ 裂隙现象
□ 剥脱现象
□ 文氏周期参与的显性或隐匿性房室结折返
□ 房室结纵向分离
□ 迷走神经刺激脉动性变化
□ 异位搏动的传导改善
希氏束 - 浦肯野系统内有关的心电机制
□ 裂隙现象
□ 希氏束 - 浦肯野系统传导延迟，导致差异性传导正常化
□ 房性期前收缩伴房室结传导延长，差异性传导正常化
□ 束支内的文氏传导促进差异性传导正常化
□ 双侧束支阻滞
□ 室相性心律失常
□ 心动过缓依赖性或 4 相阻滞
□ 右束支内的传导纵向分离

3

影响心肌不应期的因素

很多内在和外在的因素能够影响心肌的不应期，利用不应期解释心电图现象时，应考虑这些影响因素。

■ 心率

心率增快时，心肌的动作电位缩短，复极加速，心肌能很快恢复到应激状态，以便被随后紧随的冲动激动，与此同时，不应期缩短；而心率减慢时，心肌的动作电位延长，复极减慢，不应期延长。人类心脏电生理研究证实，心室率从 100 次 / 分增快至 120 次 / 分时，心室的有效不应期从 234 ~ 246ms 缩短至 227 ~ 237ms[45]。

在稳定的心脏节律中，心率突然改变，例如提前发生的期前收缩、阵发性室上性心动过速、窦性停搏等，伴随心肌不应期的骤然改变，可以影响随后心搏的传导，出现一些传导现象。在人类心脏中证实，心室肌不应期在稳定心率搏动 50 次以后，才能获得最大程度的变化[1]。

■ 动作电位时程

通常，动作电位时程延长伴随不应期延长，动作电位时程缩短伴随不应期缩短。需要指出的是，当动作电位时程变动时，各部分不应期可能并非成比例变动，例如低钾血症引起的动作电位时程延长期间，有效不应期反而缩短，心室肌易损期窗口增大，有利于心律失常的发生；此外，左心室心肌比右心室心肌对低钾血症更为敏感，心律失常主要发生

Note 在临床心脏电生理检查中，一些检查技术并不会采用理想实验提出的方案，比如常用连续发放 8 个或 10 个稳定周期的刺激测量不应期。临床方案必须兼顾便利性和时效性，不能过于繁琐。

于左心室[46-48]。

■ 不同部位的心肌

在心脏中，不仅不同部位的心肌组织的不应期不同，同一心腔不同部位心肌的不应期也存在差异（表 4-4）[49-379, 388, 396]。

4

传导性

当一个心肌细胞受到刺激产生兴奋，兴奋不仅从刺激部位开始扩布至整个心肌细胞，只要条件允许，兴奋还能够通过该心肌细胞产生的动作电位传播至周围其他心肌细胞，甚至更远处的心肌细胞和整个心脏（图 4-11）。

心肌细胞之间的兴奋传导是通过局部电流实现的，电耦联的部位是闰盘的缝隙连接，它们使心肌成为一个功能合体细胞。

■ 动作电位 0 相最大除极速率和振幅

上游心肌细胞的动作电位特性是兴奋传导的重要推动力。上游心肌细胞兴奋产生的动作电位振幅越高，它和邻近未兴奋心肌细胞之间的电位差越大，产生的局部电流将越强，传导速度越快，反之亦然（图 4-12）。

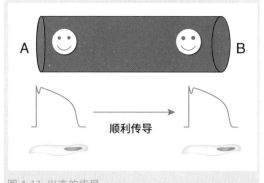

图 4-11 兴奋的传导

A 心肌细胞一旦受到刺激后，产生 1 个动作电位，只要传导条件适宜，这个动作电位能够引起 B 心肌细胞兴奋，产生 1 个动作电位，完成兴奋在心肌细胞之间的传导

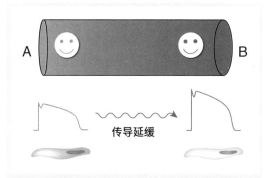

图 4-12 兴奋的传导延缓——动作电位振幅的影响

A 心肌细胞受到刺激后，产生 1 个有缺陷的动作电位，0 相振幅降低，但仍能进行缓慢传导，兴奋 B 心肌细胞并产生 1 个正常的动作电位，完成兴奋在心肌细胞之间的传导

心肌细胞的除极速率越快，即动作电位 0 相上冲越陡直，兴奋的传导也越快。这是因为 0 相除极速率越快，钠通道的利用率越高，瞬时产生的除极电势越大，传导性能越好（图 4-13）。Ⅰ类抗心律失常药物抑制钠通道，降

临床上，应根据患者实际的临床病理生理状态推导心肌的电生理改变，推导要有确凿的文献证据，不能盲目类推，更不能臆测，例如同一类别的抗心律失常药物，电生理效应存在药物间差异。

Note

心肌	绝对不应期	有效不应期	相对不应期	动作电位时程
窦房结	200*	286 ~ 364 [50]	——	387 ~ 409# [51]
心房肌				
普通右心房工作肌	163 ~ 197 [52]	203 ~ 218 [53]	30 [54]	288 ~ 332 [55]
普通左心房工作肌	——	226 ~ 235 [53]	30 [54]	232 ~ 330 ¥ [55]
Bachmann 束	——	177 ~ 221 [56]	——	305 ~ 385# [57]
冠状窦口	——	173 ~ 213 [56]	——	——
上腔静脉	——	249 ~ 283 [58]	——	148 ~ 163# [59]
肺静脉	——	150 ~ 300 [60]	——	188 ~ 233# [61]
界嵴	——	204 ~ 276 [62]	——	246 ~ 332 [62]
人类心房颤动				
普通右心房工作肌	——	208 ~ 290 [63]	——	264 ~ 338 [63]
普通左心房工作肌	——	176 ~ 232 [63]	——	224 ~ 302 [63]
Bachmann 束	——	189 ~ 299 [56]	——	——
肺静脉	——	207 ~ 286 [64]	——	——
房室结				
快径路	395 ~ 551 [65]	321 ~ 467 [66]	171 ~ 513 [65]	492 ~ 976& [65, 66]
慢径路	252 ~ 366 [65]	243 ~ 323 [66]	143 ~ 543 [65]	386 ~ 866& [65, 66]
希氏束	——	365 ~ 441 [67]	25 ~ 101 [67]	390 ~ 542& [67]
束支				
右束支	——	422 ~ 464 [68]	62 ~ 76& [69]	484 ~ 540 [68, 69]
左束支	——	404 ~ 464 [68]	54 ~ 84& [69]	458 ~ 548 [68, 69]
左前分支	——	——	——	——
左后分支	——	——	——	——
终末浦肯野纤维	——	305 [70]	——	400 [70]
心室				
右心室	——	225 ~ 270 [46]	255 ~ 289 [71]	——
左心室	——	——	——	262 ~ 324 [72]
房室旁道	——	通常测值为 240 ~ 309，也可以< 240 或电生理试验滴注异丙肾上腺素期间< 200 [73, 74]	——	

表 4-4 不同类型心肌细胞的不应期（时间单位均为 ms）

注：——未检索到文献数据；*Gooolgle Chat GPT 提供的检索数据；& 根据实验数据计算；¥ 标本来自器质性心脏病患者；# 来自动物实验数据；为消除心率对不应期的影响，所有参考文献尽量选择心动周期 600ms（心率 100 次 / 分）的研究数据，若研究未提供心动周期 600ms 的研究数据，则尽量选择心动周期 500 ~ 700ms（心率 86 ~ 120 次 / 分）的研究数据。

低心肌动作电位上升支幅度，冲动的传导减慢。

通常，激素、药物和疾病能同时影响心肌细胞动作电位的 0 相上冲速率和振幅，导致心肌的传导性降低。无论哪种情况，虽然上游心肌组织病变，只要兴奋能够传导且下游心肌能被正常兴奋，下游心肌都能产生正常的动作电位。这就好比网速虽然缓慢，只要不掉线，我们就可以把一个大文档从互联网上下载到本地计算机的硬盘。

对于心房肌、浦肯野纤维（组成希氏束、束支系统和浦肯野纤维网）和心室肌而言，它们的 0 相除极依赖于 Na^+，钠通道的性能决定动作电位的产生和传播，心肌细胞瞬时对 Na^+ 通透的能力越大，开放的 Na^+ 通道数量越多，开放得越快，抵达阈电位的时间越早，动作电位 0 相的除极速率将会越快，动作电位振幅越高，这个动作电位向下传导的安全性越高，传导能力也越强。图 4-12 和图 4-13 所示有缺陷的动作电位虽然能够传导，但传导的安全性下降，内外环境稍有变动，就有

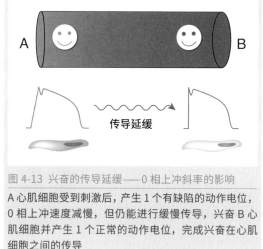

图 4-13 兴奋的传导延缓——0 相上冲斜率的影响

A 心肌细胞受到刺激后，产生 1 个有缺陷的动作电位，0 相上冲速度减慢，但仍能进行缓慢传导，兴奋 B 心肌细胞并产生 1 个正常的动作电位，完成兴奋在心肌细胞之间的传导

发生传导中断的危险。

■ 膜电位水平

心肌兴奋前的膜电位水平是决定 0 相除极速率和动作电位振幅的另一个重要影响因素（图 4-14）。对于动作电位 0 相依赖于 Na^+ 的心肌细胞而言，膜电位越负，0 相除极速率越快，动作电位振幅越大，兴奋的传导能力越强；相反，膜电位越正，0 相除极速率越慢，动作电位振幅越小，因为 Na^+ 通道必须在一定负电位水平下才能完成复活。

膜电位绝对值减小（膜电位变得更正）是引起临床传导紊乱的常见原因，机制包括复极不完全和部分除极化。极端情况下，膜电位低于钠通道开放的阈电位，

对于普通工作心肌而言，简单记忆绝对不应期为 200ms，相对不应期为 50ms，总不应期为 250ms。绝对不应期里心肌不会再次应激，因此心肌能承受的最快心率为 300 次 / 分。

Note

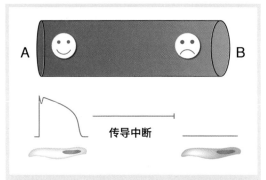

图 4-14 兴奋的传导中断——静息膜电位受损

A 正常心肌细胞受到刺激后，产生 1 个正常的动作电位，但 B 心肌细胞静息电位受损，不能被兴奋，传导由此中断

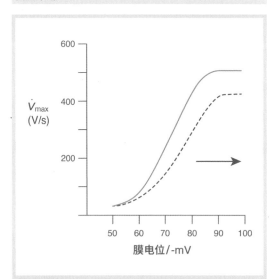

图 4-15 膜反应曲线

一系列 0 相动作电位的最大上冲速度（$\dot{V}_{max}$）被描述为启动动作电位的膜电位的函数，呈 S 形态（橙黄色实线）。任何抑制膜反应性的干预（湖蓝色虚线）都将降低 $\dot{V}_{max}$。作为一般规则，那些抑制膜反应性的干预措施将减慢传导，而那些增强膜反应性的干预措施将加速传导

心肌细胞将丢失兴奋性。

心肌细胞的膜反应性是指引发动作电位的膜电位和最大 0 相

上冲速度（$\dot{V}_{max}$）的关系[12]。它提供了心肌细胞在不同膜电位水平下，对刺激反应能力的信息。由于 $\dot{V}_{max}$ 是传导速度的决定因素，膜反应曲线也能间接提供膜电位改变引起动作电位传导改变的信息（图 4-15）。临床上，抗心律失常药物或其他抑制钠通道的药物能够引起心肌膜反应曲线右移，减慢传导速度。

■ 阈电位水平

在静息膜电位保持不变的情况下，阈电位上移（阈电位更正），阈电位 - 静息膜电位的距离越大，产生动作电位的时间越长，传导越慢；阈电位下移（阈电位更负），阈电位 - 静息膜电位的距离越小，产生动作电位的时间越短，传导越快。阈电位是通过对兴奋产生时间的影响来间接决定传导速度的，通常，阈电位很少变动，不是引起传导改变的主要因素。

冲动的传导实际是上游心肌和下游心肌在电学上的延续，因此，上游心肌和下游心肌的功能都可以影响传导的实现。在细胞层面，心肌细胞的大小、钠通道密度和分布部位、细胞与细胞之间的耦合情况是影响传导速度的

Note 简而言之，自律细胞的自律性取决于三个相互作用的因素：最大舒张电位水平、阈电位水平和 4 相除极速率。这些因素中的任何一个发生改变，都能影响舒张期去极化速度，进而影响心率。

分子基础[75]。此外，一个冲动沿心肌细胞纵向的传导速度快于沿心肌细胞横向的传导速度，这种传导速度和传导方向的关联特性称为各向异性传导，是心肌重要的传导属性（图 4-16）[76-78]。

生理上，随着年龄的增长，间质纤维化和心肌细胞电耦联成分减少，会导致传导速度下降；此外，随着年龄的增加，晚钠流增强和电压门控钾流减弱，动作电位时程延长[79,80]。疾病条件下，心力衰竭心脏的心室肌传导速度减慢，在犬快速心室起搏诱导的心力衰竭模型中，衰竭心室肌的各向异性比值降低至 1.5 ～ 1.6，传导速度减慢 > 20%，心室激动时间显著延长，心电图 QRS 时限增加 36%[79,81]。

5

快反应细胞和慢反应细胞

在心脏中，根据动作电位 0 相除极特征，把心肌细胞分为快反应细胞和慢反应细胞。

■ 快反应细胞

心脏的大部分细胞属于快反应细胞，包括心房肌、心室肌、Bachmann 束、希氏束、浦肯野纤维和旁道等。这些心肌细胞除极依赖于钠通道开放，动作电位的共同特点是 0 相上冲形成快速，振幅高大，兴奋传导速度快，故称为快反应细胞，产生的动作电位也称为快反应动作电位[1]。快反应细胞的复极过程缓慢，动作电位时程较长，可以人为地划分为 0 相、1 相、2 相和 3 相。

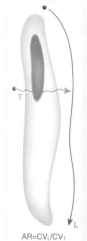

图 4-16 心肌细胞的各向异性传导

心肌细胞呈圆柱形，长为 100 ～ 150μm，宽为 30 ～ 40μm，兴奋沿长轴（纵向）的传导速度快于沿短轴（横向）的传导速度。纵向传导速度（CV_L）和横向传导速度（CV_T）比值称为各向异性比（AR）。不同的心肌细胞各向异性传导不同，浦肯野纤维的纵向传导速度最快为 2m/s，普通工作心室肌仅有 0.5m/s；右心房嵴的各向异性比最高，约为 10，心室肌的各向异性比最低，为 2.5 ～ 4。不同部位心肌的各向异性属性和它们的生理功能息息相关，在心房内，由于缺乏特殊的传导系统，界嵴成为窦性冲动从右心房上部快速传导至右心房下部的重要肌束；在心室内，浦肯野纤维主要负责兴奋的传播，纤维取向针对电学进行优化，而对于普通工作心室肌，主要为血流动力学服务，以确保心肌收缩发生在特定的轴向上，纤维取向针对机械学进行优化，而不是针对激动波的快速分散传播，有助于保持心室同步收缩。心肌细胞的形状和大小、兴奋性、心肌纤维化、缝隙连接分布和功能都能影响各向异性传导，在疾病状态下，各向异性传导可能增强，并且与病理性心律失常的发生有关，但一些重要的机制尚未阐明

$AR=CV_L/CV_T$

在正常心肌细胞中，钠通道密度和细胞 - 细胞间电耦合分子数量，在纵向分布上更为丰富，是各向异性传导的分子基础，例如细胞与细胞间的电学连接性能下降，将会导致传导延迟或中断。

Note

■ 慢反应细胞

窦房结和房室结细胞属于慢反应细胞，动作电位的特点除除极依赖于钙通道的开放以外，还有 0 相上冲形成缓慢、振幅小、传导缓慢，故称为慢反应细胞，产生的动作电位也称为慢反应动作电位[1]。它们的复极过程缓慢，2 相不明显。

■ 快慢反应细胞的电生理特性比较

快反应细胞有效不应期终止于复极完毕前，而慢反应细胞兴奋性周期变化的特点是不应期长，有效不应期几乎占据整个动作电位的全程，相对不应期持续至完全复极后，长于动作电位时程（图 4-17）。

慢反应细胞的主要生理功能是冲动的产生（如窦房结起搏细胞）和传导（如房室结），与心肌收缩无关，故动作电位的 2 相平台期不明显。

在哺乳动物心脏中，负责快反应细胞和慢反应细胞 0 相除极的离子通道数量存在巨大差异，心肌细胞具有丰富的钠通道，每个细胞平均拥有超过 10 万个钠通道（浦肯野纤维最多甚至超过 100 万个），而仅有 2 万个 L 型钙通道，钾通道的数量更少[82]。

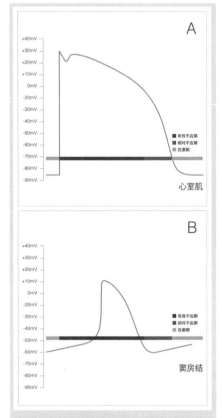

图 4-17 比较快反应细胞和慢反应细胞

图 A 是心室肌的心外膜心肌动作电位，静息电位 -85mV，0 相除极快速；图 B 是窦房结起搏细胞的动作电位，最大舒张电位 -60mV，0 相除极缓慢，动作电位振幅较低

快反应细胞和慢反应细胞的电生理特性比较见表 4-5[83]。在疾病条件下，快反应细胞的钠通道失活，除极将转变为依赖于 L 型钙通道的模式，从而获得异常自律性和缓慢传导，一方面心肌细胞继续得以生存，另一方面成为潜在的心律失常病灶。

Note 快反应细胞的动作电位可以人为划分为 0 相、1 相、2 相、3 相，而慢反应细胞的动作电位主要由 0 相、1 相、3 相形成，2 相不明显，这是因为此类细胞主要负责冲动的形成和传导，不参与收缩活动。

表 4-5	快反应细胞和慢反应细胞的电生理特性比较	
	快反应细胞	慢反应细胞
0 相除极依赖离子	钠离子	钙离子
动作电位阈值 /mV	-70 ~ -50	-55 ~ -30
电流强度 /μA	1 ~ 30	0.1 ~ 3.0
通道激活时间常数（τ）		
激活 /ms	< 1	10 ~ 20
失活 /ms	< 1	50 ~ 500
0 相除极抑制剂	河鲀毒素，贝类毒素，局部麻醉剂，持续去极化导致膜电位 < -40mV	苯烷基胺类药物，锰离子，苯并硫氮杂䓬类药物，钴离子，二氢吡啶类药物，镍离子，镧离子
静息膜电位 /mV	-80 ~ -95	-40 ~ -70
传导速度 / (m/s)	0.3 ~ 3.0	0.01 ~ 0.1
$\dot{V}_{max}$ / (V/s)	200 ~ 1000	1 ~ 10
动作电位特征		
0 相	形成快速	形成缓慢
反转电位 /mV	0 ~ +30	+10
1 相	心房肌和心室心外膜突出	不突出
2 相	显著	不显著
4 相	膜电位稳定	自发性去极化
主要生理功能	心肌收缩和电传导	冲动形成和电传导
兴奋性的完全恢复	及时，在复极结束时恢复	延迟，持续至复极结束后，即存在复极后不应期现象
传导的安全性	高	低
分布范围	心房、希氏束、束支、浦肯野纤维网、心室肌	窦房结、房室结
神经递质效应		
β 肾上腺素能受体	功能显著增强	功能显著增强
α 肾上腺素能受体	功能增强	功能增强
毒蕈碱胆碱能	心房肌和心室肌的功能受抑	功能受抑
自律性	低	高

不同类型的心肌细胞存在一些共性，也存在不少个性，后者与它们独有的离子通道功能有关，因此在解释与疾病相关的心电图时，必须考虑受损心肌的电生理特性，不能张冠李戴。

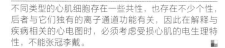

6

自律性

窦房结的起搏细胞、心房内的异位起搏局灶、房室结的结细胞和心室内的浦肯野纤维的动作电位复极到最大负电位以后，4相膜电位不稳定，能够自发性去极化，一旦抵达阈电位，就能产生新的动作电位，心肌细胞自发性产生冲动的能力称为自律性。换言之，自律性细胞能够在缺乏外来刺激的条件下，自发性产生电活动。

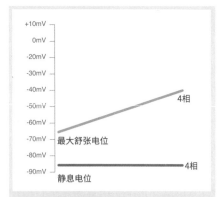

图 4-18 比较静息电位和起搏电位

普通工作心房肌和心室肌的动作电位复极到最大负电位后，膜电位保持稳定，形成静息电位；而具有自律性的细胞，动作电位复极到最大舒张电位后，膜电位负值开始逐渐减少，自发去极化，直至抵达阈电位，引发下一个动作电位

■ 舒张期去极化

在自律性细胞中，动作电位4相膜电位不稳定，不能称为静息电位，复极抵达的最大负电位称为最大舒张电位（图 4-18）。最大舒张电位自发性去极化发生在心肌舒张期，生理学上称为舒张期去极化[83]。

舒张期去极化是由众多的离子通道和离子转运体协同完成的，与普通工作心肌细胞不同的是，自律性细胞缺乏 I_{K1} 通道而富含起搏电流，动作电位4相期间的内向电流密度大于外向电流，一旦膜电位恢复到最大舒张电位以后，内向电流随即启动自发性去极化

表 4-6	膜电位 -50mV 时，窦房结舒张期去极化中期的离子流
外向电流	电流强度 /pA
延迟整流钾电流	20 ～ 40
内向整流钾电流（K_{ATP}）	5
钠 - 钾泵电流	20
内向电流	电流强度 /pA
超极化激活电流	-1 ～ 2
L 型钙流	-10 ～ 50
T 型钙流	～ 1
钠离子依赖的背景电流	-20 ～ 40
净电流	-2.8

（表 4-6）[83, 84]。

■ 窦房结起搏机制的膜钟理论

正常情况下，窦房结起搏细胞的自律性最高，自发产生电活

Note I_{K1} 是一种内向整流钾电流，允许钾离子进入细胞：当膜电位超极化（负值增加）时，内向电流增强，而当膜电位去极化（负值减少）时，内向电流减弱，让轻微波动的膜电位始终保持在稳定水平。

动的频率最快，成为心脏正常节律的主宰，即一级起搏点。目前，有关窦房结的起搏机制是膜钟理论和钙钟理论。

膜钟又称为电压钟或离子通道钟，是指窦房结的起搏活动依赖于细胞膜上的离子通道，有关离子通道的功能随时间和电压的改变而改变[85]。当窦房结起搏细胞的动作电位复极到 $-40 \sim -50mV$ 时，一方面外向钾电流开始衰减，另一方面内向电流 I_f 开始激活[86]。历史上，I_f 电流曾被命名为 funny 电流，英文单词"funny"含有"奇异的""有趣的"之意，用于描述这种内向电流不同寻常的电生理特性，例如其是一种超极化激活电流，最大激活电位为 $-100mV$，缺乏离子选择性，主要为由钠离子和钾离子以及少量钙离子形成的混合电流（图 4-19）[86, 87]。完全阻断 I_f 电流以后，心率减慢 $20\% \sim 30\%$[88]。

当窦房结起搏细胞的动作电位去极化到 $-50mV$ 时，T 型钙通道开放，Ca^{2+} 进入细胞增多，自发性进一步去极化（图 4-20）[89]。T 型钙通道在膜电位 $-60mV$ 时开始激活，膜电位 $-30 \sim -10mV$ 时完全激活，失活阈值为 $-90mV$，在 $-40mV$ 时完全失活[11, 90]。T

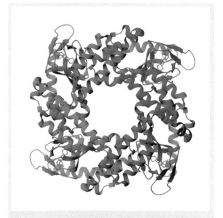

图 4-19　人类的 HCN4 通道结构

20 世纪 90 年代以后，基础研究已经证实 I_f 电流属于超极化激活的环核苷酸门控通道（HCN 通道），HCN 通道由 4 个相同或不同的亚基组成。交感神经的 β 肾上腺素能受体激活和迷走神经的毒蕈碱能受体激活后，改变细胞内的第二信使——环磷酸腺苷（cAMP）浓度，后者是调控 HCN 通道的重要生化物质。现已发现四个 HCN 通道亚型，窦房结起搏细胞主要是 HCN4 通道，也有少量 HCN1 通道和 HCN2 通道。在人类，HCN4 通道由位于 15 号染色体上的基因编码，突变可引起遗传性病态窦房结综合征

型钙通道工作的激活电压和失活电压存在重叠。T 型钙通道并非窦房结起搏细胞的主要起搏电流，但能够轻度调控心率。完全阻断 T 型钙通道以后，心率减慢 15%[90]。

当窦房结起搏细胞的动作电位去极化到 $-40mV$ 阈电位时，L 型钙通道开放，Ca^{2+} 大量进入细胞，产生动作电位[11]。L 型钙通道贡献于舒张期去极化的后期，是动作电位产生的关键电流。

外向钾电流衰减曾长期被认为是自律性细胞的主要起搏机制，但自从 1979 年发现 I_f 电流以后，起搏理论迅速转移到 I_f 电流上。目前认为外向钾电流衰减仍参与了最早期的起搏活动[86]。

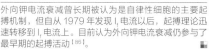

Note

■ 窦房结起搏机制的钙钟理论

20 世纪 80 年代后期，研究者陆续发现窦房结起搏细胞的肌质网（细胞内 Ca^{2+} 循环）和 Na^+–Ca^{2+} 交换器参与了起搏活动[91]。

肌质网是心肌细胞内的 Ca^{2+} 储存库，生理作用是调控细胞质的 Ca^{2+} 浓度。当窦房结起搏细胞的胞质局部 Ca^{2+} 增多时，Ca^{2+} 将与肌质网上的兰尼定（Ryanodine，RyR）受体结合，促进肌质网释放很多的 Ca^{2+} 进入胞质；Ca^{2+} 增多以后，一方面直接引起膜去极化，另一方面激活 Na^+–Ca^{2+} 交换器，泵出增多的 Ca^{2+}，每泵出 1 个 Ca^{2+}，泵入 3 个 Na^+，细胞内净得一个正电荷，细胞内正电荷进一步增多，细胞膜继续去极化（图 4-20）[92-94]。

Ca^{2+} 浓度在窦房结起搏细胞的动作电位上冲前 65 ~ 75ms 时间里突增，钙钟主要贡献于舒张期去极化的晚期，抑制兔窦房结起搏细胞的 RyR 受体，心率降低 20% 左右[93, 95]。

迄今，钙钟调控起搏机制远比最初认识的复杂，例如涉及一系列 Ca^{2+} 有关的蛋白磷酸化和去磷酸化；钠钙交换器在整个心动周期中都发挥作用，一些时间里细胞内 Ca^{2+} 浓度缓慢增加，产生的电流微弱，容易被忽视；L 型 Ca^{2+} 通道也参与了心率的调控；膜钟和钙钟不是绝对分离的心电机制，单独的膜钟或单独的钙钟都不足以引起膜电位达到起搏电位，两者通过膜电位、Ca^{2+} 浓度、cAMP、蛋白激酶 A、钙调素依赖的蛋白激酶 II（CAMK II，作用是蛋白磷酸化）等细胞内生化调节机制相互协调调控起搏电流[96, 97]。

图 4-20 窦房结的起搏电流

上图：窦房结起搏细胞的各种起搏电流，包括膜钟和钙钟。细胞分为 4 个区域：肌膜下区域、细胞质、细胞核和肌质网，其中肌质网又分为交界区（jSR）和网络区（nSR）。膜钟包括传统的钾电流衰减、I_f 起搏电流和 T 型钙通道，主要在舒张期去极化的前部发挥起搏作用。Ca^{2+} 扩散流包括两部分：从肌膜下区域扩散至细胞质和从肌质网网络区扩展至交界区。细胞内 Ca^{2+} 增多时，与位于肌膜下区域的肌质网交界区的 RyR 受体结合，促使肌质网释放更多的 Ca^{2+} 进入细胞，对于普通工作心室肌细胞，在此步骤里进行收缩活动，完成兴奋 - 收缩耦联；而对于窦房结起搏细胞而言，在此步骤里促进起搏电流，完成舒张期去极化活动。细胞质内的 Ca^{2+} 通过肌质网上的钙泵（J_{up}）重新泵入肌质网。这是窦房结起搏细胞计算机建模最常用的模式图，至少有 11 种离子通道和离子泵参与了窦房结起搏细胞的起搏活动。

下图：窦房结起搏细胞的动作电位和舒张期去极化电流模式图，膜钟主要在舒张期去极化的早中期发挥作用，而钙钟主要在舒张期去极化的中晚期发挥作用

Note 细胞浆内的 Ca^{2+} 浓度可以在局部增多，引起后继一系列生化反应并产生最终的生理效应。这种胞浆内局部 Ca^{2+} 浓度增多的现象，生理学上形象地称为 Ca^{2+} 火花（Ca^{2+} spark）。

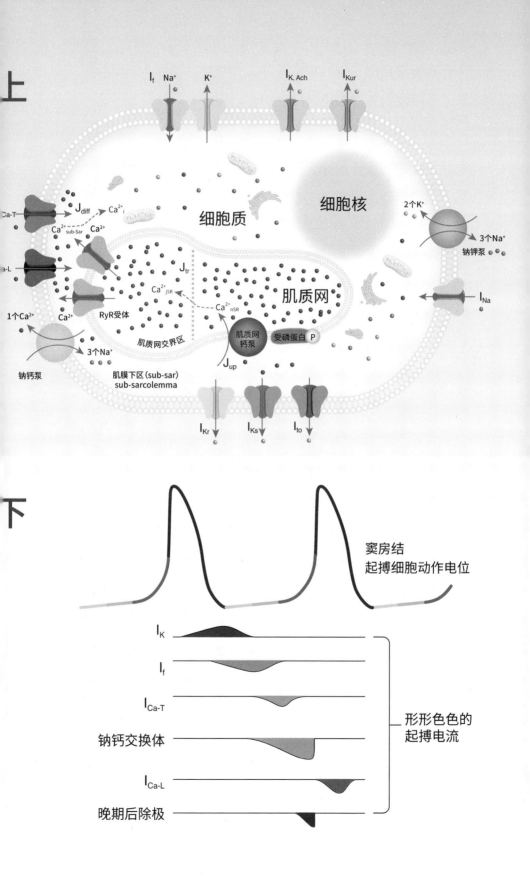

上

I_f Na⁺   K⁺ $I_{K, Ach}$ I_{Kur}

Ca-T J_{diff} Ca²⁺ᵢ

Ca²⁺ sub-Sar   Ca²⁺

细胞质

细胞核

2个K⁺

3个Na⁺
钠钾泵

a-L

Ca²⁺ J_{tr}

Ca²⁺ jSR

肌质网

RyR受体   Ca²⁺   Ca²⁺ nSR

1个Ca²⁺   Ca²⁺   肌质网交界区

肌质网钙泵   受磷蛋白 P

J_{up} I_{Na}

钠钙泵

3个Na⁺   肌膜下区 (sub-sar)
sub-sarcolemma

I_{Kr} I_{Ks} I_{to}

下

窦房结
起搏细胞动作电位

I_K

I_f

I_{Ca-T}

钠钙交换体

I_{Ca-L}

晚期后除极

形形色色的
起搏电流

在窦房结起搏细胞中，局部 Ca^{2+} 浓度增加是一种细胞层面的周期性和节律性心电现象，肌质网参与的细胞内 Ca^{2+} 循环是钙钟运转的关键机制，因此，肌质网成为钙钟调控起搏电流的关键细胞器[98]。交感神经兴奋时，通过 G 蛋白耦联受体产生的生化效应，钙钟全速运转，激活钠钙交换器，以最大速率点燃膜钟，以达到最大心率[98]。

■ 起搏点的层次性

在心脏中，生理状态下，自律性细胞沿传导系统分布，包括窦房结、心房内的异位起源点、房室结、希氏束和心室内的浦肯野纤维。

从心房至心室或者说从心脏的高位至低位，各级起搏点的自律性逐渐降低，窦房结起搏细胞的舒张期去极化速率最快，拥有最高的自律性，成为一级起搏点，是多数个体的节律来源，而其他层面的起搏细胞称为次级起搏点（表 4-7 和图 4-21）[100-103]。

既往曾认为心房仅由无自律性的普通工作肌组成，现已肯定在心房内的一些特殊结构，分布有自律性细胞，包括界嵴、低

表 4-7 不同自律性细胞的自律活动和心率范围

自律性细胞	自律性层次	舒张期去极化速	自律性减低	正常频率范围	自律性增强	稳定性
窦房结	一级起搏点	人类 30.9～66.9mV/s	<60次/分	60～100次/分	>100次/分	稳定
心房异位起搏点	二级起搏点	人类 12.1～17.1mV/s	<50*次/分	50～60*次/分	>60*次/分	相对稳定
房室结	三级起搏点	兔 19.1～54.7mV/s	<40次/分	40～60次/分	>60次/分	较稳定
心室内浦肯野纤维	四级起搏点	犬 1.76～2.4mV/s	<20次/分	20～40次/分	>40次/分	不稳定

注：* 经验性数据。

Note 在心房内，普通工作心房肌并无自律性，不会自发性产生冲动；但在胚胎发育中，由于转录因子的导向障碍，一些个体的非窦房结区域的心房肌发育为起搏细胞，成为异位病性节律的来源。

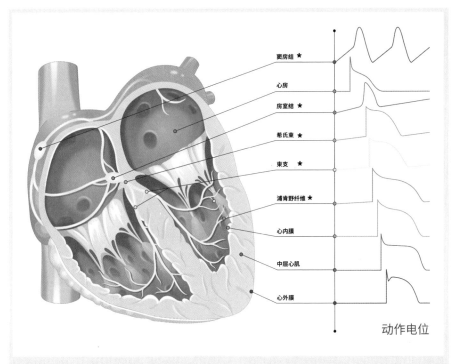

图 4-21 心脏不同部位心肌的动作电位

从心房至心室，动作电位时程逐渐延长，心室内的浦肯野纤维动作电位时程最长，近端束支和普通工作心肌的动作电位时程短于浦肯野纤维。＊号标注的是自律性细胞，注意从窦房结至浦肯野纤维，4 相舒张期去极化的速率逐渐降低

位右心房和下腔静脉交界区、Eustachian 嵴、扩展至房室瓣的心房肌、冠状窦口以及冠状窦内、延伸至静脉内的心房肌[85]。心房内的这些异位起搏点在生理状态下可能是房性逸搏和房性逸搏心律的来源，病理条件下可能成为房性期前收缩、房性心动过速和心房颤动的起源病灶。

不同层面的自律性细胞，固有的起搏属性不同，如房室结的 HCN4 通道数量只有窦房结的六分之一，I_f 电流密度比窦房结低 52%，而延迟整流钾电流快组分（I_{Kr}）密度比窦房结高出 53%，房室结的固有频率比窦房结低 44%[104-106]。不同自律性细胞的起搏属性差异决定自主神经和抗心律失常药物对不同心肌组织的自律性影响不同。

从心房至心室，自律性心肌细胞的固有频率逐渐降低，但相同层面自律性细胞的固有频率，个体间差异很大，如犬房室结固有频率波动于 50 ~ 109 次 / 分，希氏束固有频率波动于 30 ~ 80 次 / 分[107]。这种生理现象具有重要的临床意义，一些用于诊断心律失常的心率标准只具有辅助诊断价值，并非绝对标准，例如一位三度房室阻滞伴室性逸搏心律的患者，心室率 45 次 / 分，按照频率标准心电图可以诊断为加速性室性自主节律，但也有可能该 45 次 / 分的频率是该患者室性逸搏节律点的生理性频率，并不需要特殊诊断"加速性室性自主节律"。

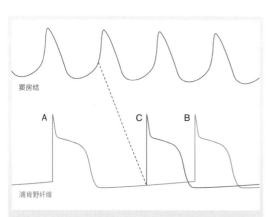

图 4-22 抢先占领机制

上排湖蓝色曲线是兔窦房结起搏细胞动作电位，舒张期去极化速率快速，下排橙黄色曲线是兔浦肯野纤维动作电位，舒张期去极化速率缓慢，A 和 B 是兔浦肯野纤维按照固有频率产生的动作电位，可见在相同时间里，浦肯野纤维产生动作电位的个数明显少于窦房结起搏细胞产生的动作电位。生理条件下，浦肯野纤维在舒张期去极化过程预期产生动作电位 B 的过程中，窦性冲动已经抵达，浦肯野纤维的舒张期去极化过程中断，在窦性冲动的刺激下提前产生动作电位 C，浦肯野纤维的实际频率跟随窦房结频率

窦房结起搏细胞产生的电冲动，先传导至心房，心房兴奋随后收缩，然后下传至心室，心室兴奋随后收缩，这种从上至下的激动顺序是完成房室顺序收缩，心脏获得最佳泵血功能的保证之一。从心房至心室，各级起搏点的稳定性下降，固有频率降低，不仅难以满足生理性需求，例如活动时心率不能提升，而且有心脏停搏风险。

■ 抢先占领和超速抑制

窦房结起搏细胞的 4 相舒张期去极化速率最快，当次级起搏点的舒张期去极化还在进行时，去极化到达阈电位以前，窦性冲动已经到来，次级起搏点的舒张期去极化终止，膜电位在窦性冲动刺激下产生新的动作电位（图 4-22）。

正常浦肯野纤维的固有频率只有 20 ~ 40 次 / 分，当以更高的频率驱动浦肯野纤维，例如浦肯野纤维在窦房结的控制下，频率提升到 80 次 / 分，浦肯野纤维产生的动作电位数量倍增，细胞内 Na^+ 增多，激活钠 - 钾交换体（钠钾泵），每泵出 3 个 Na^+，泵入 2 个 K^+，细胞内净得一个负

Note

超速抑制现象是在 20 世纪 50 年代学者在研究心肌细胞的自律性时发现的心电现象，目前生电性钠钾泵是主流学说，通常被动驱动频率与自律性细胞主动固有频率差值越大，超速抑制越显著。

电荷，有利于细胞膜超极化，中和浦肯野纤维的舒张期去极化，从而抑制浦肯野纤维自身的起搏活动（图 4-23）。这种自律性细胞在接受高频刺激驱动时，自身的起搏活动受到抑制的现象称为超速抑制[85, 108-110]。在鸡胚心房肌细胞研究中，超速抑制可以使心房肌膜电位超极化多达 5mV[109]。

在心脏中，高频刺激既可以来自外界，例如心脏电生理检查时发放的快速起搏脉冲，也可以是生理性的，例如高自律性起搏点（窦房结）驱动低自律性起搏点（房室结和浦肯野纤维）。

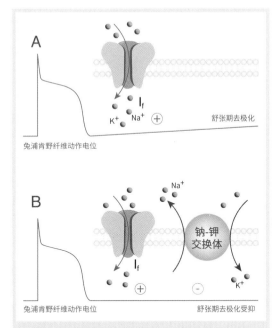

图 4-23　超速抑制的细胞学机制

A. 生理条件下的兔浦肯野纤维动作电位，4 相期间，阳离子随起搏电流进入细胞内，细胞内正电荷增多，细胞膜逐渐去极化。B. 经快频率驱动的兔浦肯野纤维动作电位，4 相期间，一方面阳离子随起搏电流进入细胞内，细胞内正电荷增多，另一方面钠钾交换体激活，细胞内负电荷增多，两者中和的结果引起浦肯野纤维的舒张期去极化受抑

生理状态下，由于窦房结对次级起搏点的控制，次级起搏点自身的起搏活动并不能显现，成为潜在起搏点。一旦窦房结发放冲动的能力衰退，窦性冲动的频率慢于次级起搏点，次级起搏点会控制心脏节律，心脏节律由正常的窦性心律转变为异位的房性节律、交界性节律或室性节律。这种节律的转变可以通过体表心

电图发现。

窦房结自身也能被其他更快的节律点超速抑制，例如阵发性房性心动过速、阵发性心房扑动、阵发性心房颤动、阵发性室上性心动过速和阵发性室性心动过速，这些快速性心律失常发放的冲动可以侵入窦房结并对窦房结产生超速抑制。当快速性心律失常终止时，若窦房结超速抑制时间过长或窦房结起搏细胞本身存

心脏电生理学中，钠－钾交换体、钠－钾泵和钠－钾 ATP 酶等术语都是指相同的离子转运体。不同作者习用术语不同，相同生化结构在不同文献中有不同称谓，阅读文献时应注意这种现象。

 Note

在病变，膜电位恢复缓慢，起搏活动低下，将会导致长时间的窦性停搏，患者甚至出现黑矇、晕厥等临床症状，需要医学干预（图4-24）。

一些心电现象本身是生理性的，但在特定的疾病条件下，这些心电现象可能会导致患者心脏节律和血流动力学不稳定，从而具有病理意义和临床干预的指征。

参考文献

[1] Issa ZF, Miller JM, Zipes DP.Clinical arrhythmology and electrophysiology.Amsterdam:Elsevier, Inc,2019:1-14.

[2] Chrysafides SM, Bordes SJ, Sharma S. Physiology, Resting Potential. 2023 Apr 10. In: StatPearls [Internet]. Treasure Island (FL): StatPearls Publishing; 2023 Jan–. PMID: 30855922.

[3] Wright SH. Generation of resting membrane potential. Adv Physiol Educ,2004,28(1-4):139-142.

[4] Melkikh AV, Sutormina MI. Model of active transport of ions in cardiac cell. J Theor Biol,2008,252(2):247-254.

[5] Beer GM, Budi S, Seifert B, et al. Configuration and localization of the nipple-areola complex in men. Plast Reconstr Surg,2001,108(7):1947-1952; discussion 1953.

[6] Heidbüchel H, Vereecke J, Carmeliet E. The electrophysiological effects of acetylcholine in single human atrial cells. J Mol Cell Cardiol,1987,19(12):1207-1219.

[7] Shaw RM, Rudy Y. Electrophysiologic effects of acute myocardial ischemia: a theoretical study of altered cell excitability and action potential duration. Cardiovasc Res,1997,35(2):256-272.

[8] Weiss JN, Qu Z, Shivkumar K. Electrophysiology of Hypokalemia and Hyperkalemia. Circ Arrhythm Electrophysiol,2017,10(3):e004667.

[9] Bacharova L. Electrical and structural remodeling in left ventricular hypertrophy-a substrate for a decrease in QRS voltage? Ann Noninvasive Electrocardiol,2007,12(3):260-273.

[10] Wolff AA, Levi R. Histamine and cardiac-arrhythmias. Circ Res,1986,58(1):1-16.

[11] Issa ZF, Miller JM, Zipes DP.Clinical Arrhythmology and Electrophysiology.Amsterdam:Elsevier, Inc,2019:15-50.

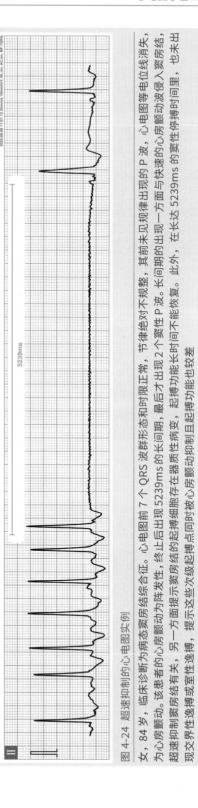

图 4-24 超速抑制的心电图实例

女，84岁，临床诊断为病态窦房结综合征。心电图前7个QRS波群形态和时限正常，节律绝对不规整，其前未见规律出现的P波，心电图呈电位线消失，为心房颤动。该患者的心房颤动为阵发性，终止后出现5239ms的长间期，最后才出现2个窦性P波。长间期的出现一方面与快速的心房颤动波侵入窦房结，超速抑制窦房结有关，另一方面提示窦房结的起搏细胞存在器质性病变，起搏功能长时间不能恢复。此外，在长达5239ms的窦性停搏时间里，也未出现交界性逸搏或室性逸搏，提示这些次级起搏点同时被心房颤动抑制且起搏功能也较差

[12] Rosen MR, Wit AL, Hoffman BF. Electrophysiology and pharmacology of cardiac arrhythmias. I. Cellular electrophysiology of the mammalian heart. Am Heart J,1974,88(3):380-385.

[13] Khurana.Textbook of medical physiology.Elsevier, India Inc,2006:249-250.

[14] https://pure.uva.nl/ws/files/1003384/81478_327497.pdf.

[15] https://en.wikipedia.org/wiki/Electrotonic_potential.

[16] Kamiyama A, Matsuda K. Electrophysiological properties of the canine ventricular fiber. Jpn J Physiol,1966,16(4):407-420.

[17] Rudy Y. Electrotonic cell-cell interactions in cardiac tissue: effects on action potential propagation and repolarization. Ann N Y Acad Sci,2005 ,1047:308-313.

[18] Sampson KJ, Henriquez CS. Electrotonic influences on action potential duration dispersion in small hearts: a simulation study. Am J Physiol Heart Circ-Physiol,2005,289(1):H350-360.

[19] Quinn TA, Camelliti P, Rog-Zielinska EA, et al. Electrotonic coupling of excitable and nonexcitable cells in the heart revealed by optogenetics. Proc Natl Acad Sci U S A,2016,113(51):14852-14857.

[20] Tanaka I, Sasaki Y. On the electrotonic spread in cardiac muscle of the mouse. J GenPhysiol, 1966,49(6):1089-1110.

[21] Tan RC, Joyner RW. Electrotonic influences on action potentials from isolated ventricular cells. Circ Res,1990,67(5):1071-1081.

[22] De Elio FJ. The action of acetylcholine, adrenaline and other substances on the refractory period of the rabbit auricle. Br J Pharmacol Chemother,1947,2(2):131-142.

[23] Willems R, Sipido KR. Nonexcitatory stimulation as a novel treatment for heart failure: cause for excitement? Eur Heart J,2004,25(8):626-628.

[24] Burkhoff D, Shemer I, Felzen B, et al. Electric currents applied during the refractory period can modulate cardiac contractility in vitro and in vivo. Heart Fail Rev,2001,6(1):27-34.

[25] Mohri S, He KL, Dickstein M, et al. Cardiac contractility modulation by electric currents applied during the refractory period. Am J Physiol Heart Circ Physiol,2002,282(5):1642-1647.

[26] Goliasch G, Khorsand A, Schütz M, et al. The effect of device-based cardiac contractility modulation therapy on myocardial efficiency and oxidative metabolism in patients with heart failure. Eur J Nucl Med Mol Imaging,2012,39(3):408-415.

[27] Sharif ZI, Galand V, Hucker WJ, et al. Evolving Cardiac Electrical Therapies for Advanced Heart Failure Patients. Circ Arrhythm Electrophysiol,2021, 14(4):e009668.

[28] Burkhoff D, Ben-Haim SA. Nonexcitatory electrical signals for enhancing ventricular contractility: rationale and initial investigations of an experimental treatment for heart failure. Am J Physiol Heart Circ Physiol,2005,288(6):H2550-2556.

[29] Pappone C, Augello G, Rosanio S, et al. First human chronic experience with cardiac contractility modulation by nonexcitatory electrical currents for treating systolic heart failure: mid-term safety and efficacy results from a multicenter study. J Cardiovasc Electrophysiol,2004 ,15(4):418-427.

[30] Hoshi R, Matsuda K. Excitability cycle of cardiac muscle examined by intracellular stimulation. Jpn J Physiol,1962,12(8):433-446.

[31] DeSilva RA. George Ralph Mines, ventricular fibrillation and the discovery of the vulnerable period. J Am Coll Cardiol,1997,29(6):1397-1402.

[32] Guevara MR, Shrier A, Orlowski J, et al. George Ralph Mines (1886-1914): the dawn of cardiac nonlinear dynamics. J Physiol,2016,594(9):2361-2371.

[33] Lown B. Electrical reversion of cardiac arrhythmias. Br Heart J,1967,29(4):469-489.

[34] Franz MR, Bargheer K, Rafflenbeul W, et al. Monophasic action potential mapping in human subjects with normal electrocardiograms: direct evidence for the genesis of the T wave. Circulation,1987,75(2):379-386.

[35] Burton FL, Cobbe SM. Dispersion of ventricular repolarization and refractory period. Cardiovasc Res,2001,50(1):10-23.

[36] Abildskov JA. Mechanism of the Vulnerable Period in a Model of Cardiac Fibrillation. J Cardiovasc Electrophysiol,1990,1(3):303-308.

[37] Swerdlow CD, Martin DJ, Kass RM, et al. The zone of vulnerability to T wave shocks in humans. J Cardiovasc Electrophysiol,1997,8(2):145-154.

[38] Swerdlow C, Shivkumar K, Zhang J. Determination of the upper limit of vulnerability using implantable cardioverter-defibrillator electrograms. Circulation,2003,107(24):3028-3033.

[39] Friedman HS, Sinha B, Tun A, et al. Zones of atrial vulnerability. Relationships to basic cycle length. Circulation,1996,94(6):1456-1464.

[40] Axelrod PJ, Verrier RL, Lown B. Vulnerability to ventricular fibrillation during acute coronary arterial occlusion and release. Am J Cardiol,1975 ,36(6):776-782.

[41] Behrens S, Li C, Franz MR. Effects of myocardial ischemia on ventricular fibrillation inducibility and defibrillation efficacy. J Am Coll Cardiol,1997, 29(4):817-824.

[42] Elizari MV, Schmidberg J, Atienza A, et al. Clinical and experimental evidence of supernormal excitability and conduction. Curr Cardiol Rev,2014 ,10(3):202-221.

[43] Childers RW. Supernormality: recent developments. Pacing Clin Electrophysiol,1984,7 (6 Pt 2):1115-1120.

[44] Spear JF, Moore EN. Effect of potassium on supernormal conduction in the bundle branch-Purkinje system of the dog. Am J Cardiol,1977,40(6):923-928.

[45] Morady F, Kadish AH, Toivonen LK, et al. The maximum effect of an increase in rate on human ventricular refractoriness. Pacing Clin Electrophysi-

ol,1988,11(12):2223-2234.

[46] Guss SB, Kastor JA, Josephson ME, et al. Human ventricular refractoriness. Effects of cycle length, pacing site and atropine. Circulation,1976 ,53(3):450-455.

[47] Osadchii OE, Olesen SP. Electrophysiological determinants of hypokalaemia-induced arrhythmogenicity in the guinea-pig heart. Acta Physiol (Oxf),2009,197(4):273-287.

[48] Osadchii OE. Mechanisms of hypokalemia-induced ventricular arrhythmogenicity. Fundam Clin Pharmacol,2010,24(5):547-559.

[49] Tse G, Li KHC, Cheung CKY, et al. Arrhythmogenic mechanisms in hypokalaemia: insights from pre-clinical models. Front Cardiovasc Med,2021,8:620539.

[50] Kerr CR, Strauss HC. The measurement of sinus node refractoriness in man. Circulation,1983, 68(6):1231-1237.

[51] Wu J, Schuessler RB, Rodefeld MD, et al. Morphological and membrane characteristics of spider and spindle cells isolated from rabbit sinus node. Am J Physiol Heart Circ Physiol,2001,280(3):H1232-1240.

[52] Calkins H, el-Atassi R, Kalbfleisch S, et al. Effects of an acute increase in atrial pressure on atrial refractoriness in humans. Pacing Clin Electrophysiol,1992,15(11 Pt 1):1674-1680.

[53] Bińkowski BJ, Makowski M, Kubiński P, et al. Effect of antazoline on electrophysiological properties of atrial muscle and conduction system of the heart. Cardiovasc Drugs Ther,2018,32(2):169-173.

[54] https://www.pharmacology2000.com/Cardio/ Cardio_risk/adult_cardiac_procedures/physiol1. htm.

[55] Li N, Csepe TA, Hansen BJ, et al. Adenosine-induced atrial fibrillation: localized reentrant drivers in lateral right atria due to heterogeneous expression of adenosine A1 receptors and gIRK4 subunits in the human heart. Circulation, 2016,134(6):486-498.

[56] O'Donnell D, Bourke JP, Furniss SS. Interatrial transseptal electrical conduction: comparison of patients with atrial fibrillation and normal controls. J Cardiovasc Electrophysiol,2002,13(11):1111-1117.

[57] Horiba M. Stimulus conduction in atria studied by means of intracellular microelectrode. I. That in bachmann's bundle. Japanese Heart Journal, 1963,4(4)185:333-345.

[58] Lee KT, Chu CS, Lin TH, et al. Effects of verapamil on superior vena cava electrical remodeling induced by short-term pacing from right atrium and superior vena cava in human. Int J Cardiol,2007,120(3):380-386.

[59] Zhao C, Qi J, Liu X, et al. Refractoriness of the sheep superior vena cava myocardial sleeve. Exp Biol Med (Maywood),2008,233(11):1441-1447.

[60] Rostock T, Steven D, Lutomsky B, et al. Atrial fibrillation begets atrial fibrillation in the pulmonary veins on the impact of atrial fibrillation on the electrophysiological properties of the pulmonary veins in humans. J Am Coll Cardiol,2008,51(22):2153-2160.

[61] Wang TM, Chiang CE, Sheu JR, et al. Homogenous distribution of fast response action potentials in canine pulmonary vein sleeves: a contradictory report. Int J Cardiol,2003,89(2-3):187-195.

[62] Katoh H, Shinozaki T, Baba S, et al. Monophasic action potential duration at the crista terminalis in patients with sinus node disease. Circ J,2005 ,69(11):1361-1367.

[63] Narayan SM, Kazi D, Krummen DE, et al. Repolarization and activation restitution near human pulmonary veins and atrial fibrillation initiation: a mechanism for the initiation of atrial fibrillation by premature beats. J Am Coll Cardiol,2008,52(15):1222-1230.

[64] Teh AW, Kistler PM, Lee G, et al. Electroanatomic properties of the pulmonary veins: slowed conduction, low voltage and altered refractoriness in AF patients. J Cardiovasc Electrophysiol,2011,22(10):1083-1091.

[65] Corino VD, Sandberg F, Mainardi LT, et al. Noninvasive Assessment of Atrioventricular Nodal Function: Effect of Rate-Control Drugs during Atrial Fibrillation. Ann Noninvasive Electrocardi-ol,2015,20(6):534-541.

[66] Chiou CW, Chen SA, Kung MH, et al. Effects of continuous enhanced vagal tone on dual atrioventricular node and accessory pathways. Circula-tion,2003,107(20):2583-2588.

[67] Reddy CP, Damato AN, Akhtar M, et al. Study of the temporal effects on conduction and refractoriness of the His-Purkinje system in man. Am Heart J,1978,96(3):316-325.

[68] DuBrow W, Fisher EA, Amaty-Leon G, et al. Comparison of cardiac refractory periods in children and adults. Circulation,1975,51(3):485-491.

[69] Chilson DA, Zipes DP, Heger JJ, et al. Functional bundle branch block: discordant response of right and left bundle branches to changes in heart rate. Am J Cardiol,1984,54(3):313-316.

[70] Nagy N, Szél T, Jost N, et al. Novel experimental results in human cardiac electrophysiology: measurement of the Purkinje fibre action potential from the undiseased human heart. Can J Physiol Pharmacol,2015,93(9):803-810.

[71] Fananapazir L, Packer D, Prystowsky EN. Differential effects of changes in local myocardial refractoriness on atrial and ventricular latency. Circ-ulation,1996,94(6):1364-1371.

[72] John RM, Taggart PI, Sutton PM, et al. The interrelation between the monophasic action potential duration, cycle length and ischaemia in the human left ventricle. Eur Heart J,1992,13(3):310-315.

[73] Pappone C, Santinelli V, Rosanio S, et al. Usefulness of invasive electrophysiologic testing to stratify the risk of arrhythmic events in asymptomatic patients with Wolff-Parkinson-White pattern: results from a large prospective long-term follow-up study. J Am Coll Cardiol,2003,41(2):239-244.

[74] Valaparambil AK. Variability of accessory pathway refractory periods: what should be the criteria for ablation in asymptomatic WPW. Indian Pacing

Electrophysiol J,2012,12(3):79-81.

[75] Nowak MB, Veeraraghavan R, Poelzing S, et al. Cellular size, gap junctions, and sodium channel properties govern developmental changes in cardiac conduction. Front Physiol, 2021, 12:731025.

[76] Valderrábano M. Influence of anisotropic conduction properties in the propagation of the cardiac action potential. Prog Biophys Mol Biol,2007,94(1-2):144-168.

[77] Kotadia I, Whitaker J, Roney C, et al. Anisotropic Cardiac Conduction. Arrhythm Electrophysiol Rev,2020,9(4):202-210.

[78] Tsuboi N, Kodama I, Toyama J, et al. Anisotropic conduction properties of canine ventricular muscles. Influence of high extracellular K⁺ concentration and stimulation frequency. Jpn Circ J,1985,49(5):487-498.

[79] Han B, Trew ML, Zgierski-Johnston CM. Cardiac conduction velocity, remodeling and Arrhythmogenesis. Cells,2021,10(11):2923. doi: 10.3390/cells10112923.

[80] Signore S, Sorrentino A, Borghetti G, et al. Late Na(+) current and protracted electrical recovery are critical determinants of the aging myopathy. Nat Commun,2015,6:8803. doi: 10.1038/ncomms9803.

[81] Akar FG, Spragg DD, Tunin RS, et al. Mechanisms underlying conduction slowing and arrhythmogenesis in nonischemic dilated cardiomyopathy. Circ Res, 2004,95(7):717-725.

[82] Zipes DP, Jalife J.Cardiac Electrophysiology:From cell to bedside(fourth edition).Amsterdam:Elsevier, Inc,2004:1-9.

[83] Shih HT. Anatomy of the action potential in the heart. Tex Heart Inst J,1994,21(1):30-41.

[84] Noma A. Ionic mechanisms of the cardiac pacemaker potential. Jpn Heart J,1996,37(5):673-682.

[85] Issa ZF, Miller JM, Zipes DP.Clinical Arrhythmology and Electrophysiology.Amsterdam:Elsevier, Inc,2019:51-80.

[86] DiFrancesco D. Cardiac pacemaker I(f) current and its inhibition by heart rate-reducing agents. Curr Med Res Opin,2005,21(7):1115-1122.

[87] Michels G, Brandt MC, Zagidullin N, et al. Direct evidence for calcium conductance of hyperpolarization-activated cyclic nucleotide-gated channels and human native If at physiological calcium concentrations. Cardiovasc Res,2008,78(3):466-475.

[88] Scicchitano P, Carbonara S, Ricci G, et al. HCN channels and heart rate. Molecules,2012,17(4):4225-4235.

[89] https://cvphysiology.com/arrhythmias/a004.

[90] Ono K, Iijima T. Pathophysiological significance of T-type Ca²⁺ channels: properties and functional roles of T-type Ca²⁺ channels in cardiac pacemaking. J Pharmacol Sci,2005,99(3):197-204.

[91] Joung B, Ogawa M, Lin SF, et al. The calcium and voltage clocks in sinoatrial node automaticity. Korean Circ J,2009,39(6):217-222.

[92] Fabbri A, Fantini M, Wilders R, et al. Computational analysis of the human sinus node action potential: model development and effects of mutations. J

Physiol,2017,595(7):2365-2396.

[93] Bogdanov KY, Vinogradova TM, Lakatta EG. Sinoatrial nodal cell ryanodine receptor and Na(+)-Ca(2+) exchanger: molecular partners in pacemaker regulation. Circ Res,2001,88(12):1254-1258.

[94] Capel RA, Terrar DA. The importance of Ca(2+)-dependent mechanisms for the initiation of the heartbeat. Front Physiol,2015,6:80. doi: 10.3389/fphys.2015.00080.

[95] Honjo H, Inada S, Lancaster MK, et al. Sarcoplasmic reticulum Ca²⁺ release is not a dominating factor in sinoatrial node pacemaker activity. Circ Res,2003,92(3):e41-44.

[96] Levitan BM, Ahern BM, Aloysius A, et al. Rad-GTPase contributes to heart rate via L-type calcium channel regulation. J Mol Cell Cardiol,2021,154:60-69.

[97] Lakatta EG, Maltsev VA, Vinogradova TM. A coupled SYSTEM of intracellular Ca²⁺ clocks and surface membrane voltage clocks controls the timekeeping mechanism of the heart's pacemaker. Circ Res,2010,106(4):659-673.

[98] Maltsev VA, Lakatta EG. Normal heart rhythm is initiated and regulated by an intracellular calcium clock within pacemaker cells. Heart Lung Circ,2007,16(5):335-348.

[99] Verkerk AO, Wilders R, van Borren MM, et al. Is sodium current present in human sinoatrial node cells? Int J Biol Sci,2009,5(2):201-204.

[100] Hafeez Y, Grossman SA. Junctional rhythm. 2023 Feb 5. In: StatPearls [Internet]. Treasure Island (FL): StatPearls Publishing; 2023 Jan–. PMID: 29939537.

[101] Dangman KH, Hoffman BF. Antiarrhythmic effects of ethmozin in cardiac Purkinje fibers: suppression of automaticity and abolition of triggering. J Pharmacol Exp Ther,1983,227(3):578-586.

[102] Escande D, Coraboeuf E, Planché C, et al. Effects of potassium conductance inhibitors on spontaneous diastolic depolarization and abnormal automaticity in human atrial fibers. Basic Res Cardiol,1986,81(3):244-257.

[103] Ridley JM, Cheng H, Harrison OJ, et al. Spontaneous frequency of rabbit atrioventricular node myocytes depends on SR function. Cell Calcium,2008,44(6):580-591.

[104] Liu J, Noble PJ, Xiao G, et al. Role of pacemaking current in cardiac nodes: insights from a comparative study of sinoatrial node and atrioventricular node. Prog Biophys Mol Biol,2008,96(1-3):294-304.

[105] Marionneau C, Couette B, Liu J, et al. Specific pattern of ionic channel gene expression associated with pacemaker activity in the mouse heart. J Physiol,2005,562(Pt 1):223-234.

[106] Marger L, Mesirca P, Alig J, et al. Pacemaker activity and ionic currents in mouse atrioventricular node cells. Channels (Austin),2011,5(3):241-250.

[107] Tse WW. Effect of epinephrine on automaticity of the canine atrioventricular node. Am J Physiol,1975,229(1):34-37.

[108] Vassalle M. The relationship among cardiac pacemakers. Overdrive suppression. Circ Res,1977,41(3):269-277.

[109] Pelleg A, Vogel S, Belardinelli L, et al. Overdrive suppression of automaticity in cultured chick myocardial cells. Am J Physiol,1980,238(1):H24-30.

[110] Greenberg YJ, Vassalle M. On the mechanism of overdrive suppression in the guinea pig sinoatrial node. J Electrocardiol,1990,23(1):53-67.

张登洪
成都中医药大学附属第五人民医院

第 5 章
心脏应用
解剖

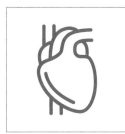

心脏是一个肌性的空腔器官，位于胸腔之中（图 5-1）。在空间解剖上，心脏向前和向左倾斜，这样使得右心室位于右前方，左心室位于左后方。在体表投影上，心脏三分之一位于人体中线右侧，三分之二位于中线左侧[1]。

心脏由四个腔室组成，两个上部腔室分别称为右心房和左心房，两个下部腔室分别称为右心室和左心室。通常，右心房和右心室称为右心，而左心房和左心室一起在功能上形成左心[2]。

右心房位于心脏的右上方，形成心脏上边界。头颈部和上肢的静脉血通过上腔静脉汇入右心房，躯干和下肢的静脉血通过下

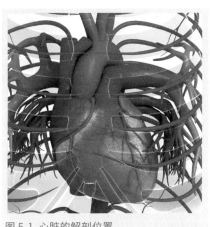

图 5-1 心脏的解剖位置

心脏位于胸骨后方，脊柱前方，横膈上方，两肺之间的中纵隔空间。四个心腔连接大血管，占据从右肩至左乳头的空间位置。心尖靠近胸部，可在第五与第六肋间触及心尖搏动。心脏朝向胸骨的面称为前表面，朝向横膈的面称为下表面。心脏是一个三维器官，电活动因此具有三维空间特征，要正确理解心脏的正常激动模式，就需要建立三维观的心脏激动。心脏正常的泵血功能与其正常解剖和电活动息息相关，异常心脏解剖常常伴有心脏激动模式的改变

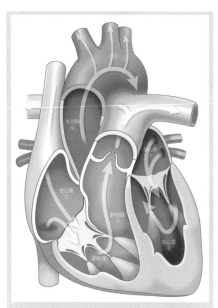

图 5-2 心脏的血液流动方向

头颈部静脉血与四肢躯干静脉血分别通过上腔静脉和下腔静脉汇入右心房，右心房的静脉血在心室舒张期进入右心室。当心室收缩时，右心室的静脉血被泵入肺动脉，在肺循环完成氧合动脉血，随后经由四根肺静脉汇流至左心房，在心室舒张期进入左心室。当心室收缩时，左心室的氧合血液泵入主动脉，进入全身循环

腔静脉汇入右心房，心脏自身的静脉血通过冠状窦汇入右心房。静脉血在右心房内汇合后，通过右房室口进入右心室（图 5-2）。

在胸骨后，右心室位于左心室前面，形成心脏下边界。心室收缩期间，右心室内的静脉血被泵入肺动脉。肺动脉干起自右心室流出道，随后分为左肺动脉和右肺动脉，把静脉血分别送至左肺和右肺进行气体交换，排出二

氧化碳，血红蛋白重新和氧气分子结合，形成氧合血红蛋白，暗红的静脉血逐渐变为鲜红色。

肺循环的氧合血液经由 4 根肺静脉汇入左心房，再通过左房室口进入左心室。

心室收缩期间，左心室内的氧合血液被泵入主动脉流向全身。

右心房

解剖上，右心房包括右心耳、前庭（固有心房）、腔静脉窦和房间隔 4 部分（图 5-3）[3, 4]。

右心房表面有一条起自于上腔静脉，终止于下腔静脉的浅沟，称为界沟或终末沟[5]。这是胚胎期原始心房和静脉窦融合后的遗迹。界沟是右心房重要的表面解剖标志，是垂直延伸的梳状肌起点。界沟从上腔静脉和右心耳中间的空间向下和向右延伸一小段距离。界沟上边界内有窦房结，下边界代表房室结所在平面[4, 5]。界沟被脂肪填充。

■ 界嵴

在右心房内部，与界沟相对应的是一条呈 C 形、平滑的肌性隆起，称为界嵴或终末嵴[2]。界

组成心房和心室的主要是普通工作心肌，完成心脏的泵血功能。特化心肌组成心脏的传导系统，完成心脏的电冲动形成和传导。心脏的电冲动从心房传递至心室，血液从心房传送至心室。

嵴起自于上腔静脉口左侧的右心房前内侧壁（卵圆窝上缘嵴部位），沿右心房后外侧壁延伸至下腔静脉口并与下腔静脉瓣膜融合而终止[6]。此外，在胚胎期，界嵴标志着发育中的心脏的下腔静脉瓣膜的位置。

　　无论男性还是女性，沿界嵴全长的厚度和宽度不均，起点处男性平均宽度为 9.1mm，平均厚度为 5.4mm，而在上腔静脉口和下腔静脉口连线中点处，平均宽度为 6.2mm，平均厚度为 4.2mm[6]。

　　界嵴分割右心房平滑部和梳状肌部，后者发育自原始心房，是从界嵴向前外侧壁发出的纵横交错肌束，梳状排列，布满小梁，导致右心房内表面凹凸不平，构成右心房的前壁和右心耳（图 5-4）。

　　在人类中，20% 个体的梳状肌分布均匀，肌束之间没有明显的交叉，而 80% 个体的梳状肌有丰富的交叉，在各个梳状肌之间有小的交错小梁[6]。梳状肌的机械活动较少，对右心房的收缩贡献小，但可以拉伸和改善右心房容积，在右心房负荷增加的情况下，梳状肌内皱襞充当右心房的容积储备，右心房扩张而房壁应

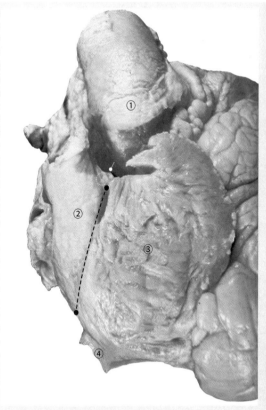

图 5-3　右心房的前面观

右心房的前面观，图示①为主动脉，②为上腔静脉，③为右心耳，④为下腔静脉。白色箭头所示为右心耳的嵴。黑色虚线所示为终末沟。白色虚线圆圈所示为窦房结所在部位。在空间解剖上，右心房位于右方、前方和上方，而左心房相对位于左方、后方和下方。右心房的外壁适应右侧肺脏、右上部分心脏基底部，和心脏前表面轻微隆起形态吻合。右心房的圆顶被上腔静脉插入，后下部分被下腔静脉插入。一个三角形的肌肉囊称为右心耳，形态近似三角形，相对较大，它从右心房的上部和前部向前和向左侧突出延伸，部分覆盖升主动脉根部和右房室沟的上部。右心耳在胚胎时期源自线性心管的右主心房成分。在解剖上，右心耳的位置和形态相对稳定，容易识别，表面的界沟把右心耳和右心房其余部分区分开来。男性的右心耳比女性大，容积分别为 9.3～17.3ml 和 8～15.4ml，高度分别为 28～38mm 和 25.3～35.7mm[7]。心房颤动患者的右心耳增大，功能障碍，也会发生血栓形成

在心脏内，很多心律失常并不是随机出现的，而是好发于一些解剖部位，因此，熟悉心脏的解剖有助于学习心律失常时，心律失常定位的解剖联想。

Note

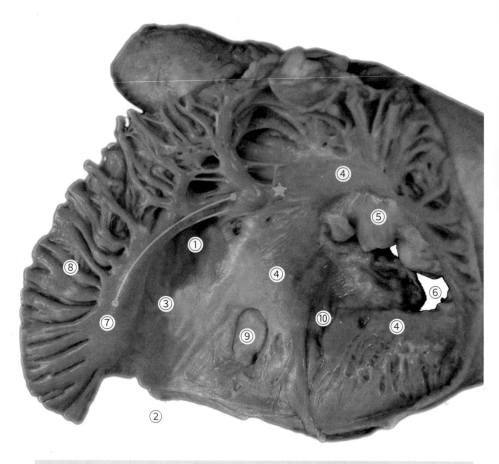

图 5-4 右心房的解剖

右心房内的精细解剖：①上腔静脉；②下腔静脉；③腔静脉窦；④前庭；⑤三尖瓣；⑥右房室口；⑦界嵴；⑧梳状肌；⑨卵圆窝；⑩冠状窦。界嵴同时用半透明白色双圆点线条标注，星号处是窦房结的大体所在图片许可 S. Yen Ho, PhD FRCPath FESC FHEA, Royal Brompton Hospital, UK

力无显著增加。

界嵴后内侧心房肌内膜光滑，上部连接上腔静脉，下部连接下腔静脉，是右心房的腔静脉窦部分，发育自原始静脉窦，构成右心房的后壁[5]。

组织学上，界嵴由蜂窝状结缔组织骨架构成（图 5-5）。从心外膜、包裹的肌细胞群和心内膜发出的肌束膜形成肌周隔膜从不同方向向界嵴内延伸，但从未完全分隔界嵴，冠状动脉和肌腱样胶原束沿着这些隔膜走行。肌内

Note 在心外膜和心内膜上，界嵴被覆厚厚的紧密堆积的胶原纤维。界嵴的这种组织学构建也是电冲动横向通过界嵴的传导能力远远低于纵向传导能力的一个重要原因。

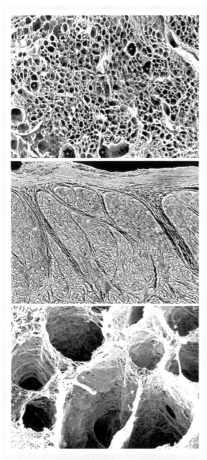

图 5-5　界嵴的扫描电镜

上图：用氢氧化钠消化心房肌，残留纤维基质，胶原鞘的存在使界嵴呈现蜂窝状外观，仅被肌束膜（黄色箭头）和血管间隙（黄色星号）的厚胶原隔膜打断。放大倍数 120×。中图：心内膜产生的肌束膜（黄色箭头）向界嵴内延伸。放大倍数 65×。下图：肌内鞘通过宽度和长度可变的侧向支柱（箭头）连接到相邻的肌细胞。放大倍数 1500×BMJ Publishing Group Ltd.[Sánchez-Quintana D, Anderson RH, Cabrera JA, et al. The terminal crest: morphological features relevant to electrophysiology. Heart. 2002;88(4):406-411.] with permission from BMJ Publishing Group Ltd

膜作为肌束膜的最终树枝状结构，支持并连接各个细胞。肌内膜基

质由纤细、光滑的胶原纤维鞘组成，排列在每个单独的肌纤维周围，它通过侧向支柱连接到相邻的肌细胞和间质微血管。

在电生理上，界嵴的各向异性传导显著，兔的界嵴纵向传导速度为 52.58 ～ 63.51cm/s，横向传导速度为 10.23 ～ 16.33cm/s，各向异性比值为 3.62 ～ 5.44[8]。界嵴的这种电生理特征常常形成解剖上的传导屏障，即抵达右心房的冲动通过界嵴纵向快速传导而横向传导受阻。界嵴是局灶性房性心动过速的重要起源部位，31.2% 的局灶性房性心动过速起源于界嵴，好发于界嵴的中三分之一处，其次是上三分之一处，最少的是下三分之一处[9]。

▣ 欧氏瓣

下腔静脉口处有称为欧斯塔奇（Eustachian）瓣的静脉瓣膜，简称欧氏瓣，该解剖结构以其发现人意大利解剖学家巴托洛梅奥·欧斯塔奇（Bartolomeo Eustachi，1500 ～ 1574）命名（图 5-6）[10]。

欧氏瓣是胚胎发育的残余物，通常在生命最初几年里退化。成人欧氏瓣的形态、大小、厚度、质地以及和邻近解剖的关系变异

Eustachian 是欧洲文艺复兴时期著名的解剖学家，也是现代解剖学的创始人之一。他不仅研究了人体器官的大体结构，还在当时有限的条件下，研究了器官的内部结构。

Note

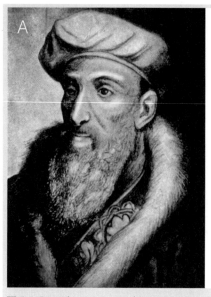
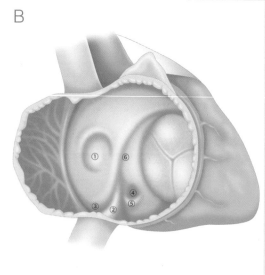

图 5-6 Bartolomeo Eustachi

A.Eustachi 是意大利著名的解剖学家，不仅描述了内耳的复杂解剖，还发现了肾上腺。B. 右心房的精细解剖结构：①卵圆窝；②欧氏嵴（Eustachian 嵴）；③下腔静脉；④冠状窦；⑤冠状窦瓣；⑥ Todaro 腱

较大，有些完全消失或仅残余薄嵴，有些向右心房内延伸，更多见的类型是下腔静脉口前缘的新月形皱襞[11]。

欧氏瓣长度 > 10mm 时称为巨大欧氏瓣，将增加血栓形成和感染性心内膜炎风险，伴卵圆窝未闭时增加反常栓塞风险，干扰右心房的心导管手术操作，以及易误诊为右心房囊性肿瘤[12, 13]。

在下腔静脉口附近，卵圆窝和冠状窦口两个结构的边缘融汇形成欧氏嵴，也称为窦隔（sinus septum）[14]。欧氏瓣的内侧部分

插入欧氏嵴。欧氏嵴肥大会影响心导管装置的送入。

哺乳动物的欧氏嵴已经发现起搏细胞，是心房次级起搏点的来源之一（图 5-7）[15]。在临床上 2% 的局灶性房性心动过速起源于欧氏嵴[16]。欧氏嵴是右心房下部重要的传导屏障，包括解剖性和功能性，参与心房扑动折返环的维持[17-19]。

■ 冠状窦

心脏的大静脉在心脏背面的左房室沟汇合形成冠状窦（图 5-8）。心脏自身的静脉血和全身

Note 欧氏瓣在出生前的功能是将含氧血液从静脉导管通过卵圆孔引导到胎儿全身循环中。出生后残留的欧氏瓣，若无其他心脏结构异常或不引起任何临床后果时，一般不需要医学干预。

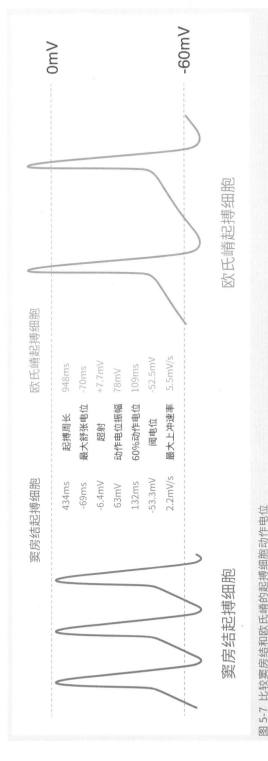

图 5-7 比较窦房结和欧氏嵴的起搏细胞动作电位

猫的窦房结和欧氏嵴起搏细胞在形态学上无明显区别，在电生理上都属于慢反应自律性细胞，动作电位的属性存在轻微差异。需要注意的是，欧氏嵴起搏细胞的起搏周期明显长于窦房结起搏细胞

静脉血一样，最后汇入右心房，冠状窦在右心房内的开口称为冠状窦口，位于下腔静脉和右房室口之间的房间隔后部，后方有欧氏嵴和欧氏瓣，前方是三尖瓣环。

冠状窦的长度取决于后外侧静脉引流的部位，平均为 3 ~ 5.5cm[20]。冠状窦的直径多变，为 3 ~ 15mm，与右心房的负荷情况、冠状窦口周围心房肌的数量和分布范围、基础心脏疾病和既往心脏手术等有关[21]。

多数个体的冠状窦口覆盖冠状窦瓣（Thebesian 瓣，图 5-9），位于心脏的后下表面，下腔静脉内侧，是冠状窦开口处的一个皱襞，呈薄的半月形瓣膜形态，是胚胎

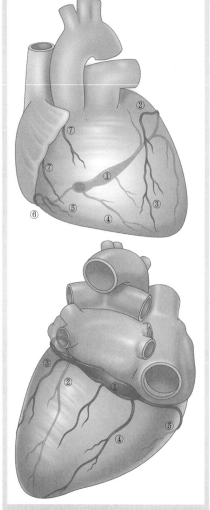

图 5-8 心脏的静脉系统

心脏的静脉系统收集沿途心肌的静脉血。上图为心脏的前面观：①冠状静脉窦；②心大静脉；③前室间静脉；④心中静脉；⑤右边缘静脉；⑥心小静脉；⑦右室前静脉。下图为心脏的背面观：①冠状静脉窦；②心大静脉；③心后静脉；④心中静脉；⑤心小静脉

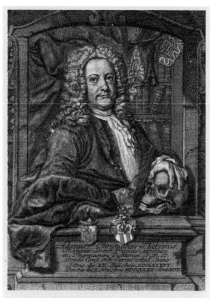

图 5-9 Adam Christian Thebesius

亚当·克里斯蒂安·特比修斯（Adam Christian Thebesius, 1686.1.12—1732.11.10）是德国解剖学家，因其对冠状动脉循环的研究而闻名[26]。在心脏解剖中，有两个结构以他的名字命名：Thebesian 瓣，即冠状窦瓣；Thebesian 静脉（心最小静脉）。在心脏中，心最小静脉的大小和数量差异很大，引流右心房的管腔直径可达 2 mm，而引流右心室的管腔直径小至 0.5mm[27]。心最小静脉在心肌壁上的开口又称为 Thebesian 孔，整个心最小静脉引流血管及其相关结构又称为 Thebesian 系统[26]

防止血液倒流到冠状窦[25]。

个体的冠状窦瓣高度变异，发生率为 65% ~ 87%，而在一些个体中缺乏或表现更复杂的瓣膜结构[28, 29]。此外，个体的冠状窦瓣组织学不同，46% 为膜性结构，24% 为纤维性，18% 为肌性，11% 为纤维肌性[30]。25.5% 的个

期窦房瓣的残余物[22-24]。在心房收缩期，冠状窦瓣的生理功能为

Note Thebesian 静脉是心脏最小静脉，分布于心脏的四个腔室，无静脉瓣，由心内膜细胞组成，直接开口于心腔。它们与心内膜表面垂直，直接将心室与中等大小、较大的冠状静脉连接起来。

体冠状窦瓣有开窗现象，即瓣膜未完全覆盖冠状窦口，16% 的个体覆盖超过 75% 面积的冠状窦口，74.5% 的个体冠状窦瓣无开窗现象[25, 30]。冠状窦瓣解剖学的变异程度与心脏介入诊疗时心导管插入冠状窦口操作的难易有关。

冠状窦的平滑肌具有自律性，能自发地产生电活动，是右心房的房性心律失常的重要来源部位之一[31]。从解剖角度看，起源于冠状窦口的异位节律属于右心房心律失常病灶；而起源于冠状窦体部的异位节律属于左心房心律失常病灶[32]。临床上，起源于冠状窦的房性心动过速多见于冠状窦口，8% 的局灶性房性心动过速来源于该部位；冠状窦体部来源的房性心动过速少见，通过分析体表心电图异位 P 波形态能够大致推导冠状窦心律失常的来源部位[33, 34]。

此外，解剖和心脏电生理研究证实冠状窦肌肉组织是连接右心房 - 冠状窦口部和左心房 - 冠状窦近段之间的肌桥，故冠状窦也是右心房和左心房之间的电学连接通路（图 5-10）[35, 36]。冠状窦与左心房心肌连接的肌束厚度不一，从 0.1 ~ 3mm 不等，

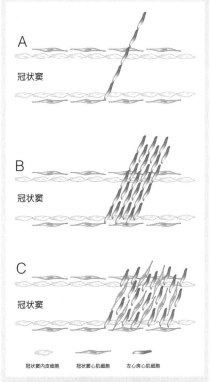

图 5-10 冠状窦心肌与左心房心肌的组织学连接模式

一些右心房的心肌向冠状窦壁内延伸，形成肌袖。A. 左心房心肌呈单列或薄束形式连接冠状窦心肌细胞；B. 左心房心肌呈多列或厚束形式连接冠状窦心肌细胞；C. 左心房心肌细胞和冠状窦心肌细胞混杂，难以区分

通常冠状窦起源部位（左心房后壁）处的连接肌束较好，平均为 0.18 ~ 2.76mm，冠状窦远端部位（右心房冠状窦口）处的连接肌束最薄，平均为 0.31 ~ 1.41mm，冠状窦中段部位居中，平均为 0.21 ~ 1.69mm[36]。冠状窦是下房间传导的重要途径。

在心脏静脉系统中，心大静脉系统走行于心脏表面，伴行冠状动脉，引流心脏 70% 的静脉血；而 Thebesian 静脉系统走行于心肌层内，引流心脏其余 30% 的静脉血[28]。

Note

Todaro 腱

Todaro 腱是心脏纤维骨架的一部分，起源于中心纤维体，从房间隔向下、向右延伸至下腔静脉瓣的下内侧部分，向前延伸至欧氏嵴或欧氏瓣游离缘（图 5-6、图 5-11 和图 5-12）[37-40]。

Todaro 腱是心脏的固定解剖结构，发育良好，由胶原蛋白构成，含有大量成纤维细胞，凸入右心房腔[38, 39]。Todaro 腱位于心脏的最深层，并不与心内膜连接，个体心脏中多为 2 根或多根，

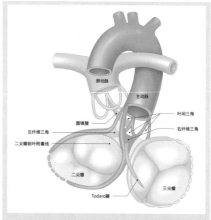

图 5-12 Todaro 腱

被称为心脏骨骼，也称为心脏纤维骨架或中心纤维体，是由均匀的高致密结缔组织组成的结构，形成和锚定瓣膜。中心纤维体由四个致密结缔组织环组成，环绕二尖瓣、三尖瓣、房室管并延伸至肺动脉干和主动脉的起点，为心脏提供了重要的支撑和结构，同时也有助于将心房与心室电隔离。图示心脏中心纤维体和 Todaro 腱。Todaro 腱在右心房内可触及，从房间隔下方延伸至右下腔静脉瓣的下内侧部分，为右心房下部结构提供附着

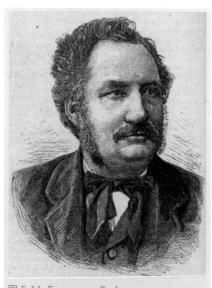

图 5-11 Francesco Todaro

弗朗西斯科·托达罗（Francesco Todaro，1839.2.14—1918.10.22）出生于意大利墨西拿省特里皮村，是一位解剖学家，1865 年首次描述了沿欧氏瓣的延伸结构，即后来以他的名字命名的 Todaro 腱

长度很少超过 4mm，宽度很少超过 1mm[38, 39]。

不同年龄组人群中，Todaro 腱的厚度和组织学不同。胎儿心脏最明显，含有大量成纤维细胞；婴儿的平均厚度超过成人，前者为 0.2 ~ 0.8mm，后者为 0.1 ~ 0.6mm；随着年龄的增大，凸面厚度逐渐减少，甚至完全消失，这是由于随着衰老，结缔组织细胞的数量减少，内层纤维增加[38, 40]。在老年人心脏中，

Note

Todaro 长期在墨西拿大学和罗马大学教授解剖课程。在解剖领域，他对心脏结构进行了精细研究；在动物学领域，他对多种樽海鞘的被囊动物进行了广泛的研究。

Todaro 腱表现为非常小的结缔组织带，仅有少量细胞成分[38]。

Koch 三角

在右心房内，当以冠状窦口左侧轮廓为底边（由其前部接触三尖瓣环和后部接触欧氏嵴的点为界），Todaro 腱或欧氏嵴延长线作为后边，三尖瓣隔瓣切线作为前边，形成一个间隔旁心内膜浅表三角形解剖标志，称为 Koch 三角（图 5-13）[41]。

Koch 三角是以德国病理学家沃尔特·科赫（Walter Koch，1880.5.3—1962.11.21）的名字命名的，他于 1909 年描述了该解剖区域[42]。Koch 三角后边的解剖标志应该选用欧氏嵴及其延长线，还是选用 Todaro 腱，存在解剖学争议。这是因为 Todaro 腱的宏观解剖和微观解剖存在巨大差异，在微观解剖中，通过显微镜观察几乎能在所有心脏标本中发现 Todaro 腱，而在宏观解剖中，肉眼观察心脏时，四分之一的婴儿缺失 Todaro 腱，三分之二的成人缺失 Todaro 腱，因此，采用欧氏嵴及其延长线作为后边可能更为临床所接受[41]。

Koch 三角是房室结消融治疗

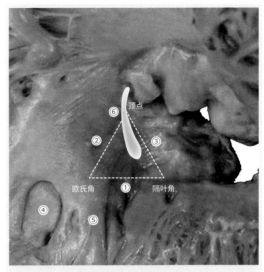

图 5-13 Koch 三角

图示右心房内的 Koch 三角区域：①冠状窦口参与组成底边，②Todaro 腱参与组成后边，③三尖瓣隔瓣参与组成前边，顶点处是房室结和希氏束走行处。④为卵圆窝，⑤为欧氏嵴，⑥为房室结和希氏束。个体的 Koch 三角变异较大，平均面积为 95.7～207.2mm²，前边长度为 14.2～21.8mm，后边长度为 16～24.6mm，底边长度为 14.5～22.5mm，顶角为 43.6°～72.4°，欧氏角为 42.2°～64.4°，隔叶角为 53.2°～82°[41]

和心脏外科手术定位房室结的重要解剖标志。现代组织学研究证实 Todaro 腱从中心纤维体发出的部位，在婴儿心脏中，52% 朝向房室结和希氏束的交界区，36% 朝向希氏束，只有 8% 朝向房室结致密区，4% 朝向房室结后方，而在成人心脏中，67% 朝向希氏束，20% 朝向房室结和希氏束的交界区，13% 朝向房室结致密区[39]。解剖变异存在个体化特征。

Koch 出生于德国多特蒙德，曾在弗莱堡和柏林威廉皇帝学院接受教育，1907 年在弗莱堡获得博士学位。1922 年被任命为教授后，他在柏林 Westend 医院担任科主任，逝世于格雷特施。

Note

卵圆窝

当从右心房侧观察房间隔时，房间隔位于卵圆窝底部，后者被隆起的肌缘所包围。卵圆窝是房间隔的一部分，占整个房间隔表面积的20%，也是一个形态多变的凹陷结构，卵圆形占82%，圆形占14%，椭圆形占4%[43, 44]。

尽管在各种医学插图中，卵圆窝看似二维结构，实际上是一个三维结构，由原发隔、继发隔和围绕卵圆周边凸起的环或卵圆缘组成（图5-14）。卵圆窝的平均横向直径为5.6 ~ 29.83 mm，纵向直径为5.75 ~ 23.92 mm；在92%个体心脏中，卵圆窝的边缘隆起，其余8%平坦[43]。

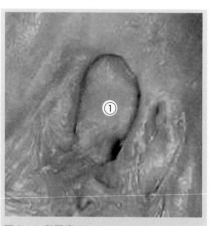

图 5-14 卵圆窝

图示1例卵圆形的卵圆窝。20%的个体心脏，卵圆窝周围的凹陷可达5 ~ 10mm深度，8%为狭缝状凹陷，8%形成囊袋[43]

卵圆窝是胎儿发育期间覆盖卵圆孔的薄纤维片的残余物。在胎儿发育过程中，卵圆孔允许血液从右心房流向左心房，绕过无功能的胎儿肺，让胎儿从胎盘中获取氧气。在此期间，一种称为原发隔的组织瓣充当卵圆孔上方的瓣膜。出生后，空气进入肺部导致肺循环系统的压力下降。这种压力变化将原发隔推向房间隔，关闭卵圆孔。原发隔和房间隔最终融合在一起形成一个完整的密封，留下卵圆窝这处凹陷。到两岁时，大约75%的个体，卵圆窝完全封闭。未融合的卵圆窝称为卵圆孔未闭[43]。

卵圆窝的上缘是上腔静脉和右肺静脉的折叠襞，下方是下腔静脉，前方是冠状窦口[4]。组织学上，卵圆窝由纤维组织构成，本身无电学功能，现已发现卵圆窝的边缘存在连接右心房和左心房的心肌纤维，这些房间肌纤维呈前后轴方向排列，被脂肪组织分割（图5-15）[45]。这些房间肌纤维从前方和后方连接右肺静脉，以及连接冠状窦和右下肺静脉，形成重要的下房间通路[45]。

卵圆窝心房间肌束具有重要的电生理学意义：①下房间传导

Note 近20年来，心房内各种有创电学诊疗技术的蓬勃兴起，促进了有关心房解剖、组织学和细胞电生理等基础研究的发展，一些研究结论直接改写了经典心脏解剖学和电生理教科书的内容。

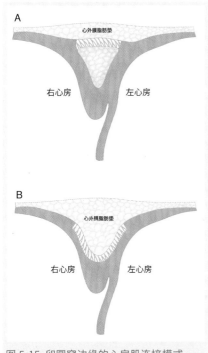

图 5-15 卵圆窝边缘的心房肌连接模式

A. 桥接式连接，在房间沟处，房间肌束被心外膜脂肪垫分隔，肌束连接于房间沟两侧的心房壁，其余部分不与心房壁肌束融合；B. 路径式连接，房间肌束完全位于心外膜脂肪下方，并与心房壁肌束融合

通路：卵圆窝心房间肌束是下心房间连接通路之一（另一条是冠状窦与左心房的肌束连接），当Bachmann束病变时，可以借助下房间通路完成心房间冲动的传导，保持两个心房的同步激动；②房性心律失常病灶：卵圆窝处的心房肌可以成为房性心律失常病灶，即起源于卵圆窝的房性心律失常，包括房性期前收缩、房性逸搏、房性逸搏心律、加速性房性自主

心律和房性心动过速等；③房室结的电学输入端：卵圆窝肌缘后下部和上部起源于右心房侧的肌束可延续至房室结[45-47]。

卵圆窝是各种心脏手术中进行房间隔穿刺最直接的解剖标志，可以通过心脏超声、透视和希氏束电图进行定位，是心脏电生理试验的关键标志（表5-1）。

表 5-1	需要卵圆窝处行房间隔穿刺的手术
□卵圆孔未闭及房间隔缺损修复
□右心导管检查
□经皮球囊瓣膜成形术
□经导管的射频消融术
□肺静脉隔离
□左心耳封堵术
□经导管的二尖瓣修复术
□二尖瓣的血流动力学评估
□瓣周漏闭合
□在存在人工主动脉瓣的情况下进入左心室的替代途径

2 右心室

入口、心尖小梁和出口是用于描述心室解剖结构的术语：入口即心室流入道，包含房室瓣及其附属结构，心房血液从此处流入心室；出口即心室流出道，是心室与大动脉交汇部，支撑动脉

起源于卵圆窝处的房性心律失常，由于该处的一些肌连接左心房和右心房，异位房性冲动可以同步快速激动左心房和右心房，产生的房性P波较为窄小，不同于窦性P波。

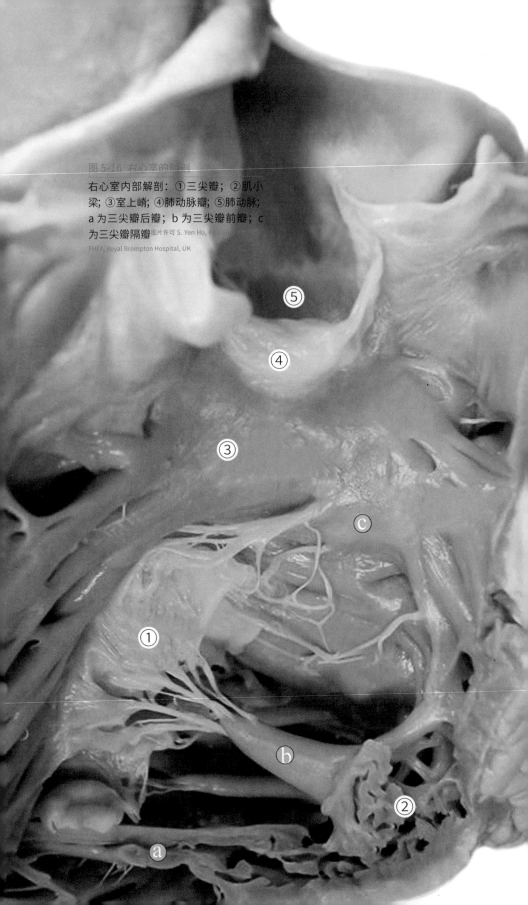

图 5-16 右心室的解剖

右心室内部解剖：①三尖瓣；②肌小梁；③室上嵴；④肺动脉瓣；⑤肺动脉；a 为三尖瓣后瓣；b 为三尖瓣前瓣；c 为三尖瓣隔瓣 图片许可 S. Yen Ho, PhD FRCPath FESC FHEA, Royal Brompton Hospital, UK

瓣，心室血液从此处被泵入大动脉；心尖小梁是每个心室最独特的部分。

在正常"原位心脏"中，右心室是位于胸骨正后方的最靠前的腔室。心脏轮廓的右边缘完全由右心房形成，而右心室形成心脏下边界，几乎水平地位于膈肌之上。通常情况下，胸肋面覆盖有心外膜脂肪，膈肌和漏斗下表面覆盖较少。

右心室从正面看呈三角形，从心尖部看右心室右缘锐利，形成心脏的锐缘。右心室流入道是指从房室交界处延伸至乳头肌与心室壁的插入处，三尖瓣由前瓣、后瓣和隔瓣组成；相应地，右心室的乳头肌有三组，前乳头肌最为粗大，起源于右心室游离壁，通过腱索连接前瓣和后瓣；后乳头肌起源于右心室下壁，连接后瓣和隔瓣；间隔乳头肌连接前瓣和隔瓣（图 5-16）[48]。

腱索是纤维胶原结构，它们发自乳头肌顶端三分之一处，连接瓣膜的游离缘[48]。假腱索是薄的纤维或纤维肌性结构，与瓣膜没有直接联系，自身并不相互连接，但可以将各种心室结构进行连接，例如乳头肌－乳头肌、乳头肌－心室壁以及心室壁－心室壁[48]。心室假腱索是一些室性心律失常的起源部位[49]。

右心室的心尖部有许多凸起交错的嵴，称为小梁肌。右心室的小梁肌比左心室粗大。在两个心室中，心尖最前端的壁非常薄，通常只有 1mm[48]。此外，右心室的一些小梁肌较为发达，形成特殊的解剖结构。

隔缘带

隔缘肉柱或隔缘带是连接右心室前乳头肌根部和室间隔之间的肌束，形成右心室流入道下边界，防止右心室过度扩张。

隔缘带是一个 Y 形肌束，分为前上肢和后下肢。前上肢沿漏斗部延伸到肺动脉瓣，后下肢向右心室流入道延伸，形成乳头肌复合体。非常发达的隔缘带甚至分隔右心室，形成"双腔右心室"（图 5-17）。

节制索是隔缘带的一部分，起自隔缘带距心尖 1/3 ～ 1/2 的距离处，是最下方的隔缘小梁，桥接间隔和顶壁之间的心室，右心室的前乳头肌附着于节制索上[48]。尸检研究发现 92% 的心脏存在节制索，多数个体为短而厚（42%），

右心室位于胸骨后附近，这使得它很难在超声上成像，也易在正中胸骨切开术中受累及。从前面看，右心室是一个凸起的结构，心包将其与胸壁隔开。左胸膜和部分在肺前缘位于右心室的左上方。

Note

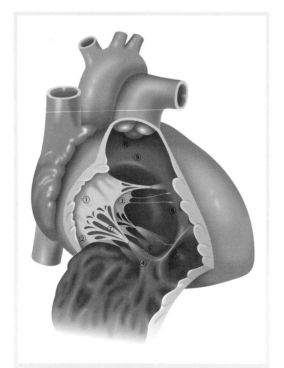

图 5-17 右心室的精细解剖

隔缘带是增厚的肌肉结构，起源于室间隔下部，穿过右心室朝向前乳头肌走行。①三尖瓣前瓣，②三尖瓣后瓣，③三尖瓣隔瓣，④前乳头肌，⑤隔缘带，⑥后乳头肌，⑦腱索，⑧间隔乳头肌，⑨室上嵴，⑩肺动脉瓣。注意右束支走行于隔缘带的节制索里

少数个体为长而厚（12%），平均长度为 13.9 ~ 18.6mm，平均厚度为 2.7 ~ 6.3mm[48, 50]。节制索的血供来自左前降支第 1 间隔支的分支（节制索动脉），在节制索突出的心脏中，节制索动脉的直径可达 5000μm[48, 51, 52]。节制索内有右束支走行，该肌束为电冲动抵达前乳头肌提供了更短距离的路径，有利于右心室收缩的同步性[48, 40, 53]。

室上嵴

肺动脉瓣和三尖瓣被一个肌肉皱襞分隔，皱襞在间隔边缘形成室上嵴，插入隔缘带的前支和后支之中[54]。简而言之，室上嵴是分开右心室流入道和流出道的解剖标志。室上嵴肥厚可以引起右心室流出道梗阻。

右心室流出道又称为动脉圆锥或漏斗部，是室上嵴上方右心室腔的管状部分，室壁表面光滑无肉柱，向左上后延伸至肺动脉瓣。漏斗部将肺动脉瓣抬离室间隔。从漏斗部至肺动脉瓣，室壁逐渐变薄，厚度从 3 ~ 5mm 减少至 1.5mm[48]。右心室流出道的大小与右心室大小无关，占正常右心室舒张末期容积的 20%[55]。

右心室流出道位于左心室流出道的前方和左方，对于心室解剖而言，右心室流出道的位置最高，来自该部位的室性异位冲动向下传导，在下壁导联产生高振幅 R 波（图 5-18）。

右心室流出道是心脏最晚激动的区域之一，比流入道和小梁区晚 40 ~ 50ms，该部位的延迟兴奋会在心电图右胸导联产生终末 r' 波，形成室上嵴图形[56-58]。

Note 1837 年，英国解剖学家 King 首次采用了节制索这个解剖术语，他进一步将该结构描述为"从右心室间隔壁延伸到靠近前乳头肌起源的前壁"。

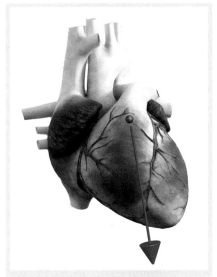

图 5-18　右心室流出道和心室兴奋

对于心室层面的解剖而言，右心室流出道的位置最高，起源于该部位的室性冲动从上至下扩布，在下壁导联产生高振幅 R 波；相似的，起源于左心室流出道的室性冲动也会在下壁导联产生高振幅 R 波

　　胚胎学研究表明，右心室流出道和其他右心室肌细胞具有不同的起源，右心室流出道的传导属性不同于右心室游离壁和左室心肌[59]。在胚胎心脏中，右心室流出道是具有慢传导特性的"移行区"，随着发育成熟，逐渐开始具有快传导特性[60]。若成年心脏的右心室流出道继续保持慢传导特性，将降低右心室流出道的传导储备，成为致心律失常基质，如 SCN5A 基因突变的 Brugada 综合征患者，右心室流出道激动时间显著延长为 69.9 ～ 102.9ms，

正常基因人群为 53.7 ～ 73.1ms[61]。此外，在胚胎发育时期，发育中的流出道区域心肌可以表达 HCN4 通道（起搏电流），而在发育成熟后的心脏中，HCN4 通道仅在窦房结、房室结、希氏束和束支等部位表达，若出生后的右心室流出道残留起搏细胞，将成为致心律失常病灶，临床出现系列起源于右心室流出道的特发性室性心律失常；包括室性期前收缩、短阵室性心动过速、持续性室性心动过速和更恶性的多形性室性心动过速[62-64]。

3

左心房

　　左心房的解剖结构包括静脉部分、心耳、房间隔和前庭（图 5-19）。

　　左心房主腔的壁相对光滑，没有右心房一样的界嵴，形成左心房上壁、后壁、肺静脉部分和前庭。二尖瓣口周围是左心房的前庭部分。

　　左心房后壁有四个肺静脉开口，开口位置个体差异很大。心房和静脉之间的过渡是平滑的，一些心房壁的肌肉组织伸向静脉内不同的距离（9 ～ 38mm），称

胚胎心肌和成熟心肌的电生理属性差异的原因是心肌细胞的缝隙连接蛋白和离子通道的数量、类型和分布不同。出生后的心肌细胞若继续保持胚胎心肌的一些电学特征，会成为心律失常病灶。

Note

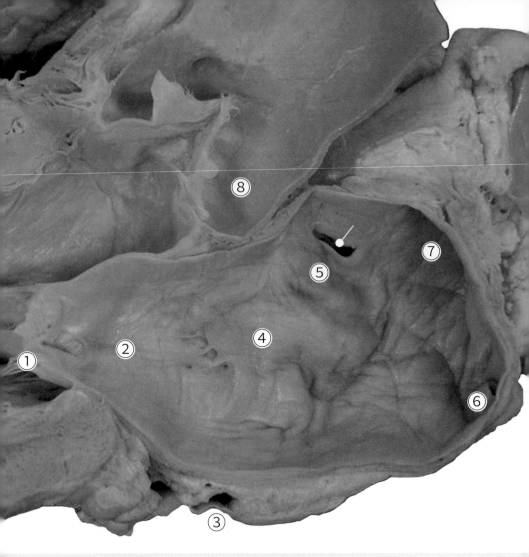

图 5-19 左心房的解剖

左心房的大体解剖，左心房的内表面比右心房光滑，没有显著的梳状肌。①为二尖瓣，②为左心房前庭，③为冠状窦，④为左心房体部，⑤为房间隔，⑥为肺静脉口，⑦为左心耳，⑧为主动脉。白色箭头所示为未闭合的卵圆孔 图片许可 S. Yen Ho, PhD FRCPath FESC FHEA, Royal Brompton Hospital, UK

为肌袖[65]。在人类肺静脉中，89% 存在肌袖[66]。靠近静脉插入口，肌袖很厚，完全包绕静脉外膜。肌袖具有括约肌功能，也是房性心律失常的重要起源部位。

1998 年，法国的心脏电生理医生 Haïssaguerre 和同事在阵发性心房颤动患者中，发现诱发心房颤动的快速心律失常局灶 94% 起源于肺静脉，左上肺静脉分布最多（47.7%），射频消融肺静脉里的心律失常病灶可以终止心房颤

 Note

1911 年，解剖学家已经在肺静脉壁上发现了肌肉细胞。它们分布在心房 - 静脉交界处的圆形覆盖物中，其结构看起来像真正的括约肌，但没有任何类型的机械活动[65]。

动发作（图 5-20）[67]。基础研究证实，肺静脉心肌细胞和普通左心房心肌细胞的电生理属性不同，肺静脉心肌细胞的静息电位较高（负值平均减少 8mV），在存在触发因素的情况下，更容易获得异常自律性而产生快速性冲动，成为致心律失常病灶，一旦传导至心房即为房性心律失常[68]。此外，肌袖组织的心房肌纤维排列紊乱，冲动传导延缓，有利于通过折返机制产生或维持快速心律失常[69, 70]。

左心耳从左心房的前壁和侧壁延伸，尖端朝向前上方，与右心室流出道的左边界、左冠状动脉或左旋支动脉主干重叠。左心耳外形呈裂片状或锯齿状，与左心房的交界处狭窄，梳状肌不发达，是血栓的好发部位（图 5-21）。生理上，左心耳还有神经内分泌功能，能分泌 30% 的心房利尿钠肽；此外，左心功能不良或左心房内压力增高时左心耳扩张、延伸，还是负荷过重的缓冲装置，用以缓解左心房的高压状态[72]。

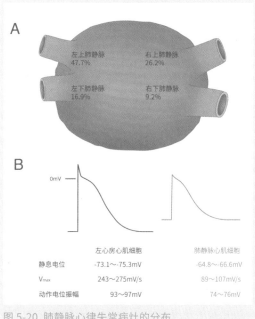

图 5-20 肺静脉心律失常病灶的分布

A. 不同肺静脉异位房性心律失常的发生率，左上肺静脉是最高发的部位。B. 肺静脉心肌细胞和左心房心肌细胞一样，均无自律性，静息电位稳定，但肺静脉心肌细胞的静息电位较高（相对去极化），更容易通过触发活动获得异常自律性，成为致心律失常病灶。肺静脉心肌细胞的动作电位时程短于左心房心肌细胞，两类心肌细胞的动作电位振幅、0 相快速上冲速率存在显著差异

Bachmann 束

Bachmann 束是横跨房间沟连接右心房和左心房的带状肌束，前表面和后表面较宽，上边缘和下边缘较窄[72]。

1919 年，美国生理学家 Bachmann 挤压犬的房间隔顶部的肌肉带，发现左心房收缩延迟 3 ~ 4.6 倍，认为该肌肉带是右心房至左心房电传导的解剖结构（图 5-22）[73]。目前已经确定 Bachmann 束是重要的心房间电传导通路，参与组成上房间传导通路，

米歇尔·海萨盖尔（Michel Haïssaguerre）1955 年出生于法国巴约讷，是当代一位闻名世界的心脏病专家和电生理学家。他发表的有关肺静脉局灶触发阵发性心房颤动的研究文章是一篇具有里程碑价值的文献，开启了电学治愈心房颤动的时代。Haïssaguerre 从 1994 年起在法国波尔多大学医院工作，2010 年当选为科学院院士[71]。

Note

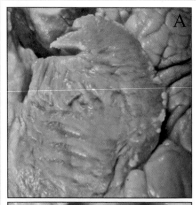

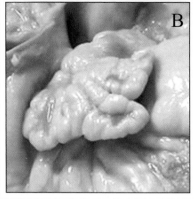

图 5-21 心耳

A. 宽阔的右心耳；B. 狭小的左心耳。左心耳呈狭长管状，与左心房的开口较窄，而右心耳呈宽阔的三角形且与右心房开口较大，心房颤动时，心房收缩功能丢失，血液更容易在左心耳里淤滞，形成血栓。图片资料由 S. Yen Ho, PhD FRCPath FESC FHEA, Royal Brompton Hospital, UK

是多数个体右心房电冲动传导至左心房的主要心房间传导通路。当左心房出现房性异位病灶时，左心房产生的电冲动也可以通过 Bachmann 束传导至右心房，完成异位房性冲动的双心房激动。

Bachmann 束的心肌起自窦房结周围的环状肌束，沿途融汇起源于右心房侧壁的肌束，穿越窦房结下部区域，跨越房间沟，向左抵达左心房的前上部分，发出分支环绕左心耳口，其余两个分支进入左心房侧壁和后壁[74]。大体解剖上，Bachmann 束厚 4mm，宽 9mm，上边长 10mm，下边长 3mm，肉眼观呈一个梯形结构[75]。

组织学上，Bachmann 束由心肌纤维构成，靠近上腔静脉部位的肌纤维排列较为垂直，靠近房间隔部位肌纤维排列较为随机，横跨房间沟处的肌纤维排列整齐。Bachmann 束的心肌纤维被致密堆积的胶原纤维形成的薄隔膜所包围，胶原纤维连续分布，平均长度约为 392μm，是肌细胞长度的 4 倍[76]。这些薄隔膜可以相互连接，甚至靠近 Bachmann 束表面，包绕成组的肌纤维[77]。

细胞学上，Bachmann 束由多种类型的心肌细胞组成，根据电镜表现的不同，Bachmann 束的细胞有多种：①乏肌原纤维的心肌细胞：缺乏肌丝，横管系统不发达，负责快速传导；②富肌原纤维的心肌细胞：此类细胞和普通工作心房肌细胞没有区别；③浦肯野样细胞：具有自律性；④移行细胞：细胞形态和功能介于浦肯野样细

 Note

Bachmann 束的解剖存在个体差异，一些个体可以表现为一条完整的大肌束，起始部肌肉延续；一些个体可以是一根主要肌束联合一些小肌束，起始部不延续。

胞和心房肌细胞之间[77, 78]。

　　电生理学上，Bachmann 束心肌细胞和普通心房肌细胞存在明显差异（表 5-2）[77, 79, 80]。Bachmann 束心肌细胞的传导速度比普通心房肌快，因此成为优势的上房间传导通路；而动作电位时程比普通心房肌长，不应期长于普通心房肌，容易发生传导延缓和传导阻滞。当 Bachmann 束发生完全性传导阻滞时，窦性冲动改由下房间通路传导至左心房，左心房逆行从下至上激动，下壁导联记录到特征性的正负双相 P 波（图 5-23）。

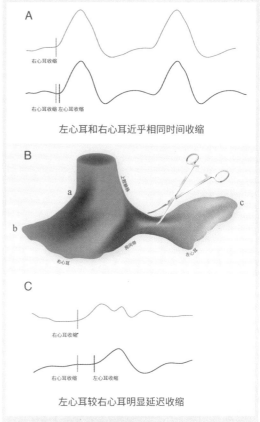

图 5-22 心脏不同部位心肌的动作电位

A. 正常犬的左心耳稍微延后右心耳收缩；B. 钳夹房间带（相当于人类的 Bachmann 束），a 为上腔静脉，b 为右心耳，c 为左心耳；C. 钳夹犬的房间带后，左心耳收缩明显延后右心耳收缩，提示房间传导受损

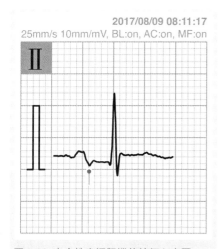

图 5-23 完全性房间阻滞的特征心电图

Bachmann 束发生完全性传导阻滞时，窦性冲动先从上至下激动右心房，形成 P 波的正相部分，然后通过下房间通路从下至上激动左心房，形成 P 波的负相部分，在下壁导联产生正负双相 P 波

表 5-2	Bachmann 束心肌细胞和普通心房肌细胞电生理属性比较	
	Bachmann 束	普通心房肌
□静息电位	-95mV	-80mV
□动作电位振幅	130mV	98mV
□ V_{max}	630V/s	225V/s
□超射值	40mV	30mV
□平台期	短	长
□动作电位时程	305 ～ 385ms	200 ～ 300ms
□传导速度	1.3m/s	0.9m/s

下壁导联出现正负双相 P 波是诊断完全性房间阻滞的一个非常可靠的心电图指标。对于初学者，应该首先掌握这些具有诊断价值的核心心电图指标，才能进一步学好次要诊断指标。

Note

在 64 排 CT 成像上，健康人群 90.2% 能观察到 Bachmann 束，而在器质性心脏病患者中，只有73.9% 能观察到 Bachmann 束，后者归因于脂肪浸润[91]。在多数个体中，55.5% 的 Bachmann 束及其周围心房肌由右窦房结动脉供血，39.6% 由左窦房结动脉供血，双侧窦房结动脉供血占 4.9%[91]。

左心室

左心室呈锥形结构，从基底部至心尖部，室壁逐渐变薄，心尖部厚度仅 1 ~ 2mm，即使左心

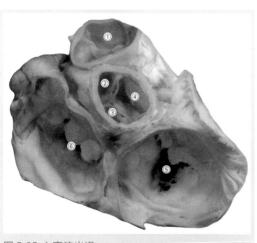

图 5-25 心室流出道
①为右心室流出道；②、③和④是左心室流出道的左冠窦、无冠窦和右冠窦；⑤为三尖瓣；⑥为二尖瓣。从图中可见右心室流出道位于左心室流出道前上方，左冠窦紧邻右心室流出道 图片许可 S. Yen Ho, PhD FRCPath FESC FHEA, Royal Brompton Hospital, UK

室肥厚亦是如此[92]。和右心室一样，左心室的解剖也分为流入道、小梁区和流出道（图 5-24）。

左心房的血液通过左房室口进入左心室，血流方向朝向心尖。二尖瓣前瓣把左心室分为流入道和流出道。左心室的乳头肌分为前外侧组和后内侧组，分别为二尖瓣前瓣和后瓣提供支撑。值得注意的是，多排 CT 和 3D 重建技术证实两个心室的乳头肌附着于小梁肌上，而不是传统认为的附着于致密心室肌上[93]。左心室小梁区是细小梁。

解剖空间上，左心室流出道位于右心室流出道右后方，表面光滑，称为主动脉前庭，左心室血液由此进入主动脉[95]。左心室流出道为主动脉瓣提供支撑。主动脉瓣基部扩张形成主动脉窦（Valsalva 窦），内有冠状动脉开口。由于左心室流出道和右心室流出道的毗邻关系，起源于左心室流出道的室性心律失常的心电图表现有时酷似起源于右心室流出道的室性心律失常；相似地，当室性心律失常病灶起源于右心室流出道且靠近左心室流出道的结构时，心电图极易误诊为左心室流出道心律失常（图 5-25）。

Note　在左心室，左侧室间隔、左心室流出道和乳头肌是特发性室性心动过速的高发部位。起源于左心室乳头肌部位的室性心动过速，好发于乳头肌顶部，需要和分支型室性心律失常鉴别[94]。

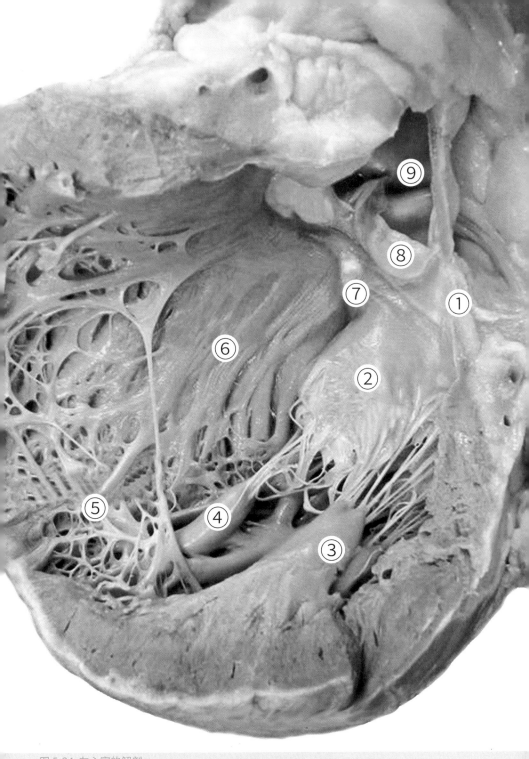

图 5-24 左心室的解剖

左心室的内部解剖：①左房室口；②二尖瓣；③前外侧乳头肌；④后内侧乳头肌；⑤肌小梁；⑥室间隔；⑦房室束；⑧主动脉瓣；⑨主动脉。图片许可 S, Yen Ho, PhD FRCPath FESC FHEA, Royal Brompton Hospital, UK

属于心肌间质的结缔组织网具有重要的生理作用。纤维胶原结缔组织构成精细网络，形成肌内膜包围每个肌细胞，为心肌细胞提供支持框架，协调力的传递并防止细胞之间的滑动。

 Note

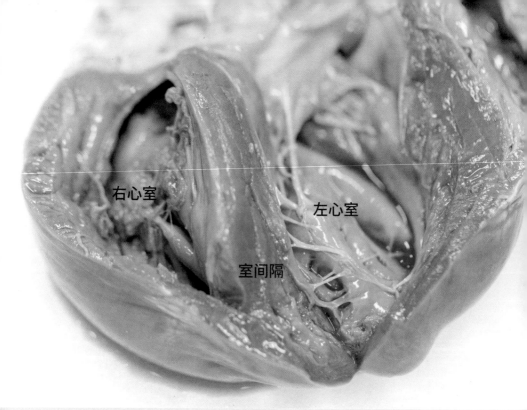

图 5-26 室间隔

猪心的室间隔。注意室间隔并非垂直分割左心室和右心室的室壁，而是具有一定曲面（略呈S形），凸向右心室

■ 室间隔

室间隔是分隔左心室和右心室的三角形壁，分为膜部室间隔和肌部室间隔。室间隔向右后倾斜，凸向右心室，在心脏表面对应于前、后室间沟（图5-26）。

室间隔的上部和后部（基底部），将主动脉前庭与右心房下部、右心室上部分隔开来，形成两个心室流出道之间的分隔，这部分室间隔是较薄的纤维结构，无肌肉组织，称为膜部室间隔，其在前方与肌部室间隔连接（图5-27）。

室间隔的大部分是由致密心肌组成的肌部室间隔，分为：流入道室间隔，向后扩展至十字交叉，分隔房室瓣；小梁间隔，分隔左右心室主体；漏斗隔，位于肺动脉瓣联合与主动脉瓣的左冠窦和右冠窦联合下方[96]。在每个心动周期中，肌部室间隔通过纵向缩短增厚而收缩。

希氏束从心房沿膜部室间隔和肌肉室间隔进入心室，换言之，希氏束在膜部室间隔和肌部室间隔交界处分为左束支和右束支。左束支随后分为前束（左前分支）

Note 在心脏发育的后期，房间隔与室间隔在同一平面对齐。房间隔和室间隔之间的间隙形成膜部室间隔。一旦发育不全，即为膜部室间隔缺损；一旦球样凸起，即为膜部室间隔动脉瘤。

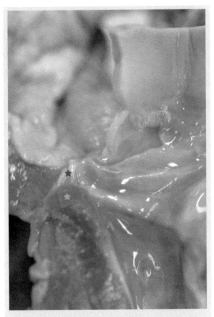

图 5-27 室间隔

黑色透明五角星所示为膜部室间隔，此处结构无心肌；黄色透明五角星所示为肌部室间隔。膜部室间隔将主动脉前庭与右心房下部、右心室上部分隔开来，后上部分称为房室部，主要分隔右心房和左心室，前下部分称为室间部，主要分隔右心室和左心室

和后束（左后分支），分别朝向左心室的前乳头肌和后乳头肌，而右束支的上 1/3 节段沿着室间隔的右侧面心内膜下走行，中 1/3 节段走行在肌部室间隔深处，下 1/3 节段处再次走行在心内膜下[97]。

出生后，心脏会因为环境和功能的改变而迅速发生重塑，出生后 2 周是心脏发育的关键时期[98]。两个心室都参与了室间隔的形成。左心室心肌的螺旋结构在出生前已经完全转化，而影响

室间隔的心肌细胞转化在出生后早期开始，室间隔的右心室组分从出生时占比 50% 减少到生命后期的 25%[98, 99]。室间隔通过其位置和运动，协调左心室和右心室（心室的相互依赖性），有助于左心室和右心室的正常功能。

左前降支动脉发出的前间隔支动脉供应室间隔前三分之二的血液，前间隔支动脉平均有 9 条（6 ~ 14 条），室间隔的后三分之一的血液供应来自后降支发出的后间隔支动脉[100]。心中静脉引流室间隔的静脉血至冠状窦[101]。

心脏功能由自主神经系统控制，该系统包括副交感神经和交感神经。除了中枢神经系统发生的复杂整合外，心内神经节丛广泛分布于窦房结、心房、房室结、室间隔和心室，调控心内神经节[102]。

◾ 心室肌的构筑

通常，左心室心肌分为表层（心外膜下）、中层和深层（心内膜下）三部分。这些"层"代表了心室肌细胞在形成室壁时，肌束的排列方向。需要指出的是，它们并非单独的分层状结构，而是层与层之间的心肌存在相互交联（图 5-28）。

Note

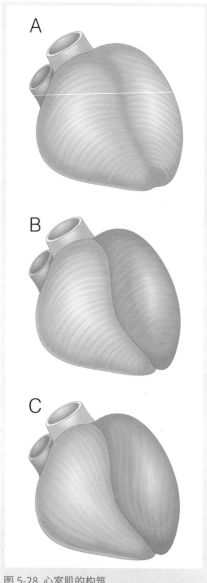

图 5-28 心室肌的构筑

不同心肌层的心肌细胞排列走行不同，整个心室肌呈螺旋形构筑。A. 浅层心肌斜向走行；B. 中层心肌环形走行；C. 深层心肌纵向走行

浅层心肌起源于心底部瓣膜插入处。从心底部至心尖部，

一些浅层心肌从一侧心室延伸到另一侧心室。胸肋面（心脏前面）的浅层心肌斜穿过室间沟，向左倾斜走行至钝缘，然后向下抵达心尖；起源于二尖瓣插入处的肌束向右延伸至横膈，然后跨越后室间沟。在钝缘处，浅层心肌走行方向与心脏长轴形成 10° ～ 20° 的夹角[104]。浅层心肌占心室壁厚度的 25%[105]。

中层心肌呈环状排列，几乎平行于二尖瓣环口平面，不插入二尖瓣或主动脉插入处，也不插入心尖部。中层心肌占室壁的 53% ～ 59%，位于心底部的中层心肌最厚，心尖部最薄[106]。

在左心室心尖部，深层肌束在心内膜下呈纵向放射状插入主动脉瓣、二尖瓣和膜部室间隔，并与心室腔内的小梁和更宽的肌束融合，最后融入乳头肌。因此，心尖三分之一处的小梁、中层心肌和心底部三分之一的瓣膜插入处形成一个供深层心肌融汇的心肌网络[82]。最厚的深层心肌小于室壁厚度的 20%[105]。

正常情况下，左心室为长椭圆形，三种不同的肌纤维方向决定左心室独特的肌肉构筑：纵向纤维、环向纤维和斜向纤维（图

Note 心脏的左缘主要由左心室的圆形侧壁组成，在此处，左心室前壁和侧壁相交形成的角度 > 90°，故称为钝缘。钝缘从左侧第二肋间隙下方 2.5mm 处开始，斜向下，向左凸，直至心尖[103]。

5-29）[107]。纤维的倾斜方向和角度决定了左心室的椭圆形形状，是其实现最佳功能的保障，对于收缩期和舒张期有效的顺时针和逆时针扭转运动至关重要。

室间隔由左心室和右心室的心肌共同构成，主要是左心室中层心肌，但心尖处缺乏左心室中层心肌。心尖由左心室或室间隔形成，很少由有心室参与。从放射学角度看，心尖显像易受到心脏和身体方向的影响，这与尸检发现 16% 的个体没有明显的解剖学心尖一致[108]。需要指出的是，体表触及的心尖搏动位置和解剖学心尖位置并不完全相同，心尖搏动通常位于解剖学心尖之上，可能位于心尖或左心缘的外侧（常见）或内侧。

与体循环相比，肺动脉压力和血管阻力只有体循环的五分之一[109]。后负荷的不同，决定了生理情况下左心室心肌的质量和厚度均超过右心室。此外，右心室由两层心肌构成，而左心室由三层心肌构成，两个心室的生理参数不同（表 5-3）[109]。相对于左心室，右心室对后负荷的急性变化适应性很差，容易出现急性右心衰竭。

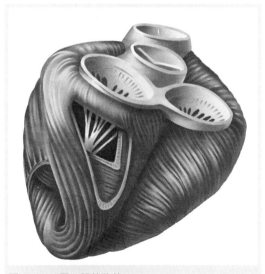

图 5-29 三层心肌的构筑
心室肌并不是以层状结构一层层叠加，而是通过螺旋状结构绞合在一起

5
心腔的同步性

无论是解剖学还是生理学，整体心脏可以分为心房层面和心室层面，各个层面的心腔在电学上并非完全相同，存在生理性的电学时间差异，例如左心房比右心房晚激动，右心室比左心室晚激动，尽管存在这些时间差异，但各层面的心腔仍能保持功能的同步性，获得最佳血流动力学结果，换言之，生理性电学时间的差异并不影响心腔同步性功能。

相同层面心腔的同步性包括心房同步性和心室同步性，不同

锐缘是指右心室前表面（胸肋面）和后表面（膈面）形成的夹角＜90°，是一个锐角，相应边缘称为锐缘。右冠状动脉的一条长分支（锐缘支）沿锐缘走行，是右冠状动脉近 - 中段和中 - 远段的分界。

Note

表 5-3 正常左心室和右心室的特征		
	右心室	左心室
□形状	新月形	锥形或椭圆形
□心肌构筑	两层心肌	三层心肌
□游离壁厚度	1～5mm	8～10mm
□循环	低压低阻力	高压高阻力
□每搏量	70～90ml	70～90ml
□射血分数	65%	70%～80%
□心室压力（舒张期）	0～8mmHg	4～12mmHg
□心室压力（收缩期）	15～30mmHg	90～140mmHg
□后负荷（达因·s/cm⁵）	肺循环阻力 <250	体循环阻力 800～1200
□对疾病的适应性	耐受前负荷	耐受后负荷

层面心腔的同步性是指房室同步性。心房收缩时，房室瓣打开，心房血液进入心室腔，有助于增加心室舒张期充盈量，最终提高心室输出量。

■ 失同步

当右心房的冲动向左心房的传导延缓或传导中断时，右心房和左心房之间的同步性丢失；当一侧心室明显晚于另一侧心室收缩时，右心室和左心室之间的同步性丢失。

当心房的电冲动向心室传导延缓或中断时，房室顺序收缩功能受损，产生房室失同步，如心房收缩时，恰遇房室瓣关闭，心房内压力增加，血液反流回静脉或当心房处于舒张期时，心室激动迟迟未能到来，心室血液也会反流回心房，增加容量负荷。

电学紊乱引起心房失同步、心室失同步和房室失同步，会产生异常的血流动力学效应，受影响的心腔压力和（或）容量超负荷，心腔扩大或心壁肥厚，组织学重塑，进一步加重电学紊乱，心腔失同步加重，心功能进一步恶化，形成电学紊乱与机械学紊乱的恶性循环。因此，心脏正常的电冲动产生和传导是心肌完成正常泵功能的一个重要前提。

参考文献

[1] Iaizzo PA. Handbook of Cardiac Anatomy, Physiology, and Devices (Second Edition) . Springer Science & Business Media, 2009:34-99.

[2] Rehman I, Rehman A. Anatomy, Thorax, Heart. 2021 Sep 3. In: StatPearls [Internet]. Treasure Island (FL): StatPearls Publishing; 2022 Jan. PMID: 29262022.

[3] https://www.kenhub.com/en/library/anatomy/surface-projections-of-the-heart.

[4] Ho SY, Anderson RH, Sánchez-Quintana D. Atrial structure and fibres: morphologic bases of atrial conduction. Cardiovasc Res, 2002, 54(2):325-336.

[5] Thiriet M. Anatomy and Physiology of the Circulatory and Ventilatory Systems. Springer Science & Business Media, New York, 2014:7-12.

[6] Sánchez-Quintana D, Anderson RH, Cabrera JA, et al. The terminal crest: morphological features relevant to electrophysiology. Heart,2002,88(4):406-411.

[7] Li CY, Gao BL, Pan T, et al. Quantitative analysis of the right auricle with 256-slice computed tomography. Surg Radiol Anat,2017,39(4):383-391.

[8] Li-jun J, Xue-yin L, Cong-xin H, et al. Electrophysiologic characteristics of the Crista terminalis and implications on atrial tachycardia in rabbits. Cell Biochem Biophys,2012,62(2):267-271.

[9] Morris GM, Segan L, Wong G, et al. Atrial Tachycardia Arising From the Crista Terminalis, Detailed Electrophysiological Features and LongTerm Ablation Outcomes. JACC Clin Electrophysiol,2019,5(4):448-458.

[10] https://en.wikipedia.org/wiki/Bartolomeo_Eustachi.

[11] Yavuz T, Nazli C, Kinay O, et al. Giant eustachian valve with echocardiographic appearance of divided right atrium. Tex Heart Inst J,2002;29(4):336-338.

[12] Bruce L, Gunston G, Myburgh A, et al. The Anatomy of the Eustachian Valve-Navigating the Implications for Right-Sided Surgical and Transcatheter Cardiac Interventions. J Cardiothorac Vasc Anesth,2021,35(4):1215-1224.

[13] Chuah SS, Al-Mohammad A. Large Eustachian valve and kyphoscoliosis. Heart,2005,91(2):e17.

[14] Pizzino F, Khandheria B, Carerj S, et al. PFO: Button me up, but wait … Comprehensive evaluation of the patient. J Cardiol,2016,67(6):485-492.

[15] Rubenstein DS, Fox LM, McNulty JA, et al. Electrophysiology and ultrastructure of eustachian ridge from cat right atrium: a comparison with SA node. J Mol Cell Cardiol,1987,19(10):965-976.

[16] Ito S, Tada H, Naito S, et al. Novel form of atrial tachycardia arising from the eustachian ridge: Its prevalence and characteristics. Heart Rhythm,2005,2(supplement):S20.

[17] Nakagawa H, Lazzara R, Khastgir T, et al. Role of the tricuspid annulus and the eustachian valve/ridge on atrial flutter. Relevance to catheter ablation of the septal isthmus and a new technique for rapid identification of ablation success. Circulation,1996,94(3):407-424.

[18] Olgin JE, Kalman JM, Fitzpatrick AP, et al. Role of right atrial endocardial structures as barriers to conduction during human type I atrial flutter. Activation and entrainment mapping guided by intracardiac echocardiography. Circulation,1995,92(7):1839-1848.

[19] Yvorel C, Da Costa A, Lerebours C, et al. Comparison of clockwise and counterclockwise right atrial flutter using high-resolution mapping and automated velocity measurements. J Cardiovasc El ectrophysiol,202,32(8):2127-2139.

[20] von Lüdinghausen M. Clinical anatomy of cardiac veins, Vv. cardiacae. Surg Radiol Anat,1987,9(2):159-168.

[21] Habib A, Lachman N, Christensen KN, Asirvatham SJ. The anatomy of the coronary sinus venous system for the cardiac electrophysiologist. Europace, 2009, 11 Suppl 5:v15 - v21.

[22] Katti K, Patil NP. The Thebesian valve: Gatekeeper to the coronary sinus. Clin Anat,2012,25(3):379-385.

[23] Mlynarski R, Mlynarska A, Tendera M, et al. Coronary sinus ostium: the key structure in the heart's anatomy from the electrophysiologist's point of view. Heart Vessels,2011,26(4):449-456.

[24] Mlynarski R, Mlynarska A, Haberka M, et al. The Thebesian valve and coronary sinus in cardiac magnetic resonance. J Interv Card Electrophysiol,2015,43(2):197-203.

[25] Kautzner J. Thebesian valve: the guard dog of the coronary sinus? Europace,2009,11(9):1136-1137.

[26] https://en.wikipedia.org/wiki/Adam_Christian_Thebesius.

[27] https://en.wikipedia.org/wiki/Smallest_cardiac_veins.

[28] Nordick K, Weber C, Singh P. Anatomy, Thorax, Heart Thebesian Veins. 2023 May 22. In: StatPearls [Internet]. Treasure Island (FL): StatPearls Publishing; 2023 Jan–. PMID: 31082084.

[29] Krishnan SC, Tops LF, Bax JJ. Cardiac resynchronization therapy devices guided by imaging technology. JACC Cardiovasc Imaging,2009,2(2):226-230.

[30] Shah SS, Teague SD, Lu JC, et al. Imaging of the coronary sinus: normal anatomy and congenital abnormalities. Radiographics,2012,32(4):991-1008.

[31] Wit AL, Cranefield PF. Triggered and automatic activity in the canine coronary sinus. Circ Res, 1977, 41(4):434-445.

[32] Shenasa M, Hindricks G, Callans DJ. Cardiac Mapping. John Wiley & Sons Ltd, UK, 2019:548-550.

[33] Kistler PM, Roberts-Thomson KC, Haqqani HM, et al. P-wave morphology in focal atrial tachycardia: development of an algorithm to predict the anatomic site of origin. J Am Coll Cardiol,2006,48(5):1010-1017.

[34] Badhwar N, Kalman JM, Sparks PB, et al. Atrial tachycardia arising from the coronary sinus musculature: electrophysiological characteristics and long-term outcomes of radiofrequency ablation. J Am Coll Cardiol, 2005, 46(10):1921-1930.

[35] Antz M, Otomo K, Arruda M, et al. Electrical conduction between the right atrium and the left atrium via the musculature of the coronary sinus. Circulation,1998,98(17):1790-1795.

[36] Chauvin M, Shah DC, Haïssaguerre M, et al. The anatomic basis of connections between the coronary sinus musculature and the left atrium in humans. Circulation,2000,101(6):647-652.

[37] https://en.wikipedia.org/wiki/Francesco_Todaro.

[38] Kozłowski D, Grzybiak M, Ko luk E, et al. Morphology of the tendon of Todaro within the human heart in ontogenesis. Folia Morphol (Warsz). 2000,59(3):201-206.

[39] James TN. The tendons of Todaro and the "triangle of Koch": lessons from eponymous hagiolatry. J Cardiovasc Electrophysiol,1999,10(11):1478-1496.

[40] Ho SY, Anderson RH. How constant anatomically is the tendon of Todaro as a marker for the triangle of Koch? J Cardiovasc Electrophysiol,2000,11(1):83-89.

[41] Klimek-Piotrowska W, Holda MK, Koziej M, et al. Geometry of Koch's triangle. Europace,2017,19(3):452-457.

[42] https://en.wikipedia.org/wiki/Walter_Koch_(physician).

[43] Oduah MTA, Sharma P, Brown KN. Anatomy, Thorax, Heart Fossa Ovalis. 2021 Jul 31. In: StatPearls [Internet]. Treasure Island (FL): StatPearls Publishing; 2022 Jan. PMID: 30860703.

[44] Joshi SD, Chawre HK, Joshi SS. Morphological study of fossa ovalis and its clinical relevance. Indian Heart J,2016,68(2):147-152.

[45] Platonov PG, Mitrofanova L, Ivanov V, et al. Substrates for intra-atrial and interatrial conduction in the atrial septum: anatomical study on 84 human hearts. Heart Rhythm,2008,5(8):1189-1195.

[46] Maury P, Raczka M D F. Focal atrial tachycardia from the fossa ovalis in a patient with Bachmann's bundle block. Pacing Clin Electrophysiol,2007,30(6):808-809.

[47] Di Pino A, Caruso E, Gitto P. The limbus of the fossa ovalis: an unusual location for incessant focal atrial tachycardia in children. Europace,2016,18(8):1251.

[48] Wang J M.H, Rai R, Carrasco M, et al. An anatomical review of the right ventricle. Translational Research in Anatomy,2019 ,17:1-6.

[49] Kosiński A, Grzybiak M, Dubaniewicz A, et al. False chordae tendineae in right ventricle of adult human hearts - morphological aspects. Arch Med Sci,2012,8(5):834-840.

[50] Loukas M, Klaassen Z, Tubbs RS, et al. Anatomical observations of the moderator band. Clin Anat,2010,23(4):443-450.

[51] Farrer-Brown G. Vascular pattern of myocardium of right ventricle of human heart. Br Heart J,1968,30(5):679-686.

[52] Saremi F, Ho SY, Cabrera JA, et al. Right ventricular outflow tract imaging with CT and MRI: Part I, Morphology. AJR Am J Roentgenol,2013,200(1):W39-50.

[53] Sanz J, Sánchez-Quintana D, Bossone E, et al. Anatomy, Function, and Dysfunction of the Right Ventricle: JACC State-of-the-Art Review. J Am Coll Cardiol,2019,73(12):1463-1482.

[54] Ho SY, Nihoyannopoulos P. Anatomy, echocardiography, and normal right ventricular dimensions. Heart,2006,92 Suppl 1(Suppl 1):i2-13.

[55] Geva T, Powell AJ, Crawford EC, et al. Evaluation of regional differences in right ventricular systolic function by acoustic quantification echocardiography and cine magnetic resonance imaging. Circulation,1998,98(4):339-345.

[56] Durrer D, van Dam RT, Freud GE, et al. Total excitation of the isolated human heart. Circulation,1970,41(6):899-912.

[57] Depasquale NP, Burch GE. Analysis of the RSR' complex in lead V1. Circulation,1963,28:362-367.

[58] Kossmann CE, Berger AR, Rader B, et al. Intracardiac and intravascular potentials resulting from electrical activity of the normal human heart. Circulation,1950,2(1):10-30.

[59] Lu YY, Chen YC, Lin YK, et al. Electrical and Structural Insights into Right Ventricular Outflow Tract Arrhythmogenesis. Int J Mol Sci,2023,24(14):11795.

[60] Boukens BJ, Christoffels VM, Coronel R, et al. Developmental basis for electrophysiological heterogeneity in the ventricular and outflow tract myocardium as a substrate for life-threatening ventricular arrhythmias. Circ Res,2009,104(1):19-31.

[61] Letsas KP, Efremidis M, Vlachos K, et al. Right ventricular outflow tract high-density endocardial unipolar voltage mapping in patients with Brugada syndrome: evidence for electroanatomical abnormalities. Europace,2018,20(FI1):f57-f63.

[62] Vicente-Steijn R, Passier R, Wisse LJ, et al. Funny current channel HCN4 delineates the developing cardiac conduction system in chicken heart. Heart Rhythm,2011,8(8):1254-1263.

[63] Jongbloed MR, Mahtab EA, Blom NA, et al. Development of the cardiac conduction system and the possible relation to predilection sites of arrhythmogenesis. Scientific World Journal,2008,8:239-269.

[64] Lin T, Conti S, Cipolletta L, et al. Right Ventricular Outflow Tract Arrhythmias: Benign Or Early Stage Arrhythmogenic Right Ventricular Cardiomyopathy/Dysplasia? J Atr Fibrillation,2014,7(4):1161.

[65] Roux N, Havet E, Mertl P. The myocardial sleeves of the pulmonary veins: potential implications for atrial fibrillation. Surg Radiol Anat,2004,26(4):285-289.

[66] Hassink RJ, Aretz HT, Ruskin J, et al. Morphology of atrial myocardium in human pulmonary veins: a postmortem analysis in patients with and without atrial fibrillation. J Am Coll Cardiol,2003,42(6):1108-1114.

[67] Haïssaguerre M, Jaïs P, Shah DC, et al. Spontaneous initiation of atrial fibrillation by ectopic beats originating in the pulmonary veins. N Engl J Med,1998,339(10):659-666.

[68] Ehrlich JR, Cha TJ, Zhang L, et al. Cellular electrophysiology of canine pulmonary vein cardiomyocytes: action potential and ionic current properties. J Physiol,2003,551(Pt 3):801-813.

[69] Hocini M, Ho SY, Kawara T, et al. Electrical

conduction in canine pulmonary veins: electro-physiological and anatomic correlation. Circulation, 2002,105(20):2442-2448.

[70] Khan R. Identifying and understanding the role of pulmonary vein activity in atrial fibrillation. Cardiovasc Res,2004,64(3):387-394.

[71] https://fr.wikipedia.org/wiki/Michel_Ha%C3%AFssaguerre.

[72] Al-Saady NM, Obel OA, Camm AJ. Left atrial appendage: structure, function, and role in thromboembolism. Heart, 1999, 82(5):547-554.

[73] Bachmann G. The inter-auricular time interval.Am J Physiol,1916; 41(3):309–320.

[74] Knol WG, Teuwen CP, Kleinrensink GJ, et al. The Bachmann bundle and interatrial conduction: comparing atrial morphology to electrical activity. Heart Rhythm,2019,16(4):606-614.

[75] Lemery R, Guiraudon G, Veinot JP. Anatomic description of Bachmann's bundle and its relation to the atrial septum. Am J Cardiol,2003,91(12):1482-1485.

[76] Dolber PC, Spach MS. Thin collagenous septa in cardiac muscle. Anat Rec,1987,218(1):45-55.

[77] van Campenhout MJ, Yaksh A, Kik C, et al. Bachmann's bundle: a key player in the development of atrial fibrillation? Circ Arrhythm Electrophysiol, 2013,6(5):1041-1046.

[78] Segan L. Bachmann's bundle atrial tachycardia: Electrophysiological mapping and qualitative outcomes. J Clin Exp Cardiolog 2016, 7:6(Suppl):43.

[79] Hogan PM, Davis LD. Electrophysiological characteristics of canine atrial plateau fibers. Circ Res,1971,28(1):62-73.

[80] Wagner ML, Lazzara R, Weiss RM, et al. Specialized conducting fibers in the interatrial band. Circ Res,1966,18(5):502-518.

[81] Saremi F, Channual S, Krishnan S, et al. Bachmann Bundle and its arterial supply: imaging with multidetector CT--implications for interatrial conduction abnormalities and arrhythmias. Radiology,2008,248(2):447-457.

[82] Ho SY. Anatomy and myoarchitecture of the left ventricular wall in normal and in disease. Eur J Echocardiogr,2009,10(8):iii3-7.

[83] Axel L. Papillary muscles do not attach directly to the solid heart wall. Circulation,2004,109(25):3145-3148.

[84] Kautzner J, Peichl P. Papillary Muscle Ventricular Tachycardia or Ectopy: Diagnostics, Catheter Ablation and the Role of Intracardiac Echocardiography. Arrhythm Electrophysiol Rev,2019,8(1):65-69.

[85] Drake R, Vogl AW, Mitchel A.W. Gray's Anatomy for Students E-Book. Springer Science & Business Media Inc, 2020:184-235.

[86] https://radiopaedia.org/articles/interventricular-septum.

[87] De Almeida MC, Mori S, Anderson RH. Three-dimensional visualization of the bovine cardiac-

conduction system and surrounding structures compared to the arrangements in the human heart. J Anat,2021,238(6):1359-1370.

[88] Zhang L, Allen J, Hu L, Caruthers SD, et al. Cardiomyocyte architectural plasticity in fetal, neonatal, and adult pig hearts delineated with diffusion tensor MRI. Am J Physiol Heart Circ Physiol,2013,304(2):H246-252.

[89] Triposkiadis F, Xanthopoulos A, Boudoulas KD, et al. The Interventricular Septum: Structure, Function, Dysfunction, and Diseases. J Clin Med,2022,11(11):3227.

[90] Kim SD. Anatomy of the septal perforating arteries of the heart. Anat Cell Biol,2019,52(3):236-241.

[91] Saremi F, Channual S, Krishnan S, et al. Bachmann Bundle and its arterial supply: imaging with multidetector CT--implications for interatrial conduction abnormalities and arrhythmias. Radiology,2008,248(2):447-457.

[92] Ho SY. Anatomy and myoarchitecture of the left ventricular wall in normal and in disease. Eur J Echocardiogr,2009,10(8):iii3-7.

[93] Axel L. Papillary muscles do not attach directly to the solid heart wall. Circulation,2004,109(25):3145-3148.

[94] Kautzner J, Peichl P. Papillary Muscle Ventricular Tachycardia or Ectopy: Diagnostics, Catheter Ablation and the Role of Intracardiac Echocardiography. Arrhythm Electrophysiol Rev,2019,8(1):65-69.

[95] Drake R, Vogl AW, Mitchel A.W. Gray's Anatomy for Students E-Book. Springer Science & Business Media Inc, 2020:184-235.

[96] https://radiopaedia.org/articles/interventricular-septum.

[97] De Almeida MC, Mori S, Anderson RH. Three-dimensional visualization of the bovine cardiac conduction system and surrounding structures compared to the arrangements in the human heart. J Anat,2021,238(6):1359-1370.

[98] Zhang L, Allen J, Hu L, et al. Cardiomyocyte architectural plasticity in fetal, neonatal, and adult pig hearts delineated with diffusion tensor MRI. Am J Physiol Heart Circ Physiol,2013,304(2):H246-252.

[99] Triposkiadis F, Xanthopoulos A, Boudoulas KD, et al. The Interventricular Septum: Structure, Function, Dysfunction, and Diseases. J Clin Med,2022,11(11):3227.

[100] Kim SD. Anatomy of the septal perforating arteries of the heart. Anat Cell Biol,2019,52(3):236-241.

[101] Kassem M.W., Lake S., Roberts W., et al. Cardiac veins, an anatomical review. Transl. Res. Anat. 2021;23:100096.

[102] Durães Campos I, Pinto V, Sousa N, et al. A brain within the heart: A review on the intracardiac nervous system. J Mol Cell Cardiol,2018,119:1-9.

[103] https://en.wikipedia.org/wiki/Left_border_of_heart.

[104] Greenbaum RA, Ho SY, Gibson DG, et al. Left ventricular fibre architecture in man. Br Heart

J,1981 ,45(3):248-263.

[105] Sanchez-Quintana D, Climent V, Ho SY, et al. Myoarchitecture and connective tissue in hearts with tricuspid atresia. Heart,1999,81(2):182-191.

[106] Sanchez-Quintana D, Garcia-Martinez V, Climent V, et al. Morphological changes in the normal pattern of ventricular myoarchitecture in the developing human heart. Anat Rec,1995,243(4):483-495.

[107] Adhyapak SM, Parachuri VR. Architecture of the left ventricle: insights for optimal surgical ventricular restoration. Heart Fail Rev,2010,15(1):73-83.

[108] Orahilly R. The normal cardiac apex and apex beat: a critical review of recent data. Am Heart J,1952,44(1):23-34.

[109] Murphy E, Shelley B. The right ventricle-structural and functional importance for anaesthesia and intensive care. BJA Educ,2018,18(8):239-245.

姚沅清
重庆医科大学附属第二医院

第6章
心房激动

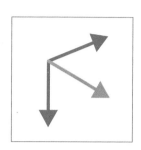

　　整体心脏的激动在心电图上形成P波、QRS波和T波（图6-1）。正常心脏激动是产生正常心电图的基础，也是学习异常心电图的基石。正常心脏激动与心脏解剖、心脏在胸腔中的解剖位置、心肌电学特征、生理状态等有关，存在明显的个体差异。

1

窦房结

　　窦房结产生的电冲动通过窦房结与心房的交界区域，即窦房交界区传导至心房，心房兴奋产生第一个心电波。来自窦房结的电冲动引起的心房兴奋，在心电图上形成的P波，称为窦性P波，

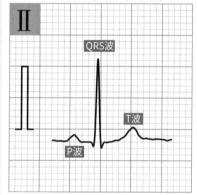

图 6-1 II导联的心电波

心电图上，心房兴奋产生 P 波，心室兴奋产生 QRS 波，心室复极产生 T 波。体表心电图是心脏电活动的记录，但并非心脏电活动的完整写照，只能大致反映整体心脏电活动的情况。同一种疾病可以产生形态迥异的心电图，而不同疾病可以产生形态相似的心电图，这是学习临床心电图的难点之一

而来自心房其余部位的电冲动引起的心房兴奋，在心电图上形成的 P 波，称为房性 P 波。

1907 年，英国解剖学家和人类学家亚瑟·基思（Arthur Keith，1866 ~ 1955）及其学生马丁·弗拉克（Martin Flack，1882 ~ 1931）首次发现了哺乳动物的窦房结（图 6-2）[1]。

1909 年，英国心脏病学家，20 世纪早期的心电图和心律失常大师托马斯·刘易斯（Thomas Lewis，1881 ~ 1945）证实窦房结电活动不仅和正常心脏节律一致，而且是激动波产生的部位，认为窦房结是心脏节律的起源[1]。

■ 窦房结的形态学

解剖上，窦房结位于右心房和上腔静脉交界部的右心房后壁心内膜下 0.1 ~ 1mm，是传导系统的最上层结构[2,3]。窦房结的质量太小，无法产生可以在心电图上检测的电信号，只能通过心房激动产生的窦性 P 波间接了解窦房结的功能。

窦房结呈新月形或纺锤形，长 7 ~ 30mm，宽 3 ~ 7mm，厚 1 ~ 2mm（图 6-3）[2,4]。组织学上，人为把窦房结靠近上腔静脉的部

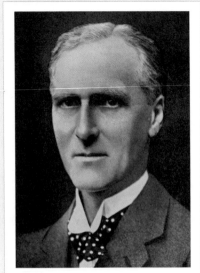

Arthur Keith

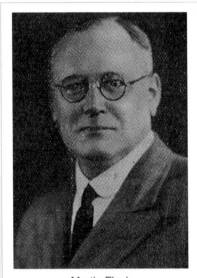

Martin Flack

图 6-2 窦房结的发现者

1906 年，Keith 在他的前期研究中，已经认识到心搏起源于静脉窦区域，但一直缺少解剖学证据。1909 年，Flack 在鼹鼠的心脏中观察到了一些特殊组织，这些组织与交感神经和迷走神经紧密相连，Keith 很快意识到这些组织与早年发现的房室结组织类似，他们共同将其命名为窦房结

Note

在早年，Lewis 通过非常超前的电刺激技术证实窦房结是正常心搏的起源部位。他用电刺激心房的不同部位，发现只有上腔静脉附近获得的记录曲线和正常节律相同。

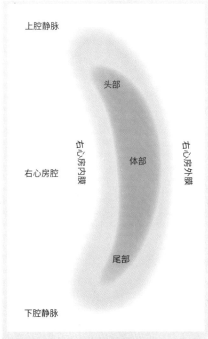

上腔静脉

头部

右心房腔　右心房内膜　体部　右心房外膜

尾部

下腔静脉

图 6-3　窦房结的大体解剖形态

图示窦房结的大体解剖形态，淡红色部分为右心房，蓝色部分为窦房结，可见窦房结位于右心房壁内，距离心内膜和心外膜均有一定距离。窦房结头部距离心内膜平均距离为 2 ～ 5.2mm，距离心外膜平均距离为 2 ～ 5.1mm；体部距心内膜平均距离为 3.5 ～ 5.3mm，距心外膜平均距离为 1.0 ～ 3.5mm；尾部距离心内膜平均距离为 3.3 ～ 5.8mm，距离心外膜平均距离为 2.5 ～ 4.1mm。大体解剖学形态上，头部和尾部更靠近心内膜，体部更靠近心外膜，整体形态近似一个逗号。

分称为头部，靠近下腔静脉的部分称为尾部，中间部分称为体部，无论头部、体部还是尾部均不直接接触心房外膜和内膜（图 6-3）[2,5]。在人类心脏中，66% 的窦房结体部和尾部的长度是其宽度的 2 倍，而窦房结头部的宽度和高度基本相等，另外 34% 的头部宽度大于高度[2]。

窦房结组织富含结缔组织，主要是胶原蛋白和成纤维细胞。不同年龄窦房结内的致密结缔组织含量不同，健康成人含量为 35% ～ 55%，新生儿为 24%，老年人为 60%，提示随着年龄增长，窦房结内的结缔组织含量有增加趋势，青少年和成人的结缔组织含量是婴儿的 7.4 倍[6,7]。

此外，随着年龄增长，窦房结的细胞成分开始丢失，特别是年龄 > 50 岁的个体，婴儿的窦房结细胞体积占整个窦房结体积的 31.7% ～ 46.3%，青少年和成人为 18.6% ～ 24.4%，老年人则下降至 14.3% ～ 18.9%[6]。换言之，随着年龄增长，窦房结的结缔组织含量增加，脂肪浸润，细胞成分丢失，是老龄生理性窦房结功能减退和病理性病态窦房结综合征的共同组织学基础。

▇ 窦房结的发育

在胚胎期，人类心脏是第一个发育的功能器官，人类胚胎在受精后第 20 天（妊娠第 34 天）至第 35 天（妊娠第 49 天）的时间里开始出现第 1 次心搏，开始

随着现代基础研究、临床心电标测和计算机图像处理技术的飞跃发展，研究者结合解剖学、组织学和电学标测结果重建了人类心脏传导系统三维模型，因此，要建立窦房结结构和功能的三维观。

Note

执行跳动和泵血功能[8]。心脏发育自中胚层的胚胎组织，大约在受精后第 22 天至第 23 天原始心管形成（图 6-4）[9]。原始心管的原代心肌与界组织相似，有自律性、收缩不良和缓慢传导等特性。在转录因子的诱导下，大部分原代心肌分化为工作心肌细胞，少数分化为窦房结、房室结和房室束，形成传导系统[10]。

转录因子是一类蛋白质，它们与特定 DNA 遗传序列结合，控制遗传信息从 DNA 到 mRNA 的转录速率。转录因子的功能是调节（打开和关闭）基因，促进基因在生命周期里以所需的量正确表达。T-box 家族的转录基因是一组参与胚胎肢体和心脏发育的转录因子，现已发现 23 种，编码 T-box家族成员的基因约占人类基因组的 0.1%[11, 12]。T-box 蛋白分子量通常为 50 ~ 78kDa，有一个相对较大的 DNA 结合区域，约占整个蛋白质的三分之一[11]。

窦房结是心脏传导系统最上层的结构。结区域的发育是通过高度局部抑制原代心肌向工作肌细胞分化实现的，两个重要的转录因子参与其中：① Tbx18，在胚胎发生过程中出现在静脉窦

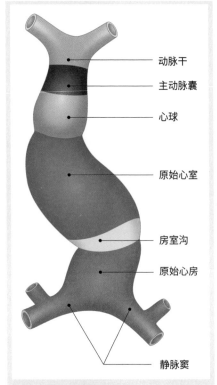

图 6-4 原始心管

原始心管形成五个不同的区域，从头到尾分别是动脉干、心球、原始心室、原始心房和静脉窦。所有静脉血都流入静脉窦，收缩期将血液从尾部推向头部，或从静脉窦推向动脉干，这种泵学模式与成人心脏截然不同

动脉干
主动脉囊
心球
原始心室
房室沟
原始心房
静脉窦

角，并在出生前从该区域消失，驱动静脉窦中的间充质祖细胞在形态上发育成窦房结的核心；② Tbx3，抑制工作心肌发育和促进关键起搏器基因，包括编码低电导缝隙连接蛋白（Cx45）和HCN4 通道[3, 13-16]。

人类 Tbx3 由位于 12 号染色体上的基因编码，Tbx18 由位于 6

号染色体上的基因编码[17, 18]。在胚胎发育期间，一旦原始心肌细胞开启心房基因表达程序，Tbx3阴性的心房肌和 Tbx3 阳性的窦房结前体细胞就会开始向两个不同的细胞谱系分化[13]。转基因动物研究证实，Tbx3 缺陷会导致心房肌向窦房结区域扩展，异位表达 Tbx3 促进异位起搏点的出现，而 Tbx18 在形成窦房结的头部中发挥重要作用，Tbx18 缺陷导致窦房结头部发育障碍[13, 16]。

■ 起搏细胞

自发现窦房结以来的一个世纪时间里，人们长期认为窦房结是一个致密的单焦点区域，周围环绕心房内的次级起搏细胞，这些起搏器随机与窦房结主导起搏细胞竞争。随着近 20 年来有关窦房结的解剖结构和电生理的精细化研究，人们逐渐认识到窦房结是一个沿界嵴分布的异质复合体，不同区域具有独特的电生理学和结构特性[19]。

窦房结是弱耦合的异质细胞的集合，细胞种类有起搏细胞和非起搏细胞，后者包括心房肌细胞、脂肪细胞和成纤维细胞[19]。

窦房结中心分布着成簇的起

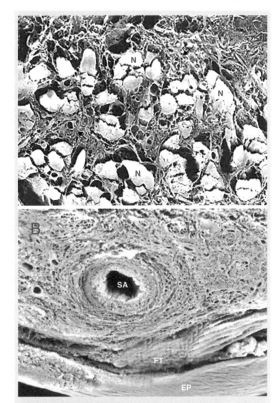

图 6-5 窦房结的起搏细胞

A. 扫描电子显微镜下的窦房结起搏细胞（N），肌内膜的胶原鞘在结细胞之间的间隙中形成复杂的网络，偶尔可见肌周膜，起搏细胞成堆分布于这些胶原巢穴中；B. 扫描电子显微镜下的窦房结动脉（SA），图示 FT 为脂肪组织，EP 为心房外膜 BMJ Publishing Group Ltd.[Sánchez-Quintana D, Anderson RH, Cabrera JA, et al. The terminal crest: morphological features relevant to electrophysiology. Heart. 2002;88(4):406-411.] with permission from BMJ Publishing Group Ltd

搏细胞（pacemaker cell，P 细胞），它们是窦性冲动的发生细胞（图6-5）[20]。起搏细胞比普通工作心房肌细胞小，光学显微镜下染色浅淡，电镜下肌原纤维少，只有少量组织不良的肌丝，细胞膜上有很多小凹，缺乏线粒体（图

21 世纪早期研究认为 Tbx18 控制间充质前体的窦房结头部的形成，Tbx3 随后在其上施加起搏器基因程序，随后在进一步的研究中证实，Tbx18 也能直接促进祖细胞直接分化为起搏细胞[15]。

Note

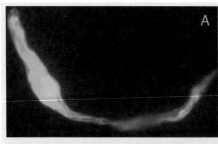
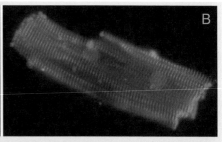

图 6-6 窦房结的起搏细胞和心房肌细胞

成年鼠的扫描电子显微镜图像，A 为窦房结起搏细胞，呈细长的梭形形态，B 为普通工作心房肌细胞，有丰富的横纹，其中绿色为 α- 肌动蛋白，红色为缝隙连接蛋白（Cx43）

6-6）[20]。起搏细胞的这些结构决定了它们的收缩能力弱于工作肌，耐受缺氧，严重缺氧可以导致工作心肌细胞（特别是心室肌细胞）发生不可逆性损伤，而起搏细胞的功能能够很快恢复[21-23]。

起搏细胞通过膜钟和钙钟机制产生自律性活动，阻断膜钟和钙钟尚不足以完全抑制起搏活动，说明尚有其他机制参与其中（图

6-7）。兔窦房结内约有 50 万个起搏细胞[20, 24-26]。起搏细胞病变（P 细胞病）将会导致窦性冲动形成障碍，临床出现窦性心动过缓、一过性窦性停搏和永久性窦性停搏等缓慢性心律失常。

在窦房结内，起搏细胞根据形态分为三类：第一类是细长梭形细胞，长度可达 80 μm，有微弱条纹，一个或多个细胞核；

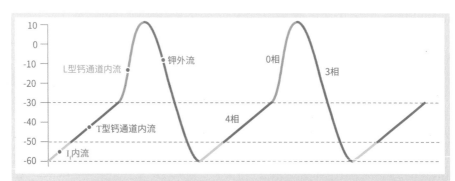

图 6-7 窦房结起搏细胞的膜钟机制

窦房结 3 相复极依靠外向钾流，钾流逐渐衰减，直至膜电位恢复到 -60mV，达到最大复极电位。在 -60mV 时，一种内向钠钾流（HCN 通道，I_f 通道）激活进入细胞，膜电位逐渐下降到 -50mV。在 -50mV 时，T 型钙通道激活，钙离子进入细胞，膜电位继续除极，一旦达到阈电位 -40 ～ -30mV，T 型钙通道关闭，另一种 L 型钙通道开放，启动 0 相除极，产生动作电位，即窦性冲动。不同的除极阶段仿似不同离子通道的"接力棒效应"

Note　窦房结究竟有多少个起搏细胞？常见的文献数据是兔子有 5000 个，人类有 10000 个，实际上这些数据是错误的。1979 年，荷兰研究者报道兔子窦房结主导起搏区 0.1mm² 面积有 5000 个起搏细胞，该面积占整个窦房结面积的 1%，据此估算兔子的窦房结约有 50 万个起搏细胞[20]。由于起搏细胞并不是均匀分布的，窦房结头部是多数个体的起搏中心，故兔子真实起搏细胞的数量应少于 50 万个。

第二类是梭形细胞，形状与细长梭形细胞相似，但长度较短为 40 μm，单核；第三类是蜘蛛细胞，具有不规则形状的分支和钝端（图 6-8）[27]。三种类型的起搏细胞不仅形态迥异，电生理属性也不同（表 6-1）[27]。

窦房结的三种起搏细胞分布于不同区域，从头部至尾部，没有一个区域由一种类型起搏细胞独占。靠近界嵴的部位，主要细胞类型是心房肌细胞，占 45% ~ 81%，起搏细胞类型最多的是细长梭形细胞，占 21%；在窦房结的中央区，心房肌占 31% ~ 51%，越靠近房间隔的区

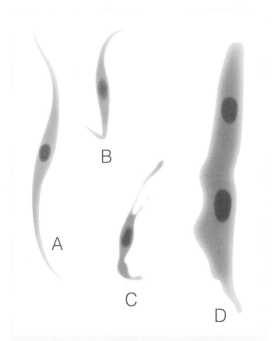

图 6-8 窦房结的起搏细胞

起搏细胞代表窦房结真正的结细胞。用生物酶分解兔窦房结组织后，发现三种形态的起搏细胞：A 为细长梭形细胞，B 为梭形细胞，C 为蜘蛛细胞，这三种细胞具有自律性，是窦房结的起搏细胞；D 为杆状细胞，无自律性，系心房肌细胞。注意三种起搏细胞的肌纤维较少，光学显微镜下染色浅淡，而心房肌细胞含有丰富的肌原纤维，染色较深。窦房结的三种形态的起搏细胞，电生理属性存在差异

表 6-1	兔不同类型的起搏细胞和心房肌细胞的电生理属性			
	细长梭形细胞	梭形细胞	蜘蛛细胞	心房肌细胞
□ 起搏周长 /ms	235 ~ 647	223 ~ 393	208 ~ 368	——
□ 50% 动作点位时程 /ms	89 ~ 133	86 ~ 118	75 ~ 147	24 ~ 40
□ 90% 动作点位时程 /ms	144 ~ 202	139 ~ 183	122 ~ 354	45 ~ 63
□ 除极速率 / (mV/s)	52 ~ 160	92 ~ 176	115 ~ 241	——
□ 最大除极速率 / (V/s)	3.5 ~ 7.3	1.6 ~ 13	1.3 ~ 8.3	140 ~ 180
□ 最大舒张电位 /mV	-58 ~ -48	-55 ~ -43	-52 ~ -40	-76 ~ -72
□ 超射值 /mV	26 ~ 40	20 ~ 44	18 ~ 36	18 ~ 26
□ 膜电容 /pF	50 ~ 56	27 ~ 37	50 ~ 58	84 ~ 106

由于窦房结起搏细胞缺乏肌原纤维，通过 H.E. 染色后，在光学显微镜下，细胞质染色浅淡，颜色苍白。"苍白的"英文为 pale，这也是起搏细胞在文献中习惯简写为 P 细胞的一个原因。

Note

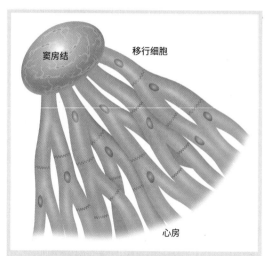

图 6-9 窦房交界区

窦房结的移行细胞把窦性冲动传导至心房，越靠近窦房结中心起搏区，移行细胞形态越接近起搏细胞，越靠近心房肌，移行细胞形态越接近心房肌，一些移行细胞甚至一半近似起搏细胞一半近似心房肌细胞

图 6-10 窦房结的组织学形态

解剖上，窦房结位于上腔静脉和右心房的交界部。整个窦房结区域用黑色虚线勾勒：①上腔静脉；②右心房；③右心房肌；④界嵴；⑤脂肪组织；⑥窦房结动脉；⑦窦房结；⑧神经末梢；⑨右心房外膜。窦房结的起搏细胞被大量脂肪组织和结缔组织分隔，不能与心房肌直接建立电学传导，只能通过一些肌肉延续良好的区域，把窦房结起搏中心产生的冲动向心房内传导，这些窦房结和心房之间的特殊肌肉连接组织，形成窦房传导通路，主要细胞类型是移行细胞。蓝色虚线是勾勒的窦房传导通路，均由窦房结和心房之间延续比较好的心肌组成，而脂肪组织和结缔组织构成窦房结和心房之间的传导屏障

域，心房肌细胞逐渐增多为占69% ~ 100%，而在窦房结的中央区和间隔区，三种起搏细胞类型分布较为均衡[27]。值得注意的是，即使在最严格定义的窦房结中央区的主导起搏区域，仍有7% ~ 37%的细胞成分为心房肌细胞[27]。

■ 移行细胞

窦房结起搏细胞产生的冲动通过移行细胞（transitional cell，T细胞）传递至心房，随后心房兴奋并产生心电图的窦性P波（图6-9）。移行细胞的肌丝和线粒体数量比起搏细胞多，形态和电生理特性介于起搏细胞和心房肌之间[28]。

解剖和功能上，窦房结和周围的心房肌处于电绝缘状态，这种传导屏障是由窦房结动脉、结缔组织、脂肪组织以及窦房结边界心肌缺乏缝隙连接蛋白等构成（图6-10）[29]。窦房结靠近界嵴的主要起搏细胞是细长梭形细胞，提示此类起搏细胞也是移行细胞的主要细胞类型。窦性冲动只能通过移行细胞把电冲动传递给外周心房肌，这些移行细胞组成从窦房结连接至心房肌的小肌束，称为窦房传导通路[4]。

从窦房结的起搏中心至心房肌，现已发现不同种属的窦房交界区存在两种模式的组织构建（图6-11）。第一种构建模式是起搏

Note 阅读提示：细长梭形细胞既参与起搏活动，又参与窦房交界区的形成，这句话是正确的。因为在两种不同组织的交界区，通常存在形态和功能处于中间类型的细胞，组成交界区或移行区。

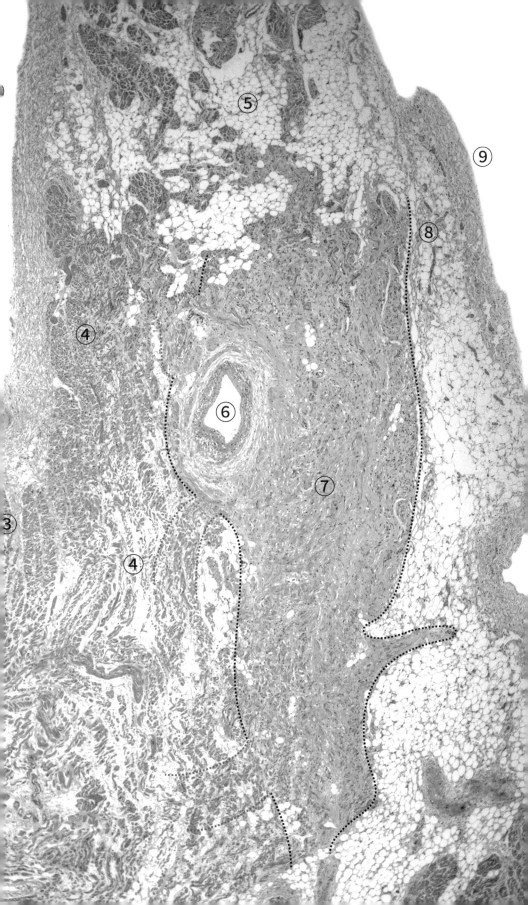

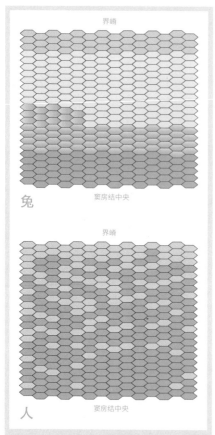

图 6-11 窦房交界区的组织构建

窦房交界区组织构建的两种理论模型。兔从典型结细胞逐渐过渡到心房肌细胞，两者之间被移行细胞隔离；而人类窦房结的移行区表现为从窦房结的中部至界嵴，心房肌细胞密度逐渐增加

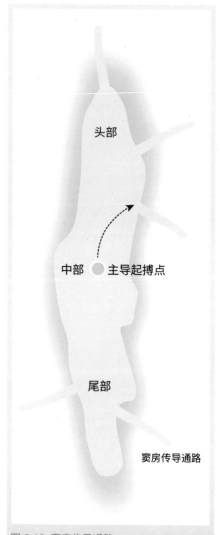

图 6-12 窦房传导通路

窦房交界区形成一个电学屏障，隔离窦房结和心房。窦房结产生的电冲动只能通过特定的窦房传导通路传递至心房。通路可以有多条，主要位于上方、侧方和下方

细胞、移行细胞和心房肌形态自然过渡，移行细胞把起搏细胞和心房肌细胞截然分开，第二种构建模式是心房肌细胞不断在各层交织存在，从起搏区至心房，心房肌比例逐渐增多。

窦房传导通路是离散存在的，在人类心脏中，光学标测发现窦房结激动领先右心房心肌65～99ms，利用新型纤维追踪技术，发现冲动沿上位、侧位和下

Note

阅读提示：即使在窦房结内分布有心房肌，但起搏细胞和心房肌之间的电学耦合很差，因为两种细胞的缝隙连接蛋白不同，电学不匹配，故窦房结不能通过这些心房肌直接将冲动传导至心房。

位窦房传导通路传递至右心房，心房最早激动点较起搏中心偏离5.2 ~ 13.6mm，窦房传导通路之间的最大距离是18.2 ~ 34mm（图6-12）[4, 30]。

　　窦房结内部的电冲动传导缓慢，仅有0.03 ~ 0.05m/s，属于慢传导纤维，而心房肌的传导速度快达1m/s[31]。在窦房结的主导起搏区，传导速度最慢可至0.02 ~ 0.08m/s或更低。在主导起搏区，窦性冲动平行于界嵴方向的传导速度为0.05m/s，垂直于界嵴方向的传导速度为0.03m/s，而在窦房结交界区，冲动的传导速度骤然加快，平行于界嵴方向的传导速度为0.5m/s，垂直于界嵴方向的传导速度为0.36m/s[32]。

　　当移行细胞病变或窦房交界区遭受纤维化、脂肪浸润时，窦性冲动向心房内传导障碍，临床会出现各种形式的窦房阻滞，严重者，窦性冲动完全不能向心房传导，形成三度窦房阻滞。

■ 窦房结动脉

　　窦房结具有与其形态不匹配的"粗大"窦房结动脉，这也是组织学上寻找窦房结的解剖标志。窦房结动脉和窦房结有三种解剖

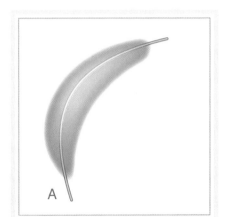

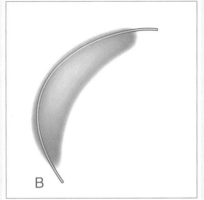

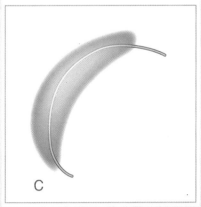

图 6-13　窦房结动脉的走行模式

窦房结动脉（红色线条）穿行窦房结（蓝色月牙形态）时的三种空间模式。A. 窦房结动脉在窦房结头部、体部和尾部均位于中心位置。B. 窦房结动脉在头部、体部和尾部都处于偏心位置。C. 窦房结动脉在窦房结头部、尾部或两者均偏心，但在体部位于中心位置

Note

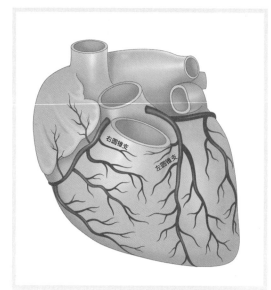

图 6-14 窦房结动脉

窦房结动脉最常见的类型是单支供血，最多见起源于右冠状动脉近段；起源于左旋支的窦房结动脉有时呈S形走行

空间关系（图 6-13），其中 77% 的窦房结动脉在整个窦房结中心穿越[33]。窦房结动脉流动的血液可以冷却射频能量对心房肌的加热，影响不恰当窦性心动过速的窦房结消融或改良。在房颤消融时代，窦房结动脉具有重要的临床电生理学意义，起源于左旋支的窦房结动脉可能作为心外膜的散热片，在左房顶部线性消融时，不能引起充分的心房肌损伤，出现不完全性阻滞，最终导致消融失败[34]。

窦房结动脉可有 2 ~ 6 种起源，单支窦房结动脉是最常见的

供血模式，占 95.5%，其中 68% 起自于右冠状动脉，22.1% 起自于左旋支动脉，2.7% 起自于左冠状动脉[33, 34]。当窦房结动脉起源于左旋支时，一些个体初期走行在左心耳和左上肺静脉之间，然后沿左心房侧壁或后侧壁走行，到达房间隔处左心房的上表面，最后抵达上腔静脉，沿途发出分支供血左心房顶部、房间隔和右心房游离壁，走行方式在解剖学或影像学上呈S形，称为S型窦房结动脉，由于其不同寻常的结构和靠近左心房壁走行，心脏射频消融手术时容易损伤该动脉（图6-14）[35, 36]。S型窦房结动脉少见，占各种窦房结动脉形态的6.7%[37]。双支窦房结动脉占 4.3%，最常见的类型是右冠状动脉和左旋支组合，其次为右冠状动脉和左冠状动脉组合。三支窦房结动脉罕见，占 0.3%，分支可以起源于右冠状动脉、左旋支动脉、支气管动脉；窦房结动脉也可以直接起源于左冠窦和右冠窦，各自均占 0.3%[37]。

当窦房结动脉起源于右冠状动脉时，84% 起源于前段，16% 起源于外侧段，窦房结动脉开口距离右冠状动脉口的平均距离为

Note 尽管不同研究报道的窦房结动脉起源部位的比例不同，总体而言，窦房结动脉超过一半起源于右冠状动脉，起源于左旋支的不足 50%，双支供血少见。这是心血管内科常见考点。

16.3mm；当窦房结动脉起源于左旋支时，77% 起源于前段，23% 起源于外侧段，窦房结动脉分支距离左旋支动脉开口平均距离为 14.3mm[35-39]。

当窦房结动脉起源于右冠状动脉时，窦房结动脉开口的平均直径为 1.35mm，而走行于窦房结中部的平均直径为 1.46mm[37]。窦房结动脉的微血管化和其他心房肌不同，由高度密集的小动脉和毛细血管丛组成，丰富的血管化有利于窦房结充分灌注，以满足其独特的代谢需求[40]。

值得注意的是，窦房结头部的毛细血管密度不仅大于尾部，起搏细胞与毛细血管的距离也更近，分别为 2.14 ~ 2.54μm 和 2.89 ~ 6.49μm，从窦房结头部至尾部，起搏细胞与毛细血管的距离增加 1.5 倍，这种微血管构建保证了窦房结头部的起搏细胞可以获得更多的能量，促进起搏功能，从组织学和生理学角度看，窦房结头部的起搏细胞更容易成为主导起搏点（图 6-15）[41]。此外，一些研究者还认为窦房结动脉的收缩和舒张活动产生的机械牵张也是窦房结起搏细胞产生自发性舒张期去极化的因素之一[42]。

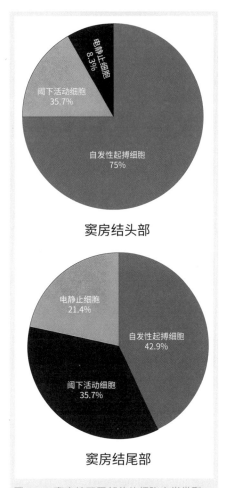

图 6-15 窦房结不同部位的细胞电学类型

在窦房结头部，具有自发性电活动的细胞，即起搏细胞的比例最高，占 75%，而窦房结尾部只有 42.9%；相反，电静止细胞，在窦房结头部的比例最少，为 8.3%，尾部最多为 21.4%；阈下活动的细胞是指细胞的膜电位能发生轻度去极化，但不能形成动作电位

■ 窦房结的功能区

一些小型哺乳动物的窦房结从上腔静脉一直延伸到下腔静脉，而在人类中，早年的组织学研究

窦房结动脉除了供血窦房结以外，在走行过程中，还要发出一些小分支供血同侧或对侧的心脏。很显然，窦房结动脉供血对侧心房需要绕行很长的距离。

Note

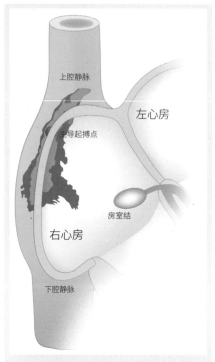

图 6-16 窦房结复合体

图示解剖学和功能学上的窦房结复合体，绿色为窦房结中央部，相当于经典窦房结区域；蓝色为窦房结扩展部，可从上腔静脉扩展至下腔静脉，窦房结的起搏活动分布更广。窦房结的起搏细胞、窦房传导通路、解剖传导屏障等形成解剖精细、功能复杂的窦房结复合体

认为窦房结局限于从上腔静脉至界嵴的一部分[28]。然而，窦房结的功能学研究认为人类窦房结的起搏活动和其他哺乳动物一样，既可以位于上腔静脉旁，也可以位于上腔静脉与下腔静脉之间的任何位置。窦房结的功能解剖范围远远超过组织学解剖范围（图6-16）。目前已经在人类的右心

房证实窦房结的起搏细胞沿上腔静脉至下腔静脉之间分布，形成上窦房结和下窦房结，分别优先控制快心率和慢心率[43]。

人类窦房结的中心区域位于上腔静脉旁，是主要的起搏部位或称为主导起搏区、主导起搏部位或主导起搏点[28]。需要指出的是，要成为主导起搏点，起搏细胞的自发性舒张期除极速率最快或冲动形成频率最快并非必备条件，相反，在兔窦房结中发现，主导起搏点的起搏细胞自发性舒张期除极速率最慢[44]。兔的窦房结要形成主导起搏点至少需要5000个起搏细胞[24]。通常，主导起搏点越靠近窦房结上方，心率越快，而越靠近窦房结下方，心率越慢[44-46]。

窦房结的功能模型常为耦合电振荡器系统，主导起搏点通过振荡行为影响其他起搏细胞，保持窦房结兴奋的同步性[28, 29]。

界嵴心内膜表面的窦房结组织是窦房结外周部分，也具有强烈的起搏活动，它们的固有频率甚至快于中心区[29]。窦房结扩展部的起搏细胞可能在中央部病变时发挥起搏功能；此外，沿界嵴分布的起搏细胞可能成为房性

Note   在经典的心电图学教科书中提及的窦房结，多数指电生理上的窦房结的主导起搏点。窦房结的主导起搏点可以沿上腔静脉至下腔静脉之间分布，在不同生理状态下发挥各自的起搏功能。

期前收缩和房性心动过速的病灶。

窦房结的主导起搏点不是静态的，而是动态的，随各种生理或病理条件变化，如呼吸、自主神经张力改变、运动、药物、电解质异常等情况。主导起搏部位随条件改变而漂移的现象称为"起搏点漂移（pacemaker shift）"或"游走性起搏点（wandering pacemaker）（图 6-17）[45]。起搏点漂移是窦房结内游走心律，窦房结 - 心房游走节律和窦房结 - 房室结游走节律的电生理机制。

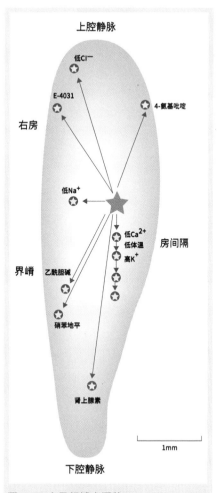

图 6-17 主导起搏点漂移

利用不同浓度的药物和电解质灌注离体右心房，观察到兔窦房结的主导起搏点漂移。主导起搏点的漂移是窦房结功能不均一性的体现，也是窦房结的自身起搏具有层次性的体现。这种不均匀性具有重要的生理意义，在各种物质的浓度范围内，窦房结都能维持其功能，产生冲动并将其传至心房。与心脏其他部位相比，窦房结对内环境变化的适应能力是最强的，这也可以解释为何很多极端临床或濒死情况下，窦房结往往是心脏最后停搏的部位。窦房结的主导起搏点具有高度的个体特异性，有时低位主导起搏点发放的频率甚至更快一些

2

心房内的传导通路

窦房结位于上腔静脉和右心房的交界处，当窦房结产生的冲动向心房内传导时，首先抵达右心房，右心房开始兴奋；在右心房兴奋时，窦性冲动通过Bachmann束传递到左心房，左心房开始兴奋，最后两个心房近乎同步完成兴奋，形成心电图上的P波，也是正常心电图的第一个心电波—窦性P波。简而言之，心房内的传导包括两种类型：一种是心房内传导，产生心房收缩；另一种是结间传导，把窦性冲动

在组织形态上，特化心房内传导通路和普通工作心房肌无明显差异，很难进行形态学分类。由于心房腔被各种静脉插入口中断，目前认为解剖学上保持连续的一些心房肌组成心房内传导通路。

Note

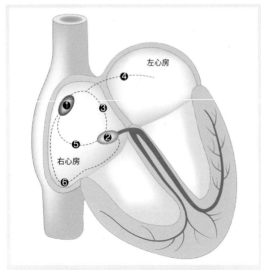

图 6-18 心房内的传导通路

简化的心房内传导通路模式图，①窦房结；②房室结；③前结间通路；④ Bachmann 束（巴氏束）；⑤中结间通路（Wenckebach 束）；⑥后结间通路（Thorel 束）。窦房结的冲动通过心房内传导通路，从右心房传导至左心房，从高位右心房传导至房室结

传递至房室结。

窦性冲动在心房内的电传导，主要通过结间传导通路和房间传导通路完成（图 6-18）。在心房内，一些心房肌细胞的电生理特性不同于普通工作心房肌，具有更快的传导速度，形成心房内的优势电学传导通路。这些特殊电学性能的心房肌缺乏结缔组织包裹，并未单独成"束"，同周围工作心房肌无具体的解剖分界，现代心脏电生理文献建议用"结间传导通路"术语取代既往的"结间束"术语[47, 48]。

前结间通路从窦房结前方发出，绕行至上腔静脉前方分为三分支：第一分支以最短的距离抵达房室结，与中结间通路的部分纤维在右侧房间隔融汇，形成房室结的快径路输入端；第二分支汇入 Bachmnn 束，发出分支进入右心房壁和左心房壁，右分支呈扇形分布到右心耳边缘，左分支进一步分为三支，左上支在右上肺静脉和左上肺静脉之间走行，支配左心房上壁或顶部，左中支支配左上肺静脉和左心耳之间的外侧嵴，左下支走行于左心房的前壁和左侧壁，支配二尖瓣前庭处的心房肌；第三分支走行距离较长，抵达三尖瓣前庭，在此处与后结间通路的大部分纤维汇合后汇入房室结后端（图 6-19）[49]。

中结间通路从窦房结后方发出，第一分支纤维绕行至上腔静脉后面到达房间隔顶部、卵圆窝边缘的前部和上部，该部分纤维与前结间通路的部分纤维汇合，形成房室结的快径路输入端；第二分支纤维覆盖房间沟的两层心肌，然后向左心房走行，支配右上肺静脉周围的左心房肌[49]。

后结间通路由沿界嵴分布的梳状肌组成，尾端的梳状肌分为两部分，主要的前支延续至右心房的下腔静脉口前方的欧氏嵴或

Note

在经典的心电图和心脏电生理教科书中，前结间通路通常分为两支，一支沿房间隔下行汇入房室结，另一支汇入 Bachmann 束，参与心房间传导。

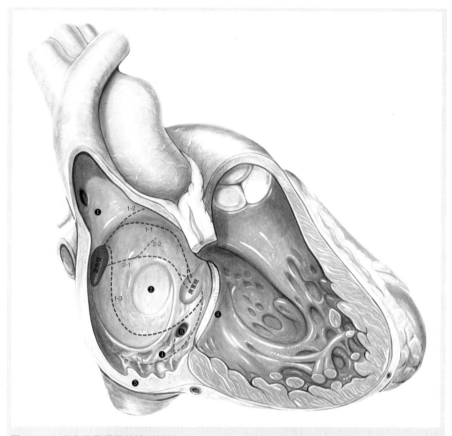

图 6-19　心房内传导通路的精细解剖

窦房传导通路的精细解剖示意图：①为上腔静脉，②为卵圆窝，③为冠状窦口，④为欧氏嵴，⑤为下腔静脉口，⑥为右房室口。1-1 为前结间通路的房间隔支，1-2 为前结间通路汇入 Bachmann 束的分支；2-1 为中结间通路的房间隔支，2-2 为中结间通路的房间沟支；3-1 为后结间通路的主支，3-2 为后结间通路的冠状窦口支。前结间通路的部分纤维分别和中结间通路、后结间通路的部分纤维融合，然后汇入房室结，前结间通路是窦性冲动向房室结传导的主要通路

瓣膜处，然后和前结间通路的部分纤维汇入房室结的后端；次要的后支抵达冠状窦口[49]。

心房内的传导通路并非永久固定的解剖结构，三条传导通路会随心脏的大小和电学特性改变而改变。例如在年轻人的心脏中，

这些心房内的传导通路电学性能好，一条线路会和其他线路同步；而在老龄化、扩张的心脏中，这些传导通路的一条或多条会发生传导的衰退。

心房扩张是心房内传导通路改变的主要因素[47]。在扩张的右

解剖学研究证实，去除脂肪组织后，从窦房结延伸至房室交界区的两条最粗大的肌肉是 Bachmann 束和界嵴，房间隔也有部分从窦房结延伸至房室交界区的肌束分布[49]。

Note

心房中，移动部件（如右心耳）更容易受到腔室扩张和细胞伸长的影响，而右心房的固定部分（如连接静脉的周围区域）受影响程度较小，因此，界嵴通常比房间隔更为拉伸延长[49]。当右心房扩张时，这种独特的病理生理现象会造成前结间通路的房间隔支功能保持不变，Bachmann支受影响较小，但却是最早开始改变的分支，而第三分支的界嵴近端轻微受损，远端因右心房下部扩张而显著受损；相反，左心房扩张通常不会影响右心房内的传导通路，但可以影响前结间通路的Bachmann支。

■ 后房间通路

早在20世纪初叶，解剖学家已经在多种哺乳动物中发现左心房和右心房的肌束连接[5]。在心房后面，右心房的上腔静脉和下腔静脉之间的肌束称为腔间束，它们跨越房间隔，成为右心房和左心房的肺静脉之间的连接肌束，特别是右心房和右上肺静脉的连接[50]。解剖证实，右心房和后壁的心外膜肌束连接最常见的是双束型，占60%，其次为三束型，占33.3%，最少的是单束型，占6.7%（图6-20）[51]。

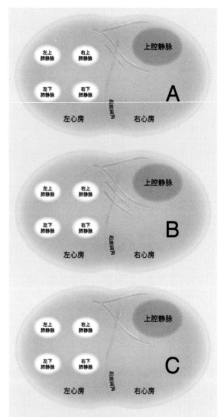

图 6-20 腔间束的连接方式

腔间束连接右心房和右肺静脉，A 为最多见的双肌束连接模式，B 为三肌束连接模式，C 为最少见的单肌束连接模式

在功能上，腔间束平时可能处于静止状态，并非右心房和左心房的主要电学通路，然而在右肺静脉触发的各种房性心律失常中，如房性期前收缩、房性心动过速和心房颤动，腔间束将成为起源于右肺静脉的房性心律失常的重要电学传导通路[52]。

解剖上，右心房和左心房的房间传导通路构成了一个三维空

Note 认识到腔间束参与右肺静脉的电学传导具有重要的临床意义，一方面可以查找肺静脉隔离手术后心房颤动复发的传导间隙，另一方面，为避免肺静脉狭窄风险，可以消融右心房后壁。

间网络：Bachmann 束组成上房间传导通路，卵圆窝附近的心房间连接肌束组成中房间传导通路，冠状窦与左心房后壁的连接肌束、下腔静脉与左心房后壁的连接肌束组成下房间传导通路；同时，Bachmann 束代表重要的前房间通路，后房间通路包括腔间束、卵圆窝边缘、冠状窦、下腔静脉等部位与左心房的肌束连接（图6-21）[53, 54]。

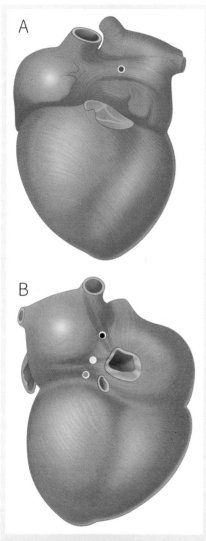

图 6-21 房间传导通路

A. 在心房前面，Bachmann 束（蓝色圆圈）是连接右心房和左心房的前房间通路；B. 在心脏后面，腔间束（黑色圆圈）、下腔静脉（黄色圆圈）和冠状窦（绿色圆圈）附近与左心房的连接肌束，代表后房间通路

在窦性心律时，后房间通路是重要的房间传导通路，甚至重要性不亚于前房间通路。在人体非接触式电生理标测中，窦性心律期间，最早左心房突破点在53% 的个体中位于后房间隔区域，即右肺静脉口附近，37% 位于左心房前上部位，即 Bachmann 束附近，10% 位于卵圆窝或二尖瓣间隔区域[55]。

对于多数个体而言，当Bachmann 束完全丧失传导功能时，窦性冲动仍可以通过后房间通路传递至左心房，双心房仍保持同步激动，不会出现完全性房间阻滞的心电图改变。此外，这些房间传导通路的数量、厚度和位置个体差异很大，这也可以解释在相同的病理生理条件下，为何一些个体会出现房间传导缺陷，而另一些个体则不会发生[56]。

在窦性心律时，当左心房的最早突破点位于左心房后间隔区域时，60% 的个体位于右上肺静脉口附近，40% 位于右下肺静脉口附近，说明右心房后壁和肺静脉的后房间通路是重要传导通路[54]。

Note

3

心房兴奋序列

窦房结的主导起搏点在 0.1mm² 范围启动并形成冲动，在窦房结内部缓慢传导，优势沿界嵴纵向传导（图6-22）[20, 24]。窦房结的各个起搏点具有不同的活动频率、节律性和电流密度，如果这些起搏点均发放冲动，将会干扰彼此的动作电位产生，破坏动作电位传播的连续性，产生有害的电相互作用，不利于窦性节律的稳定。

哺乳动物的窦房结在进化过程中，通过复杂的三维网络结构组建成耦合电振荡器系统，主导起搏点产生的冲动可以迅速地把其他起搏点同步到相同频率，实现窦性节律的稳定性和传导的安全性[25]。在人类窦房结计算机模型研究中，窦房结的整体激动可以在短至5~10ms时间里完成，而离体人类窦房结激动的光学标测数据为65~99ms[30, 57]。

由于窦房结和心房之间存在解剖传导屏障，窦性冲动只能通过位于窦房交界区的窦房传导通路抵达右心房，当犬的窦性心律的频率波动于48~171次/分时，窦房传导时间波动于

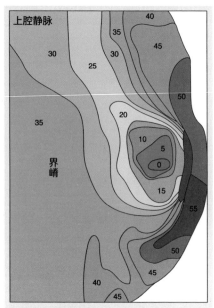

图6-22 窦房结内部的激动等时图

兔窦房结激动时，冲动在窦房结区域的扩布等时图，单位为 ms，可见冲动在沿纵向方向的扩布速度大于横向

30~175ms，而人类正常窦房传导时间为45~125ms[58, 59]。

■ 右心房激动

人类在体电解剖标测中发现一旦窦房结兴奋以后，窦性冲动在10~20ms后传导至右心房，90%的个体右心房的最早激动点位于后侧壁的中位至高位之间（图6-23）[60, 61]。窦房结位于上腔静脉和右心房的交界部，相当于高位右心房，当窦性冲动开始激动右心房以后，整体右心房遵循从上至下的兴奋模式，即冲动从

Note 假设窦房结长 30mm，宽 7mm，厚 2mm，主要起搏点位于正中心，传播速度 0.05m/s，理论上计算窦房结纵向传导时间需要 300ms，实际窦房结完成整体激动的时间要少得多。

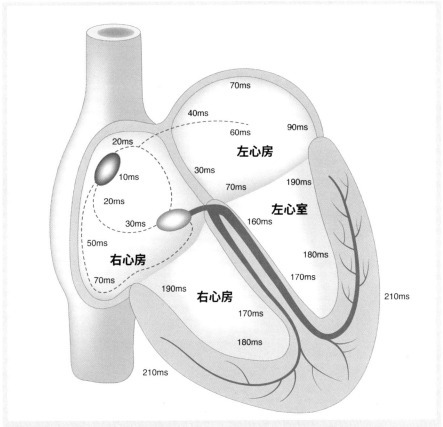

图 6-23 心脏的激动时间

窦性冲动抵达右心房以后，窦房结周围的右心房心肌相继兴奋，一方面右心房从高位至低位兴奋，另一方面冲动抵达左心房，左心房开始兴奋。整体心房兴奋可以大致分为三部分：第一部分是右心房单独兴奋，第二部分是左心房和右心房共同兴奋，第三部分是剩余左心房单独兴奋

高位右心房向低位右心房传播。

窦房结激动后 10ms，窦性冲动开始向外传导，在 20ms 时抵达上腔静脉和右心耳界嵴处，上腔静脉口周围的右心房肌肉完成兴奋耗时 4 ~ 48ms[60-62]。窦性冲动可以沿上腔静脉上行激动 8 ~ 15mm 的距离，传导速度明

显快于窦房结内部的传导速度为 0.5 ~ 1.2m/s[63]。一部分窦性冲动上行激动上腔静脉及右心房顶部，产生向上的电势，与此同时，另一部分窦性冲动向下激动右心房的其余部分，产生向下的电势，同步产生的电势在上下方向进行对抗，最终决定肢体导联窦性 P

基础研究和临床试验、细胞学研究和整体研究、离体研究和在体研究，由于采纳的方法学不同，很多测量的电生理数据并不相同，有时甚至差距甚大，但大体上遵循相似的激动模式。

Note

波的振幅。

在 30ms 时，窦性冲动已沿界嵴下行兴奋了大部分右心房上壁，几乎所有的梳状肌都有不同程度的激动，右心房中后壁完成激动需要耗时 19 ～ 45ms，兴奋开始沿右侧房间隔下行[60, 62]。

在 40ms 时，右心耳里面超过半数的梳状肌已经完成激动；此外，在冲动抵达游离壁以前，梳状肌末端的肌肉被横向穿越而来的激动兴奋；在间隔部，冲动抵达卵圆窝[62]。

在 50ms 时，全部梳状肌和右心耳尖部完成激动，整个右心耳

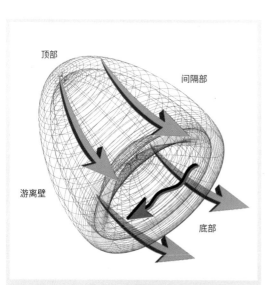

图 6-24 整体右心房激动的模式图

整体右心房遵循从上至下的激动模式，游离壁和间隔部同时快速从顶部向底部激动（橙黄色 3D 箭头），但在右心房底部，传导速度骤然减慢（湖蓝色 3D 箭头），完成最后的右心房底部的激动

激动耗时 28 ～ 60ms[60, 62]。卵圆窝边缘的心房间连接肌束大部分被激动。

在 60ms 时，整个右心房前中壁完成激动，耗时 25 ～ 73ms；右侧房间隔部位的激动继续扩布至三尖瓣环周围，被激动的心房肌不断增多[60]。

在 70ms 时，除右心房底部外，其余右心房部位已经完成兴奋[62]。相比于右心房游离壁 0.7 ～ 1.0m/s 和右心房间隔 0.98m/s 的快速传导速度，右心房底部的传导速度下降至 0.5m/s，这将导致右心房底部延迟激动[64, 65]。

在 80ms 时，冠状窦口在 67 ～ 101ms 之间完成激动，而右心房底部低于冠状窦口，分布在欧氏嵴和三尖瓣环之间的心肌仍未激动[60]。

在 90ms 时，右心房底部残留心肌继续激动。

在 100ms 时，右心房底部全部完成激动，下腔静脉口附近的心房肌最后在 88 ～ 121ms 时完成激动（图 6-24 和表 6-2）[60]。

■ 房间传导

在 30ms 时，来自右心房的冲动通过 Bachmann 束抵达左心房，

Note

右心房底部的缓慢兴奋具有重要的生理意义，这是因为左心房要延后 20 ～ 30ms 开始兴奋，右心房底部的缓慢兴奋是在等待左心房完成兴奋，有助于保持双心房激动的同步性。

表6-2	人类窦性心律时的心房激动顺序	
	右心房激动部位	左心房激动部位
□ 10ms	后侧壁	—
□ 20ms	上腔静脉	—
□ 30ms	后中壁	Bachmann束
□ 40ms	右心耳、卵圆窝	左侧房间隔前上部
□ 50ms	前中壁	卵圆窝的左心房面
□ 60ms	右侧房间隔上部	左心耳
□ 70ms	右侧房间隔峡部	右上肺静脉和右下肺静脉
□ 80ms	冠状窦,三尖瓣环	二尖瓣近侧
□ 90ms	下腔静脉	前中壁,左上肺静脉
□ 100ms	兴奋完毕	后中壁,左下肺静脉
□ 110ms	—	二尖瓣处后下侧壁
□ 120ms	—	兴奋完毕

人体电解剖标测显示 Bachmann 束的传导时间为 18 ~ 44ms,然后冲动呈椭圆形的波阵面传导,从中间和侧向方向同时激动左心房(图 6-25)[62]。

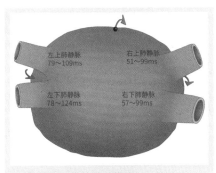

图 6-25 左心房的激动模式

从左心房后壁观察左心房的激动模式:左心房的激动遵循从上方至下方,从外侧至内侧的激动模式。红色 3D 小球为 Bachmann 束最早突破点,位于左心房前壁中心,湖蓝色 3D 箭头为冲动传导方向,数值为肺静脉周围心肌完成激动所需时间,可见右肺静脉略比左肺静脉先激动完毕

左心房的前突破点位置存在个体差异,约 70% 的个体位于左心房前壁中心的 Bachmann 束远端(上突破点),约 30% 的个体位于左侧房间隔的中部位置(下突破点),上突破点和下突破点距离 12 ~ 20mm[61]。

左心房的后突破点位于肺静脉口附近,当存在前突破点时,后突破点对于左心房的激动模式并无显著影响,因为来自 Bachmann 束的冲动分支占据优

当冲动抵达心脏的某一个解剖部位时,引起的最早兴奋部位在电生理学上称为突破点,通俗名称是最早激动点或最早兴奋处。左心房的前突破点和后突破点可以组成斑片状的多个突破点。

Note

势，该冲动分支只激动左心房中部有限的部位。

房间隔两侧的激动模式不同，右侧房间隔主要是从上至下激动模式，最早激动点开始于心房激动后 37 ~ 47ms，而左侧房间隔遵循从前上方至后下方的激动模式，最早激动点开始于心房激动后 34 ~ 44ms（图 6-26）[61]。右侧房间隔激动不一定比左侧房间隔领先，原因是左侧房间隔可因 Bachmann 束冲动的抵达先兴奋。此外，个体无论有无左心房后突破点，都不影响房间隔的激

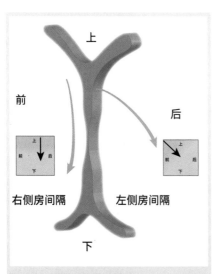

图 6-26 房间隔的激动模式

右侧房间隔遵循从上至下的激动模式，电势主要投影在额面导联系统上，参与贡献肢体导联的 P 波振幅；左侧房间隔遵循从上前方至下后方的激动模式，电势主要投影在横面导联系统上，参与贡献 V₁ 导联 P 波终末电势。

动模式。

■ 左心房的激动

通过 Bachmann 束优势激动左心房时，冲动分裂成内侧和横向两部分，分别在内侧面和横向同步激动左心房。内侧成分在激活前壁和左侧房间隔的内侧区域后，到达后壁，然后从内侧到外侧方向继续传播。

在 40ms 时，冲动在左心房前上壁和顶部扩布，兴奋相应的左心房上部心肌[62]。

在 50ms 时，冲动抵达左心耳口，左心房前上壁大部分心肌已经完成激动，卵圆窝处的心房间连接肌束也已大部分被激动[62]。

在 60ms 时，卵圆窝边缘的左心房肌继续兴奋，同时冲动开始沿着左心耳内侧壁和左心房上壁向后扩布[62]。卵圆窝处的左心房肌完成激动耗时 37 ~ 57ms[60]。

在 70ms 时[62]，左心房前上壁、中壁、左侧房间隔和左心耳口周围心肌完成激动。

在 80ms 时，右肺静脉和左心耳已完成激动，冲动继续沿左肺静脉行进[62]。

在 90ms 时，左肺静脉周围心房肌开始激动，冲动开始抵达左

Note

此处，笔者主要介绍通过优势 Bachmann 束激动左心房时左心房内的激动模式。实际上，冲动通过 Bachmann 束、卵圆窝和冠状窦等不同方式突破左心房，会产生不同模式的左心房激动。

心房后壁，毗邻二尖瓣环的左心房下侧壁，即二尖瓣前庭周围的左心房仍未激动[62]。

在100ms时，左肺静脉和左心房后壁完成激动，二尖瓣前庭周围的左心房仍未激动[60]。

在110ms时，二尖瓣前庭周围左心房完成激动，整个左心房激动完毕[62]。

左心房的整体激动模式可以概括为三部分：从上至下激动前壁，从内侧至外侧激动侧壁，后壁的激动是从左心房顶部、左心耳和左侧房间隔三个部位而来的激动共同完成[66]。

不同于右心房，左心房间隔壁和游离壁的激动模式迥异，这是因为靠近左肺静脉的左心房后壁部位，心肌纤维的排列方向突然改变，左心房侧壁和左心房其余部分之间形成一个功能性传导阻滞带，从左心房顶部沿后壁下行，在上肺静脉口和下肺静脉口之间穿过，然后转向间隔部，穿过卵圆窝下方，融入二尖瓣环间隔部前方（图6-27）[55]。需要说明的是，功能性传导阻滞带并非左心房电传导在这些部位完全中断，而是较其余部位延迟激动＞30ms就可以判断存在局部传导

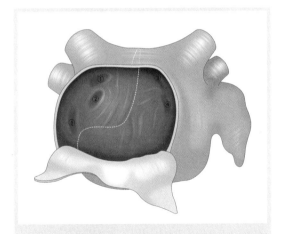

图6-27 左心房内的生理性传导阻滞带

左心房侧壁的肌纤维走行骤然改变，侧壁和左心房其余部分之间存在生理性传导阻滞带（白色虚线）。右心房的间隔部和游离壁可以同时从上至下激动，整个激动路径酷似大写英文字母"I"，而左心房的间隔部和游离壁的激动模式不同，左心房先从上至下激动前壁和中壁，然后转向激动侧壁，最后激动后壁，整个激动路径酷似大写英文字母"G"：G字母上半部分代表左心房前壁和中壁从上至下激动，G字母下半部分代表激动转向从内侧至外侧激动侧壁，G字母最后上行部分代表最后激动的左心房后壁

延迟（或阻滞），心内电生理标测可以记录到双心房电位[55]。

肺静脉口附近的左心房肌是死胡同激动，这些部位的左心房心肌被激动后，不能再继续向其余尚未被激动的心房肌扩布[60]。

整个右心房完成激动耗时76～110ms，左心房完成激动耗时67～105ms，左心房最晚激动时间为98～134mm[60]。右心房最早激动部位是上腔静脉口，最晚激动部位是下腔静脉口，而左心房的最早激动部位是左心房前

值得注意的是，右心房的游离壁和间隔壁都基本遵循从上至下的激动模式；而在左心房内，左侧房间隔遵循从前上方至后下方的激动模式，游离壁遵循从上至下激动，从内侧至外侧激动模式。

Note

壁上方，最晚激动部位是后侧壁。

■ 左心房的不同激动模式

窦性心律时，左心房的电学突破可以来自 Bachmann 束、卵圆窝和冠状窦等三条房间传导通路，不同个体中三条房间传导通路的导电能力、左心房最早突破点、左心房激动顺序以及左心房激动时间存在差异，是生理性窦性 P 波多样化的电生理基础（图 6-28 和表 6-3）。

单独的 Bachmann 束导电

单独的 Bachmann 束导电时，左心房上部最先激动，左心房后

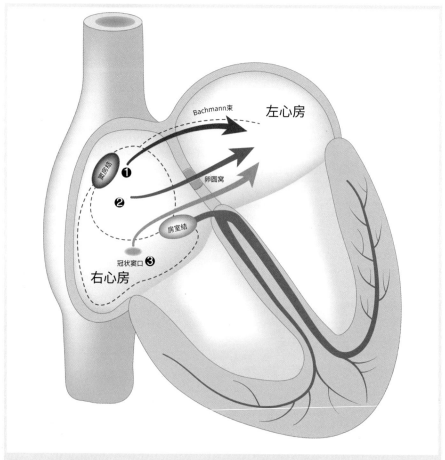

图 6-28 左心房的突破点

Bachmann 束（图示①）、卵圆窝（图示②）和冠状窦（图示③）是右心房的电冲动传导至左心房的三条房间传导通路，分别代表上位、中位和下位的房间传导通路

Note 孤立的卵圆窝进行心房间传导时，右心房内在 30ms 时冲动抵达卵圆窝，卵圆窝激动，然后冲动既可以向上传导与来自上腔静脉的冲动碰撞，也可以向下传导，最后与来自界嵴的冲动碰撞[66]。

表6-3　模拟不同房间传导等通路的最早激动时间和总激动时间

传导模式	最早激动时间/ms						总激动时间/ms		
	左Bachmann束	右Bachmann束	左侧卵圆窝	右侧卵圆窝	左侧冠状窦	右侧冠状窦	左心房	右心房	整个心房
□单独Bachmann束导电，伴腔间束传导	30	18	—	—	—	—	79	81	109
□单独的Bachmann束导电，不伴腔间束传导	32	17	—	—	—	—	77	82	109
□单独卵圆窝导电，伴腔间束传导	—	—	30	26	—	—	90	79	120
□单独卵圆窝导电，不伴腔间束传导	—	—	55	51	—	—	71	81	126
□单独冠状窦导电，伴腔间束传导	—	—	—	—	41	34	68	81	109
□单独冠状窦导电，不伴腔间束传导	—	—	—	—	82	75	80	81	162
□Bachmann束联合卵圆窝导电，伴腔间束传导	30	18	30	26	—	—	89	79	119
□Bachmann束联合卵圆窝导电，不伴腔间束传导	30	18	55	51	—	—	87	81	117
□Bachmann束联合冠状窦导电，伴腔间束传导	30	18	—	—	41	34	88	81	118
□Bachmann束联合冠状窦导电，不伴腔间束传导	30	18	—	—	82	75	88	81	118
□卵圆窝联合冠状窦联合导电，伴腔间束传导	—	—	30	26	41	34	85	81	115
□卵圆窝和冠状窦联合导电，不伴腔间束传导	—	—	55	51	82	75	71	81	126
□Bachmann束、卵圆窝联合冠状窦导电，伴腔间束传导	30	18	30	26	41	34	86	79	116
□Bachmann束、卵圆窝和冠状窦联合导电，不伴腔间束传导	30	18	55	51	82	75	87	81	117

当异位的心房冲动来自卵圆窝附近时，卵圆窝最先激动后，然后从中部至上部激动上部右心房，从中部至下部激动下部右心房，两个兴奋电势方向相反，可以产生振幅近乎等电位线的P波。

Note

侧壁最后激动，左心房后壁由来自左心房顶部、左心耳和外侧壁的激动共同兴奋，尽管左心房内激动顺序复杂，整体仍遵循从上至下的激动模式。

单独的卵圆窝导电

单独的卵圆窝导电时，冲动抵达左心房后分别向前壁、后壁和房间隔上部激动[66]。

在90ms时，一半的左心耳侧壁和左心房后壁已经被激动[66]。左心耳被自前壁的冲动兴奋，而左心房顶部和侧壁由来自前壁和后壁的冲动共同兴奋。

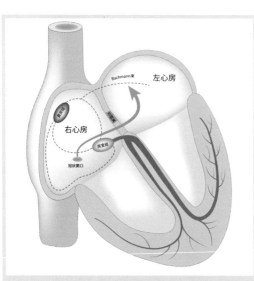

图 6-29 左心房单独的冠状窦突破

当左心房由冠状窦单独突破时，左心房下部最先激动，然后向上激动左心房前壁和顶部，遵循独特的从下至上激动左心房顺序

在120ms时，左上肺静脉最后完成激动[66]。

单独的冠状窦导电

单独的冠状窦导电时，冲动在55ms抵达左侧卵圆窝的底部，然后激动左心房前壁，向上激动左心房顶部（图6-29）[66]。

在90ms时，冲动沿前壁和侧壁抵达左心耳底部，然后继续激动左心耳侧壁和左心房顶部[66]。

在104ms时，来自左心房顶部和左心耳底部的冲动开始在侧壁融合，来自左心房前壁和后壁的冲动在左心房顶部融合[66]。

在109ms时，左心耳尖和右上肺静脉最后完成激动[66]。

Bachmann 束和卵圆窝联合导电

当 Bachmann 束和卵圆窝联合导电时，左心房的激动是单独 Bachmann 束和单独卵圆窝导电的组合。在57ms时，来自Bachmann束的冲动和来自卵圆窝处的冲动在左心房前中壁融合，然后向左心房外侧壁和左心耳内侧壁传导[66]。

在92ms时，来自左心房后壁和顶部的冲动开始融合，同时来自左心房前壁和顶部的冲动在左

N○te 在Bachmann束和卵圆窝联合导电中，如果没有腔间束参与冲动传导，左心房前壁主要由来自Bachmann束的冲动兴奋，而左心房后壁主要由来自Bachmann束和卵圆窝的冲动共同兴奋。

心房和左心耳的交界部融合[66]。

在 106ms 时，来自左心房后壁和顶部的冲动抵达并终止于左下肺静脉[66]。

在 119ms 时，来自左心房后壁和侧壁的冲动融合，二尖瓣环侧壁最后激动（图 6-30）[66]。

Bachmann 束和冠状窦联合导电

当 Bachmann 束和冠状窦联合导电时，左心房的激动是单独的 Bachmann 束和单独的冠状窦导电的组合。在 86ms 时，来自 Bachmann 束的冲动和来自冠状窦的冲动在房间隔前壁处融合，然后向左心房侧壁传导[66]。由于冠状窦位于左心房下部，Bachmann 束和冠状窦突破形成的冲动融合时间晚于 Bachmann 束和卵圆窝联合突破的融合时间。

在 92ms 时，来自 Bachmann 束的冲动和来自左心耳侧壁的冲动在左心房和左心耳交界部融合，然后向上传导[66]。

在 109ms 时，向上传导的融合冲动和来自左心房顶部向下传导的冲动进一步在左心房后壁融合，同时来自左心房后壁的冲动和来自左心耳侧壁的冲动在左心房下侧壁融合[66]。

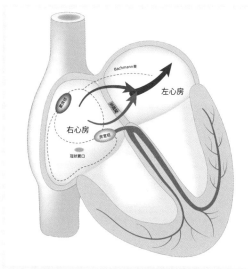

图 6-30　左心房 Bachmann 束和卵圆窝联合突破

当左心房由 Bachmann 束和卵圆窝联合突破时，左心房上部和顶部先由 Bachmann 束激动（红色箭头），左心房中部由卵圆窝突破激动（蓝色箭头），然后来自两个方向的冲动融合（紫色箭头），激动向左心房侧壁扩布

在 118ms 时，右下肺静脉最晚完成激动[66]。

卵圆窝和冠状窦联合导电

当卵圆窝和冠状窦联合导电时，在冲动融合之前，左心房激动模式是单独的卵圆窝和冠状窦导电的组合。在 54ms 时，卵圆窝和冠状窦的冲动在左心房卵圆窝底部融合，然后向上传导至左心房顶部，向左传导至后壁[66]。

在 91ms 时，来自左心房前壁和后壁的冲动开始融合，同时来自左心耳顶部和底部的冲动在左

在 Bachmann 束和卵圆窝联合导电中，如果有腔间束参与传导，左心房前壁由来自 Bachmann 束和卵圆窝的冲动共同兴奋，而左心房后壁主要由来自 Bachmann 束的冲动兴奋。

Note

心耳侧壁融合[66]。

在102ms时，左心房的外侧壁被激动；在116ms时，左上肺静脉部位最后完成激动[66]。

Bachmann束、卵圆窝和冠状窦联合导电

当Bachmann束、卵圆窝和冠状窦联合导电时，左心房内的激动模式是单独Bachmann束、单独卵圆窝和单独冠状窦导电的组合。在56ms时，来自Bachmann束和来自卵圆窝处的冲动在左心房前壁融合，然后融合冲动向左心房

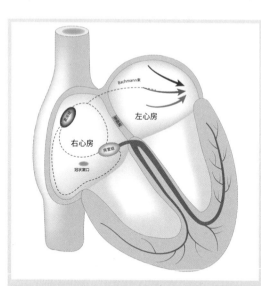

图 6-31 左心房下侧壁冲动的来源

当Bachmann束、卵圆窝和冠状窦联合导电时，左心房下侧壁是最晚激动的部位，冲动是顶部冲动（红色箭头）、后壁冲动（蓝色箭头）和侧壁冲动（绿色箭头）的融合

侧壁和左心耳侧壁传导；与此同时，来自卵圆窝的冲动和来自冠状窦的冲动在左心房底部进行融合，然后融合冲动向左心房后壁传导[66]。

在95ms时，来自左心房顶部的冲动和来自左心房后壁的冲动融合，来自左心房顶部和前壁的冲动在左心房和左心耳的交界部融合[66]。

在107ms，来自左心房顶部、侧壁和后壁的冲动融合，并于112ms在左下肺静脉附近结束（图6-31）[66]。

在116ms时，二尖瓣环侧壁最后激动[66]。

■ 左心房突破点的特点

在左心房繁琐的激动模式中，尽管在突破点、激动顺序和激动时间上存在显著的不同，但也有一些共同特征值得注意。

首先，当Bachmann束参与导电时，左心房的最晚突破点主要位于左心房下侧壁，即二尖瓣环侧壁的左心房面，此处在解剖上距离Bachmann束突破点的位置最远，例外的是Bachmann束和冠状窦联合导电时，左心房的最晚激动点位于右下肺静脉（图6-32）。

Note 读者不需要记忆左心房激动的不同电学模式，从心电图上无法推导个体具体的导电模式和激动顺序，笔者在这里列举各种激动模式，只是便于读者了解左心房不同部位起源的异位冲动的传导。

当冠状窦导电时，左心房的最晚突破点为右肺静脉，因为两者之间的解剖距离最远，除 Bachmann 束和冠状窦联合导电的最晚突破点位于右下肺静脉外，其余模式均位于右上肺静脉。

当卵圆窝导电时，左心房的最晚突破点是左肺静脉，因为两者之间的解剖距离最远，联合 Bachmann 束导电的最晚激动部位是左下肺静脉，而联合冠状窦导电的最晚激动部位是右上肺静脉。

一些共性需要引起注意。首先，左心房不同部位的突破点决

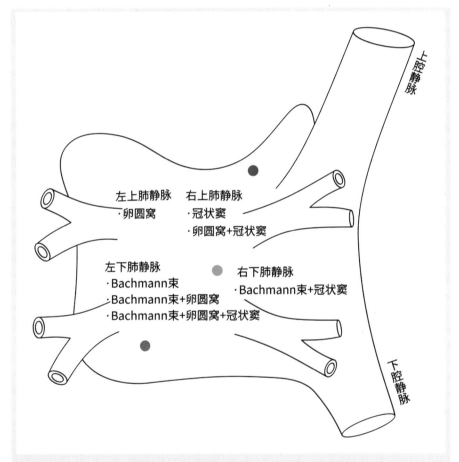

图 6-32 不同左心房突破点和左心房最晚激动部位

肺静脉口周围的心房肌是左心房激动的死胡同，也是最晚激动部位。最晚激动与突破点和肺静脉的解剖距离有关：Bachmann 束突破点（红色圆点）最晚激动是左下肺静脉，卵圆窝突破点（绿色圆点）最晚激动是左上肺静脉，冠状窦突破点（蓝色圆点）最晚激动点是右上肺静脉

左心房最晚激动点的部位还与左心房腔大小和左心房各部位心肌的传导速度有关，显然，疾病状态下，左心房病变可以改变最晚激动部位的位置，影响 P 波形态。

Note

定冲动在左心房的激动顺序和激动总时间。凡有卵圆窝参与的导电，左心房整体激动时间均较长，例如单独卵圆窝导电时整体左心房激动时间为120ms，Bachmann束和卵圆窝联合导电时为119ms，卵圆窝和冠状窦联合导电时为116ms[66]。这是因为卵圆窝的左心房突破点遭遇左心房传导阻滞线，来自卵圆窝底部的冲动只能传导至左心房顶部，而不能传导至左心房后壁，冲动在左心房绕行距离长，左心房激动时间长；而Bachmann束突破点位于左心房传导阻滞带前方，冠状窦突破点位于左心房传导阻滞带后方，在这两个部位抵达的冲动，可以同时沿突破点向左心房两侧扩布，左心房整体激动时间短（图6-33）。

此外，左心房不同部位的突破点也会影响窦性心律的整体心房激动的时间，例如当主导起搏点位于窦房结下部时，相比于上位的主导起搏点，窦性冲动抵达卵圆窝和冠状窦的时间会缩短。

熟悉正常窦性心律的心房激动顺序，不仅有助于理解正常窦性P波产生的机制，也有助于分析异位心房冲动产生的房性P波形态。比如在左心房内，如果异

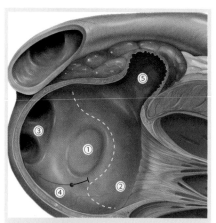

图6-33 卵圆窝突破点与传导阻滞带
图示左心房结构，①为卵圆窝的左心房面，②为二尖瓣前庭（二尖瓣的左心房面），③为右肺静脉，④为左心房游离壁，⑤为左心耳。由于左心房的生理性阻滞带沿卵圆窝后侧和底部走行，当冲动从卵圆窝后壁和底部突破抵达左心房时，在后壁和底部会遭遇传导阻滞带，传导缓慢，冲动优先通过前壁传导，绕行到左心房顶部，但不能下行抵达左心房后壁

位冲动的起源灶点靠近冠状窦，则其将优先通过冠状窦向右心房内传导，左心房和右心房均为从下至上激动模式，产生房性倒置P波，而当异位起搏点靠近房间隔时，冲动快速逆行抵达Bachmann束，然后Bachmann束两侧的心房仍可以保持从上至下的激动模式，产生房性直立P波。

参考文献

[1] Silverman ME, Hollman A. Discovery of the sinus node by Keith and Flack: on the centennial of their 1907 publication. Heart. 2007;93(10):1184-1187.

[2] Sánchez-Quintana D, Cabrera JA, Farré J, et al. Sinus node revisited in the era of

electroanatomical mapping and catheter ablation. Heart,2005,91(2):189-194.

[3] Choudhury M, Boyett MR, Morris GM. Biology of the Sinus Node and its Disease. Arrhythm Electrophysiol Rev,2015,4(1):28-34.

[4] Csepe TA, Zhao J, Hansen BJ, et al. Human sinoatrial node structure: 3D microanatomy of sinoatrial conduction pathways. Prog Biophys Mol Biol,2016,120(1-3):164-178.

[5] Keith A, Flack M. The Form and Nature of the Muscular Connections between the Primary Divisions of the Vertebrate Heart. J Anat Physiol,1907,41(Pt 3):172-189.

[6] Kalyanasundaram A, Li N, Gardner ML, et al. Fibroblast-Specific Proteotranscriptomes Reveal Distinct Fibrotic Signatures of Human Sinoatrial Node in Nonfailing and Failing Hearts. Circulation,2021,144(2):126-143.

[7] Shiraishi I, Takamatsu T, Minamikawa T, et al. Quantitative histological analysis of the human sinoatrial node during growth and aging. Circulation,1992,85(6):2176-2184.

[8] Männer J. When Does the Human Embryonic Heart Start Beating? A Review of Contemporary and Historical Sources of Knowledge about the Onset of Blood Circulation in Man. J Cardiovasc Dev Dis,2022,9(6):187. doi: 10.3390/jcdd9060187.

[9] Mathew P, Bordoni B. Embryology, Heart. 2023 Aug 14. In: StatPearls [Internet]. Treasure Island (FL): StatPearls Publishing; 2023 Jan-. PMID: 30725998.

[10] Christoffels VM, Smits GJ, Kispert A, et al. Development of the pacemaker tissues of the heart. Circ Res,2010,106(2):240-254.

[11] Wilson V, Conlon FL. The T-box family. Genome Biol,2002,3(6):REVIEWS3008.

[12] https://en.wikipedia.org/wiki/T-box.

[13] Hoogaars WM, Engel A, Brons JF, et al. Tbx3 controls the sinoatrial node gene program and imposes pacemaker function on the atria. Genes Dev,2007,21(9):1098-1112.

[14] Hoogaars WM, Tessari A, Moorman AF, et al. The transcriptional repressor Tbx3 delineates the developing central conduction system of the heart. Cardiovasc Res,2004,62(3):489-499.

[15] Kapoor N, Liang W, Marbán E, et al. Direct conversion of quiescent cardiomyocytes to pacemaker cells by expression of Tbx18. Nat Biotechnol,2013,31(1):54-62.

[16] Wiese C, Grieskamp T, Airik R, et al. Formation of the sinus node head and differentiation of sinus node myocardium are independently regulated by Tbx18 and Tbx3. Circ Res,2009,104(3):388-397.

[17] https://www.genenames.org/data/gene-symbol-report/#!/hgnc_id/HGNC:11602.

[18] https://www.genenames.org/data/gene-symbol-report/#!/hgnc_id/HGNC:11595.

[19] Unudurthi SD, Wolf RM, Hund TJ. Role of sinoatrial node architecture in maintaining a balanced source-sink relationship and synchronous cardiac pacemaking. Front Physiol,2014,5:446.

[20] Boyett MR, Honjo H, Kodama I. The sinoatrial node, a heterogeneous pacemaker structure. Cardiovasc Res,2000,47(4):658-687.

[21] Senges J, Mizutani T, Pelzer D, et al. Effect of hypoxia on the sinoatrial node, atrium, and atrioventricular node in the rabbit heart. Circ Res,1979,44(6):856-863.

[22] Gu JM, Grijalva SI, Fernandez N, et al. Induced cardiac pacemaker cells survive metabolic stress owing to their low metabolic demand. Exp Mol Med,2019,51(9):1-12.

[23] Mandla R, Jung C, Vedantham V. Transcriptional and Epigenetic Landscape of Cardiac Pacemaker Cells: Insights Into Cellular Specialization in the Sinoatrial Node. Front Physiol,2021,12:712666.

[24] Bleeker WK, Mackaay AJ, Masson-Pévet M, et al. Functional and morphological organization of the rabbit sinus node. Circ Res,1980,46(1):11-22.

[25] Easterling M, Rossi S, Mazzella AJ, et al. Assembly of the Cardiac Pacemaking Complex: Electrogenic Principles of Sinoatrial Node Morphogenesis. J Cardiovasc Dev Dis,2021,8(4):40.

[26] Kiuchi S, Usami A, Shimoyama T, et al. Cardiac Pacemaker Cells Generate Cardiomyocytes from Fibroblasts in Long-Term Cultures. Sci Rep,2019,9(1):15174. doi: 10.1038/s41598-019-51001-6.

[27] Verheijck EE, Wessels A, van Ginneken AC, et al. Distribution of atrial and nodal cells within the rabbit sinoatrial node: models of sinoatrial transition. Circulation,1998,97(16):1623-1631.

[28] Dobrzynski H, Li J, Tellez J, et al. Computer three-dimensional reconstruction of the sinoatrial node. Circulation,2005,111(7):846-854.

[29] Fedorov VV, Schuessler RB, Hemphill M, et al. Structural and functional evidence for discrete exit pathways that connect the canine sinoatrial node and atria. Circ Res,2009,104(7):915-923.

[30] Fedorov VV, Glukhov AV, Chang R, et al. Optical mapping of the isolated coronary-perfused human sinus node. J Am Coll Cardiol,2010,56(17):1386-1394.

[31] Joyner RW, van Capelle FJ. Propagation through electrically coupled cells. How a small SA node drives a large atrium. Biophys J,1986,50(6):1157-1164.

[32] Yamamoto M, Honjo H, Niwa R, et al. Low-frequency extracellular potentials recorded from the sinoatrial node. Cardiovasc Res,1998,39(2):360-372.

[33] Sánchez-Quintana D, Cabrera JA, Farré J, et al. Sinus node revisited in the era of electroanatomical mapping and catheter ablation. Heart,2005,91(2):189-194.

[34] Yokokawa M, Sundaram B, Oral H, et al. The course of the sinus node artery and its impact on achieving linear block at the left atrial roof in patients with persistent atrial fibrillation. Heart Rhythm,2012,9(9):1395-1402.

[35] Saremi F, Channual S, Abolhoda A, et al. MDCT of the S-shaped sinoatrial node artery. AJR Am J

Roentgenol,2008 ,190(6):1569-1575.

[36] Nerantzis C, Avgoustakis D. An S-shaped atrial artery supplying the sinus node area. An anatomical study. Chest,1980,78(2):274-278.

[37] Vikse J, Henry BM, Roy J, et al. Anatomical Variations in the Sinoatrial Nodal Artery: A Meta-Analysis and Clinical Considerations. PLoS One,2016,11(2):e0148331.

[38] Kawashima T, Sasaki H. The morphological significance of the human sinuatrial nodal branch (artery). Heart Vessels,2003,18(4):213-219.

[39] Ortale JR, Paganoti Cde F, Marchiori GF. Anatomical variations in the human sinuatrial nodal artery. Clinics (Sao Paulo), 2006,61(6):551-558.

[40] Ovcina F, Cemerlić D. Clinical importance of intramural blood vessels in the sino-atrial segment of the conducting system of the heart. Surg Radiol Anat,1997,19(6):359-363.

[41] Grainger N, Guarina L, Cudmore RH, et al. The Organization of the Sinoatrial Node Microvasculature Varies Regionally to Match Local Myocyte Excitability. Function (Oxf),2021,2(4):zqab031.

[42] James TN. Pulse and Impulse in the Sinus Node. Henry Ford Hosp Med Journal,1967,5(4):275-299.

[43] Brennan JA, Chen Q, Gams A, et al. Evidence of Superior and Inferior Sinoatrial Nodes in the Mammalian Heart. JACC Clin Electrophysiol,2020,6(14):1827-1840.

[44] Kodama I, Boyett MR. Regional differences in the electrical activity of the rabbit sinus node. Pflugers Arch,1985 ,404(3):214-226.

[45] Monfredi O, Dobrzynski H, Mondal T, et al. The anatomy and physiology of the sinoatrial node--a contemporary review. Pacing Clin Electrophysiol,2010,33(11):1392-1406.

[46] Dobrzynski H, Boyett MR, Anderson RH. New insights into pacemaker activity: promoting understanding of sick sinus syndrome. Circulation,2007,115(14):1921-1932.

[47] James TN. The connecting pathways between the sinus node and A-V node and between the right and the left atrium in the human heart. Am Heart J,1963,66(4):498-508.

[48] Anderson RH, Christoffels VM, Moorman AF. Controversies concerning the anatomical definition of the conduction tissues., Anat Rec B New Anat,2004,280(1):8-14.

[49] Seo JW, Kim JS, Cha MJ, et al. Surgical and Electrical Anatomy of the Inter-Nodal and Intra-Atrial Conduction System in the Heart. J Chest Surg,2022,55(5):364-377.

[50] Patel PJ, D'Souza B, Saha P, et al. Electroanatomic mapping of the intercaval bundle in atrial fibrillation. Circ Arrhythm Electrophysiol,2014,7(6):1262-1267.

[51] Kozłowski D, Kamiński R, Piwko G, et al. Preliminary study of external interatrial muscle fascicles. Folia Morphol (Warsz), 2002,61(2):97-101.

[52] Sasaki T, Nakamura K, Minami K, et al. How to map and ablate a pulmonary vein-to-right atrium breakthrough during simultaneous persistent pulmonary vein fibrillation and organized atrial fibrillation using an automated high-resolution mapping system. HeartRhythm Case Rep, 2020,7(1):43-47.

[53] Mitrofanova L, Ivanov V, Platonov PG. Anatomy of the inferior interatrial route in humans. Europace,2005,7(Suppl 2):49-55.

[54] Platonov PG, Mitrofanova LB, Chireikin LV, et al. Morphology of inter-atrial conduction routes in patients with atrial fibrillation. Europace,2002,4(2):183-192.

[55] Markides V, Schilling RJ, Ho SY, et al. Characterization of left atrial activation in the intact human heart. Circulation,2003,107(5):733-739.

[56] Platonov PG. Interatrial conduction in the mechanisms of atrial fibrillation: from anatomy to cardiac signals and new treatment modalities. Europace,2007,9(Suppl 6):vi10-16.

[57] Kharche SR, Vigmond E, Efimov IR, et al. Computational assessment of the functional role of sinoatrial node exit pathways in the human heart. PLoS One,2017,12(9):e0183727.

[58] Hariman RJ, Hoffman BF, Naylor RE. Electrical activity from the sinus node region in conscious dogs. Circ Res,1980 ,47(5):775-791.

[59] Issa ZF, Miller JM, Zipes DP.Clinical Arrhythmology and Electrophysiology.Elsevier, Inc,2019:238-254.

[60] Lemery R, Birnie D, Tang AS, et al. Normal atrial activation and voltage during sinus rhythm in the human heart: an endocardial and epicardial mapping study in patients with a history of atrial fibrillation. J Cardiovasc Electrophysiol,2007,18(4):402-408.

[61] De PR, Ho SY, Salerno-Uriarte JA, et al. Electroanatomic analysis of sinus impulse propagation in normal human atria. J Cardiovasc Electrophysiol,2002,13(1):1-10.

[62] Harrild D, Henriquez C. A computer model of normal conduction in the human atria. Circ Res,2000,87(7):E25-36.

[63] Ito M, Arita M, Saeki K, et al. Functional properties of sinocaval conduction. Jpn J Physiol,1967, 17(2):174-189.

[64] Hansson A, Holm M, Blomström P, et al. Right atrial free wall conduction velocity and degree of anisotropy in patients with stable sinus rhythm studied during open heart surgery. Eur Heart J,1998,19(2):293-300.

[65] Feld GK, Mollerus M, Birgersdotter-Green U, et al. Conduction velocity in the tricuspid valve-inferior vena cava isthmus is slower in patients with type I atrial flutter compared to those without a history of atrial flutter. J Cardiovasc Electrophysiol,1997,8(12):1338-1348.

[66] Deng DD, Gong YL, Shou GF, et al. Simulation of biatrial conduction via different pathways during sinus rhythm with a detailed human atrial model. J Zhejiang Univ Sci B,2012,13(9):676-694.

李鸿飞
成都中医药大学附属第五人民医院

第7章
房室传导

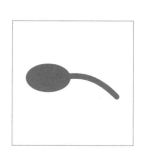

窦性冲动抵达右心房下部时，先后经过房室结、希氏束、束支和浦肯野纤维网，直至心室激动以前，由于传导系统的质量微小，体表心电图不能记录到偏转的心电波，只能记录到平直的 PR 段（图7-1）。

1
房室结的解剖

正常情况下，房室结是连接心房和心室的唯一电传导通路，心房和心室其余部位的电学连接被心脏纤维骨架分隔开来[1]。1906 年，日本病理学家田原淳（Sunao Tawara，1873 ~ 1952）在德国马尔堡师从著名的病理学

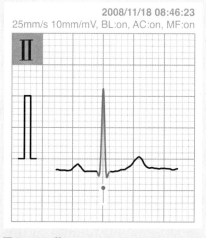

2008/11/18 08:46:23
25mm/s 10mm/mV, BL:on, AC:on, MF:on

图 7-1 PR 段

心电图的 PR 段是指 P 波终点至 QRS 波起点之间的心电图片段，代表冲动在房室结、希氏束、束支和浦肯野纤维网内传导

家路德维希·阿肖夫（Ludwig Aschoff，1866 ~ 1942）学习病理学期间，发现希氏束近段存在一些排列成网络状的致密细胞，由

此发现了哺乳动物心脏传导系统解剖和功能最精妙的部分——房室结（图7-2）[2-4]。

结间传导的认识历史

当窦房结产生的窦性冲动抵达心房以后，一方面窦性冲动在心房内扩布，激动心房，另一方面右心房内的冲动向下传导，抵达房室结，开始房室传导。在电生理上，这两种传导是同时进行的，换言之，并非心房激动完毕后，才开始激动房室结。窦性冲动从窦房结向房室结传导的现象称为结间传导。在20世纪初，结间传导的方式存在巨大的争议。

1907年，荷兰解剖学家和心脏病学家温克巴赫（Wenckebach）描述了心房内一种浦肯野样纤维，起自上腔静脉底部，于靠近房间隔的右心房后壁走行，在房室环附近呈扇形展开后汇入房室结[5]。Wenckebach描述的心房纤维即为现代心脏电生理学中提及的结间传导通路。

1910年，托雷尔（Thorel）认为在窦房结和房室结之间存在特殊的组织学通路，该通路位于或靠近界嵴，连接冠状窦附近的房室结[5]。不过，Thorel的研

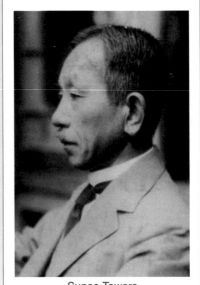

Sunao Tawara

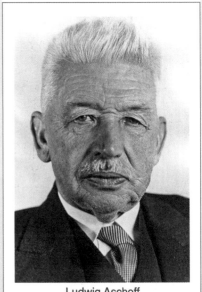

Ludwig Aschoff

图 7-2 房室结的发现者

房室结的发现者是 Tawara 和其老师 Aschoff，因而在一些医学文献上，房室结又称为田原结（Tawara′s node），阿肖夫-田原结（Aschoff-Tawara node）或田原-阿肖夫结（Tawara-Aschoff node）

Note 在心电图学和心脏电生理文献以及教科书中，经常出现"双结""两结"等术语，均指窦房结和房室结。在哺乳动物的整个传导系统中，也只有窦房结和房室结命名为"结"。

究遭到同时代一些心脏解剖学家、形态学家、病理学家和生理学家的反对，认为他发现的心肌纤维只是普通的工作肌细胞，因为当时德国病理学家 Aschoff 和 Mönckeberg 提出了束的三个组织学判断条件：①同一性，束中的纤维应该相同；②隔离性，传导束应被结缔组织包裹成束，与周围其他细胞和组织隔离；③连续性，纤维与纤维必须一根接着一根地连续存在（图 7-3）[6, 7]。

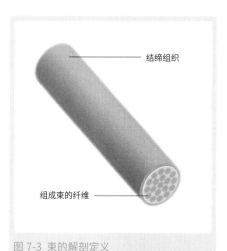

图 7-3 束的解剖定义

解剖学上，组成束的纤维要一致，要被结缔组织包裹，典型的例子是神经束

Thorel 当时发现的结间传导通路并不满足上述标准，在当时并未被认同。实际上，在此后长达一个世纪的时间里，研究者均未能在心房内找到"传导束"。

然而，Thorel 发现的结间通路是后结间传导通路。

1910 年，Lewis 及其同事认为窦性冲动在心房内通过径向传播方式扩布，并不依靠特殊的传导通路（图 7-4）[8]。现代电生理研究，特别是电 - 解剖标测已经证实，窦性冲动在心房内按照一定的解剖模式进行传导，而不是以同心圆方式扩布。

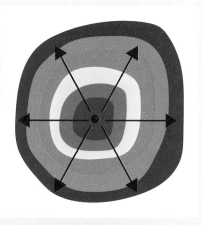

图 7-4 冲动的径向扩布

黑色 3D 圆球表示冲动起源点，一旦产生后，以同心圆方式，遵循时间顺序，一层一层向外扩布

直到 20 世纪 50 年代，研究者在人类、其他哺乳动物以及人类胚胎心脏中，均未能在心房内找到传导束存在的解剖学证据和组织学依据。尽管少数研究认为已发现了特殊的结间传导纤维，

蒙克伯格（Mönckeberg）是一位与 Aschoff 同时代的德国病理学家，他于 1903 年发现动脉中层钙化，是营养不良性钙化的例子，导致动脉僵硬度增加，病理学现称为 Mönckeberg 动脉硬化[5]。

Note

但由于未被随后的其他研究重复和确认而遭到否定。

1963 年，美国医生詹姆斯（James）研究了 69 个不同年龄的人类心脏，对窦房结和房室结之间的区域进行厚度 6μm 和 2mm 的连续切片检查，提出了前结间束、中结间束和后结间束的概念（图 7-5）[9]。沿三条结间传导通路分布了丰富的浦肯野样纤维，但 James 无法证明任何一条结间传导通路是由不中断、延续的浦肯野样细胞组成。2001 年，James 在第三份结间传导通路的论

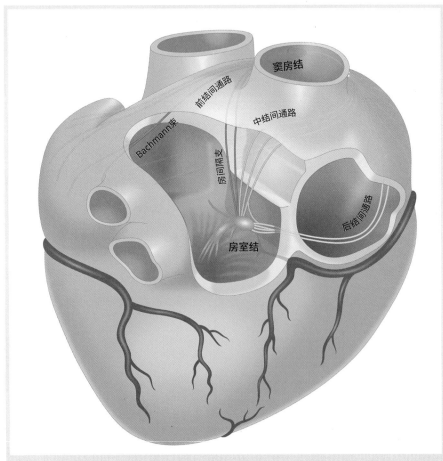

图 7-5 结间传导通路

该图为 James 论文中提供的人类结间和心房内传导通路。为了清晰起见，Bachmann 束略有夸大，绘制了其通向左心房的纤维和通向房室结的纤维。图中的中结间通路纤维因心肌块切除而中断，这些纤维不稳定地交叉到左心房。该图显示了前结间束和中结间束与卵圆窝（SO）和室间隔膜部（MS）的关系。未显示从房室结区域有沿房间隔左心房侧上升的纤维

Note 电生理研究证实 Bachmann 束心房肌细胞的动作电位比普通工作心房肌细胞具有更高的 0 相去极化速率和动作电位振幅，决定了 Bachmann 束心房肌细胞有更快的传导速度和更强的传导功能。

文中提出了一个尖锐的问题"现存有关心房内传导通路的争议，都是按照心室内传导束的原则来寻找心房内的传导通路，极有可能心房内传导通路的构建本身就与心室不同"[10]。

虽然心房缺乏"传导束"的解剖证据，然而功能性研究认为不能据此否定心房内特殊传导通路的存在。首先，在犬试验中发现沿 James 提出的前结间通路、中结间通路和后结间通路制作心房损伤切口，可以引起心电图的 P 波形态发生特定改变，提示这些特殊的心房部位是窦性冲动传导通路的重要组成部分[11]。其次，在实验性高钾血症动物研究中，当显著高血钾完全抑制普通工作心房肌细胞以后，窦性冲动仍可以传导至房室结，心电图记录到独特的窦室传导节律（图 7-6）[5]。第三，电生理研究证实，沿 James 提出的结间通路分布的心房肌，传导速度比普通工作心房肌更快，可能与心房肌纤维显著的各向异性传导特性有关[12]。

目前，从组织学和功能性角度看，James 描绘的房间传导通路模型已被广为接受，其中前结间通路对应于早年发现的 Bachmann 束，中结间通路对应于早年发现的 Wenchebach 纤维，后结间通路对应于早年发现的 Thorel 纤维。

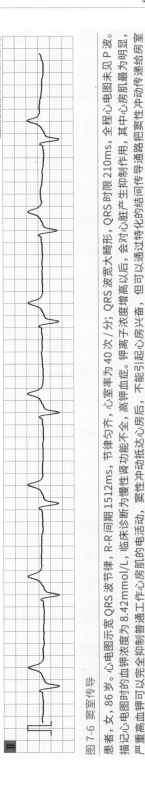

图 7-6 窦室传导

患者，女，86 岁。心电图示宽 QRS 波节律，R-R 间期 1512ms，节律匀齐，心室率为 40 次 / 分；QRS 时限 210ms，全程心电图末见 P 波。描记心电图时的血钾浓度为 8.42mmol/L，临床诊断为慢性肾功能不全、高钾血症。高钾血症可以完全抑制普通工作心房肌的电活动，窦性冲动抵达心房后，不能引起心房兴奋，但可以通过特化的结间传导通路把窦性冲动传递给房室结；此时，心室因为高钾血症的抑制而出现弥漫的室内传导阻滞，QRS 波增宽，临床上形成独特的窦室传导现象，即心脏不存在窦房结产生冲动，钾离子浓度增高以后，会对心脏产生抑制作用，其中心房肌最为明显，严重高血钾可以完全抑制普通工作心房肌的电活动，窦性冲动抵达心房后，不能引起心房兴奋，但仍可以通过特化的结间传导通路传递给房室结，即心脏节律仍为窦性心律，但无 P 波产生，心室仍可以被兴奋，产生宽 QRS 波

■ 房室结的大体解剖

房室结呈倾斜的纺锤形，是由特化心肌细胞组成的致密结构，位于右心房侧的房间隔后下方Koch三角区域内（图7-7）。房室结是一个心房内结构，成人房室结约5mm长、5mm宽、0.8mm厚[13]。出生后，房室结随着年龄增长而延伸，此过程直至成年（表7-1）[14]。随着年龄的增长，房室结逐渐从半椭圆形转变为纺锤形，同时形成独特的肌性房室隔膜[14]。此外，房室结区域的脂肪组织随着年龄增长而增多，属于老年生理性改变[14]。

在经典心电学教科书中，房室结通常被描述为位于右心房内的结构，实际上，房室结位于房间隔区域，具有三维结构，除了位于Koch三角区域内的组织外，

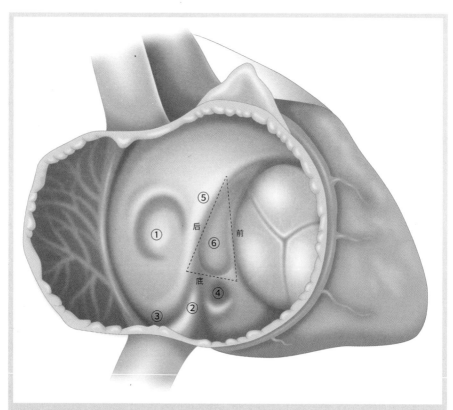

图 7-7 房室结的大体解剖

右心房的精细解剖结构：①卵圆窝；②欧氏嵴（Eustachian 嵴）；③下腔静脉；④冠状窦；⑤ Todaro 腱。黑色虚线为 Koch 三角，冠状窦口组成底边，欧氏嵴或 Todaro 腱组成后边，三尖瓣隔瓣组成前边，房室结（⑥）和希氏束在 Koch 三角内走行

Note 在人类胚胎发育中，大约在第 7 周结束和第 8 周开始的时候，主动脉根部和发育中的右心室之间的连续通道被来自心内膜垫的结节关闭，室间隔开始逐渐形成。

表 7-1	房室结组织的长度		
	致密房室结	右扩展部	左扩展部
＜ 1 岁	1.2 ～ 2.0mm	0.2 ～ 1.3mm	0 ～ 1.4mm
≤ 1 ～ 12 岁	2.0 ～ 3.4mm	0.4 ～ 2.6mm	0 ～ 3.6mm
≥ 12 ～ 20 岁	2.6 ～ 5.4mm	1.2 ～ 6.4mm	0 ～ 3.0mm

房室结组织还可以向左方、右方和后方扩展，在一些个体中，房室结组织分别向三尖瓣环和二尖瓣环延伸，形成右心房扩展部和左心房扩展部，是慢径路的组织学基础（图 7-8）[15, 16]。

在胚胎发育过程中，骨形态发生蛋白（bone morphogenetic protein，BMP）不仅是一种决定骨和软骨形成的转录因子，也参与整个身体的组织结构协调[17]。骨形态发生蛋白需要和特定受体结合才能发挥生理作用，现已发现 I 型和 II 型两种受体，I 型受体包括 7 种亚型，II 型受体包括 3 种亚型，其中 I a 型受体（激活素样激酶 3，ALK3）负责调节妊娠中期心脏的房室分离和房室垫发育[18-20]。

来自老鼠胚胎的研究证实缺乏 ALK3 可以引起房室环、二尖瓣和三尖瓣、房室结、房室连接发育畸形，例如房室结纤维化导致先天性房室阻滞、房室隔缺损和三尖瓣下移畸形[20, 21]。此外，

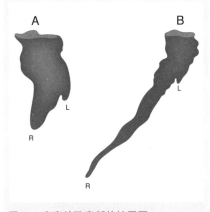

图 7-8 房室结致密部的扩展区

A.1 位出生不足 1 天新生儿死亡后的房室结致密部模型，向右侧延伸 0.6mm；B.1 位 15 岁青年死亡后的房室结致密部模型，向右延伸 3.6mm，接近冠状窦口。图中 L 为房室结的左扩展部，R 为房室结的右扩展部

缺乏 ALK3 引起的纤维环发育异常，右心房和右心室继续残存原始心肌连接，这是心室预激发生的胚胎学机制[22]。

在人类胚胎中，房室结发育自房室管，大约发育至第 5 周时，组织学可以辨识窦房结和房室结的结点，此时原始心管开始分为心房和心室两个组分（图 7-9）[23-29]。与此同时，胚胎心脏已经能够记

骨形态发生蛋白最初是作为异位骨形成的诱导物被发现，现在已知其也具有多种非成骨活性。它们在骨骼组织、肌肉、脂肪组织、牙齿、心脏、肾脏和血管发育中发挥着关键作用。

Note

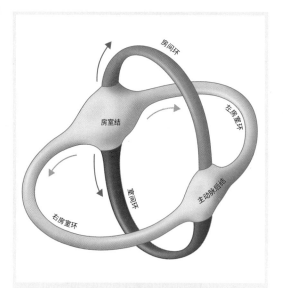

图 7-9 心脏发育中的房室分离

人类胚胎房室环模型，湖蓝色为室间环，橙黄色为房间环，不同颜色代表不同的心肌细胞分化来源。房室管心肌参与形成房室传导轴的心房部分，而胚胎室间环心肌形成下房室结细胞、房室束和室间隔分支。湖蓝色箭头代表房室结在发育中可以进行上扩展和下扩展，橙黄色箭头代表房室结在发育中，可以进行左扩展和右扩展，房室结的扩展部是其致心律失常基质

录到成人样心电图以及房室传导延迟[23]。

■ 房室结动脉

房室结的血液供应来自房室结动脉。在人群中，接近90%个体的房室结动脉来源于右冠状动脉[30]。尽管不同研究报道的房室结动脉起源于不同冠状动脉的比例不同，但是起源于右冠状动脉的比例均远远高于左旋支，例如南印度地区报道的300例患者中，72%的房室结动脉来自右冠状动脉，28%来自左旋支，未发现双房室结动脉；荟萃分析全球不同地区33篇房室结动脉研究纳入的3919例患者，显示82.4%的个体房室结动脉起源于右冠状动脉，15.3%起源于左旋支，1.5%为双房室结动脉供血（图7-10）[31-33]。

个体房室结动脉的起源高度变异，可以发自右冠状动脉的不同部位：发自右冠状动脉后侧支近段的房室结动脉是最常见的类型，占76.8%，发自近段右冠状动脉与后降支之间节段的右冠状动脉占10.4%，发自右冠状动脉后降支占7.3%，发自左旋支远段占3.7%，发自绕过冠状窦的右冠状动脉后侧支远段占1.8%[30]。根据房室结动脉与后室间动脉的关系，最常见的解剖类型是两者均起源于右冠状动脉且房室结动脉后于后室间动脉发出。

超过半数（52.5%）的房室结动脉没有分支，有1个分支的占33.7%，有2个分支的占12.9%，有3个分支的占0.9%，平均有1.93个分支，平均房室结动脉长22.64mm，起源部位最大开口直径平均为1.4mm[30, 32-36]。

房室结动脉的走行取决于起源动脉，通常穿过心脏的下椎体

Note 房室结动脉的右冠状动脉起源是明显多于左旋支的，两者比例悬殊；而窦房结动脉是起源于右冠状动脉的超过半数，左旋支不足半数，比例悬殊不及房室结动脉。

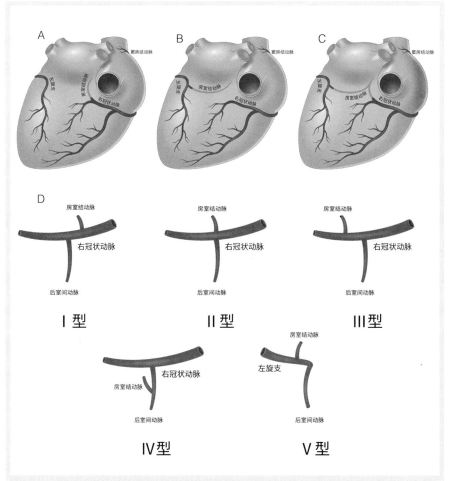

图 7-10 房室结动脉的起源

A. 房室结动脉起源于右冠状动脉，这是人群中最多见的类型；B. 房室结动脉起源于左旋支；C. 双房室结动脉，左旋支和右冠状动脉共同发出分支供血房室结，这是人群中最少见的类型；D. 房室结动脉与后室间动脉的关系；Ⅰ型是房室结动脉和后室间动脉都起源于右冠状动脉，房室结动脉先于后室间动脉发出，占 3.2%；Ⅱ型是房室结动脉和后室间动脉都起源于右冠状动脉，房室结动脉和后室间动脉同时发出，占 19.4%；Ⅲ型是房室结动脉和后室间动脉都起源于右冠状动脉，房室结动脉后于后室间动脉发出，占 64.5%；Ⅳ型是房室结动脉和后室间动脉都起源于右冠状动脉，但房室结动脉发自后室间动脉，占 6.5%；Ⅴ型是房室结动脉和后室间动脉都起源于左旋支，房室结动脉先于后室间动脉发出，占 6.5%。房室结动脉主要为房室传导轴的近端供血，而束支远端（特别是希氏束分叉部稍远）是由左前降支的第 1 间隔支供血。无论房室结起源于右冠状动脉还是左旋支，房室结动脉都是从后方发出，在心肌中向前方走行：起源于右冠状动脉的房室结动脉穿过与十字交叉相反的房室下沟，向 Koch 三角方向走行，然后穿过三尖瓣隔瓣的附着区域，而起源于左旋支的房室结动脉，在十字交叉前方穿过冠状窦开口附近的房室下沟，朝向 Koch 三角顶点方向走行。一些心脏的介入治疗操作可能会影响房室结动脉的走行，使其偏移常规走行部位

接近 90% 个体的房室结动脉向 Koch 三角内走行，供血房室间隔附近的心脏结构[15, 16]。房室结动脉靠近三尖瓣的隔瓣和主动脉瓣走行，个体差异很大。

Note

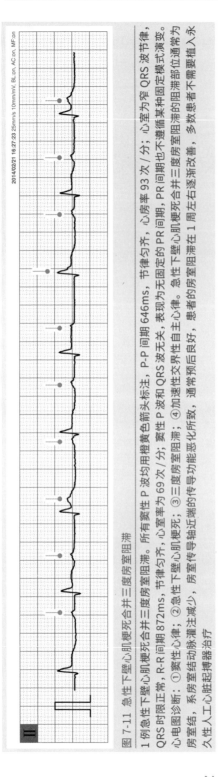

图 7-11 急性下壁心肌梗死合并三度房室阻滞

1 例急性下壁心肌梗死合并三度房室阻滞。所有窦性 P 波均用橙色箭头标注，P-P 间期 646ms，节律匀齐，心房率 93 次 / 分；心室为窄 QRS 波节律，QRS 时限正常，R-R 间期 872ms，节律匀齐，心室率为 69 次 / 分；窦性 P 波和 QRS 波无关，表现为无固定的 PR 间期，PR 间期也不遵循某种固定模式演变。心电图诊断：①窦性心律；②急性下壁心肌梗死；③三度房室阻滞；④加速性交界性自主心律。急性下壁心肌梗死的阻滞部位通常为房室结，系房室结动脉灌注减少，房室传导轴近端的传导功能恶化所致，通常预后良好，患者的房室阻滞在 1 周左右逐渐改善，多数患者不需要植入永久性人工心脏起搏器治疗

间隙，最后抵达膜性房室间隔中央纤维体附近的远端致密结，供血近端房室传导轴（包括房室结致密部、希氏束穿透部和希氏束分叉部的束支近端）和下锥体间隙内的邻近结构[30]。

房室结动脉具有重要的临床意义。由于大多数个体的房室结动脉起源于右冠状动脉，当右冠状动脉近段或房室结动脉发出以前的节段闭塞引起急性下壁心肌梗死时，会波及房室结以及希氏束近端的血供，房室传导功能恶化，常常合并各种形式的房室阻滞，包括从对血流动力学影响不重要的一度房室阻滞到伴有休克的完全房室阻滞（图 7-11）。在再灌注治疗前时代，急性下壁心肌梗死合并各类房室阻滞的发生率为 21.6%，合并三度房室阻滞的发生率为 12%，而在再灌注治疗时代，急性下壁心肌梗死患者合并三度房室阻滞的发生率仍高达 9.4% ~ 13.8%[37-39]。

纤维肌性发育不良是一种罕见的全身性血管疾病，血管壁细胞异常增生，纤维组织增多，管腔狭窄，引起组织和器官的缺血[40]。病变不仅波及动脉内膜、中层和外膜全层，还可以多层病变相继出现，内弹力层破坏，充填不规则排列的间充质细胞，中层和外膜纤维

Note 需要指出的是，很多荟萃研究报道在再灌注治疗时代，在接受再灌注治疗的急性心肌梗死患者中，高度或三度房室阻滞的发生率下降，这些病例包括急性前壁心肌梗死和急性下壁心肌梗死。

组织增生，血管僵硬度增加，导致血管局部狭窄、动脉瘤形成和夹层，58%的病例波及肾动脉，32%波及颅颈动脉，10%波及其他血管[40, 41]。临床上，肾动脉纤维肌性发育不良是继发性高血压的病因之一。纤维肌性发育不良是一种非动脉粥样硬化性血管病变，也是中青年人重要的猝死病因之一，机制是房室结动脉狭窄引起近端房室传导轴缺血，病理学研究发现0～40岁的猝死患者中，44.4%～63%的房室结动脉存在肌纤维发育不良[42-44]。

2

房室结的生理功能区

1960年，巴西学者卡瓦略（Carvaliio）和阿尔梅达（Almeida）在研究兔房室结的兴奋扩布时，根据房室结的组织构建和电生理属性将房室节划分为三个生理层，即房结区（AN区）、结区（N区）和结希区（NH区）（图7-12）[45]。

在心脏电生理学上，房室结至希氏束分岔部之间的房室传导部分称为房室交界区，习惯上又分为移行区、致密房室结和希氏

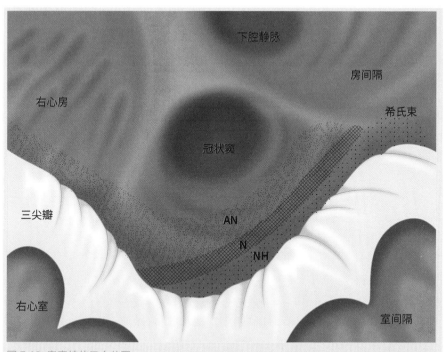

图7-12 房室结的三个分区

兔房室结三个生理性分层：房结区（AN）、结区（N）和结希区（NH）。冲动在房室结内的传导也是心房激动传递给希氏束的过程。N区最薄，因传导缓慢，冲动的传导时间最长

急性下壁心肌梗死和急性前壁心肌梗死患者合并的房室阻滞，病理生理机制和临床预后是迥然不同的，为避免混淆，这里只列举了急性下壁心肌梗死的数据。

Note

束穿透部[46, 47]。

房室结的三个生理层除了电学上的延续外，还要完成房室延搁、次级起搏点等重要生理功能，不同区对这些生理功能完成的贡献程度不同。

房结区

房结区是 3 条结间传导通路与房室结上部的交汇部。前结间通路起源于窦房结前方，连接房室结的前部和上部；中结间通路起源于窦房结后方，连接房室结的前部和上部；后结间通路起源于窦房结的下缘和后缘，汇入房室结的后部（图 7-13）。

房结区相当于电生理学上的移行区，是连接普通工作心房肌组成的右心房和特殊心肌组成的房室结的区域，形成房室结的外层。需要指出的是，房室结外层并不是致密房室结外侧的确定层，

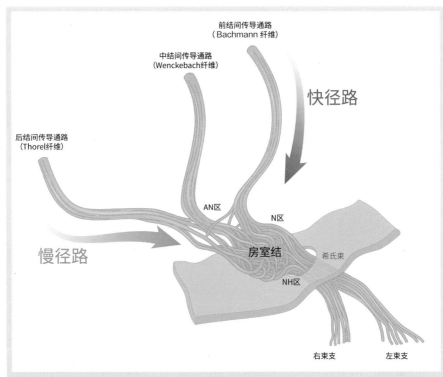

图 7-13 房室结的构建

房室结根据组织学和电学特性可以分为房结区、结区和结希区，这种分区是人为的，组织学上并无明显的分界，心房肌纤维向房室结汇聚，组成房室结的心房输入端，形成房结区；结区是指传统意义的房室结，由致密的结细胞组成；结希区是房室结逐渐移行为希氏束的部分

Note　卡瓦略（Antonio Paes de Carvaliio）和阿尔梅达（Darcy P.de Almeida）是按照功能对房室结进行分层的，一些研究者则是根据解剖直接分为上层、中层和下层。

而是由薄的、独立的、离散的结间通路组成[48]。

三条结间通路的肌纤维相互交织，例如中结间通路的一些肌纤维分别与前结间通路和后结间通路融合，前结间通路与后结间通路也存在少数肌纤维融合，部分中结间通路并不进入房室结，而是汇入后结间通路[5]。正常情况下，中结间通路和后结间通路的肌纤维不抵达房室结下三分之一处，也不直接与希氏束连接[5]。

参与组成结间通路的大部分细胞，在形态上无法与普通工作心房肌细胞分辨，沿结间通路有浦肯野样细胞分布，但并非连续分布。对于双径路传导个体，沿右侧房间隔抵达的前结间通路形成快径路，而沿界嵴抵达冠状窦口的后结间通路组成慢径路。

房结区记录的动作电位形态介于典型普通工作心房肌和房室结细胞之间，心房输入端的传导速度为 0.8 ~ 1.0m/s[45, 49]。

■ 结区

结区由致密房室结细胞组成，为真正意义上的房室结。尽管致密房室结位于心脏中部，但实际上是一个心外膜结构，位于右心房后部心外膜正下方，冠状窦口前方，三尖瓣隔叶插入处正上方，即 Koch 三角顶点。

房室结细胞属于慢反应细胞，动作电位的 0 相去极化依靠 L 型钙通道开放，0 相除极慢（耗时 30ms），动作电位振幅低，4 相膜电位不稳定，自发性舒张期去极化，故房室结细胞具有自律性（图 7-14）[49, 50]。

组织学上，房室结细胞比普

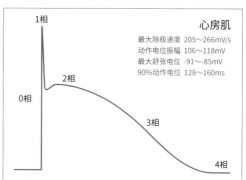

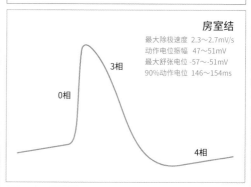

图 7-14 心房肌细胞和房室结细胞的动作电位

房室结细胞属于慢反应细胞，动作电位 0 相上升速度慢，振幅低于心房肌，无明显的 1 相，3 相复极快速，4 相存在自发性舒张期去极化

房结区是快速传导的心房肌和缓慢传导的致密房室结之间的移行区，传导速度平滑过渡。不过，值得注意的是，房结区可以围绕右房室口扩展，分布至三尖瓣环上方。

通工作心房肌小，与窦房结的起搏细胞相比显得粗短，肌原纤维不发达，光学显微镜下染色浅淡，颜色苍白[48]。与普通心房肌细胞相比，致密房室结的结缔组织增多，但密度不及窦房结[5]。房室结周围可见神经细胞[5]。

房室结细胞在结缔组织基质中，通常数个细胞相邻、交织形成肌束网；沿房室结外围有平行肌束，它们的末端与深层肌束交织，通过这种方式，周围肌纤维成为整个网络的重要组成部分[51]。

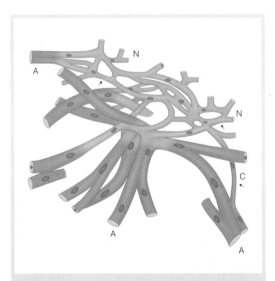

图 7-15 房室结的组织学构建

Tawara 最早绘制的房室结组织学构建模型，其中细胞直径较大的为心房肌细胞（A），细胞直径较小的为房室结细胞（N），可见房室结细胞彼此交织成网络（黑色箭头），形成一种迷路样传导通路模式，有些房室结细胞连接心房肌细胞和房室结细胞（C）

普通工作心房肌细胞通过结缔组织和胶原鞘与致密房室结隔离，防止两类心肌细胞偶然接触[50]。

电子显微镜研究已在人类房室结中辨识出四种细胞类型，分别是结细胞、移行细胞、普通工作心房肌细胞和浦肯野样细胞[52]。此外，在电子显微镜下，致密房室结呈轮生特征，桥粒很常见，偶尔在肌节终止于质膜的区域见到闰盘[5]。

在电生理上，致密房室结的这种组织学构建导致其形成一种独特的迷路样传导通路模式（图7-15）[4]。致密房室结的传导速度减慢至 0.02 ～ 0.05m/s，尽管非常窄（区域约 1mm 长），传导时间 25 ～ 30ms[45, 49]。

■ 结希区

在房室结和希氏束近端的交界处，纤维逐渐平行有序排列，传导区域变窄，长度和宽度均 < 0.25mm，这使得房室结呈纺锤形[51]。在结希区，房室结细胞逐渐过渡到浦肯野纤维，后者是构成希氏束的主要纤维。结希区细胞的动作电位接近希氏束细胞，在此区，房室传导速度再次增快至 0.8 ～ 1.0m/s[49]。

3

房室结的生理功能

在电学上，房室结具有房室传导和次级起搏点的功能；在机械学上，正常的房室传导是正常房室收缩的前提。

■ 次级起搏点

房室结的 3 个生理层均分布有起搏细胞，传统认为结区和结希区是主要起搏部位，而房结区是次要起搏部位，例如在兔房室结微电极标测研究中，发现接近 80% 的起搏点位于结希区，20% 位于房结区[53]。现今，通过更为细致的光学标测发现房室结的主导起搏点位于致密房室结下方沿三尖瓣隔瓣边缘向冠状窦口一带扩展的区域，这也是电生理上慢径路走行的部位[54-56]。

房室交界区的起搏细胞的起搏电流（I_f）密度比窦房结起搏细胞约低 50%，4 相舒张期除极速率低于窦房结，自律性低于窦房结（图 7-16）[57, 58]。生理条件下，房室交界区的自发性舒张期除极尚未抵达阈电位时，窦房结下传的电冲动已经抵达并"接管"房室结去极化，使房室结的频率跟随窦房结频率，这种电生理现

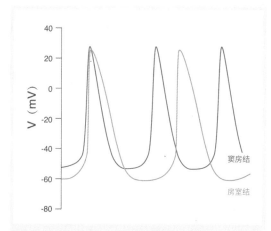

图 7-16 比较窦房结和房室结的动作电位

鼠窦房结（湖蓝色曲线）和房室结（橙黄色曲线）的动作电位比较，可见房室结的最大舒张电位值更负，自发性舒张期除极速度更慢，动作电位形成的频率也更慢

象称为抢先占领，"占领"的后果为一级起搏点（窦房结）超速抑制次级起搏点（房室交界区）。

在心电图学中，各种起源于房室结的冲动分类为交界性心律失常[59]。交界性心律失常既可以是一种生理现象，也可以是一种病理现象，前者常见于交界性逸搏，不需要治疗，积极治疗原发病因或原发性心律失常以后，交界性逸搏可以自行消失，后者常见于交界性心动过速，长期发作心动过速可以导致心动过速性心肌病，需要积极治疗。

在无药物激发或抑制作用下，房室结固有频率产生的交界性节律的频率通常为 40 ~ 60 次 / 分，

Tawara 最早发现的房室结是致密房室结部分，目前已经发现在传统致密房室结以外的一些区域，也具有结组织特性，加上心房输入端扩展部的多样性，现今认为房室结是一个复杂的纤维复合体。

Note

低于 40 次 / 分为交界性心动过缓，超过 60 次 / 分为交界性心动过速[59]。

房室延搁

心房收缩后，心室并非立即收缩，电冲动在房室结要经历一个特别的缓慢传导期，让心室激动发生在心房收缩后一段时间，在生理学上称为房室延搁[60]。

在电生理上，房室延搁发生在致密房室结的狭窄区域，该区域的动作电位上冲速度最慢，冲动扩布速度最慢，主要发生在房结区下方 1mm 范围，房室传导在此延搁 25 ～ 30ms[45, 61]。

房室结各生理层的动作电位并没有明显的解剖分界，致密房室结的动作电位与上下两侧的心房肌动作电位和希氏束动作电位平滑过渡，微电极记录的房室结动作电位显示从房结区至结区，动作电位的上冲速度进行性减慢，动作电位振幅进行性降低，传导速度进行性减慢，这种传导现象称为递减传导（图 7-17）[45]。

图 7-17 房室结的递减传导

利用微电极在房室结不同部位记录的动作电位。A 为心房肌动作电位，B 为房结区动作电位，C 为结区动作电位，D 和 E 为结希区动作电位。从心房肌至结区，动作电位振幅进行性下降，0 相上冲速率进行性减慢，动作电位的传导能力进行性降低，传导速度进行性减慢；此后，从结区至结希区，动作电位振幅进行性增加，0 相上冲速率进行性加快，动作电位的传导能力进行性增加，传导速度进行性加快。从房结区到结希区，房室结的传导速度经历从快传导至慢传导，然后再次恢复快传导的过程。图例只选取房室结三个生理层典型的动作电位，真实情况下，房室结的三个生理层的动作电位是渐进性过渡，并不像图例这样截然分界。递减传导是房室结的正常电生理特征，在心律失常时，常常引起传导缓和传导中断，是复杂心律失常的电生理机制之一。生理或疾病状态下，房室结的传导功能减退，递减传导更为突出，心电图将会记录到二度 I 型房室阻滞。

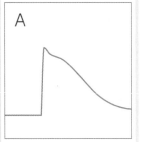

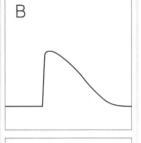

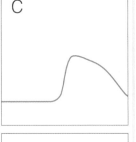

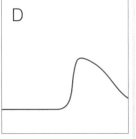

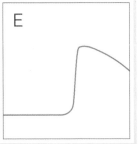

Note 通常，若无特殊说明，房室结细胞特指致密房室结细胞，它们的动作电位不仅有切迹，振幅还很低，0 相上冲速度非常缓慢，这些电生理特性决定了它们的传导性能很差，传导速度很低。

致密房室结的递减传导特性决定了房室结不仅是房室延搁的发生部位，也是文氏传导现象发生的部位。值得注意的是，递减传导并不影响心房内其他冲动的传导，因为快速传导的心房肌把冲动传递给致密房室结以前，已经充分激动心房与房室结交界的边缘区域[45]。

房室延搁具有重要的生理意义，它确保心室收缩发生于心房收缩之后，心房收缩能使心室舒张期血容量增加 20% ~ 30%，即发生于心室舒张的心房充盈期[62-64]。对于左心室功能不全的患者，若心功能在窦性心律时已经处于临界代偿状态，一旦发生心房颤动，心房辅助泵功能丢失，左心室前负荷减少，心功能恶化[65, 66]。

窦性冲动通常在 70 ~ 80ms 抵达房室结，此时右心房底部和左心房的激动仍未完成，故在心房激动中晚期，窦性冲动已经开始房室传导（图 7-18）[61]。若窦性冲

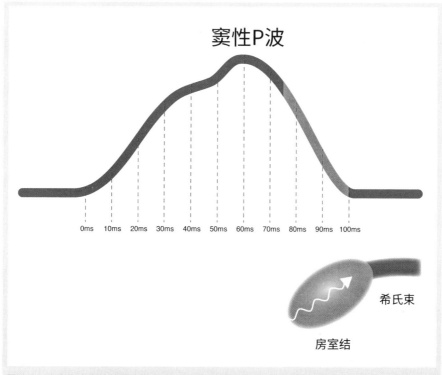

图 7-18　心房和房室结的同步激动

图示窦性 P 波时限为 100ms，根据兔房室结微电极标测结果，75ms 时窦性冲动已经抵达致密房室结，一部分心房激动（右心房底部和大部分左心房）和房室结缓慢传导同步进行

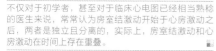

不仅对于初学者，甚至对于临床心电图已经相当熟稔的医生来说，常常认为房室结激动开始于心房激动之后，两者是独立且分离的，实际上，房室结激动和心房激动在时间上存在重叠。

动的房室延搁时间 25 ~ 30ms，穿越结希区至少耗时 10ms，则窦性冲动抵达右心房至穿越整个房室结的时间不少于 105 ~ 120ms，这与心电图正常的 PR 间期时限不应低于 120ms 一致，若 PR 间期 < 120ms，应考虑房室结增强传导或旁道（图 7-19）[45, 61]。

双径路生理

在右心房内，心房肌纤维分别从间隔部、卵圆窝和界嵴汇入房室结，这种解剖学构建让房室结存在多个心房输入端。来自动物实验研究和临床电生理检查的功能性证据表明一些个体的房室结存在两条，甚至多条传导通路。

房室结双通路（简称双径路）是指房室结存在两条传导通路，其中一条传导速度快，称为快径路，另一条传导速度慢，称为慢径路[67]。早在 1909 年，来自美国密歇根的 Dewitt 就提出了房室结双径路的概念[68]。

存在双径路的个体，正常情况下，窦性冲动同时通过快径路和慢径路传导，由于快径路传导速度快，冲动首先抵达希氏束，一方面冲动兴奋希氏束，并进一步下传心室；随后经慢径路传导

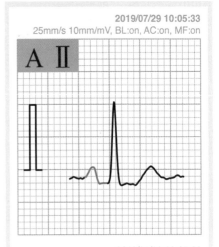

2019/07/29 10:05:33
25mm/s 10mm/mV, BL:on, AC:on, MF:on

A Ⅱ

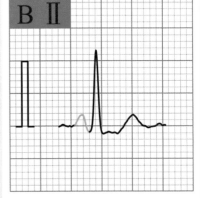

2019/07/29 10:05:33
25mm/s 10mm/mV, BL:on, AC:on, MF:on

B Ⅱ

图 7-19 正常 PR 间期和短 PR 间期

A. 正常 PR 间期，PR 间期（湖蓝色曲线标注）测量为 146ms，P 波和 QRS 波被明显的 PR 段分开；B. 短 PR 间期，PR 间期（橙黄色曲线标注）测量为 94.7ms，QRS 波紧随 P 波之后出现，P 波和 QRS 波之间没有明显的 PR 段。短 PR 间期的出现提示房室传导无生理性的延搁，可能原因包括房室结增强传导（致密部房室结无缓慢传导）和旁道（一些心肌肌纤维绕过致密部房室结，直接抵达房室结末端或希氏束）

的冲动也抵达希氏束，此时，希氏束还处于经快径路传导的冲动

Note 房室结三径路是指房室结存在三条传导径路，理论上可以都是 3 条快径路，或都是 3 条慢径路，或 1 条快径路和 2 条慢径路，或 2 条快径路和 1 条慢径路。房室结多径路以此类推。

引起兴奋的不应期中，经慢径路传导而来的冲动遭遇该不应期而湮灭；最后，心室被经快径路下传的冲动激动（图 7-20）[67]。

通过对房室交界区进行高精度标测，功能研究发现房室结的快径路位于 Koch 三角顶部，快径路传导而来的冲动先激动 Koch 三角前部，而慢径路位于 Koch 三角底部、冠状窦口下方沿三尖瓣环分布的区域，慢径路传导而来的冲动后激动 Koch 三角后部，整个 Koch 三角呈现一种由前至后的激动模式（图 7-21）[69]。这种房室结的激动模式不仅是房室结双径路个体的主要房室结激动方式（92%），也代表单径路个体的窦性冲动在房室结的扩布方式[69]。

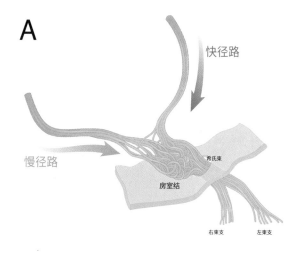

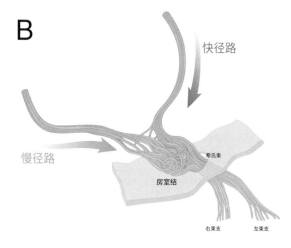

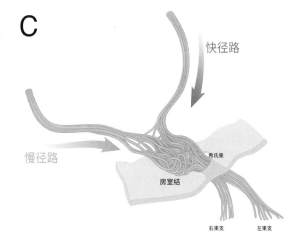

图 7-20 房室结双径路传导

图示房室结双径路的个体，窦性冲动如何传导至心室。A. 窦房结发出窦性冲动后，窦性冲动激动右心房，同时经由快径路和慢径路向房室结传导。B. 由于快径路的传导速度快，经由快径路传导的冲动最先抵达房室结，经过房室延搁后，继续向希氏束和心室内传导。C. 快径路激动希氏束以后，希氏束处于不应期期间，经由慢径路传导的冲动抵达房室结末端，但此时希氏束尚处于有效不应期，经由慢径路传导而来的冲动遭遇不应期，激动波湮灭而不能继续向下传导。最后，窦性冲动虽然经由快径路和慢径路下传，但只有经由快径路传导的冲动抵达并激动心室，1 次窦性冲动产生 1 个 QRS 波

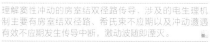

理解窦性冲动的房室结双径路传导，涉及的电生理机制主要有房室结双径路、希氏束不应期以及冲动遭遇有效不应期发生传导中断，激动波随即湮灭。

Note

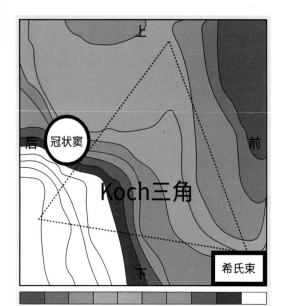

图 7-21 Koch 三角区域的激动

窦性心律时，人类 Koch 三角的激动。不同颜色代表不同激动时间和激动范围。Koch 三角的前上部最先激动，激动扩布快，而后下部最后激动，激动扩布慢，整个 Koch 三角呈一种从尖部至底部激动扩布模式

解剖上，房室结双径路的快径路相当于由前结间通路和中结间通路组成的房室结前上部输入端，传导速度遵循房结区纤维的传导速度，而慢径路相当于由后结间通路组成的房室结后下部输入端，广泛分布有结样细胞，传导速度慢[69, 70]。快径路和慢径路相距约 15mm，这是可以安全消融慢径路根治房室结折返性心动过速而无需担心房室阻滞的解剖基础[69]。电生理研究证实冲动在两条径路的传导时间差至少要≥ 50ms 才能可靠地诊断房室结双径路[71]。

在人群中，房室结双径路主要在心脏外科治疗难治性房室结相关心律失常和心内电生理检查时发现，报道的发生率为 10% ~ 45.9%[72-74]。房室结双径路的发生率有随年龄增长而降低的趋势，11 ~ 32 岁的青少年和青年人的发生率为 32%，30 ~ 60 岁中年人的发生率为 17.1%，> 60 岁老年人的发生率为 10.8%[75]。这可能与随着年龄的增长，冠心病和高血压的发病率增加，房室结交界区发生缓慢、渐进性纤维化有关。

正常窦性心律下，具有房室结双径路生理的个体，每 1 个窦性冲动只能引起 1 次心室激动，窦性 P 波和 QRS 波的比例为 1 : 1。罕见情况下，1 个窦性 P 波先后经由快径路和慢径路下传并激动心室，窦性 P 波和 QRS 波的比例为 1 : 2，称为 1 : 2 传导现象或双激动现象（double fire），临床出现房室结非折返性心动过速（图 7-22A）[71]。此外，房室结双径路也是房室结折返性心动过速的发生机制，这是临床最常见的阵

在正常情况下，窦性冲动优先通过前结间通路的房室结前上部输入端抵达房室结，这条传导通路代表右心房内解剖距离最短、传导速度最快的窦房结和房室结间的传导通路。

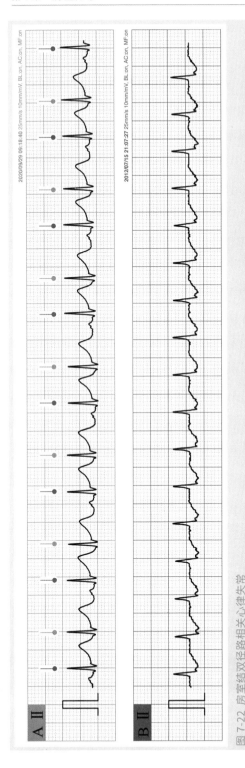

图 7-22 房室结双径路相关心律失常

2 例心电图都是窄 QRS 波心动过速，心室率均超过 100 次 / 分。A. 每 1 个窦性 P 波先经快径路下传激动心室，产生 1 个 QRS 波（湖蓝色箭头所示），随后经慢径路下传的冲动再次激动心室，形成 1 ：2 传导现象。这种心电图极易误诊为交界性期前收缩二联律。心脏电生理检查证实房室结双径路传导，所致 1 ：2 传导现象。这种心律失常是非折返性房室结相关心动过速的一个代表。B. 窄 QRS 波心动过速，心室率 147 次 / 分，节律规整，电生理检查证实房室结折返性心动过速，这是折返性房室结相关心动过速的代表

发性室上性心动过速（图 7-22B）。

◼ 频率过滤

人类普通右心房心肌细胞的绝对不应期只有 160 ~ 200ms，理论上在 1 分钟时间里，心房可以容纳 300 ~ 375 次 / 分的高频激动，这是心房可以发生心房扑动和心房颤动的电生理基质[77]。

房室结的不应期比心房肌长，绝对不应期可以长达 400 ~ 550ms，理论上在 1 分钟时间里，房室结只能承受 109 ~ 150次 / 分的激动下传[78]。

当心房发生快速性心律失常时，例如房性心动过速、心房扑动和心房颤动，高频的心房冲动只能部分经由房室结下传心

随着年龄增长，房室结折返性心动过速的发生率也呈下降趋势。除了与房室交界区组织的纤维脂肪变性有关外，可能还与自主神经功能改变有关，因为房室结受到丰富的迷走神经和交感神经调控。

室，部分被阻挡在房室结而不能传导，避免心室率过快，保护心室的泵血功能，这种生理作用称为频率过滤[79]。

心房颤动时，房室结的频率过滤作用机制是只有一小部分动作电位能够经由房室结传导至心室，涉及局部兴奋波的总和、递减传导、隐匿性传导以及多径路竞争传导，动作电位扩布的阻断主要发生在房室结的房结区和结区，结希区动作电位的传导不受影响[80, 81]。

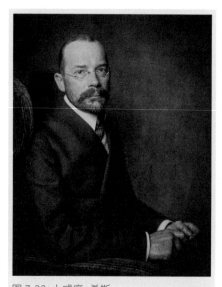

图 7-23 小威廉·希斯

小威廉·希斯 1863 年 12 月 29 日生于瑞士巴塞尔，1934 年 11 月 10 日在德国布龙巴赫去世

4

希氏束的传导

1893 年，瑞士解剖学家和心脏病学家小威廉·希斯（Wilhelm His Jr.）发现了连接心房和心室的电传导肌束——房室束，故文献和教科书中房室束又称为希氏束（图 7-23）[82, 83]。

■ 希氏束的组织构建

希氏束的组成非常复杂，近段细胞酷似房室结致密部，远段细胞酷似束支浦肯野纤维，因而是一个组织学和电学异质性的传导束，长约 20mm，宽约 4mm[48]。通常，希氏束的起点是特化心肌

纤维失去迷路样排列模式，并在膜部室间隔呈平行排列的部位。这种组织构建的突然转变是光学显微镜下区分房室结和希氏束的一个组织学依据。

构成希氏束的主要细胞是浦肯野纤维，其余还有分布于房室结和希氏束交界区的细长移行细胞、形态介于浦肯野纤维和普通工作心室肌细胞之间的宽移行细胞以及主要分布于近段希氏束的起搏细胞[84, 85]。除了心肌细胞，希氏束的细胞成分还有成纤维细胞、无髓鞘神经、毛细血管内皮细胞和其他心脏支持元件细胞。

Note 当心室率过快时，心室收缩期和舒张期时间都会缩短，但舒张期时间缩短的比例更多，因此，若心室率非常快速，将显著影响左心室的充盈，泵血量下降，患者血压下降，循环不稳。

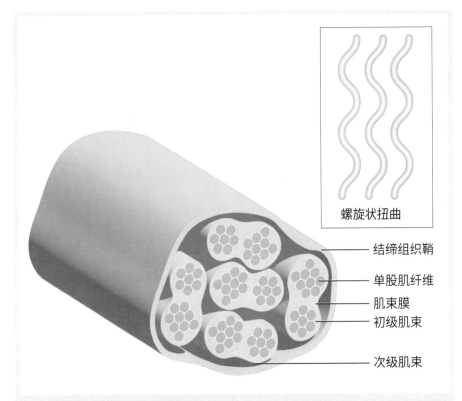

螺旋状扭曲

结缔组织鞘
单股肌纤维
肌束膜
初级肌束
次级肌束

图 7-24　希氏束组织学构建的 3D 模型

房室结和希氏束近段的细胞呈螺旋状扭曲，单根肌纤维先聚集组成初级肌束，包裹结缔组织；然后，初级肌束再相互聚集组成次级肌束，包裹结缔组织；最后，全部次级肌束被结缔组织包裹，形成希氏束。希氏束的组织学构建酷似电缆，一些电缆的轴心只有一根粗电线，另一些电缆的轴心由很多细电线聚合而成，希氏束的组织学构建与后者相似，这种构建能提高传导的安全性

希氏束的浦肯野纤维间连接与普通工作心室肌细胞不同，前者闰盘数量较少，与细胞长轴呈一定倾斜角度发出，而后者闰盘数量多，几乎垂直于细胞长轴发出并与相邻细胞进行交联，不过用电子显微镜研究发现希氏束的浦肯野纤维的闰盘连接（榫槽结合模式）比普通工作心室肌更紧密（锯齿状垂直线模式）[84]。

组织学上，近段希氏束先是由几条单根的肌纤维扭曲成单股肌束，初级肌束被胶原蛋白包裹；然后胶原隔膜把几股初级肌束聚合在一起，形成较大的次级肌束，避免肌束之间的偶然接触（图7-24）[48]。由于有结缔组织包裹，肌束和肌束之间不存在肌纤维交织，但初级肌束内的单条肌纤维间存在相互连接。与此同时，

榫（音 sǔn）槽结合是一种常用于木工的连接方式，通过在两个木材边缘上切割出凸榫和凹槽，使它们相互咬合，从而形成稳固的连接。希氏束的浦肯野纤维之间的闰盘连接近似榫槽结合。

Note

胶原蛋白组成的结缔组织还把近段希氏束与内侧心房壁和室间隔的心肌分隔开来，确保电传导的绝缘性。浦肯野纤维被结缔组织包裹成束是组织学区分房室结和希氏束的另一个依据。近段希氏束的肌束间分布有丰富的神经节、大血管和脂肪空泡。脂肪空泡让近段希氏束的结构变的松散，并协助近段希氏束靠近室间隔。

同样，远段希氏束也是由肌束组成而不是由单根肌纤维组成，相比于近段希氏束，远段希氏束较为细小，但肌束最为粗大，肌束和神经纤维末梢相互卷曲[48]。远段希氏束缺乏神经节、血管和脂肪空泡（表7-2）。

肌纤维呈螺旋状扭曲是房室结-希氏束交界处的组织学特征，肌纤维螺旋在近段希氏束最为紧密，相对螺旋度是近段希氏束＞房室结＞远段希氏束，相对纤维尺寸是远段希氏束＞房室结＞近段希氏束[48]。

值得注意的是，一些传导系统组织学研究的进展纠正了既往长期存在的一些错误认识：①包裹希氏束的结缔组织成分主要是胶原蛋白，而不是传统认为的弹性纤维；②希氏束近段分布有神

表 7-2	不同部位希氏束的组织学特征	
	近段希氏束	远段希氏束
浦肯野纤维	较小	较大
长度	较长	较短
螺旋程度	多	少
脂肪空泡	丰富	稀少或缺乏
神经节	丰富	无
血管	丰富	无
交界区	连接房室结	连接束支
传导速度	快	更快

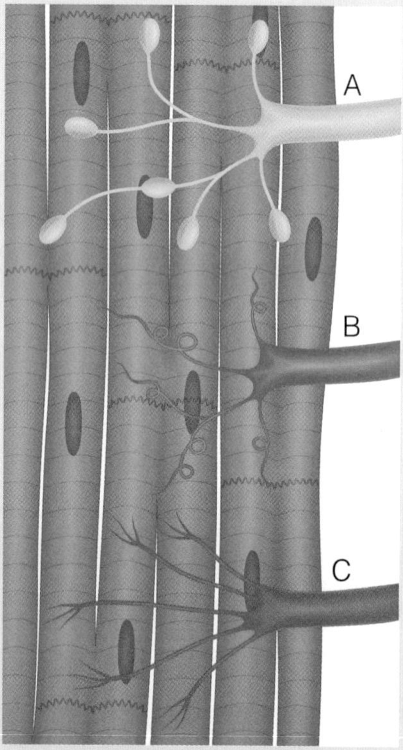

图 7-25 希氏束浦肯野纤维的神经支配
近段希氏束存在数量众多的神经节和神经纤维末梢，包括交感神经（B）、副交感神经（A）和躯体神经（C），而房室结和远段希氏束缺乏神经节

Note 无论是窦房结的起搏细胞、房室结的结细胞还是希氏束细胞，在组织学上都有很清晰的核周区，这是指由于缺乏肌纤维，细胞核周围的染色浅淡、透亮，这是与普通工作心肌细胞区分的依据之一。

经节和各种神经纤维末梢，包括
交感神经（卷须状）、副交感神
经（膨体状）和躯体神经（束状），
这些神经末梢束沿浦肯野纤维长
轴延伸，垂直发出末梢纤维支配
浦肯野纤维，而传统认为房室交
界区是单神经纤维支配，无副交
感神经（图 7-25）[48]。

■ 希氏束的解剖学

希氏束直接与房室结相连，
然后穿过膜部室间隔，在其下方
延伸至肌部室间隔，在室间隔嵴
主动脉环水平分为左束支和右束
支[86]。根据希氏束和中心纤维体
的关系把希氏束划分为非穿透部、
穿透部和分支部（图 7-26）[48]。

非穿透部代表一些医学文
献提及的近段希氏束，是指希氏
束从房室结下端至穿透之前的节
段。个体的房室结和希氏束的交
界区存在变异，40% 位于房室交
界区的下方，即 Koch 三角内，而
60% 位于房室结交接区的上方，
即三尖瓣和二尖瓣连接的结缔组
织中[87]。

穿透部代表中段希氏束，
是指希氏束穿越中心纤维体和膜
部室间隔的节段。穿透的本质
是导电的心肌组织向绝缘的结

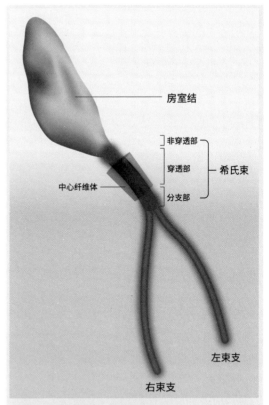

图 7-26　希氏束的大体解剖学

希氏束可以分为三个解剖部分：非穿透部、穿透部和
分支部，分别代表近段、中段和远段希氏束。希氏束
的分支部（branching portion）是指希氏束分出左束
支和右束支两部分处的形态学组织，勿与左前分支和
左后分支的"分支"混淆，后者特指左束支的进一步
分支

缔组织内渗透。希氏束穿透部长
1.4 ～ 4.7mm，宽 2.5 ～ 5.6mm，
厚 0.5 ～ 2.2mm，距离心内膜
0.3 ～ 2.5mm[88]。三尖瓣隔瓣与
中心纤维体结合的铰接处可以用
于衡量穿透部的高低，53.7% 的
心脏希氏束穿透部位于 Koch 三角
内的心房侧，穿透位置与三尖瓣

在解剖学上，希氏束的穿透部是通过心脏骨架系统的，
当个体存在严重的老年性主动脉瓣钙化并波及房室交
界区时，将会影响希氏束以及近端束支的传导功能，
出现房室阻滞。

Note

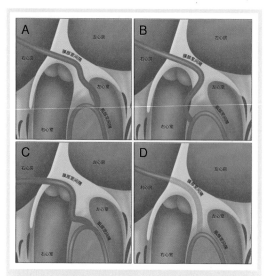

图 7-27 希氏束的走行

A. 希氏束穿越膜部室间隔抵达左侧室间隔嵴；B. 希氏束穿越膜部室间隔抵达右侧室间隔嵴；C. 希氏束在膜部室间隔下方抵达左侧室间隔嵴；D. 希氏束走行在膜部室间隔里，抵达肌部室间隔顶部，然后分出左束支和右束支。从上图可以看出，当希氏束抵达一侧心腔时，向对侧心腔发出的束支既可以通过膜部室间隔底部抵达对侧心腔，也可以穿越室间隔嵴顶部 2 ～ 4mm 的肌层抵达对侧心腔

隔瓣连接点重合，31.7% 位于三尖瓣前瓣的连接点，14.6% 位于膜部室间隔的心室部分[88]。希氏束穿透部与三尖瓣隔瓣连接点的平均距离为 3 ～ 5mm：当右心房面穿透时，穿透部距离右房心内膜表面 0.73mm；当心室面穿透时，穿透部距离心室心内膜表面为 0.7 ～ 2.3mm[88]。

分支部代表远段希氏束，是指希氏束穿过中心纤维体以后，在肌部室间隔嵴处分为左束支和

右束支之前的主干部分[48]。在 75% 的个体中，希氏束穿过中心纤维体后，主干沿肌性室间隔下行 3mm 左右，才分出左束支和右束支[87]。

个体间的希氏束走行存在显著的解剖变异。1976 年，美国医生乔治（George）发现 62.5% 个体的希氏束穿过膜部室间隔并抵达左侧室间隔嵴后分为左束支和右束支，15.6% 个体的希氏束穿过膜部室间隔在右侧室间隔嵴走行后分为左束支和右束支，12.5% 个体的希氏束在膜部室间隔下方沿室间隔嵴左侧延伸数毫米后才分出左束支和右束支，9.4% 个体的希氏束完全走行在膜部室间隔内，然后在肌部室间隔分为左束支和右束支（图 7-27）[89]。

此外，希氏束在膜部室间隔的走行方式也存在个体差异，既可以直接走行在心内膜下，也可以被覆浅层心室肌或穿行在深部室间隔，深入了解希氏束的解剖学特征有助于临床希氏束起搏治疗策略的优化和改善患者的心功能（表 7-3 和图 7-28）[90]。

90% 的个体，希氏束由起源于右冠状动脉的房室结动脉和起源于左前降支的第 1 间隔支双重

Note 不同模式的希氏束走行发出的左束支和右束支形态和部位存在变异，经典心电图学教科书提及的右束支是希氏束的延续，很显然只符合图 7-27 中 B 的示例 ∎

表 7-3	希氏束与膜部室间隔心室肌的关系		
	Ⅰ型	Ⅱ型	Ⅲ型
比例	46.7%	32.4%	20.9%
希氏束走行部位	膜部室间隔下方	心室肌内	心内膜下
覆盖的周围组织	覆盖着横跨室间隔肌肉部分的肌纤维	覆盖室间隔的肌细胞	裸露的希氏束

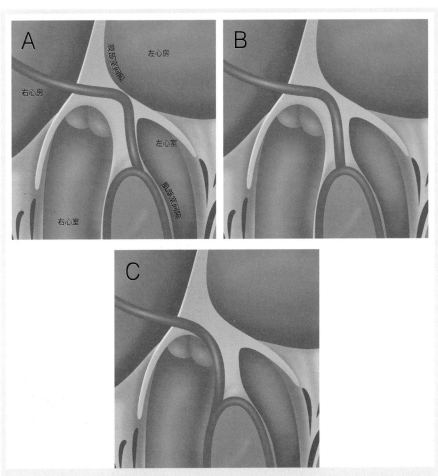

图 7-28　希氏束在膜部室间隔的走行

A. Ⅰ型，希氏束位于室间隔膜部下方，被覆从膜部室间隔来的薄层心室肌，由于向右发出右束支，使得希氏束形态扭曲；B. Ⅱ型，希氏束走行于深层室间隔肌内，通常很难和室间隔心肌鉴别；C. Ⅲ型，希氏束直接位于心内膜下，表面未被覆心室肌，通常容易识别

在解剖上，希氏束走行在膜部室间隔中，可以被三尖瓣隔瓣的交接点分为两部分，即房室部分和室内部分，前者部分位于右心房面，后者完全位于心室内。

Note

表 7-4	房室交界区
心房区	
□ 前下部心房肌簇	
□ 右内侧和左房间隔壁	
□ Koch 三角和冠状窦口	
□ 房室结	
□ 下椎体空间	
移行区	
□ 心脏十字交叉	
□ 肌部房室间隔	
□ 膜部房室间隔	
□ 膜部室间隔	
□ 右纤维三角（包括希氏束）	
心室区	
□ 肌部室间隔基底部	
□ 左束支和右束支	
□ 左心室流出道	

供血，故急性心肌梗死很少波及希氏束，一旦发生，提示间隔心肌严重缺血，患者将迅速进展为完全性房室阻滞，预后很差[91]。由于希氏束是一个从右侧心脏向左侧心脏走行的结构，希氏束近段主要是由房室结动脉供血，从近段至远段第 1 间隔支供血的比例逐渐增多[92]。这种血管分布密度变化也适用于其他冠状动脉从一侧心脏向另一侧心脏过渡时，通常情况下，优势冠状动脉从主干至外周分布，血管分布密度呈

逐渐下降趋势，但少数个体呈反向分布变化。

■ 房室交界区

房室交界区位于心脏的中央区域，心房间隔成分、心室间隔成分、主动脉瓣和三尖瓣在此处相交。房室交界区可以分为心房区、移行区和心室区，涉及众多精细的心脏解剖结构（表 7-4）[93-95]。

心脏的十字交叉（Cardiac Crux）是心脏各腔室在解剖上最为接近的部位，是房室沟和后室间沟相交的部位[93]。在容积渲染

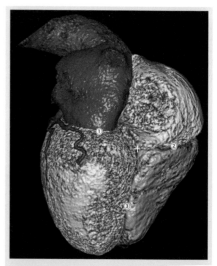

图 7-29 心脏的十字交叉
不同颜色代表不同的心腔，红色是主动脉，紫色是左心房，青色是左心室，黄色是右心房，土色是右心室。①为左房室沟，②为右房室沟，③为室间沟。"+"符号处为十字交叉 Case courtesy of Craig Hacking, Radiopaedia.org, rID: 95946

Note 在解剖上，膜部室间隔根据相对于三尖瓣隔瓣的连接点又进一步分为两部分：房室隔，位于右心房和左心室之间；室间隔，位于右心室和左心室之间。注意这些心脏解剖的细节。

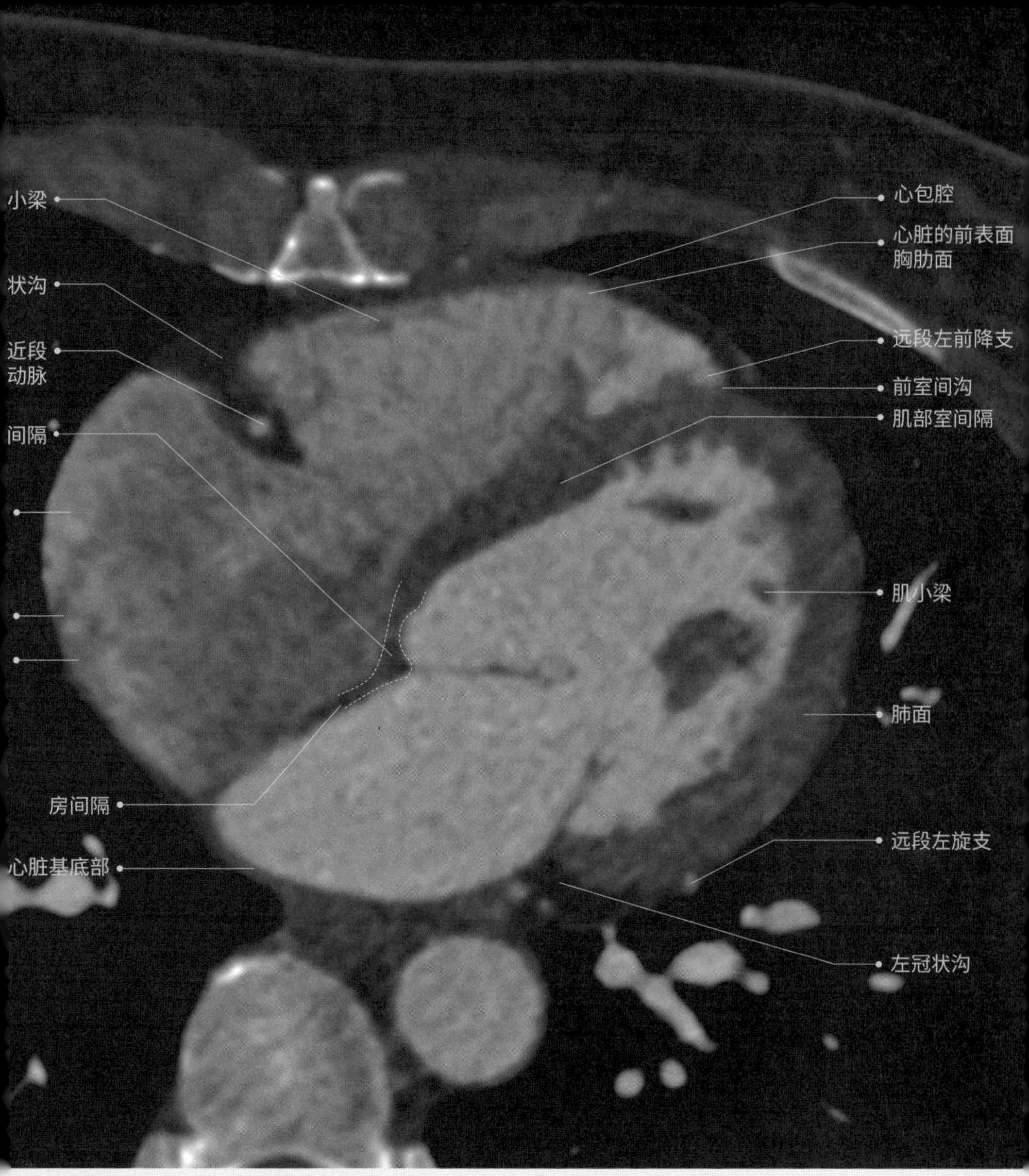
小梁
状沟
近段
动脉
间隔
房间隔
心脏基底部
心包腔
心脏的前表面
胸肋面
远段左前降支
前室间沟
肌部室间隔
肌小梁
肺面
远段左旋支
左冠状沟

图 7-30 在心脏 CT 上观察房室交界区

在一张左心室体部层面的 CT 图像上，房室交界区用虚线勾勒，这也是正常房室结 - 希氏束传导轴走行的解剖位置

心脏 CT 图像的下视图上，最容易观察十字交叉（图 7–29）。右房室沟位于左房室沟之前，这是因为相比于二尖瓣，三尖瓣隔瓣更靠近心尖。三尖瓣隔瓣是右房室沟定位的解剖标志。

在心脏 CT 的左心室体部层面可以很容易地辨识出房室交界区以及房室结 – 希氏束轴的位置（图 7–30）。各种波及房室交界区的先天性和后天性心脏病，无疑会影响房室结 – 希氏束传导轴，影

Note

在肌性房室间隔的四腔测量三尖瓣和二尖瓣的距离不应超过 8mm/m^2，否则属于瓣膜发育异常，典型的实例是三尖瓣下移畸形，部分右心室心房化，右心室功能部分减少[93]。

响房室传导。

电生理学上,房室交界区包括部分心房、房室结和希氏束分支部。起源于房室结和希氏束分支部的冲动称为交界性冲动,如交界性期前收缩、交界性逸搏及逸搏心律、加速性交界性心律、交界性心动过速、交界性心动过缓以及各种交界性相关折返性心动过速[96]。

▇ 希氏束的电学传导

希氏束上承接房室结的结细胞,下承接束支的浦肯野纤维,动作电位存在异质性。在兔希氏束研究中发现,上段希氏束细胞兼具结细胞和浦肯野纤维的特征,是一种过渡类型的细胞,属于慢反应细胞,动作电位 0 相依靠 Ca^{2+},钠电流的贡献忽略不计;越

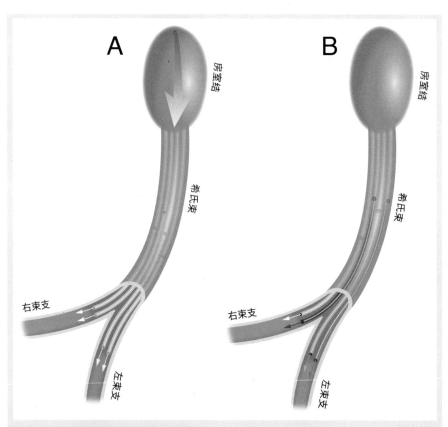

图 7-31 希氏束的同心传导和偏心传导

A. 窦性冲动或房性冲动通过房室结下传希氏束,产生同心传导现象。B. 希氏束内的传导束彼此绝缘,希氏束内起源的冲动常常呈现偏心传导现象,无法同时激动全部传导纤维

Note 理解偏心传导现象的两个主要核心术语:纵向分离,这是指希氏束传导纤维彼此存在独立传导现象;偏心激动,希氏束内的冲动激动部分传导纤维就可以下传动心室,产生变形的 QRS 波。

靠近下段希氏束，主要是典型的浦肯野纤维，动作电位 0 相依靠 Na⁺ 流，上冲快速，动作电位振幅高，快反应细胞比例不断增多，直至完全过渡到快反应细胞[97]。

典型的希氏束浦肯野纤维属于快反应细胞，传导速度快，人类希氏束传导速度平均为 1.5m/s（范围 1.3 ～ 1.7m/s）[98]。假设希氏束长度为 20mm，希氏束传导速度为 1.5m/s，则冲动在整个希氏束内的传导时间为 0.013s，换言之，人类的窦性冲动在希氏束内传导约贡献 10ms 的 PR 段时长。

在窦性心律或房性心律的情况下，窦性或房性冲动通过房室结后可以同时激动整个希氏束轴，然后经由左、右束支传导至心室后，两个心室近乎同步激动，产生正常 QRS 波（图 7-31A）。

然而，由于希氏束独有的组织学构建模式，希氏束内部产生的冲动（例如起源于希氏束的期前收缩和逸搏）将无法激动全部的希氏束传导纤维，优先通过冲动起源部位的传导纤维传导至心室，形成偏心传导现象（图 7-31B）。偏心传导的核心是传导束的纵向分离，这是美国医生纳鲁拉（Narula）于 1977 年首次报

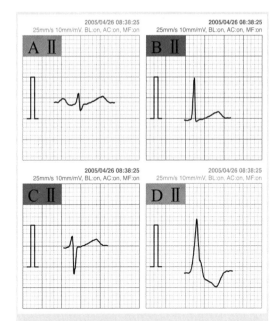

图 7-32　希氏束的偏心传导

A. 窦性冲动，QRS 波呈 rs 形态，时限正常，振幅低。B. 交界性冲动，偏心传导，QRS 波呈 Rs 形态，时限正常，R 波振幅增加，s 波振幅降低；C. 交界性冲动，偏心传导，QRS 波呈 rS 形态，时限正常，S 波振幅增加；D. 交界性冲动，偏心传导，QRS 波呈 R 形态，R 波降支钝挫，QRS 波时限增宽，T 波倒置。比较希氏束偏心传导引起的 B ～ D 模式，B 和 C 通常容易和室性心搏鉴别，D 很难和室性心搏鉴别，有时只能根据经验诊断

道的心电现象[99, 100]。

希氏束冲动的偏心传导，既可以优先通过左束支下传激动心室，又可以优先通过右束支下传激动心室，取决于冲动起源部位偏侧位置和束支的解剖关系。当一侧心室相对于另一侧心室明显提前激动时，两个心室激动的不同步程度增加，将会导致 QRS 波变形，临床心电图需要根据 QRS

Note

波形态鉴别究竟是室上性心搏还是室性心搏，有时心电图鉴别很困难，甚至无法鉴别（图7-32）。

■ 前向传导和逆向传导

房室结和希氏束是传导系统的核心传导轴。在心电图上，冲动从心房向心室传导称为前向传导或顺行传导，传导顺序是心房、房室结、希氏束、束支、终末浦肯野纤维和心室[101]。临床心电图和心脏电生理学中常常把这种传导顺序简称为前传或顺传。

心肌的传导具有双向性，源于心室的冲动也可以通过房室传导系统反方向向心房传导，传导通路是心室、终末浦肯野纤维、束支、希氏束、房室结和心房，称为逆向传导（图7-33）[101]。

房室结的逆向传导同前向传导一样，随着逆向传导的进行，NH区传导速度开始减慢，N区最慢，AN区传导再次加速[45]。

起源于希氏束的冲动既可以进行前向传导，激动心室，又可以逆向传导，激动心房，产生不同的心电图模式：①当心房和心室都能够被激动时，心电图可以记录到倒置P波和QRS波；②仅有心室被激动时，逆向传导因遭

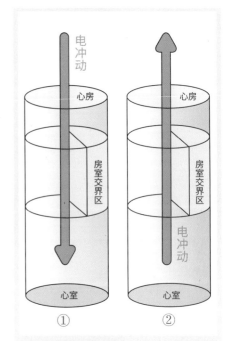

图 7-33 前向传导和逆向传导

A. 电冲动从心房向心室传导，这种传导顺序称为前向传导；B. 电冲动从心室向心房传导，这种传导顺序称为逆向传导。无论前向传导或逆向传导，房室结交界区是重要的传导路径

遇不应期未能抵达心房，心电图仅记录到QRS波；③仅有心房被激动，前向传导因遭遇不应期未能抵达心室，心电图仅记录到倒置P波。值得注意的是，当前向传导时间和逆向传导时间相同时，心房和心室将同时被激动，产生的逆行P波可能完全重叠于QRS波内，这种情况下虽然难以通过心电图分析P波，表观仅有QRS波，实际上心房仍然被激动，需要和第②种情况鉴别。

参考文献

[1] Saremi F, Sánchez-Quintana D, Mori S, et al. Fibrous Skeleton of the Heart: Anatomic Overview and Evaluation of Pathologic Conditions with CT and MR Imaging. Radiographics, 2017,37(5):1330-1351.

[2] https://en.wikipedia.org/wiki/Ludwig_Aschoff.

[3] https://en.wikipedia.org/wiki/Sunao_Tawara.

[4] Toshio Akiyama. Sunao Tawara: Discoverer of the atrioventricular conduction system of the heart. Cardiology Journal,2010,17(4): 428-433.

[5] Merideth J, Titus JL. The anatomic atrial connections between sinus and A-V node. Circulation,1968,37(4):566-579.

[6] https://en.wikipedia.org/wiki/Monckeberg%27s_arteriosclerosis.

[7] Eliška O. Purkinje fibers of the heart conduction system:the history and present relevance of the purkinje discoveries. ČASOPIS LÉKAŘŮ ČESKÝCH,2004,145(4): 329-335.

[8] Lewis T, Oppenheimer BS, Oppenheimer A. The site of origin of the mammalian heartbeat; the pacemaker in the dog. Heart,1910,2:147-169.

[9] James TN. The connecting pathways between the sinus node and A-V node and between the right and the left atrium in the human heart. Am Heart J,1963,66(4):498-508.

[10] Cavero I, Holzgrefe H. Internodal conduction pathways: Revisiting a century-long debate on their existence, morphology, and location in the context of 2023 best science. Adv Physiol Educ,2023,doi: 10.1152/advan.00029.2023.

[11] Leite PP, Borelli V, de Brito FS, et al. Experimental selective blocks of the intermodal conduction pathways in the dog. Rev. Fac. Med. vet. Zootec. Univ. S. Paulo,,1976,13(2):421-458.

[12] Wagner ML, Lazzara R, Weiss RM, et al. Specialized conducting fibers in the interatrial band. Circ Res,1966,18(5):502-518.

[13] Titus JL, Daugherty GW, Edwards JE. Anatomy of the normal human atrioventricular conduction system..Am J Anat,1963,113(3):407-415.

[14] Waki K, Kim JS, Becker AE. Morphology of the human atrioventricular node is age dependent: a feature of potential clinical significance. J Cardiovasc Electrophysiol,2000,11(10):1144-1151.

[15] Gonzalez MD, Contreras LJ, Cardona F, et al. Demonstration of a left atrial input to the atrioventricular node in humans. Circulation,2002,106(23):2930-2934.

[16] Inoue S, Becker AE. Posterior extensions of the human compact atrioventricular node: a neglected anatomic feature of potential clinical significance. Circulation,1998,97(2):188-193.

[17] Katagiri T, Watabe T. Bone Morphogenetic Proteins. Cold Spring Harb Perspect Biol,2016,8(6):a021899.

[18] Ruan X, Gu J, Chen M, et al. Multiple roles of ALK3 in osteoarthritis. Bone Joint Res,2023,12(7):397-411.

[19] Briggs LE, Phelps AL, Brown E, et al. Expression of the BMP receptor Alk3 in the second heart field is essential for development of the dorsal mesenchymal protrusion and atrioventricular septation. Circ Res,2013,112(11):1420-1432.

[20] Gaussin V, Van de Putte T, Mishina Y, et al. Endocardial cushion and myocardial defects after cardiac myocyte-specific conditional deletion of the bone morphogenetic protein receptor ALK3. Proc Natl Acad Sci U S A,2002,99(5):2878-2883.

[21] Stroud DM, Gaussin V, Burch JB, et al. Abnormal conduction and morphology in the atrioventricular node of mice with atrioventricular canal targeted deletion of Alk3/Bmpr1a receptor. Circulation,2007,116(22):2535-2543.

[22] Gaussin V, Morley GE, Cox L, et al. Alk3/Bmpr1a receptor is required for development of the atrioventricular canal into valves and annulus fibrosus: Circ Res,2005,97(3):219-226.

[23] Anderson RH, Hikspoors JP, Tretter JT, et al. Inferior Extensions of the Atrioventricular Node. Arrhythm Electrophysiol Rev,2021,10(4):262-272.

[24] Anderson RH, Mori S, Spicer DE, et al. The Anatomy, Development, and Evolution of the Atrioventricular Conduction Axis. J Cardiovasc Dev Dis,2018,5(3):44.

[25] Boullin J, Morgan JM. The development of cardiac rhythm. Heart,2005,91(7):874-875.

[26] Virágh S, Challice CE. The development of the conduction system in the mouse embryo heart. Dev Biol,1980 ,80(1):28-45.

[27] Pennisi DJ, Rentschler S, Gourdie RG, et al. Induction and patterning of the cardiac conduction system. Int J Dev Biol,2002,46(6):765-775.

[28] de Jong F, Opthof T, Wilde AA, et al. Persisting zones of slow impulse conduction in developing chicken hearts. Circ Res,1992,71(2):240-250.

[29] Lieberman M, Paes de Carvalho A. Effect of locally applied acetylcholine on the embryonic cardiac-action potential. Experientia,1967,23(7):539-540.

[30] Kawashima T, Sato F. Clarifying the anatomy of the atrioventricular node artery. Int J Cardiol,2018,269:158-164.

[31] Ramanathan L, Shetty P, Nayak SR, et al. Origin of the sinoatrial and atrioventricular nodal arteries in South Indians: an angiographic study. Arq Bras Cardiol,2009,92(5):314-319.

[32] Kuniewicz M, Ostrowski P, Bonczar M, et al. The anatomy of the atrioventricular nodal artery: A meta-analysis with implications for cardiothoracic surgery and ablation procedures. Clin Anat,2023,36(6):951-957.

[33] Iwanaga J, Manoharan S, Cardona JJ, et al. Anatomical Study of the Atrioventricular Nodal Branch of the Heart. Cureus,2023,15(2):e35412.

[34] Sow ML, Ndoye JM, Lô EA. The artery of the atrioventricular node: an anatomic study based on 38 injection-dissections. Surg Radiol Anat,1996,18(3):183-187.

[35] De Almeida MC, Sánchez-Quintana D, Davis N, et al. The ox atrioventricular conduction axis compared

to human in relation to the original investigation of sunao tawara. Clin Anat,2020,33(3):383-393.

[36] Kazemisaeid A, Pakbaz M, Yaminisharif A, et al. Anatomy of Atrioventricular Node Artery and Pattern of Dominancy in Normal Coronary Subject: A Comparison between Individuals with and without Isolated Right Bundle Branch Block. J Tehran Heart Cent,2012,7(4):164-169.

[37] Bassan R, Maia IG, Bozza A, et al. Atrioventricular block in acute inferior wall myocardial infarction: harbinger of associated obstruction of the left anterior descending coronary artery. J Am Coll Cardiol,1986,8(4):773-778.

[38] García García C, Curós Abadal A, Serra Flores J, et al. Duration of complete atrioventricular block complicating inferior wall infarction treated with fibrinolysis. Rev Esp Cardiol,2005,58(1):20-26.

[39] Aplin M, Engstrøm T, Vejlstrup NG, et al. Prognostic importance of complete atrioventricular block complicating acute myocardial infarction. Am J Cardiol,2003,92(7):853-856.

[40] Baradhi KM, Bream P. Fibromuscular Dysplasia. 2023 Jul 10. In: StatPearls [Internet]. Treasure Island (FL): StatPearls Publishing; 2023 Jan–. PMID: 29630256.

[41] Plouin PF, Perdu J, La Batide-Alanore A, et al. Fibromuscular dysplasia. Orphanet J Rare Dis,2007,2:28.

[42] Burke AP, Subramanian R, Smialek J, et al. Nonatherosclerotic narrowing of the atrioventricular node artery and sudden death. J Am Coll Cardiol,1993,21(1):117-122.

[43] Cohle SD, Lie JT. Histopathologic spectrum of the cardiac conducting tissue in traumatic and noncardiac sudden death patients under 30 years of age: an analysis of 100 cases. Anat Pathol,1998;3(1):53-76.

[44] Zack F, Kutter G, Blaas V, et al. Fibromuscular dysplasia of cardiac conduction system arteries in traumatic and nonnatural sudden death victims aged 0 to 40 years: a histological analysis of 100 cases. Cardiovasc Pathol,2014 ,23(1):12-16.

[45] de Carvalho A, de almeida D. Spread of activity through the atrioventricular node. Circ Res,1960,l8(1):801-809.

[46] Tandon S, Alzahrani T. Physiology, AV Junction. 2023 Aug 28. In: StatPearls [Internet]. Treasure Island (FL): StatPearls Publishing; 2023 Jan–. PMID: 31536269.

[47] Issa ZF, Miller JM, Zipes DP.Clinical Arrhythmology and Electrophysiology.Elsevier, Inc,2019:255-285.

[48] Waller BF, Gering LE, Branyas NA, et al. Anatomy, histology, and pathology of the cardiac conduction system: Part II. Clin Cardiol,1993,16(4):347-352.

[49] Hoffman BF, de Carvalho AP, Mello WC, et al. Electrical activity of single fibers of the atrioventricular node. Circ Res,195,7(1):11-18.

[50] McGuire MA, de Bakker JM, Vermeulen JT, et al. Atrioventricular junctional tissue. Discrepancy between histological and electrophysiological characteristics. Circulation,1996,94(3):571-577.

[51] Racker DK, Kadish AH. Proximal atrioventricular bundle, atrioventricular node, and distal atrioventricular bundle are distinct anatomic structures with unique histological characteristics and innervation. Circulation,2000,101(9):1049-1059.

[52] Surawicz B,Uhley H,Borun R, et al. Specialized tissues and preferential conduction in the atria of the heart. Am J Cardiol,1978,41(1):130-145.

[53] James TN, Sherf L. Specialized tissues and preferential conduction in the atria of the heart. Am J Cardiol,1971,28(4):414-427.

[54] Hucker WJ, Nikolski VP, Efimov IR. Autonomic control and innervation of the atrioventricular junctional pacemaker. Heart Rhythm,2007,4(10):1326-1335.

[55] Watanabe Y, Dreifus LS. Sites of impulse formation within the atrioventricular junction of the rabbit. Circ Res,1968,22(6):717-727.

[56] Dobrzynski H, Nikolski VP, Sambelashvili AT, et al. Site of origin and molecular substrate of atrioventricular junctional rhythm in the rabbit heart. Circ Res,2003,93(11):1102-1110.

[57] Marger L, Mesirca P, Alig J, et al. Pacemaker activity and ionic currents in mouse atrioventricular node cells. Channels (Austin),2011,5(3):241-250.

[58] Bleeker WK, Mackaay AJ, Masson-Pévet M, et al. Functional and morphological organization of the rabbit sinus node. Circ Res,1980,46(1):11-22.

[59] Hafeez Y, Grossman SA. Junctional Rhythm. 2023 Feb 5. In: StatPearls [Internet]. Treasure Island (FL): StatPearls Publishing; 2023 Jan–. PMID: 29939537.

[60] Hall JE.Guyton and Hall Textbook of Medical Physiology.Elsevier, Inc,2016:123-130.

[61] de carvalho AP, de mello WC, Hoffman BF. Electrophysiological evidence for specialized fiber types in rabbit atrium. Am J Physiol,1959,196(3):483-488.

[62] Namana V, Gupta SS, Sabharwal N, et al. Clinical significance of Atrial Kick. QJM. 2018. doi: 10.1093/qjmed/hcy088.

[63] Kurapati R, Heaton J, Lowery DR. Atrial Kick. 2022 Jan 24. In: StatPearls [Internet]. Treasure Island (FL): StatPearls Publishing; 2022 Jan. PMID: 29494028.

[64] Hidekatsu F, William CLittle. The Cardiac Cycle and the Physiological Basis of Left Ventricular Contraction, Ejection, Relaxation, and Filling. Heart Fail Clin,2008 Jan,4(1): 1–11.

[65] Cha YM, Redfield MM, Shen WK, et al. Atrial fibrillation and ventricular dysfunction: a vicious electromechanical cycle. Circulation,2004,109(23):2839-2843.

[66] Batul SA, Gopinathannair R. Atrial Fibrillation in Heart Failure: a Therapeutic Challenge of Our Times. Korean Circ J,2017,47(5):644-662.

[67] George SA, Faye NR, Murillo-Berlioz A, et al. At the Atrioventricular Crossroads: Dual Pathway Electrophysiology in the Atrioventricular Node and its Underlying Heterogeneities. Arrhythm Electrophysiol Rev,2017,6(4):179-185.

[68] DeWitt L. Observations on the sino-ventricular connecting system of the mammalian heart. Anat Rec,1909,3(9):475-497.

[69] McGuire MA, Bourke JP, Robotin MC, et al. High resolution mapping of Koch's triangle using sixty electrodes in humans with atrioventricular junctional (AV nodal) reentrant tachycardia. Circulation,1993,88(5 Pt 1):2315-2328.

[70] Issa ZF, Miller JM, Zipes DP.Clinical Arrhythmology and Electrophysiology.Elsevier, Inc,2019:560-598.

[71] Bayraktarova IH, Stoyanov MK, Kunev BT, et al. Correlation between the sudden jump-like increases of the atrio-Hisian interval induced during burst atrial pacing and during programmed atrial stimulation in patients with atrioventricular nodal reentrant tachycardia. Indian Pacing Electrophysiol J,2018,18(2):49-53.

[72] Thapar MK, Gillette PC. Dual atrioventricular nodal pathways: a common electrophysiologic response in children. Circulation,1979,60(6):1369-1374.

[73] Denes P, Wu D, Dhingra R, et al. Dual atrioventricular nodal pathways. A common electrophysiological response. Br Heart J,1975,37(10):1069-1076. .

[74] Casta A, Wolff GS, Mehta AV, et al. Dual atrioventricular nodal pathways: a benign finding in arrhythmia-free children with heart disease. Am J Cardiol,1980,46(6):1013-1018.

[75] D'Este D, Bertaglia E, Zanocco A, et al. Electrophysiological properties of the atrioventricular node and ageing: evidence of a lower incidence of dual nodal pathways in the elderly. Europace,2001,(3):216-220.

[76] Mani BC, Pavri BB. Dual atrioventricular nodal pathways physiology: a review of relevant anatomy, electrophysiology, and electrocardiographic manifestations. Indian Pacing Electrophysiol J,2014,14(1):12-25.

[77] Calkins H, el-Atassi R, Kalbfleisch S, et al. Effects of an acute increase in atrial pressure on atrial refractoriness in humans. Pacing Clin Electrophysiol,1992,15(11 Pt 1):1674-1680.

[78] Corino VD, Sandberg F, Mainardi LT, et al. Noninvasive Assessment of Atrioventricular Nodal Function: Effect of Rate-Control Drugs during Atrial Fibrillation. Ann Noninvasive Electrocardiol,2015,20(6):534-541.

[79] Inada S, Hancox JC, Zhang H, et al. One-dimensional mathematical model of the atrioventricular node including atrio-nodal, nodal, and nodal-his cells. Biophys J,2009,97(8):2117-2127.

[80] Mazgalev T. Filtering role of the atrioventricular node in atrial fibrillations. Acta Physiol Pharmacol Bulg,1985,11(2):17-25.

[81] Meijler FL, Jalife J, Beaumont J, et al. AV nodal function during atrial fibrillation: the role of electrotonic modulation of propagation. J Cardiovasc Electrophysiol,1996 ,7(9):843-861.

[82] Dandamudi G, Vijayaraman P. The Complexity of the His Bundle: Understanding Its Anatomy and Physiology through the Lens of the Past and the Present. Pacing Clin Electrophysiol,2016,39(12):1294-1297.

[83] https://en.wikipedia.org/wiki/Wilhelm_His_Jr.

[84] Lev M. Fine structure of the His bundle. Circulation,1971,44(2):9-28.

[85] Patra C, Zhang X, Brady MF. Physiology, Bundle of His. 2023 May 1. In: StatPearls [Internet]. Treasure Island (FL): StatPearls Publishing; 2023 Jan–. PMID: 30285393.

[86] Balawender K, Kłosowicz M, Inglot J, et al. Anatomical variations and clinical significance of atrioventricular bundle of His: A concise literature review. Translational Research in Anatomy,2023,30:100232.

[87] Cabrera JÁ, Anderson RH, Porta-Sánchez A, et al. The Atrioventricular Conduction Axis and its Implications for Permanent Pacing. Arrhythm Electrophysiol Rev,2021,10(3):181-189.

[88] Cabrera JÁ, Anderson RH, Macías Y, et al. Variable Arrangement of the Atrioventricular Conduction Axis Within the Triangle of Koch: Implications for Permanent His Bundle Pacing. JACC Clin Electrophysiol,2020,;6(4):362-377.

[89] Massing GK, James TN. Anatomical configuration of the His bundle and bundle branches in the human heart. Circulation,1976,53(4):609-621.

[90] Kawashima T, Sasaki H. A macroscopic anatomical investigation of atrioventricular bundle locational variation relative to the membranous part of the ventricular septum in elderly human hearts. Surg Radiol Anat,2005,27(3):206-213.

[91] Frink RJ, James TN. Normal blood supply to the human His bundle and proximal bundle branches. Circulation,1973,47(1):8-18.

[92] Futami C, Tanuma K, Tanuma Y, Saito T. The arterial blood supply of the conducting system in normal human hearts. Surg Radiol Anat,2003,25(1):42-49.

[93] Saremi F, Hassani C, Sánchez-Quintana D. Septal Atrioventricular Junction Region: Comprehensive Imaging in Adults. Radiographics,2016 ,36(7):1966-1986.

[94] Anderson RH, Ho SY, Becker AE. Anatomy of the human atrioventricular junctions revisited. Anat Rec,2000,260(1):81-91.

[95] Cosío FG, Anderson RH, Kuck KH, et al. Living anatomy of the atrioventricular junctions. A guide to electrophysiologic mapping. A Consensus Statement from the Cardiac Nomenclature Study Group, Working Group of Arrhythmias, European Society of Cardiology, and the Task Force on Cardiac Nomenclature from NASPE. Circulation,19 99,100(5):e31-37.

[96] Page RL, Joglar JA, Caldwell MA, et al. 2015 ACC/AHA/HRS Guideline for the Management of Adult Patients With Supraventricular Tachycardia: A Report of the American College of Cardiology/American Heart Association Task Force on Clinical Practice Guidelines and the Heart Rhythm Society. J Am Coll Cardiol,2016,67(13):e27-e115.

[97] Benítez D, Mascher D, Alanis J. The electrical activity of the bundle of His. The fast and slow

inward currents. Pflugers Arch,1973,345(1):61-72.

[98] Kupersmith J, Krongrad E, Waldo AL. Conduction intervals and conduction velocity in the human cardiac conduction system. Studies during open-heart surgery. Circulation,1973,47(4):776-785.

[99] Narula OS. Longitudinal dissociation in the His

bundle. Bundle branch block due to asynchronous conduction within the His bundle in man. Circulation,1977,56(6):996-1006.

[100] Sharma PS, Trohman R. An Electro-Anatomic Atlas of His Bundle Pacing: Combining Fluoroscopic Imaging and Recorded Electrograms. Card Electrophysiol Clin,2018,10(3):483-490.

江永红
重庆医科大学附属第二医院

第8章
室内传导

窦性冲动沿房室结–希氏束传导轴从心房传导到室间隔肌部，在此处，希氏束分为左束支和右束支，冲动开始在心室内传导，通过浦肯野纤维网激动心室肌，心室兴奋产生心电图的 QRS 波（图 8-1）。在整体心脏中，心室质量最大，因此，兴奋产生的 QRS 波通常是一个导联中振幅最高的心电波，初学者可以据此快速识别 QRS 波。

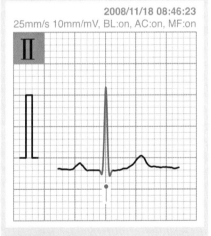

2008/11/18 08:46:23
25mm/s 10mm/mV, BL:on, AC:on, MF:on

Ⅱ

图 8-1 QRS 波
1 例正常心电图的 QRS 波（湖蓝色曲线标注），呈负正负三相波，代表心室激动

1

室内传导系统

在室间隔肌部顶部，希氏束分为左束支和右束支，分别进入左心室和右心室，负责每侧心室的激动。从希氏束分叉部以下起，传导系统归属于室内传导系统。

束支由浦肯野纤维组成，像希氏束一样纵向有序排列，细胞间主要通过端对端通信，传导速度为 2 ~ 4m/s（表 8-1）[1]。

■ 右束支

经典心电图学教科书认为右束支是希氏束的直接延续，实际上大部分右束支（84%）呈钝角从希氏束发出，沿右侧室间隔向右室心尖走行，解剖上分为三部分：第一部分走行于心内膜下或心肌内，第二部分走行于心肌内，第三部分再次走行于心内膜下（图8-2）[2-4]。因此，右心室心内膜病变将会累及右束支的第一部分和第三部分，右心室扩张损害第一部分和第三部分，室间隔顶部纤维化和钙化病变将损害右束支主干[5]。

右束支纤细，宽约 1mm，长16 ~ 20mm，沿室间隔走行途中无分支发出，抵达右心室心尖以后，在节制索内转向右走行，进

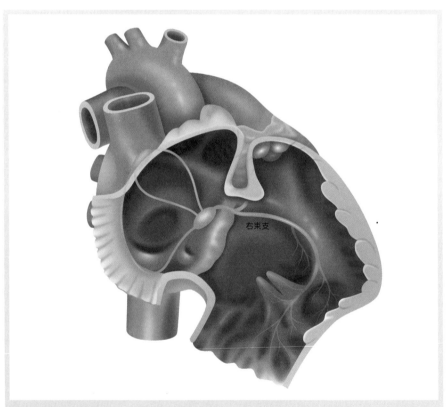

右束支

图 8-2　右束支的解剖

右束支从希氏束发出后，初始部分只有主干沿右侧室间隔走行，然后穿行于节制索内，在中段以后才发出分支支配右心室的前壁、侧壁和间隔部

Note　在前面介绍希氏束的解剖走行时，我们已经了解了希氏束并不完全在肌部室间隔顶部的正中开始分为左束支和右束支，一个个体的分叉部偏向左侧室间隔，另一些个体则偏向右侧室间隔。

部位	传导速度 / (m/s)	生理性起搏频率 / (次 / 分)
窦房结	< 0.01	60 ~ 100
普通工作心房肌	1.0 ~ 1.2	无
房室结	0.02 ~ 0.05	40 ~ 60
希氏束	1.2 ~ 2.0	25 ~ 40
束支	2.0 ~ 4.0	25 ~ 40
浦肯野纤维网	1.2 ~ 2.0	25 ~ 40
普通工作心室肌	0.3 ~ 1.0	无

表 8-1　心脏传导系统和工作肌的电生理特性

入右心室前乳头肌基底部，发出分支支配乳头肌、间隔和游离壁心肌，形成浦肯野纤维网[4-6]。右束支在室间隔中下三分之一处深埋在心内膜下走行，大体解剖肉眼可见[2]。

■ 左束支

希氏束相对于室间隔的解剖位置会显著影响左束支起始部的形态。当分叉部偏向右侧室间隔时，左束支起始部的主干仅有1.5mm，然后穿过膜部室间隔下方，抵达左侧室间隔；偏向左侧室间隔时，左束支起始部可以增宽至 2 ~ 3mm[3]。个体左束支起始部主干的长度变异很大，范围在 1 ~ 14mm 之间[3]。

解剖上，左束支完全走行于心内膜下，宽 2 ~ 14mm，长24 ~ 41mm，呈扇形沿左侧室间隔向心尖分布，沿途发出分支交织成网[3, 4]。

左束支分为两部分：左前分支绕过左心室流出道，分布于前乳头肌，发出的浦肯野纤维网分布于左心室前壁和上壁；左后分支沿室间隔向下、向后分布于后乳头肌，发出的浦肯野纤维网分布于左心室后下壁（图 8-3）[7]。左束支主干长度变异较大，一些个体可以走行 10mm，另一些个体走行 20mm 甚至更长距离才发出分支[7]。从进化角度看，左束支的这种解剖分布具有功能优势，因为左心室的室壁显著比右心室的室壁厚，心肌质量也更大，分配两组传导束能确保左心室在更短的时间里完成激动，与右心室保持电 – 机械的同步性。

假设左束支也只有一组传导束，那么将会是一侧室壁激动后，才能激动相邻的室壁，而有两组传导束，一侧室壁和对侧室壁可以同步激动，明显缩短左心室的总激动时间。

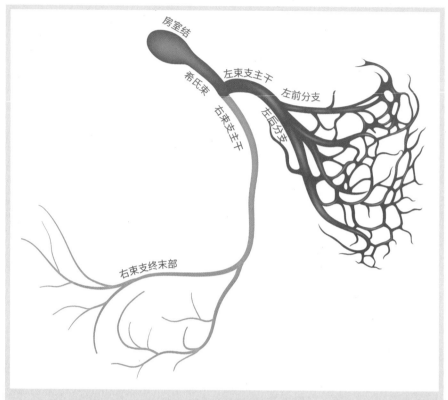

图 8-3 室内传导系统

室内传导系统包括左束支、右束支和终末浦肯野纤维网，左束支进一步分为左前分支和左后分支两组分支，这些分支的浦肯野纤维交织成网，形成终末浦肯野纤维网。右束支较为细长。左束支较为粗大，呈扇形分支形成终末浦肯野纤维网

个体的左束支大小、数量、部位、形态和分支分配等高度变异，难以预测。在人类胚胎中，大约在第 5 至第 6 周期间，开始发育房室束和束支[8]。

浦肯野纤维网

浦肯野纤维和普通工作心室肌的首次接触发生于乳头肌部位，这也是心室内电学和力学结合的关键部位[9]。在此之前，浦肯野纤维因背覆结缔组织而绝缘，这种室内传导模式的生理意义有：①在心室收缩之前，乳头肌和瓣叶的张力开始增加；②心室收缩从心尖部至心底部；③心内膜比心外膜心肌先收缩。

1839 年，奥地利君主国波希米亚（现属捷克共和国）的解剖学家和生理学教授浦肯野（Jan

 Note 1839 年，浦肯野在普鲁士布雷斯劳大学建立了世界上第一个生理学系，他还首次描述了汗腺、发现了视觉的浦肯野效应和小脑中的大神经元（也称为浦肯野纤维）。

Evangelista Purkinje）在山羊心脏的心室心内膜下发现了浦肯野纤维（图 8-4）[10-12]。不同种属的浦肯野纤维形态相差悬殊，人类浦肯野纤维长 10 ~ 15μm，比普通工作心室肌细胞大，缺乏肌纤维，光学显微镜下染色浅淡，借此可与心室肌细胞进行组织学区分（图 8-5）[2, 13]。在细胞学上，浦肯野纤维具有较多的缝隙连接和缺少肌原纤维，有利于快速传导，糖原含量比普通工作心室肌细胞丰富，因此，浦肯野纤维比

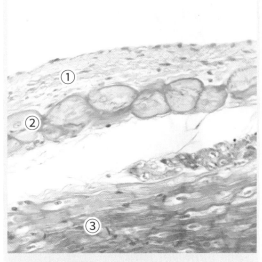

图 8-5 浦肯野纤维

光学显微镜下的心室内的浦肯野纤维：①心内膜和其下的结缔组织；②浦肯野纤维，细胞较大，染色浅淡，肌纤维不发达；③心内膜下层的普通工作心室肌细胞，横纹明显，染色较深

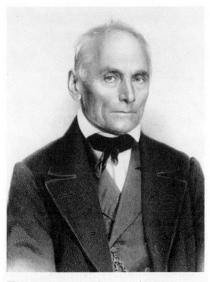

图 8-4 Jan Evangelista Purkinje

Purkinje 于 1787 年 12 月 18 日出生在奥地利君主国波希米亚的利博霍维采（Libochovice），1869 年 7 月 28 日在布拉格去世。他是当时欧洲最著名的科学家之一，创造了术语"原生质"，用于描述细胞的液体物质

普通工作心室肌细胞更耐受缺氧[14, 15]。

浦肯野当时并未认识到这种细胞的生理功能，最初认为是心脏的软骨纤维，后来又认为是肌性纤维[16]。直到 1906 年，房室结的发现者 Tawara 认为浦肯野观察到的细胞是心脏传导系统的一部分，是导电细胞[17, 18]。

有趣的是，在心脏电生理方面，生理状态时窦性冲动遵循从心房传导至心室的冲动传导顺序，而在医学史上，哺乳动物的传导系统的发现顺序是从心室至心房（图 8-6）。

典型浦肯野纤维与典型普通工作心室肌细胞在组织学上很容易区分，但有一些浦肯野纤维的形态介于两种典型细胞之间，形态学上有时很难区分，这是两种组织过渡和移行的特有表现。

Note

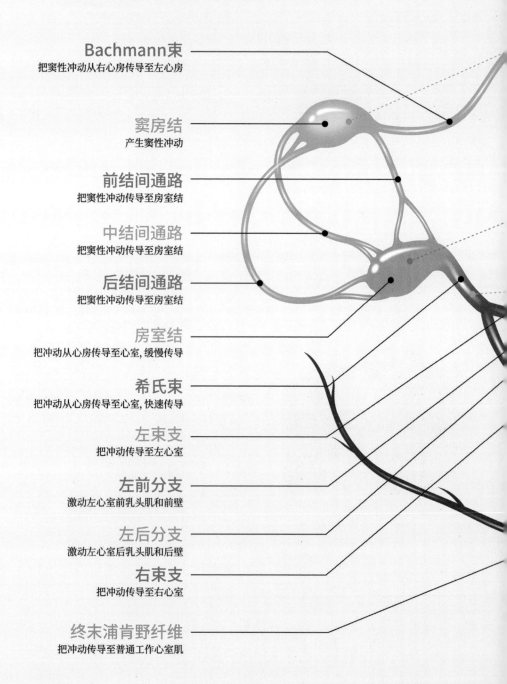

图 8-6 哺乳动物的心脏传导系统及其医学发现简史
历经 100 年的研究，揭开了心脏搏动的秘密和传导的机制

Bachmann束
把窦性冲动从右心房传导至左心房

窦房结
产生窦性冲动

前结间通路
把窦性冲动传导至房室结

中结间通路
把窦性冲动传导至房室结

后结间通路
把窦性冲动传导至房室结

房室结
把冲动从心房传导至心室，缓慢传导

希氏束
把冲动从心房传导至心室，快速传导

左束支
把冲动传导至左心室

左前分支
激动左心室前乳头肌和前壁

左后分支
激动左心室后乳头肌和后壁

右束支
把冲动传导至右心室

终末浦肯野纤维
把冲动传导至普通工作心室肌

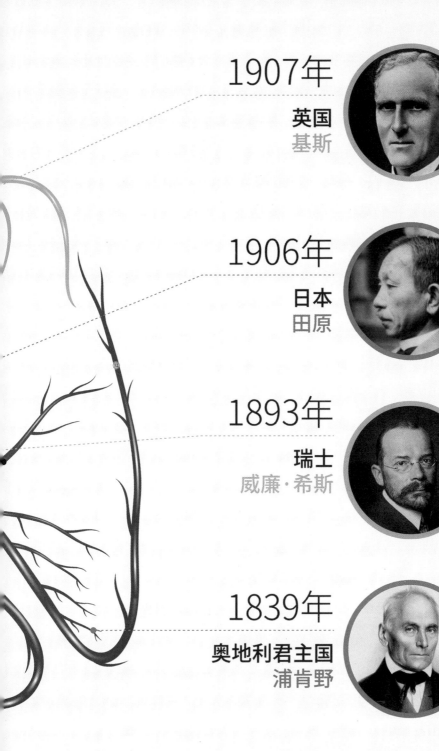

1907年

英国
基斯

1906年

日本
田原

1893年

瑞士
威廉·希斯

1839年

奥地利君主国
浦肯野

哺乳动物的心脏传导系
统及其医学发现简史

人类浦肯野纤维仅分布于室壁内三分之一层的心内膜下心肌，并不分布于室壁全层（图8-7），这种组织构建导致心内膜下层的电传导发生在浦肯野纤维与普通工作心室肌细胞之间，而中层和心外膜下层发生在普通工作心室肌之间，后者的传导速度慢于浦肯野纤维[19,20-22]。

即使在乳头肌内，浦肯野纤维也只分布于乳头肌基底部至顶部距离的二分之一范围内[21]。一根浦肯野纤维可以连接数百至数千个心室肌细胞，这样的结构确保了心室肌收缩的同步性[23]。

浦肯野纤维的周围存在结缔组织鞘，直至它们与普通工作心室肌逐渐移行。这些结缔组织鞘可以避免电冲动侧向扩布，确保纵向传导的安全性[22]。此外，左心室不同部位的浦肯野纤维分布密度不同，间隔部最高，其次为左心室中段、心尖部和前壁，最少是后壁、基底部和侧壁，间隔部的浦肯野纤维密度是侧壁和基底部的1.6倍，是后壁心肌的1.5倍[24]。这种密度分布也是正常左心室激动时心尖部激动较早、基

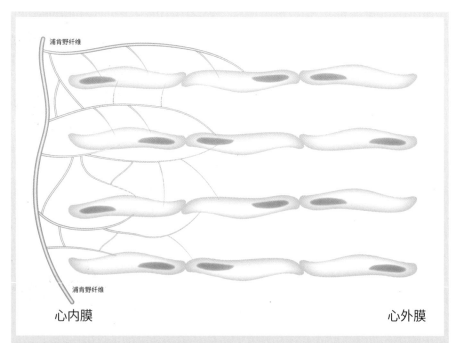

图8-7 人类心室浦肯野纤维网的构建

在人类心室肌中，浦肯野纤维并不渗透室壁全层，只渗透到心内膜下三分之一层心室肌，因此，心内膜下层和心外膜下层的心室肌激动传导是不同的

Note 在鸟类和有蹄类动物中，例如山羊和牛心脏中，浦肯野纤维可以穿透心室壁全层，牛的心脏可以到达距心外膜2mm处，牛的心室兴奋时间和人类接近，为90ms[22]。

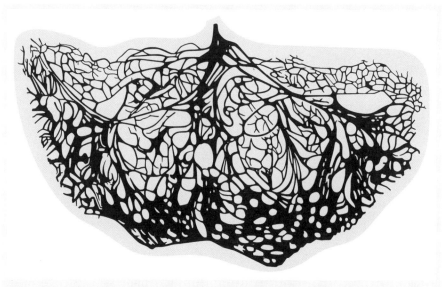

图 8-8　左心室的浦肯野纤维网

这是 18 世纪末期，研究者通过向犬左心室的传导束注射特殊的染料，获得的真实浦肯野纤维网

底部激动较晚的解剖学基础。

　　左心室和右心室的浦肯野纤维网存在形态学差异。在左心室内，浦肯野纤维发出分支进行吻合，形成具有多边形特征的复杂电传导网络，而右心室内的浦肯野纤维尽管也存在分支和吻合，但不会形成密集的多边形网络，而是形成组织性较差的网络（图 8-8）[22]。

2

浦肯野纤维的电学特性

　　浦肯野纤维最重要的生理功能是导电，把冲动传导到心室肌。

浦肯野纤维组成的室内传导系统约占整个心室质量的 1%，组成的希氏束、束支（左束支和右束支）和浦肯野纤维网分布在心内膜下的一个薄层区域里[25]。

■ 电源 - 电库关系

　　从窦房结至浦肯野纤维网，心脏传导系统的不同部位的传导速度是不同的，最快（浦肯野纤维）与最慢（窦房结）传导部位的传导速度比值甚至超过 100[1]。影响电冲动传导的因素，除了动作电位的性质、膜电位水平、各向异性水平等以外，另一个重要的因素是缝隙连接蛋白。

浦肯野纤维与普通工作心室肌的接头存在多种组织学表现，有些浦肯野纤维的结缔组织鞘直到接触普通工作心室肌细胞时才消失，有些浦肯野纤维和普通工作心室肌细胞彼此相邻，并无结缔组织鞘。

Note

为了在心肌细胞中激发动作电位，被激动的细胞将向其相邻细胞传递去极化电流。已经被激动的细胞充当电流源，而尚未被激动的细胞充当电流吸收器（电生理学上称为电库），细胞之间的电压差驱动细胞间电流[21]。电源与电库的关系匹配，传导才会继续下去，近端的电冲动才能传导至远端心肌组织，而电源与电库的关系不匹配，就会出现传导延缓和传导失败（图8-9）。

相邻心肌细胞之间的电流传递是通过缝隙连接蛋白通道完成的，它们为电流的传递提供了低电阻通路[26]。

■ 缝隙连接蛋白

连接蛋白是一种跨膜蛋白，在心脏的正常生理中发挥重要作用。通过缝隙连接通道，相邻心肌细胞的细胞质发生接触，从而产生电耦合。此外，缝隙连接通道还参与心肌细胞的缺血-再灌注损伤、心肌纤维化和凋亡等病理生理过程。

连接蛋白具有高度的同源性，在人类已经发现21种，具有独特的生物物理属性[27]。所有这些异构体均依照其分子量（kDa，千

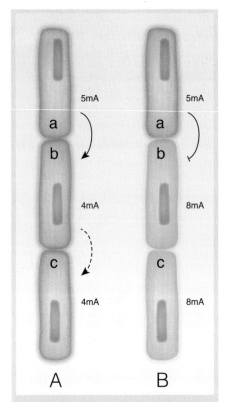

图 8-9 源库关系与心肌传导的安全性

已被激动的上游心肌细胞（作为电源）与尚未激动的下游心肌细胞（作为电库）之间正确的源库关系是确保传导安全性的重要因素。A. 当充当电源的细胞提供的电流与充当电库的细胞所需电流匹配时，充当电库的细胞就会获得产生动作电位所需的电流，传导就会正常延续下去。图示上游已经激动的心肌细胞（a）携带5mA电流，然而下游尚未激动的心肌细胞（b和c）只需要4mA电流就可以产生动作电位，因此，本例源库匹配良好，a心肌的电活动可以顺利传导至c心肌；B. 当充当电源的细胞提供的电流与充当电库的细胞所需电流不匹配时，心脏电生理学上称为源库不匹配，此时，充当电库的细胞不能获得产生动作电位所必需的电流，就会发生传导延缓或传导失败。图示上游已经激动的心肌细胞（a）携带5mA电流，然而下游尚未激动的心肌细胞（b和c）由于自身病变或周围内环境改变，需要8mA电流才能够产生动作电位，显然，5mA的电流尚不足以引起下游心肌细胞发生去极化，本例源库匹配不良，a心肌细胞的电活动不能传导至b和c心肌细胞，出现传导失败

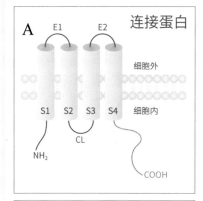

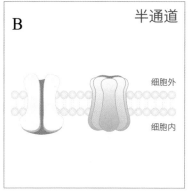

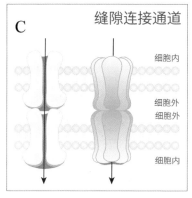

图 8-10 缝隙连接通道的生化结构

A. 连接蛋白最基本的结构是 4 个跨膜节段；B.6 个连接蛋白组成半通道；C. 两个相邻心肌细胞的半通道连接，就形成了缝隙连接通道。注意半通道只是 1 个细胞膜上的结构，全通道是由 2 个细胞的半通道拼接而成

道尔顿为单位）进行命名，例如 Cx26 代表分子量为 26 千道尔顿的连接蛋白，其中 Cx 是连接蛋白的英文 connexin 缩写。

尽管不同的连接蛋白在电生理学上存在差异，但它们的基本结构类似，每个蛋白由四个跨膜节段组成，其中氨基端（–NH₂）和羧基端（–COOH）位于细胞质，故结构中包括 2 个细胞外环（E1 和 E2）和 1 个胞质环（CL）（图 8-10）[28]。连接蛋白亚型之间的差异主要是由靠近羧基端、氨基端和胞质环的结构域氨基酸序列不同引起的[29]。

6 个连接蛋白组成 1 个连接子（connexons），需要注意的是，组成 1 个连接子的 6 个蛋白可以完全相同（同源体），也可以不同（异源体）[29]。连接子又称为半通道，只是 1 个细胞膜上的缝隙连接体。当 2 个相邻细胞膜上的半通道拼接相连时，就形成了具有电传导功能的缝隙连接通道。

由于连接蛋白亚型的多样性，从连接蛋白到缝隙连接通道，可以形成不同模式的组装，从而影响缝隙连接通道功能。根据排列组合规则，多亚型的连接蛋白组装成缝隙连接通道时有三种最基

Note

础的模式。

如果组成缝隙连接通道的半通道完全相同，2个半通道均由相同的连接蛋白亚型组成，这种模式的缝隙连接通道系由单一连接蛋白构成，称为同型缝隙连接通道（图8-11A）[29]；

如果组成缝隙连接通道的半通道是由相同的连接蛋白亚型组成，但2个半通道的连接蛋白亚型不同，称为异型缝隙连接通道（图8-11B）[29]；

如果组成缝隙连接通道的半通道由不同的连接蛋白亚型组成，且2个半通道的连接蛋白亚型和数量也不同，称为异源性缝隙连接通道（图8-11C）[29]。

在人类心脏中，连接蛋白是Cx37、Cx40、Cx43和Cx45[30]。半通道在细胞内质网中合成，然后输送到细胞膜，一旦抵达细胞膜，2个相邻细胞的半通道通过头对头方式创建有功能的缝隙连接通道，在2个细胞间形成水孔[31]。值得注意的是，细胞膜上的半通道并非随机组装缝隙连接通道，2个相邻细胞只有当细胞膜贴靠距离紧密至正常细胞间隙的1/5时，细胞膜上的半通道才会组装形成缝隙连接通道（图8-12）[31]。

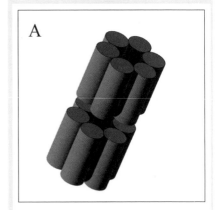

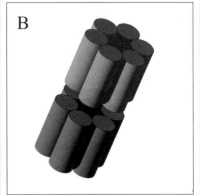

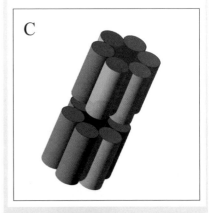

图8-11 连接蛋白的组装模式

从A至C分别为同型缝隙连接通道的组装模式、异型缝隙连接通道的组装模式和异源型缝隙连接通道的组装模式，这种分类依据构成半通道的连接蛋白类型，详细说明见正文

Note

在细胞膜上，半通道聚集形成缝隙连接通道，称为斑块形成（请勿与动脉粥样硬化斑块混淆）。在心肌细胞中，斑块形成主要发生在闰盘处，每个闰盘有数百个至数千个半通道[32]。

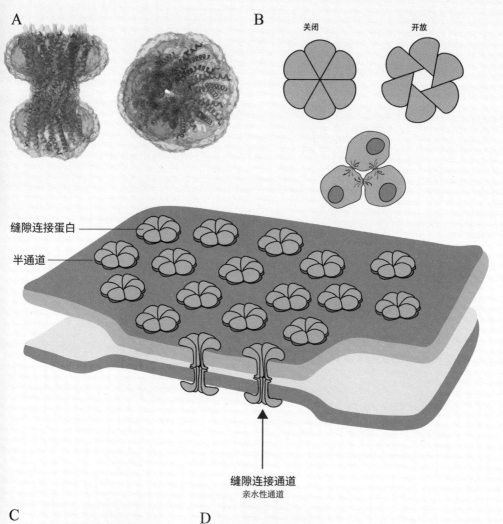

A

B

关闭   开放

缝隙连接蛋白

半通道

缝隙连接通道
亲水性通道

C

D

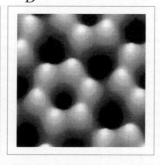

图 8-12 缝隙连接蛋白通道

A. 人类缝隙连接蛋白 Cx37 的真实 3D 分子模型,每个通道由 2 个半通道构成,每个半通道由 6 个连接蛋白构成;B. 缝隙连接通道模型,2 个细胞膜上的半通道组装成 1 个完整的有功能的缝隙连接蛋白;C. 心肌闰盘处的投射电镜照片,显示该部位有很多高致密的结构;D. 缝隙连接蛋白的扫描电镜图片,通道外观呈六边形

表 8-2	人类和鼠心脏的缝隙连接蛋白			
	Cx37	Cx40	Cx43	Cx45
人类和鼠蛋白质同源性	91%	85%	98%	98%
转录大小	1.7 kb	3.5 kb	3.0 kb	2.2 kb
主要表达细胞	内皮细胞	心肌细胞 内皮细胞	全部组织	内皮细胞 神经元细胞 平滑肌
电导率	300 pS	200 pS	60～100pS	20～40pS
缺陷表型	雌性不育	房性心律失常	心脏畸形	血管发育缺陷
人类遗传病	参与动脉粥样硬化	房性心律失常	眼齿指发育不良 颅骨干骺端发育不良 红斑角化病	——
普通工作心室肌	0.3～1.0	无		

连接蛋白的代谢速度很快，通常只有 1～5 小时，细胞膜上的半衰期不到 2 小时[7]。如此高的周转率使得缝隙连接通道不断重塑，以满足不同程度的心脏泵负荷需要。心脏不同类型的连接蛋白生理功能和分布分别见表 8-2 和表 8-3[31, 33, 34]。

在成人心脏中，普通工作心肌细胞最主要的缝隙连接蛋白类型是 Cx43，这种亚型的连接蛋白也几乎存在于所有哺乳动物的心

房肌和心室肌中，无论发育程度如何，窦房结和房室结组织中均无 Cx43 表达[31]。

Cx40 是传导系统的标志物。鼠胚胎研究发现 Cx40 在受精卵第 11 天时广泛存在于原始心房和心室，但在第 14 天起心室小梁中的 Cx40 含量逐渐下降，优先分布于传导系统[34]。电生理上，Cx40 的电导率最高，这决定了主要分布该亚型连接蛋白的心肌拥有高速电传导功能，例如心房、希氏束、

表 8-3	人类心脏中缝隙连接蛋白表达水平						
Cx 亚型	窦房结	心房	房室结致密部	希氏束	束支	浦肯野纤维	心室肌
Cx40	——	++++	——	++++	++++	++++	——
Cx43	——	++++	——	++	+++	++++	++++
Cx45	+++	+	+++	++	+	+	±

Note 缝隙连接通道可以让 2 个相互靠近的细胞交换细胞质，允许离子和细胞内小分子在它们之间转移，这一过程称为缝隙连接细胞间通信，对于协调多细胞生物中的细胞反应和功能至关重要。

束支和浦肯野纤维，这种分布模式和传导系统解剖一致，而 Cx45 的电导率最低，分布该亚型的心肌拥有缓慢电传导功能，例如窦房结和房室结。此外，心房、希氏束、束支和浦肯野纤维是混合表达 Cx40 和 Cx43 [34]。

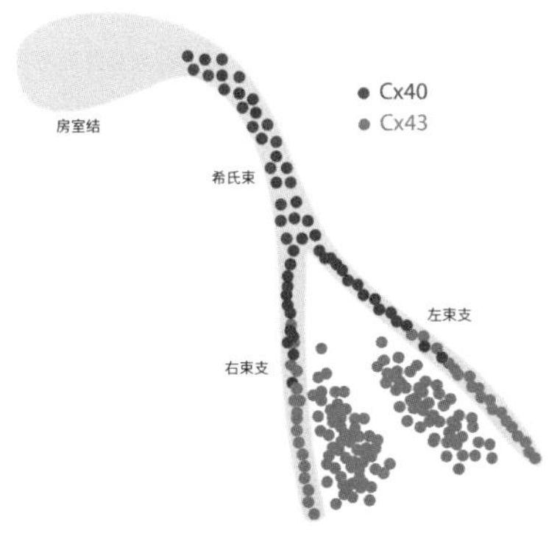

从希氏束到浦肯野纤维，缝隙连接蛋白的分布是不均匀的，例如鼠的希氏束和近段束支主要分布 Cx40，而远段束支主要分布 Cx43（图 8-13）[35-37]。缝隙连接蛋白亚型分布的差异性决定了不同部位的室内传导系统具有不同的传导速度，左束支和右束支近段的传导速度是远段传导速度的 2 倍 [36]。另外，不同部位的室内传导系统的组织学构建也是不同的：室间隔中部和远段浦肯野纤维模式相似，为弥漫性网络结构，而希氏束和近段束支则为平行纤维，前者网状结构的传导速度比后者平行结构慢一半 [36]。

图 8-13 老鼠室内传导系统的缝隙连接蛋白分布

导电能力最高的 Cx40 主要分布于希氏束和束支近段，导电能力次之的 Cx43 主要分布于束支远段，因此希氏束和近段束支的传导速度接近束支远段的 2 倍

■ 接触耦合机制

缝隙连接通道是动作电位传导的重要离子通道，决定缝隙连接通道开放的关键条件是缝隙连接通道的数量，至少需要 200～300 个缝隙连接通道，1 个细胞间接触处只有 10%～20% 的缝隙连接通道有功能 [38]。

此外，电压、pH 值、Ca^{2+} 和钙调蛋白参与缝隙连接通道开放的调节 [28]。电压调节包括跨结电压（Vj）和跨膜电位（Vm），前者是指通道两侧 2 个细胞间的电位差，后者是指 1 个细胞的膜电位，大多数缝隙连接通道对跨结电压敏感，而对跨膜电位不敏感。不同亚型的连接蛋白对 pH 值的耐受性不同，心脏连接蛋白对 pH 值的依赖性为 Cx45>Cx37>Cx43>Cx40，pH 值 < 7.2 可以引起 Cx43 关闭 [28，39-41]。心肌细胞内 Ca^{2+} 增多将使缝隙连接通道解偶联 [42]。缝隙连接通道的这些生化行为决

注意，当心肌的缝隙连接蛋白全部由 Cx40 参与时，传导速度是最快的，因为电导率最高，而当有 Cx43 参与时，传导速度会减慢，因而电导率也只有 Cx40 的一半。

定了心肌遭受严重缺血、炎症等损伤时，健康心肌和病变心肌可以迅速通过缝隙连接解偶联关闭细胞间通信，避免有害的代谢产物扩散。

尽管缝隙连接通道是心肌细胞之间传递动作电位的关键机制，但并非唯一机制。转基因动物研究发现，即使小鼠心肌不表达缝隙连接通道，小鼠心脏仍可以维持正常心跳，尽管在出生后第2周至第4周死于心律失常[43]。

闰盘是心肌细胞之间进行细胞接触的特殊结构，是缝隙连接通道和其他细胞粘附发生的主要场所。2个相邻的心肌细胞之间要形成缝隙连接通道，细胞膜需要相互紧密贴合至2nm距离[28]。

在细胞电生理上，缝隙连接通道附近区域称为融合膜周围区，是除缝隙连接通道以外，2个细胞的细胞膜贴合距离最近的部位，细胞膜彼此分离，距离可以贴近为 2 ~ 30nm 或稍远 ≥ 100nm，形成细胞外空间的狭窄裂隙（图8-14）[28]。

在空间上，若存在2个极为靠近的心肌细胞，当第1个心肌细胞产生动作电位时，第2个心肌细胞可以通过感知第1心肌细

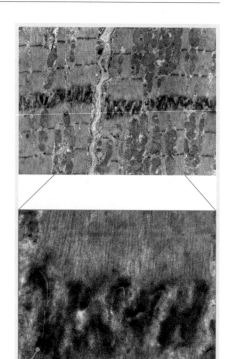

图 8-14 闰盘的超微结构

心肌闰盘处的透射电镜照片，显示该部位有很多高致密的结构。闰盘处的2个细胞膜之间的距离并不相同，在贴合紧密至2nm 距离形成缝隙连接，白色透明箭头所示电子密度高，细胞膜间距极近的部位，而距离 > 2nm 形成细胞裂隙，细胞膜彼此分离，湖蓝色透明箭头所示细胞膜相距较远的部位

胞产生的电场或离子瞬变直接产生动作电位，这种产生动作电位的方式称为接触耦合（ephaptic coupling）[28]。接触耦合最初只是作为理论假说提出，解释观察到的一些不依赖于缝隙连接通道传导动作电位的现象，该假说

Note

缝隙连接通道通过在2个心肌细胞之间传递电子而传导动作电位，接触耦合不需要在细胞间进行电子传递即可产生动作电位，这是2种动作电位形成理论的根本区别。

已于 2008 年在心肌计算机模型研究中得到证实，发生条件是：① 在纳米级别的区域里，存在高密度的电压门控钠通道；② 2 个心肌细胞的细胞膜贴合距离应 < 30nm，30nm 也称为莫里极限（Mori limit）[44]。

当前建立的接触耦合理论实际是一种混合模型，这表明心脏兴奋的传导可能是由电子传递（基于缝隙连接通道）和接触耦合共同促进的。电压门控钠通道是产生接触耦合必需的重要生化结构，通常分布在融合膜周围区，即缝隙连接通道致密斑周围 200nm 的区域内，而不是直接分布在缝隙连接通道致密斑内部[28, 45-47]。在疾病状态下，缝隙连接通道受损时，经由接触耦合传递的动作电位将占据主导地位。

■ 浦肯野纤维的电学特征

浦肯野纤维的最大舒张期电位水平和普通工作心室肌的静息电位相同，动作电位振幅和 0 相最大上冲速度快于普通工作心室肌，动作电位时程显著长于普通工作心室肌，2 相平台期的膜电位也更负（图 8-15）[48]。

相比于普通工作心室肌，浦肯野纤维具有自律性，由于自发性舒张期去极化的速率极低，平时被窦房结的冲动超速抑制，不会表现出来。值得注意的是，单个浦肯野纤维并无自律性，膜电位处于 –85mV 的静息水平，而多个浦肯野纤维聚集时，才会出现自律性[34, 49]。除了经典的膜钟和钙钟以外，一种能够被钡离子

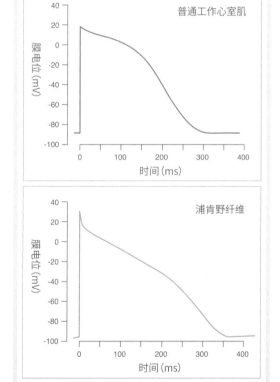

图 8-15 人类的普通工作心室肌和浦肯野纤维动作电位
比较人类的右心室心肌细胞和浦肯野纤维的动作电位，可见浦肯野纤维的动作电位振幅较高，平台期膜电位更负，斜率更大，动作电位时程更长

当心室肌的 Cx43、钠通道以及 Cx43 联合钠通道数量分别减少 50% 时，最容易发生心律失常的是联合数量减少，说明两种生化结构在促进心室动作电位健康传导方面有协同促进作用。■

Note

（Ba²⁺）阻断的、时间依赖性的钾电流衰减（I_{Kdd}）也参与了浦肯野纤维的起搏电流[49-51]。

在室内传导系统中，束支与普通工作心室肌之间的浦肯野纤维的动作电位时程最长，不应期最长，形成传导系统最后的安全门（图8-16）[38]。由于浦肯野纤维分叉成多个分支以后才和普通工作心室肌接触，每一个分支就是一个心室门。在正常情况下，全部心室门的动作电位时程和有效不应期几乎相同（在生理性离散范围内），如果它们不同，有效不应期最短的心室门将决定心室肌的传导能力，而当多个心室门处的动作电位时程差异达到一定程度时，将会发生折返性心律失常[38]。

3

心室的兴奋

理解心室兴奋需要弄明白以下三个关键问题：①心室是如何开始兴奋的？②单侧心室兴奋是如何推进的？③左心室和右心室是如何保持兴奋的同步性的？只有掌握了正常心室兴奋的模式，才能更好地理解异常心室兴奋，例如心室预激、异位室性心搏的心室内传导、心外科手术瘢痕对

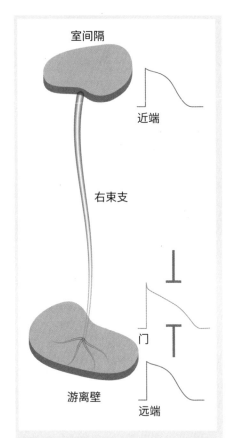

图 8-16 心室门

从束支近端到心室肌，与普通工作心室肌接触的终末浦肯野纤维的动作电位时程最长，不应期最长，既可以阻挡冲动从束支传导至心室肌，也可以阻挡冲动从心室肌进入浦肯野纤维网系统。当经束支传导的冲动频率超过浦肯野纤维的承受能力时，一些冲动会受阻于终末浦肯野纤维，降低最终的心室频率；此外，提前出现的室性期前收缩可以在心室肌内传导，但会逆行受阻于浦肯野纤维网，无法进入希氏束-浦肯野系统

QRS 波的影响等。

心室兴奋产生心电图的 QRS 波，然而很难通过 QRS 波详细描绘心室兴奋顺序，但可以描绘心

特别提示：美国心脏病学会的心电图标准化术语建议在细胞层面描述电活动时，常用的术语是除极和去极化，但在描述整体心房和心室的电活动时，常用的术语是兴奋和激动。

室兴奋的关键过程，即初始兴奋、最大兴奋和终末兴奋。

初始心室兴奋

20 世纪 60 年代，荷兰阿姆斯特丹的杜勒（Durrer，1918—1984）等人，摘除了 7 例脑死亡患者的心脏（主要是交通意外事故受害者，停止通气后 1 小时摘除心脏），通过灌注生理溶液，每颗心脏继续保持收缩 4 ~ 6 小时，在心室壁内插入电极 10 ~ 20 个（这些电极总共包含 870 个端子）测量兴奋时间，从而获得了人类整体心脏的激动信息[19]。

Durrer 等人的研究论文于 1970 年 6 月发表在《Circulation》上，这是一篇划时代的开创性研究论文，为深入理解心脏的激动方式和激动顺序提供了更详尽的信息，研究结论被随后的很多生理学、心脏病学、心电图学、心脏电生理教科书引用[19]。2012 年，在美国波士顿举行的第 33 届心律协会年度科学会议期间，专门为 Durrer 举办了特别会议，以纪念 Durrer 实验对心脏电生理学的巨大影响[52]。时至今日，Durrer 等人的论文仍然是高引用率的医学文献。

人类心脏中，窦性冲动或其他室上性冲动抵达束支以后，心室激动开始于左侧室间隔。左束支比右束支领先 5 ~ 10ms 激动左侧室间隔，心内膜突破点主要有三处：①高位前间隔，向下扩布 2cm 至心尖的前乳头肌区域，代表左前分支支配心肌的突破部位；②室间隔中部区域；③心尖至心底部三分之一的后间隔旁区域，代表左后分支支配心肌的突破部位[19]。由于电势①和③在前后方向上相互抵消，通常以电势②代表心室的初始激动（图 8-17）。

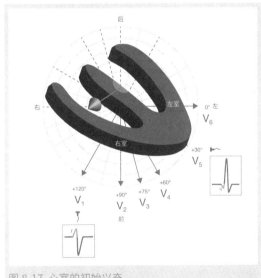

图 8-17 心室的初始兴奋

心室的兴奋开始于左侧室间隔，在横面导联系统上，电势从左后方朝向右前方，朝向右胸导联的 V₁ 和 V₂ 导联，形成初始 r 波，背离左胸导联的 V₅ 和 V₆ 导联，形成初始 q 波

在人类心脏中，超过半数个体的希氏束先进入左侧室间隔顶部，才分出左束支和右束支，希氏束的传导速度快于束支，因此，左侧室间隔可以延续部分希氏束的高传导速度，而右侧室间隔是延续束支的传导速度，这种解剖关系可以解释部分左侧室间隔领先右室间隔激动。

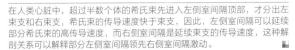

Note

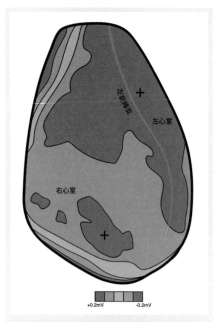

图 8-18 人类心室的早期兴奋

心室兴奋从左心室开始，最早的兴奋部位是左侧室间隔，随后右心室前壁开始兴奋

　　为何室内激动开始于左侧室间隔，至今尚无确切解答，这可能与希氏束分出左束支和右束支的解剖形态、左束支和右束支走行模式等有关，左束支很快在左侧室间隔的心内膜下呈扇形发出分支系统，形成密集的传导网络，而右束支是在穿越节制索抵达前乳头肌才发出终末分支。

　　5 ～ 10ms 以后，右束支内的冲动抵达右心室前乳头肌（图8-18）。由于右心室壁心肌厚度比左心室壁薄，在19ms时，右心室最早出现心外膜突破点，位于右

心室前间隔区（图 8-19）[53]。从左至右的室间隔兴奋和右心室心外膜的最早突破区共同形成心电图 V_1 ～ V_2 导联的 r 波和 V_5 ～ V_6 导联的 q 波，参与心室初始兴奋的心肌质量占整个心室总质量的比例较小，心电图形成的初始 r 波和初始 q 波的振幅较低，时限约为 20ms[53]。

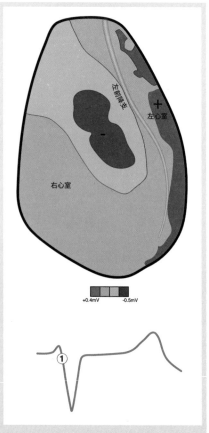

图 8-19 人类心室最早的心外膜突破点

右心室靠近室间隔的区域最早发生心外膜突破

ote 当兴奋抵达心外膜时，兴奋完毕心肌的细胞膜外表面携带负电荷，外表面为负电势，形成电穴或电库，而尚未兴奋心肌的细胞膜外表面携带正电荷，形成电源，外表面为正电势。

在额面导联系统上，52% 的个体心室初始兴奋朝向上方，背离 Ⅱ、Ⅲ 和 aVF 导联轴正侧，形成心电图的初始 q 波；48% 的个体心室初始兴奋朝向下方，朝向 Ⅱ、Ⅲ 和 aVF 导联，形成心电图的 R 波起始部（图 8-20）[54]。

■ 最大心室兴奋

15 ~ 20ms 时，左心室除后基底部、中侧壁和前心尖部以外，其余部分广泛激动[19]。值得注意的是，左心室间隔部和游离壁的激动模式不同，左侧室间隔的初始兴奋是点状激动模式，而游离壁的激动是从室间隔扇形发出的左分支系统从前方和后方同步开始激动，是一种网状激动模式，这有助于左心

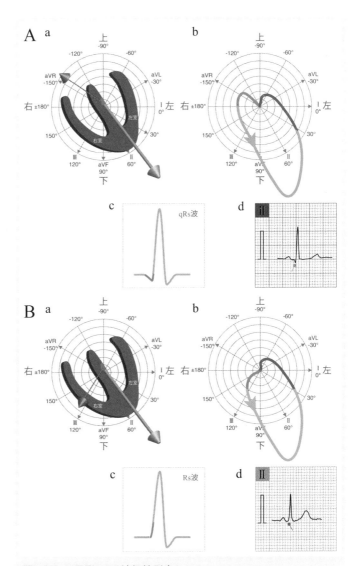

图 8-20 Ⅱ导联 QRS 波初始形态

图 A 和图 B 中的 a 为电解剖示意图，b 为额面 QRS 环，c 为心电图模式图，d 为真实心电图。额面导联系统由左右方和上下方组成。在左右方向上，心室初始兴奋从左侧室间隔开始，向右推进，不影响下壁导联 QRS 波初始部形态。在上下方向上，心室初始兴奋既可以朝向上方，背离 Ⅱ 导联轴正侧，在 Ⅱ 导联产生初始负向波，即初始 q 波（图 A），也可以朝向下方，朝向 Ⅱ 导联轴正侧，在 Ⅱ 导联产生初始正向波，参与形成 R 波的起始部（图 B）。Ⅱ 导联的 QRS 波初始部分负向或正向，都是正常的。该机制还可以解释其余肢体导联的 QRS 波初始部分的极性

思考与练习：训练 10 份正常心电图，观察 12 个导联的 QRS 波初始 20ms 以内的极性，推导心室初始兴奋是朝向导联轴，还是背离导联轴，统计 Ⅱ 导联出现初始 q 波的发生率。

 Note

室在短时间里完成兴奋。

右心室兴奋的开始，也是两个心室同步激动的开始，冲动通过浦肯野纤维网快速激动心内膜，由于左心室质量显著超过右心室，整体心室兴奋的电势偏向左心室，朝向左方、下方和后方（图8-21）。25ms时右心室心内膜表面完全兴

奋，30ms时左心室心内膜表面完全兴奋[55]。

35ms时左心室心内膜的激动抵达心外膜，比右心室最早心外膜突破点晚15ms[55]。左心室最早心外膜突破点的位置取决于左心室最早兴奋部位和左心室透壁心肌厚度两个因素，主要突破

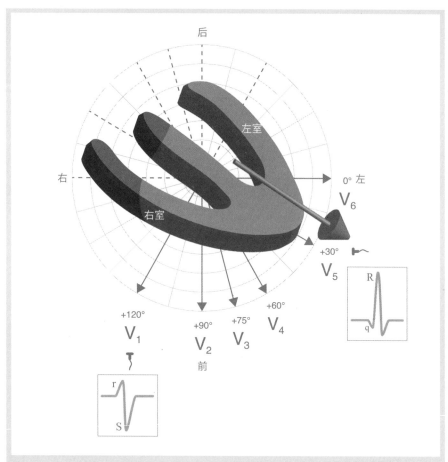

图 8-21 心室最大兴奋

左心室和右心室同步激动时，由于左心室质量较大，整体心室激动的电势偏向左心室，朝向左方、下方和后方，背离右胸 V₁ ～ V₂ 导联轴，V₁ ～ V₂ 导联记录到整体心室激动的负向 S 波；朝向左胸导联 V₅ ～ V₆ 导联轴，V₅ ～ V₆ 导联记录到整体心室激动的正向 R 波

Note 由于左心室和右心室兴奋产生的电势在左右、前后方存在对抗，体表 V₅ 和 V₆ 导联记录的 R 波振幅并非真正的左心室兴奋产生的电势，而是左心室电势和右心室电势对抗后的优势电势。

部位是左心室的前室间隔附近区域，次要突破部位是左心室后壁（图 8-22）[56]。40ms 时，心室心外膜出现更多的突破点，分布于左心室的前间隔旁区域、右心室的右下和心尖区域，对应于心电图 QRS 波约 40ms 的位置（图 8-23）[53]。心室心外膜的突破点呈"马赛克"式多点突破，前壁有 15 ～ 24 个突破点，后壁有

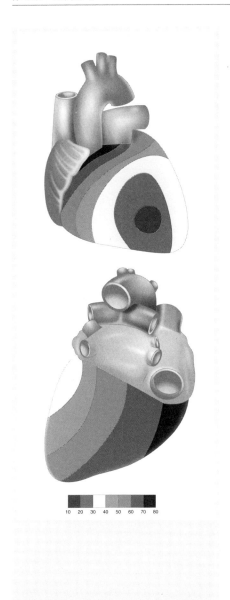

图 8-22 人类心室心外膜突破顺序

心室游离壁的兴奋从心内膜向心外膜推进，兴奋抵达心外膜的部位称为心外膜突破点。图示人类左心室心外膜的突破顺序，上图为前面观，下图为侧面观，总体上是从心尖向心底激动的顺序。由于左心室游离壁的厚度从心尖部至基底部递减，故心尖部室壁激动时间大于基底部。左心室的最晚兴奋部位是基底部和部分后壁区域

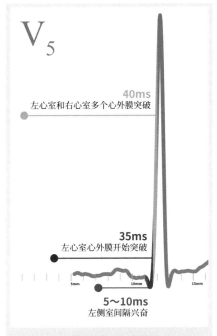

图 8-23 心室兴奋与心电图的 QRS 波

1 位 30 岁健康女性的正常心电图 V₅ 导联。心室兴奋产生 QRS 波，QRS 波的初始 5 ～ 10ms 时室间隔从左侧至右侧兴奋，35ms 时左心室最早心外膜突破，形成 R 波升支，40ms 时左心室和右心室出现多个心外膜突破点，R 波形成已经接近顶峰。横坐标是时间线，严格基于心电图纸的时间线，1mm 间距代表时间 40ms

由于左心室和右心室兴奋产生的电势在左右、前后方存在对抗，体表 V₁ 和 V₂ 导联记录的 S 波振幅并非真正的右心室兴奋产生的电势，而是左心室电势和右心室电势对抗后的优势电势。

Note

$10 \sim 13$ 个[57]。

解剖空间上，左心室相比于右心室位于左方、后方和下方，在横面导联系统上，最大心室兴奋电势朝向左后方，V_5 和 V_6 导联左侧导联记录到高振幅 R 波，而在肢体导联上，最大心室兴奋电势朝向左下方，II、III 和 aVF 导联记录到高振幅 R 波。

■ 终末心室兴奋

在人类心脏中，心室后基底部是最后兴奋的部位。$50 \sim 60ms$ 时，房室沟附近的右心室肌兴奋；

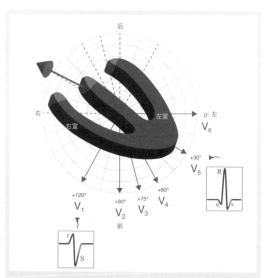

图 8-24 心室的终末兴奋
心室基底部是最后兴奋的部分，产生的电势朝向右方、上方和后方，再次朝向右胸 $V_1 \sim V_2$ 导联，$V_1 \sim V_2$ 导联的 S 波逐渐恢复到等电线；终末电势背离左胸 $V_5 \sim V_6$ 导联，故 $V_5 \sim V_6$ 导联记录到终末 s 波

$60 \sim 70ms$ 时，右心室流出道和动脉圆锥激动；$70 \sim 80ms$ 时，左心室后基底部和后侧壁最后激动[19, 54, 58]。心室终末兴奋产生的电势朝向右方和后方，可以偏向上方或下方，额面分布范围为 $+121.9° \sim +264.1°$，横面分布范围为 $+235.5° \sim +276.5°$（图 8-24）[59]。

心外膜最晚兴奋的区域包括圆锥区前方、右心室锐缘区、房室沟附近以及下壁，心外膜激动在 $63 \sim 96ms$ 时结束，平均在 $77ms$ 时结束，最晚激动均发生在 QRS 波终末 $20ms$ 以内[60]。少见情况下，心外膜兴奋可以在心电图的 QRS 波之后结束，这可能是最后兴奋的心肌质量小，产生的一部分终末 QRS 波振幅位于等电位线上[60]。

心室终末激动的时间个体差异很大，多数在 $70 \sim 80ms$ 时结束，无室内传导缺陷的个体在 $100ms$ 时结束（图 8-25）[60]。这也是正常成人心电图的 QRS 波时限应 $< 110ms$ 的电生理基础[61]。

在哺乳动物心脏中，浦肯野纤维的分布密度从心尖部至基底部逐渐减少，这是后基底部心室肌最晚兴奋的解剖学基础。

Note 心室兴奋时，心电图导联的电极安放于体表，间接位于心脏外表面，记录到 R 波，若在左心室心腔内安放一个心内探查电极，则记录到负向的 QS 波。可利用电源和电穴的关系解释这种现象。

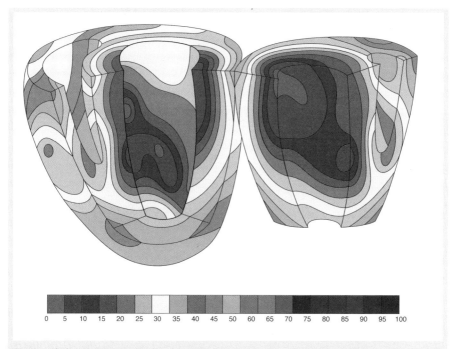

图 8-25 人类心室激动图

Durrer 绘制的人类心脏激动的三维等时图,不同的颜色代表心脏激动时间。10ms: 左侧室间隔中部、左室壁前基底部、左室后侧壁的室间隔旁区及右室前乳头肌激动,代表心室初始兴奋;20ms: 左心室大部分、室间隔右侧面及右心室的一部分激动;30ms: 左、右心室游离壁的大部分以及右室前侧壁激动;40ms: 左、右心室侧壁激动,在 30 ~ 40ms 期间,心室达到最大程度兴奋;50ms: 心尖部、左室后侧壁及右室侧壁激动;60ms: 左室后壁基底部、右室后壁及右室前壁基底部激动;70ms: 右室肺动脉圆锥部、左室后基底部和左室后侧壁激动,代表心室终末兴奋。心室兴奋起始于左侧室间隔,结束于后基底部

首先,需要指出的是,由于个体的室内传导系统和浦肯野纤维网分布存在变异,很难获得完全相同的心室激动顺序,但只要初始兴奋、最大兴奋和终末兴奋符合上述规则,都属于正常心室兴奋。其次,在 20 世纪初,由于实验条件限制,有关心脏兴奋的数据几乎都来自于动物研究,一些数据沿用至今,这些数据和人体心脏兴奋的数据不完全吻合,甚至存在很大出入,阅读教科书和医学文献时,注意分清是动物研究数据,还是人体真实数据。再次,一些离体的人体心脏研究采用人工电刺激尸体心脏,标测心脏激动数据,然而人工电刺激和自然心搏的传导不能完全等同,离体标本测量数据与在体电 – 解剖标测数据存在差异。

注意:在心室初始兴奋和终末兴奋期间,电势都朝向右方,背离左胸导联,因此,V_5 和 V_6 导联常常记录到负向初始波(q 波)和负向终末波(s 波)。由于终末兴奋的心肌质量小,故 s 波振幅低。

Note

■ 室间隔激动

室间隔是划分左心室和右心室的结构，由膜性成分和肌性成分组成，前者为解剖学上的室间隔膜部，位于左心室流出道和右心室流出道之间，成分是纤维结缔组织，不参与心室兴奋，而后者为肌性室间隔，起源于共同心室的心内膜，成分是肌肉组织，参与心室兴奋（图 8-26）[62]。

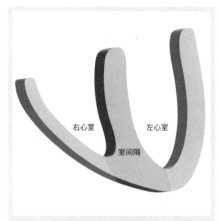

图 8-26 室间隔的解剖示意图
室间隔向右向后倾斜并弯曲，凸面朝向右心室，与矢状面呈 45°夹角，形成右心室的左壁、后壁和左心室的前内侧壁，边缘对应于心脏表面的前室间沟和后室间沟

室间隔在胚胎发育的第 5 周开始出现，由 3 个独立的隔膜顺序融合形成，即肌隔、出口隔和入口隔[63]。在胚胎发育的第 7 周至第 8 周，肌性隔完全融合，膜部室间隔形成[63]。这一过程被

破坏，就会导致室间隔缺损。

成人男性的室间隔厚度为 10mm，女性为 9mm[64]。在健康人体中，室间隔收缩贡献了约 8% 的左心室每搏量，尽管如此，室间隔对于维持左心室和右心室功能的协调非常重要[65]。

传统上，室间隔被视为左心室的一部分，组织学分析显示左心室游离壁的胶原蛋白含量高于室间隔，游离壁比室间隔更"硬"，两者具有不同的结构-功能关系，因此，室间隔不应被视为左心室或右心室的一部分[66]。

哺乳动物心室兴奋的研究开始于 20 世纪初，英国的心电图和心律失常大师 Lewis 在犬试验中，标测了心房和心室的激动时间[67,68]。Lewis 将犬的心电图与人类心电图进行比较，从而推演出人类的心室激动图，这些数据成为现代心电图学的基石。

在犬的心脏中，室间隔最早兴奋部位通常在左侧靠近左束支的第一分支处，从这一点开始，激动以 1m/s 的速度扩散到左侧室间隔表面，并以 0.3m/s 的速度穿过肌肉壁，大约 5ms 后，在右心室靠近前乳头肌底部的地方开始类似激动，这里是右束支首次分

Note 从科学的角度看 Lewis 早年的研究，人类心脏和犬心脏的激动可能遵循某些特定激动模式，但两个物种的激动时间肯定存在差异，而且心电图测量时间和心电极标测的激动时间并不完全吻合。

支的地方[739]。

不像游离壁心肌遵从心内膜至心外膜的单一激动顺序，深层室间隔激动是双向进行的（图8-27）。在犬的室间隔兴奋研究中，证实87.5%的室间隔激动为双向激动模式，12.5%属于从左侧至右侧的单向激动模式[69]。大约在22.5ms时，左、右两侧的兴奋相遇，室间隔完成激动[69]。

值得注意的是，不同部位的室间隔双向激动相遇时间不同，心尖部可以短至7.5 ~ 8.5ms[69]。不过，在室间隔双向激动时，仍有12%的区域仅存在从左至右的单侧激动，主要位于后间隔和上间隔区域[69]。此外，不同种属的哺乳动物，室间隔双向激动的相遇时间及单侧激动区域的比例也不同，例如在猴的心脏中观察到室间隔从左至右激动的区域比例高达80%[69]。

当一侧束支发生完全性传导阻滞时，例如冲动不能完全通过右束支激动右心室，此时的整体心室激动将完全由左束支传导的冲动兴奋，左侧室间隔和游离壁的激动同正常情况，然后左侧室间隔的兴奋继续向右侧穿行，直至兴奋抵达右心室，右心室开始

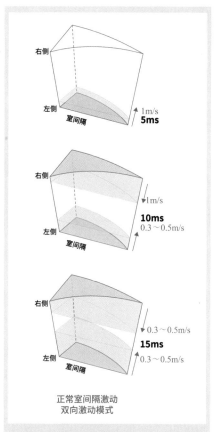

图 8-27 正常室间隔激动模式

正常室间隔激动开始于左侧面，冲动来自于左束支分支的浦肯野纤维网，速度1m/s，当心内膜下室间隔心肌快速激动后，随即是穿室间隔激动，速度减慢至0.3 ~ 0.5m/s；此时，右侧室间隔被右束支快速传导而来的冲动兴奋，初始激动速度也快达1m/s；右侧室间隔快速激动后，两侧室间隔都开始进行穿室间隔激动，激动速度0.3 ~ 0.5m/s。因此，正常室间隔激动是一种双向激动模式

激动。这种情况下，室间隔的激动是一种完全从左侧至右侧的单向激动模式，称为穿间隔激动。在单侧束支阻滞的情况下，从左至右的穿间隔激动时间为45ms，

值得注意的是，在犬的心室兴奋研究中，发现一种罕见的情况，心室兴奋开始于右侧室间隔，这种心室初始兴奋方向的改变肯定会影响体表心电图 QRS 波起始部形态，但在人体中很难证实之。

Note

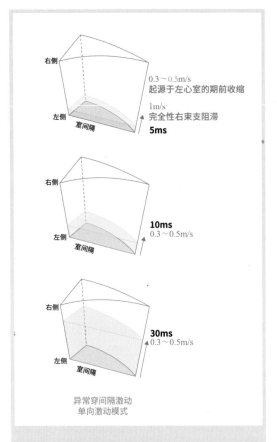

图 8-28 异常的室间隔激动模式

完全性束支阻滞和室性期前收缩情况下，单侧心室优先兴奋，然后兴奋穿室间隔抵达对侧心室，整体心室的兴奋时间明显延长，产生宽 QRS 波。值得注意的是，完全性束支阻滞和室性期前收缩激发的心室初始兴奋不同，前者开始于健康侧束支，后者开始于心室肌

间传导，例如起源于左心室的室性期前收缩，一方面激动左心室游离壁，另一方面激动左侧室间隔，并穿室间隔抵达右心室。

完全性束支阻滞和室性期前收缩都会发生穿间隔激动，但两者存在区别。完全性束支阻滞时，心室初始兴奋仍来自健康侧束支，传导速度为 1m/s，后者兴奋直接起始于心室肌传导，传导速度为 0.3 ~ 0.5m/s，后者的穿室间隔时间比前者延迟 14ms，比正常室间隔激动延迟 36.5ms，整体心室激动延长，最终产生宽大畸形的室性 QRS 波（图 8-28）[69]。

Lewis 在早年研究中，已经发现室间隔基底部最后兴奋，但当时未给出合理解释。现代已经证实室间隔兴奋遵循从心尖部至基底部兴奋的模式，这是由于基底部浦肯野纤维分布稀少的缘故。

在人类心脏中，利用体表心电图测量的穿间隔激动时间为 60 ~ 70ms[70]。心内电生理标测的穿间隔激动时间波动于 6.5 ~ 66ms，这与研究所选病例的个体化差异有关[71, 72]。经典心电图学教科书常用穿间隔时间为 40 ~ 50ms，这与动物和人类的研究结果吻合[53]。

反之，从右至左的穿间隔时间理论上同样为 45ms[69]。

另一种穿间隔激动的情况来自于室性期前收缩，当一侧心室产生室性期前收缩时，冲动可以不经由正常束支和浦肯野纤维网传导，而是在心室肌与心室肌之

参考文献

[1] Iaizzo PA. Handbook of Cardiac Anatomy, Physiology, and Devices (Second Edition) . Springer Science & Business Media, 2009:159-175.

[2] Waller BF, Gering LE, Branyas NA, et al. Anatomy, histology, and pathology of the cardiac conduction system: Part II. Clin Cardiol,1993,16(4):347-352.

[3] Massing GK, James TN. Anatomical configuration of the His bundle and bundle branches in the human heart. Circulation,1976,53(4):609-621.

[4] Lev M. Anatomic basis for atrioventricular block. Am J Med,1964,37(5):742-748.

[5] Saremi F, Hassani C, Sánchez-Quintana D. Septal Atrioventricular Junction Region: Comprehensive Imaging in Adults. Radiographics,2016 ,36(7):1966-1986.

[6] https://www-uptodate-com/contents/right-bundle-branch-block.

[7] https://www-uptodate-com/contents/left-bundle-branch-block.

[8] Moorman AF, de Jong F, Denyn MM, et al. Development of the cardiac conduction system. Circ Res,1998,82(6):629-644.

[9] Oh IY, Cha MJ, Lee TH, et al. Unsolved Questions on the Anatomy of the Ventricular Conduction System. Korean Circ J,2018,48(12):1081-1096.

[10] Ideker RE, Kong W, Pogwizd S. Purkinje fibers and arrhythmias. Pacing Clin Electrophysiol,2009, 32(3):283-285.

[11] https://en.wikipedia.org/wiki/Jan_Evangelista_Purkyn%C4%9B.

[12] Mazurak M, Kusa J. Jan Evangelista Purkinje: A Passion for Discovery. Tex Heart Inst J,2018, 45(1):23-26.

[13] Shimada T, Kawazato H, Yasuda A, et al. Cytoarchitecture and intercalated disks of the working myocardium and the conduction system in the mammalian heart. Anat Rec A Discov Mol Cell Evol Biol,2004,280(2):940-951.

[14] Alexander SPH, Mathie A, Peters JA.Ligand-Gated Ion Channels. Br J Pharmacol,2011;164(Suppl 1):S115–S135.

[15] Friedman PL, Stewart JR, Fenoglio JJ Jr, et al. Survival of subendocardial Purkinje fibers after extensive myocardial infarction in dogs. Circ Res,1973,33(5):597-611.

[16] Silverman ME, Grove D, Upshaw CB Jr. Why does the heart beat? The discovery of the electrical system of the heart. Circulation,2006,113(23):2775-2781.

[17] Toshio Akiyama. Sunao Tawara: Discoverer of the atrioventricular conduction system of the heart. Cardiology Journal,2010,17(4): 428-433.

[18] Cavero I, Holzgrefe H. Remembering the canonical discoverers of the core components of the mammalian cardiac conduction system: Keith and Flack, Aschoff and Tawara, His, and Purkinje. Adv Physiol Educ,2022,46(4):549-579.

[19] Durrer D, van Dam RT, Freud GE, et al. Total excitation of the isolated human heart. Circulation,1970,41(6):899-912.

[20] https://emedicine.medscape.com/article/1922987-overview#showall.

[21] Ansari A, Ho SY, Anderson RH. Distribution of the Purkinje fibres in the sheep heart. Anat Rec,1999,254(1):92-97.

[22] Oosthoek PW, Virágh S, Lamers WH, et al. Immunohistochemical delineation of the conduction system. II: The atrioventricular node and Purkinje fibers. Circ Res,1993,73(4):482-491.

[23] Issa ZF, Miller JM, Zipes DP.Clinical Arrhythmology and Electrophysiology.Elsevier, Inc,2019:1-14.

[24] Garcia-Bustos V, Sebastian R, Izquierdo M, et al. A quantitative structural and morphometric analysis of the Purkinje network and the Purkinje-myocardial junctions in pig hearts. J Anat,2017,230(5):664-678.

[25] van Weerd JH, Christoffels VM. The formation and function of the cardiac conduction system. Development,2016,143(2):197-210.

[26] Page E, Shibata Y. Permeable junctions between cardiac cells. Annu Rev Physiol,1981,43:431-441.

[27] Söhl G, Willecke K. An update on connexin genes and their nomenclature in mouse and man. Cell Commun Adhes,2003,10(4-6):173-180.

[28] Rodríguez-Sinovas A, Sánchez JA, Valls-Lacalle L, et al. Connexins in the Heart: Regulation, Function and Involvement in Cardiac Disease. Int J Mol Sci,2021,22(9):4413.

[29] Desplantez T. Cardiac Cx43, Cx40 and Cx45 co-assembling: involvement of connexins epitopes in formation of hemichannels and Gap junction channels. BMC Cell Biol,2017,18(Suppl 1):3.

[30] Söhl G, Willecke K. Gap junctions and the connexin protein family. Cardiovasc Res,2004,62(2):228-232.

[31] van Veen AA, van Rijen HV, Opthof T. Cardiac gap junction channels: modulation of expression and channel properties. Cardiovasc Res,2001,51(2):217-229.

[32] Smyth JW, Shaw RM. The gap junction life cycle. Heart Rhythm,2012,9(1):151-153.

[33] Srinivas M, Verselis VK, White TW. Human diseases associated with connexin mutations. Biochim Biophys Acta Biomembr,2018,1860(1):192-201.

[34] Dun W, Boyden PA. The Purkinje cell; 2008 style. J Mol Cell Cardiol,2008,45(5):617-624.

[35] Delorme B, Dahl E, Jarry-Guichard T, et al. Developmental regulation of connexin 40 gene expression in mouse heart correlates with the differentiation of the conduction system. Dev Dyn,1995,204(4):358-371.

[36] van Veen TA, van Rijen HV, van Kempen MJ, et al. Discontinuous conduction in mouse bundle branches is caused by bundle-branch architecture. Circulation,2005,112(15):2235-2244.

[37] Gourdie RG, Severs NJ, Green CR, et al. The spatial distribution and relative abundance of gap-junctional connexin40 and connexin43 correlate

to functional properties of components of the cardiac atrioventricular conduction system. J Cell Sci,1993,105 (Pt 4):985-991.

[38] Rosen MR, Wit AL, Hoffman BF. Electrophysiology and pharmacology of cardiac arrhythmias. I. Cellular electrophysiology of the mammalian heart. Am Heart J,1974,88(3):380-385.

[39] Bukauskas FF, Jordan K, Bukauskiene A, et al. Clustering of connexin 43-enhanced green fluorescent protein gap junction channels and functional coupling in living cells. Proc Natl Acad Sci U S A,2000,97(6):2556-2561.

[40] Ek-Vitorín JF, Calero G, Morley GE, et al. PH regulation of connexin43: molecular analysis of the gating particle. Biophys J,1996,71(3):1273-1284.

[41] Stergiopoulos K, Alvarado JL, Mastroianni M, et al. Hetero-domain interactions as a mechanism for the regulation of connexin channels. Circ Res,1999,84(10):1144-1155.

[42] De Mello WC. Effect of intracellular injection of calcium and strontium on cell communication in heart. J Physio,1975 ,250(2):231-245.

[43] Gutstein DE, Morley GE, Tamaddon H, et al. Conduction slowing and sudden arrhythmic death in mice with cardiac-restricted inactivation of connexin43. Circ Res,2001,88(3):333-339.

[44] Mori Y, Fishman GI, Peskin CS. Ephaptic conduction in a cardiac strand model with 3D electrodiffusion. Proc Natl Acad Sci U S A,2008,105(17):6463-6468.

[45] Rhett JM, Ongstad EL, Jourdan J, et al. Cx43 associates with Na(v)1.5 in the cardiomyocyte perinexus. J Membr Biol,2012,245(7):411-422.

[46] Rhett JM, Veeraraghavan R, Poelzing S, et al. The perinexus: sign-post on the path to a new model of cardiac conduction? Trends Cardiovasc Med,2013, 23(6):222-228.

[47] Veeraraghavan R, Lin J, Hoeker GS, et al. Sodium channels in the Cx43 gap junction perinexus may constitute a cardiac ephapse: an experimental and modeling study. Pflugers Arch,2015,467(10):2093-2105.

[48] Boyden PA, Hirose M, Dun W. Cardiac Purkinje cells. Heart Rhythm,2010,7(1):127-135.

[49] Yu H, Chang F, Cohen IS. Pacemaker current i(f) in adult canine cardiac ventricular myocytes. J Physiol,1995,485 (Pt 2)(Pt 2):469-483.

[50] Vassalle M. The vicissitudes of the pacemaker current I (Kdd) of cardiac purkinje fibers. J Biomed Sci,2007,14(6):699-716.

[51] Vassalle M, Yu H, Cohen IS. The pacemaker current in cardiac Purkinje myocytes. J Gen Physiol,1995 ,106(3):559-578.

[52] Opthof T, Janse MJ, Kléber AG, et al. The works of Dirk Durrer (1918-1984). Neth Heart J,2012, 20(10):430-433.

[53] Ramanathan C, Jia P, Ghanem R, et al. Activation and repolarization of the normal human heart under complete physiological conditions. Proc Natl Acad Sci U S A,2006,103(16):6309-6314.

[54] Roos JP, van Dam RT, Durrer D. Epicardial and intramural excitation of normal heart in six patients 50 years of age and older. Br Heart J,1968 ,30(5):630-637.

[55] Klajman A, Sherf L, Kauli N. The normal vectorcardiogram. A study of 150 normal adults. Am J Cardiol,1963(2);11:187-193.

[56] Cardone-Noott L, Bueno-Orovio A, Mincholé A, et al. Human ventricular activation sequence and the simulation of the electrocardiographic QRS complex and its variability in healthy and intraventricular block conditions. Europace,2016,18(suppl 4):iv4-iv15.

[57] Arisi G, Macchi E, Baruffi S, et al. Potential fields on the ventricular surface of the exposed dog heart during normal excitation. Circ Res,1983,52(6):706-715.

[58] Scher AM. The Sequence of Ventricular Excitation. Am J Cardiol. 1964,14:287-293.

[59] Pipberger HV. The normal orthogonal electrocardiogram and vectorcardiogram, with a critique of some commonly used analytic criteria. Circulation,1958,17(6):1102-1111.

[60] Wyndham CR, Meeran MK, Smith T, et al. Epicardial activation of the intact human heart without conduction defect. Circulation,1979, 59(1):161-168.

[61] Surawicz B, Childers R, Deal BJ, et al. AHA/ACCF/HRS recommendations for the standardization and interpretation of the electrocardiogram: part III: intraventricular conduction disturbances: a scientific statement from the American Heart Association Electrocardiography and Arrhythmias Committee, Council on Clinical Cardiology; the American College of Cardiology Foundation; and the Heart Rhythm Society: endorsed by the International Society for Computerized Electrocardiology. Circulation,2009 ,119(10):e235-240.

[62] De Almeida MC, Sanchez-Quintana D, Anderson RH. The membranous septum revisited: A glimpse of our anatomical past. Clin Anat,2021 ,34(2):178-186.

[63] Rojas CA, Jaimes C, Abbara S. Ventricular septal defects: embryology and imaging findings. J Thorac Imaging,2013,28(2):W28-34.

[64] Lang RM, Badano LP, Mor-Avi V, et al. Recommendations for cardiac chamber quantification by echocardiography in adults: an update from the American Society of Echocardiography and the European Association of Cardiovascular Imaging. J Am Soc Echocardiogr,2015,28(1):1-39.e14.

[65] Ostenfeld E, Stephensen SS, Steding-Ehrenborg K, et al. Regional contribution to ventricular stroke volume is affected on the left side, but not on the right in patients with pulmonary hypertension. Int J Cardiovasc Imaging,2016,32(8):1243-1253.

[66] Nguyen-Truong M, Liu W, Doherty C, et al. The Interventricular Septum Is Biomechanically Distinct from the Ventricular Free Walls. Bioengineering (Basel),2021,8(12):216.

[67] Lewis T, Meakins J, White PD. The Excitatory

Process in the Dog's Heart. Part I. The Auricles. Philosophical Transactions of the Royal Society of London. Series B, Containing Papers of a Biological Character,1914, 205, 375–420.

[68] Lewis T, Rothschild M A. The Excitatory Process in the Dog's Heart. Part II. The Ventricles. Philosophical Transactions of the Royal Society of London. Series B, Containing Papers of a Biological Character, 1915,206,181–226.

[69] Scher AM, Young AC, Malmgren AL, et al. Activation of the interventricular septum. Circ Res,1955,3(1): 56-64.

[70] Katz AM, Pick A. The transseptal conduction time in the human heart. An evaluation of fusion beats in ventricular parasystole. Circulation, 1963,27(6):1061-1070.

[71] Rodriguez LM, Timmermans C, Nabar A, et al. Variable patterns of septal activation in patients with left bundle branch block and heart failure. J Cardiovasc Electrophysiol,2003,14(2):135-141.

[72] Upadhyay GA, Cherian T, Shatz DY, et al. Intracardiac Delineation of Septal Conduction in Left Bundle-Branch Block Patterns. Circulation,2019,139(16):1876-1888.

[73] Sodi-Pallares D, Rodriquez MI, Chait LO, et al. The activation of the interventricular septum. Am Heart J,1951,41(4):569-608.

刘亚杰
重庆医科大学附属第二医院

第9章
心脏复极

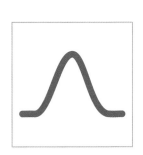

心房兴奋完毕后，开始复极，心房复极产生心电图的心房复极波。同理，心室兴奋完成后，随即进入心室复极，这一过程在心电图上形成 J 点或 J 波、ST 段和T 波（图 9-1）。在一个心动周期中，心室复极占据了动作电位的绝大部分时程，容易受到各种内源性和外源性因素的影响，使心室动作电位的形态和时程发生改变，导致心电图的心室复极波改变，甚至一些生理性因素也会导致心室复极波的改变。

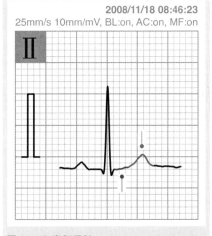

图 9-1 心室复极波

心室复极产生 ST 段（红色曲线和箭头）和T 波（蓝色曲线和箭头）

1 心房复极

人类心房的平均厚度为 2.73mm[1]。解剖上，心房肌的厚度不均一：右心房最厚的部位是界沟顶部，厚度为 5 ~ 8mm，最薄处位于心房前庭，厚度为

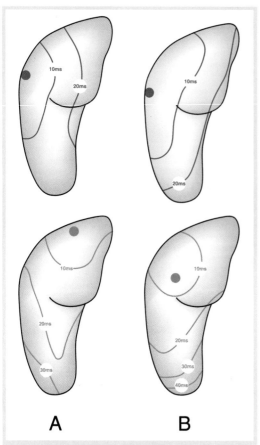

图 9-2 心房的除极序列和复极序列

A 和 B 为 2 例犬的心房除极和复极序列，湖蓝色圆圈为除极起始部位，橙黄色圆圈为复极起始部位，可以看出 2 例犬的心房复极起始部位和除极起始部位并不一致，在解剖上略有偏移。不同颜色的线条为等时线，对比心房的除极和复极，除极序列主要按从右方至左方的顺序扩布，而复极序列主要按从上至下的顺序扩布

2mm；而左心房最厚处位于前壁，厚度为 4 ~ 5mm，最薄处位于前庭，厚度为 3mm，左心房平均厚度大于右心房[1-3]。

心房壁很薄，复极遵循单个心肌细胞的除极和复极模式，即先除极的部位先复极，后除极的部位后复极。然而，这种单个心肌细胞的电生理研究结论并不完全适合整体心房的电活动，早在 20 世纪 60 年代，研究人员已经在犬的心房标测研究中发现最早心房兴奋部位，并非完全是最早心房复极部位（图 9-2）[4]。在右心房内，心房激动扩布至右心房表面耗时 20 ~ 40ms，复极耗时 20 ~ 50ms，复极时间比激动时间略长[4]。

根据电源 - 电穴理论，当心房兴奋从心内膜向心外膜扩布时，朝向体表的心电图探查电极，记录到正向的心房除极波，而复极时，心房复极仍从心内膜向心外膜扩布，但电源与电穴关系反转，朝向体表的心电图探查电极，记录到负向的心房复极波（图 9-3）。

■ 历史

早在 1908 年，萨莫约夫（Samoljoff A，笔者未能检索到该研究者的国别）在研究青蛙心脏的生理活动时，记录到一种特殊的波形曲线[6]。Samoljoff 当时认为是蛙的主动脉球肌肉的活动产生的，并命名为 B 波[6]。

1912，捷克的生理学家郝林（Hering）重新研究了 Samoljoff

Note 2003 年，研究人员利用电 - 解剖标测技术在猪的心房上证实多数心房复极序列遵循除极序列，少数心房复极序列与心房除极序列不同，对心房复极顺序进行了一些修正[5]。

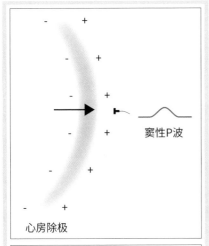

窦性P波

心房除极

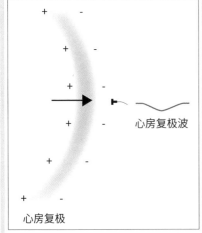

心房复极波

心房复极

图 9-3 心房电活动与体表记录

探查电极朝向电源记录到正向波，朝向电穴记录到负向波。心房除极从心内膜向心外膜推进，已除极心房肌的细胞膜外表面带有负电荷，未除极心房肌的细胞膜外表面带有正电荷，在除极推进方向上，电穴在后电源在前，体表探查电极朝向电源，记录到正向心房除极波，即心电图的 P 波；心房复极时，先除极的部位先复极，复极顺序仍从心内膜向心外膜推进，已复极心房肌的细胞膜外表面带有正电荷，未复极心房肌的细胞膜外表面带有负电荷，此时电源在后电穴在前，体表探查电极面对电穴，记录到负向的心房复极波，即心电图的 Ta 波。P 波和 Ta 波的极性是相反的

的实验，他切掉了主动脉球，发现仍记录到 B 波，因此断定 B 波与主动脉球的生理活动无关。Hering 在实验中进一步证实 B 波与心房活动有关，并不受心室活动的影响，认为 B 波是心房的复极波，即心房的 T 波，命名为 Ta 波[7]。

心房复极波的字母代码历经变化，直到 1943 年 AHA 在心电图术语标准化指南中建议采用字母"Ta"描述和记录体表心电图心房复极波[8]。

■ 心房复极波

在心率 60 次 / 分时，人类心房单相动作电位记录的心房动作电位时程为 250 ~ 350ms，除极迅速，振幅高大，耗时短，复极缓慢，振幅逐渐降低，耗时长，对应于心电图上的 P 波振幅高，Ta 波振幅低（图 9-4）[9]。

心房复极时间受心率影响，心率增快时，心房复极时间缩短，而心率减慢时，心房复极时间延长。人类的心房率从 86 次 / 分增快至 200 次 / 分时，心房单相动作电位时程从 259 ~ 311ms 缩短至 209 ~ 255ms[9]。心电图的 P-Ta 间期是指 P 波起点至 Ta 波终点的时间，代表心房激动和复极的总时间或一次心房电事件总时间。当

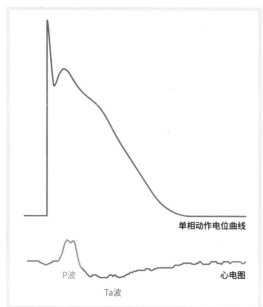

图 9-4 人类心房单相动作电位曲线和心电图 Ta 波

上图为人类心房肌细胞的单相动作电位曲线，复极占据了单相动作电位的绝大部分；下图为体表心电图，记录到直立 P 波（橙黄色曲线）和倒置 Ta 波（湖蓝色曲线）。与心室肌动作电位相比，心房肌动作电位更像三角形，这是由于 2 相较短和 3 相较长的缘故

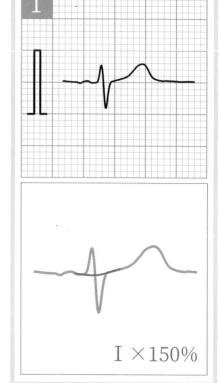

图 9-5 心房复极波和 QRS 波的关系

心房复极波的振幅较低，甚至不会引起心电图等电位线的偏转，隐藏于 PR 段、QRS 波和 ST 段中。上图：1 例受检者的 I 导联，PR 段位于等电位线上，未见负向 Ta 波；下图：I 导联心电波（天灰色曲线）放大 150%，湖蓝色曲线为假想的 Ta 波所在位置。本例的 Ta 波是肉眼不能识别的

心房率从 70 次 / 分增快至 157 次 / 分时，P–Ta 间期从 440ms 缩短至 291ms，主要归因于 Ta 波时限缩短[10]。

成人正常 PR 间期为 120 ~ 200ms，PR 间期明显短于心房复极时间，因此，在体表心电图上，心房复极总是在 QRS 波波峰之后（即 ST 段 –T 波起始部范围内）结束（图 9–5）。然而，体表心电图记录的 Ta 波并不能代表真实的心房复极，心内电生理研究发现一方面部分心房复极的尾电流被肺部和胸壁组织衰减，在开胸情况下，心房复极结束时间更长，另一方面心房终末兴奋和复极存在时间上的重叠，体表记录时间短于心内记录时间（图 9–6）[6, 10]。

Note 单相动作电位曲线是把电极贴近活体心肌，从心肌细胞表面记录的心肌细胞在一次电活动时产生的膜电位变化，是无损记录方式，常用于临床研究，记录活体心肌动作电位。

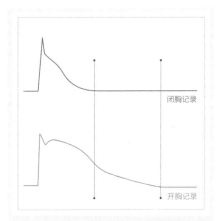

图 9-6 心房肌单相动作电位曲线
比较犬的开胸和闭胸记录的心房肌单相动作电位曲线，可见开胸记录的单相动作电位曲线时程明显长于闭胸记录。由于严重的衰减，开胸记录的心房复极时间明显长于闭胸记录

电生理上，Ta 波的振幅仅有 100 ~ 200 μV，即 0.1 ~ 0.2mV，理论上可以引起心电图等电位线偏转 1 ~ 2mm，波峰位于 QRS 波群中，被 QRS 波完全掩盖而不显，心电图上无法识别 Ta 波的振幅部分[11]。此外，在健康个体中，Ta 波的平均振幅仅有 15 μV，即 0.015mV，理论上只能引起 0.15mm 的心电图等电位线偏移，相当于 Ta 波的初始部分和终末部分紧贴等电位线缓慢推进，不产生等电位线偏移或偏移量难以被肉眼识别，因此，在常规 12 导联心电图上，多数情况下无法识别 Ta 波，Ta 波也不作为常规分析指标。

简而言之，只有当 Ta 波引起

PR 段和 ST 段发生肉眼可辨的偏移时，才有可能从常规心电图上识别 Ta 波（图 9-7）。2013 年，印度学者提出了一种改良的肢体导联

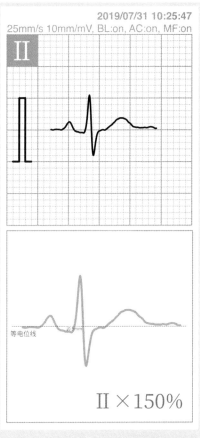

图 9-7 常规心电图识别心房复极波
女，18 岁，健康，门诊体检心电图。窦性 P 波的形态、振幅和时限均正常，上图 II 导联可见 PR 段轻微压低，下图放大 150% 后，PR 段压低更为明显，测量 PR 段压低最大振幅 0.5mm，考虑负向的 Ta 波引起 PR 段偏移。注意 ST 段起始部轻微压低，也是重叠 Ta 波的效应，但 ST 段后半部接近等电位线，系 Ta 波终末部振幅降低，对等电位线的偏移效应减弱。本例的 Ta 波是肉眼可识别的

值得注意的是，单相动作电位曲线是记录多个心肌细胞电活动，绘制的图形实际是多个心肌电活动的平均值，远端电极可以接触 5mm 的心肌范围，无法对膜电位振幅进行量化，只能定性分析形态。

Note

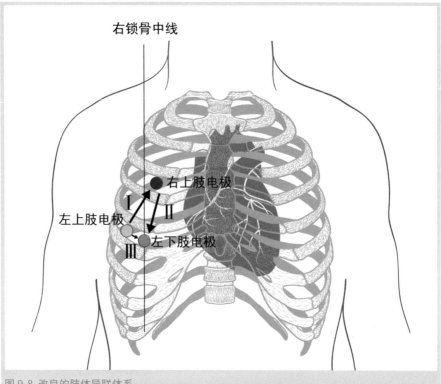

图 9-8 改良的肢体导联体系

把肢体导联的电极从导联夹上取下，然后插入胸导联底部吸碗的电极插孔中，这样左上肢、右上肢和左下肢三个部位的肢体电极就可以像胸导联一样安放在胸部，组成特殊的肢体导联体系，用于对一些特殊类型心电波的检出，图示右上肢电极置于第三肋间隙右锁骨中线左侧，左上肢电极置于第五肋间隙右锁骨中线右侧，左下肢电极置于第五肋间右锁骨中线处，

体系（Modified limb lead system，MLL），把右上肢电极置于第三肋间隙右锁骨中线左侧，左上肢电极置于第五肋间隙右锁骨中线右侧，左下肢电极置于第五肋间右锁骨中线处，这种改良的肢体导联体系能降低 QRS 波振幅，提高 P 波振幅，间接提高 Ta 波振幅，最终提高体表心电图对 Ta 波的检出率（图 9-8）[12-14]。改良的肢体导联体系能把 I 导联的 P 波振幅提高 73.4%，aVR 导联提高 42.5%，aVL 导联提高 25.9%，II 导联提高 18%，aVF 导联降低 0.9%，因此，最好在 I 、aVR 和 II 导联观察 Ta 波（图 9-9）[14]。

在常规 12 导联心电图上，观察心房复极波，建议选择肢体导联，因为肢体导联记录的 P 波振幅通常大于胸导联；其次，选择 P 波振幅最高的导联进行观察，若 Ta 波不明显，再选择 P 波振幅次

Note 需要指出的是，由于整体心房除极电势投射方向的关系，改良的肢体导联体系记录的肢体导联的 P 波振幅并非都是增高的，一些导联将出现降低的现象，选择高振幅 P 波的导联观察 Ta 波。

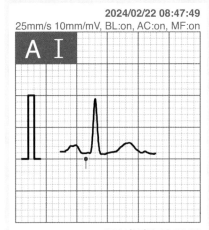

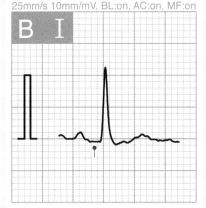

图 9-9 心房复极波的检出

A. 常规 12 导联心电图上，Ⅰ导联的 Ta 波不明显，PR 段近乎位于等电位线上；B. 改良的肢体导联体系重新采集的心电图，Ⅰ导联 PR 段明显压低，提示 Ta 波

高的导联观察，若仍未能观察到 Ta 波，则判读 Ta 波无法判读；第三，由于 Ta 波振幅隐藏于 QRS 波群中不显，常在 PR 段和 ST 段处观察 Ta 波，当 Ta 波的起始部分或终末部分振幅缓慢推进或位于等电位线上时，可以单独出现 PR

段压低或 ST 段压低，当 Ta 波的起始部分和终末部分振幅均较大时，PR 段和 ST 段同时出现压低，PR 段表现为下斜型压低，ST 段表现为上斜型压低，两者共享相同最大振幅，PR 段和 ST 段可以形成一个假想的曲面光滑的抛物线（图 9-10）。

生理条件下，Ta 波导致的 ST 段生理性压低振幅 < 1mm，窦性心动过速时，Ta 波引起 PR 段压低振幅增加 41.6%，ST 段压低振幅增加 49.6%，ST 段生理性压低

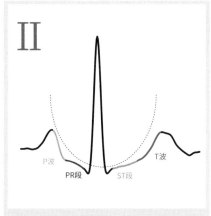

图 9-10 心房复极波

心房复极波可以同时引起 PR 段和 ST 段压低，PR 段表现为下斜型压低，ST 段表现为上斜型压低，两者与 P 波后支、T 波前支形成一个假想的光滑的抛物线（天灰色虚线）。Ta 波引起的 ST 段压低是生理性的，ST 段压低最大振幅不应超过 PR 段压低最大振幅，除非 Ta 波最大振幅位于 ST 段处；一旦发现 ST 段最大压低振幅显著超出 PR 段最大压低振幅，要考虑 ST 段压低为病理性

生理条件下，Ta 波的极性与 P 波极性相反，P 波直立的导联记录到负向 Ta 波，如Ⅱ导联；P 波倒置的导联记录到正向 Ta 波，如 aVR 导联。临床心电图中，运动心电图分析常需要识别 Ta 波。

Note

振幅将 > 1mm，可以根据 PR 段或 ST 段的最大压低振幅、假想的抛物线底点判读 Ta 波峰所在[15]。

2 QRS-ST 交界部

与心房复极不同，心室壁较厚，心室的心内膜和心外膜、心尖部心肌和基底部心肌、左心室心肌和右心室心肌的动作电位形态和时程不同，这样就会在心室复极期建立起复极梯度，包括心内膜 – 心外膜复极梯度、心尖部 – 心底部复极梯度以及左心室 – 右心室复极梯度。

心室复极时，复极梯度的大小影响复极波振幅，方向影响复极波极性，时间影响复极波时限。

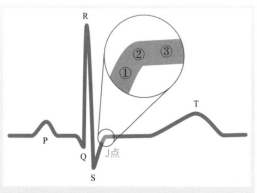

图 9-11 J 点

J 点是 QRS 波终点与 ST 段起点的交界点。①为 QRS 波终末部，②为 J 点，③为 ST 段起始部。在心电图上，J 点预示着心室除极波的结束和复极波的开始，对应于心室肌动作电位曲线 0 相与 1 相的转折

■ J 点

在心电图上，QRS 波终点与 ST 段起点的交界点称为 J 点（图 9-11）[16]。J 点的定义尽管很简单，但有时精准判读 J 点并非易事，因为 QRS 波终末部和 ST 段起始部的形态都会影响 J 点的判读。

当 ST 段起始部与 QRS 波终末

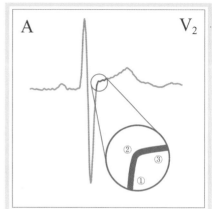

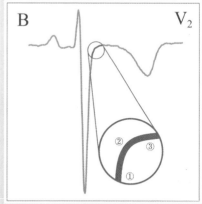

图 9-12 J 点的判读

A.ST 段与 QRS 终末部以直线夹角形式交界，交界点明确，容易判读②处为 J 点。B.ST 段与 QRS 终末部以弧线夹角形式平缓交界，很难精准判读 J 点，例如①和②的交界处无可辨识的分界点，真实 J 点可能更靠近①或更靠近②

Note 在 1943 年的 AHA 心电图指南中，QRS 波终点和 ST 段起点的连接点称为 RS-T 交界部[8]。在 1954 年的 AHA 心电图指南中，采纳了用术语 J 点描述 QRS 波终点和 ST 段起点的连接点[17]。

部以直线夹角相交时，分界点截然且清晰，形成容易判读的窄J点，肢体导联和 $V_4 \sim V_6$ 导联的J点类似于此；而当ST段起始部与QRS波终末部以弧形相交时，交界处表现为弧形弯曲，QRS波终末部和ST段初始部缓慢过渡，形成宽J点，很难精准判读J点，$V_1 \sim V_3$ 导联

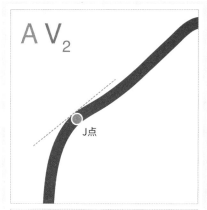

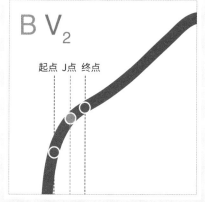

图9-13 宽J点的判读方法

A. 观察RS-T交界部形态，选取心电图描记轨迹斜率最小处判读J点，最小斜率法无须精确定义QRS波终点和ST段起点；B. 先定义RS-T交界部起点和终点，起点和终点的中垂线与RS-T交界部相交点，判读为J点。中点法需精确定义QRS波终点和ST段起点

的J点类似于此（图9-12）。

目前尚无共识性建议如何测量J点，特别是宽J点，也缺乏相关临床心电图文献[18]。在单导联上判读窄J点可能会很简单，若要精准判读和客观评估宽J点，将会放大误差，不同方法判读的J点位置不同，不仅影响QRS波时限的准确判读（甚至误差可以达到50ms），还会影响ST段偏移振幅的判读[19]。有限的文献提及了利用RS-T交界部的中点法和最小斜率法判读J点，但也带来了新的测量问题，即如何定义QRS波终点和ST段起点（图9-13）[19]。

即使采用同步法判读J点，有时也难以解释J点的精准位置，因为在多导联或12导联同步心电图上，QRS波终点的判读位置不同，不同导联判读的J点位置亦不同（图9-14）。

■ 定义QRS终末部

除了弯角形宽J点，还有一些个体的QRS波终末部和ST段初始部的交界处并不表现为一个截然的点，而是具有多种形态，例如QRS终末部切迹、模糊、正相曲折等，这些情况也很难精确判读J点。2016年，AHA颁布的《有关早期复极心电图的科学声明》详

Note

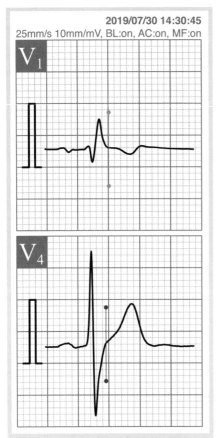

图 9-14 多导联同步测量法判读 J 点

同步测量导联上，本例 V₁ 导联判读的 J 点（橙黄色双箭头线）明显比 V₄ 导联判读的 J 点（红色双箭头线）延后。由于不同导联 QRS 波终点结束时间不同，当采用同步测量法判读宽 J 点，要考虑到 QRS 波终点判读位置对 J 点判读的影响

细定义了各种QRS波终末部形态，但仍留有一些问题未能解决[20]。

QRS 波终末部模糊是指 QRS 终末部波形的斜率突然改变[20]。根据 QRS 终末部极性的不同，QRS 终末部模糊有两种形态：第一种是 QRS 波终末部正向时，R 波降支

的结束部分形成 QRS 波终末部；QRS 波终末部负向时，S 波升支参与形成 QRS 波终末部（图 9-15）。

QRS 终末部切迹是指 QRS 波终末部的低频小波（图 9-16）[20]。目前，临床研究和专家共识性意见将 J 点抬高振幅 < 1mm 称为 QRS 波终末部切迹[21-24]。

无论QRS终末部模糊或切迹，QRS 波与 ST 段的交界部均表现为宽 J 点，具有一定时限，缺乏"结点"特征，难以精确判读 J 点位置，这两种情况下定义的 J 点存在争议：一些定义在切迹或模糊的起始处，一些定义在切迹或模糊的顶峰处。即使在多导联和 12 导联同步心电图上，也很难定义 QRS 波终末部切迹或模糊的具体属性，目前这部分心电图波形在电生理上究竟属于除极波还是复极波，仍存在争议，同步测量时将面临判读为 QRS 波终点或 ST 段起点的难题。人类 QRS 终末部和 ST 段初始部的重叠区域约占 10ms[25]。

无论如何，为了定量分析 QRS 终点与 ST 段起点交界处的心电波形态，2015 年 ACC 对 QRS 终末部进行了详细的定义，并建议采用 J_o、J_p 和 J_t 等术语描述 QRS 波

Note 在细胞电生理上，心电图的 QRS 波终末部与 ST 段起始部之间的心电图波形属于早期复极，包括心室肌动作电位的 0 相、1 相和 2 相，这也是无法判读是除极波还是复极波的原因之一。

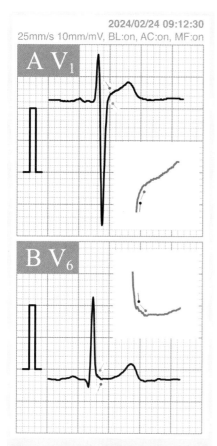

图 9-15 QRS 波终末部模糊

QRS 波终末部模糊的特点是 QRS 波终末支与水平等电位线之间存在平缓部分，占据一定时限，无明确结点。A.QRS 波为 RS 形态，S 波升支形成 QRS 波终末部，并与 ST 段形成弧形弯角，J 点难以确定究竟是 S 波与心电图基线交点（橙黄色箭头）、ST 段斜率飞升点（湖蓝色箭头）还是位于两点之间的某个部位；B.QRS 波为 qR 形态，R 波终末部模糊，J 点难以确定究竟是模糊初始部（橙黄色箭头）、模糊与水平 ST 段交点（湖蓝色箭头）还是位于两点之间的某个部位。无论 QRS 终末部是正向 R 波还是负向 S 波，QRS 终末部模糊时，ST 段与 QRS 终末部的交界点都不是一个清晰的"结点"，为精准判读 J 点带来困难

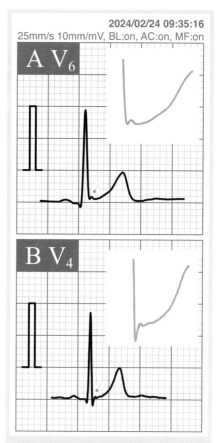

图 9-16 QRS 波终末部切迹

QRS 波终末部切迹的特点是 QRS 波终末部出现心电图描记轨迹偏离等电位线，再达到波峰后，再次恢复到等电位线，产生偏转，形成波形。A. 图示 V_6 导联 QRS 终末部切迹（橙黄色箭头），注意该切迹振幅＜1mm。右上角放大图显示 QRS 终末部切迹（橙黄色曲线）表现为圆钝小波，本例显示 QRS 波终末部正向时发生的终末部切迹；B. 图示 V_4 导联 QRS 终末部切迹（橙黄色箭头），注意该切迹振幅＜1mm。右上角放大图示 QRS 终末部切迹（橙黄色曲线）表现为圆钝小波，本例显示 QRS 波终末部负向时发生的终末部切迹。生理条件下，QRS 波终末部无论是正向（R 波降支）还是负向（S 波升支），其与 ST 段交界部（J 点位置）处的 QRS 终末部切迹都是正向的

由于心电图的早期部分涉及心室肌动作电位的 0 相，尚不清楚 QRS 终末部模糊究竟是心室终末部兴奋产生的心电波，还是心室复极开始，或是两者存在部分重叠。

Note

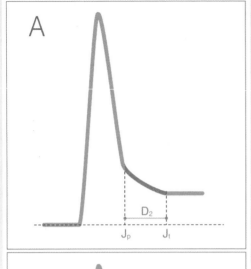

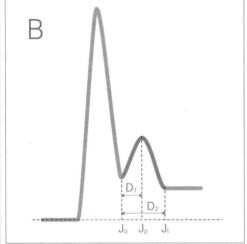

图 9-17 详细定义 QRS 终末部模糊和切迹

A. 详细定义 QRS 终末部模糊。J_p 为模糊起点的振幅，J_t 为模糊终点的振幅，D_2 为模糊的起点至终点的时间间期；B. 详细定义 QRS 终末部切迹。J_o 为切迹起点的振幅，J_p 为切迹波峰的振幅，J_t 为切迹终点的振幅，D_1 为切迹起点至切迹波峰的时间，D_2 为切迹起点至切迹终点的时间。根据这个定义，J_p 在不同情况下具有不同的意义：在 QRS 波终末部切迹中，它代表 J 点的起点，而在 QRS 波终末部模糊中，它既代表 J 点的起点，也代表 J 点的波峰

终末部模糊或切迹的形态学、时限测量和振幅测量（图 9-17）[26]。

心电波的斜率

在描述心电波的形成趋势时，常用的术语有缓慢与快速或平缓与陡直。单位时间里，心电图描记轨迹的偏转振幅小，在较长的时间里抵达波峰或波谷，心电波形成缓慢或平缓，常用于描述复极波，如 Ta 波和 T 波，而单位时间里，心电图描记轨迹的偏转振幅大，在较短的时间里抵达波峰或波谷，心电波形成快速或陡直，常用于描述除极波，如 P 波和 QRS 波。这些都是定性的描述心电波的偏转特征。

若要定量描述心电波的形成趋势，就要采用斜率。在数学上，线的斜率用于描述线的方向和陡度，用符号 m 表示[27]。在水平轴（x 轴）和垂直轴（y 轴）组成的坐标体系中，利用线段上任何两点的坐标值，可以通过公式计算该两点间线段的斜率，该公式也是两个不同点之间的垂直变化与水平变化的函数。斜率的绝对值越大，表示线段越陡直，而斜率的绝对值越小，表示线段越平缓（图 9-18）。

$$m = \frac{y_1 - y_2}{x_1 - x_2}$$

Note 缓慢和快速、平缓和陡直这些术语都是相对。例如描述经旁道产生的心室预激波可以用缓慢，描述经正道产生的 R 波可以用快速，两者都是心室兴奋产生的除极波。

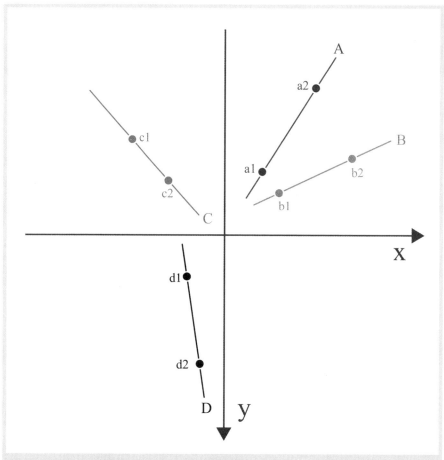

图 9-18　线段的斜率

A 线的 a_1 点至 a_2 点，从左至右上升，线段 a_1a_2 的斜率上升；B 线的 b_1 点至 b_2 点，从左至右上升，线段 b_1b_2 的斜率上升；比较 A 线和 B 线，发现 A 线更陡直（更靠近 y 轴），斜率更大，B 线更平缓（更靠近 x 轴），斜率更小；C 线的 c_1 点至 c_2 点，从左至右下降，线段 c_1c_2 的斜率下降；D 线的 d_1 点至 d_2 点，从左至右下降，线段 d_1d_2 的斜率下降；比较 C 线和 D 线，发现 D 线更陡直（更靠近 y 轴），斜率更大，C 线更平缓（更靠近 x 轴），斜率更小

斜率是有单位的。在心电图纸上，水平轴代表时间（s），垂直轴代表振幅（mm），斜率的单位为 mm/s，即单位时间里心电波变化的振幅，该值越大，心电波越陡直，形成越快速，反之，该值越小，心电波越平缓，形成越缓慢（图 9-19）。在心电图的各种波形中，斜率变化蕴含重要的生理和病理信息，如冠状动脉急性闭塞时，QRS 波斜率明显降低，高钾血症的 T 波升支斜率增加等[28, 29]。

心电波斜率的分析常用于评

在评估心电图的斜率时，利用分规测量并比较相同时间里心电波的振幅，这种半定量方法（并不需要精确测量振幅）判读的斜率比肉眼判读的斜率更准确，必要时放大心电波测量。

Note

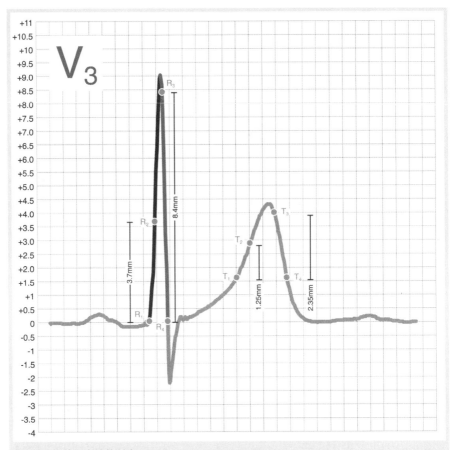

图 9-19 评估心电波的斜率

1 例健康个体 V₃ 导联的心电波。评估 QRS 波初始 20ms 和终末 20ms 的斜率：标定 QRS 波起点 R_1，该处振幅为 0mm；测量 QRS 波起点后 20ms 的时间点，在起点后 20ms 处做水平轴的垂线，垂线与 QRS 波升支相交点为 R_2，振幅为 3.7mm，则 QRS 波初始 20ms 振幅为 3.7mm。标定 QRS 波终点 R_4，此处振幅为 0mm；测量 QRS 波终点前 20ms 的时间点，在终点前 20ms 处做水平轴的垂线，垂线与 QRS 波降支相交点为 R_3，R_3 振幅为 8.4mm，则 QRS 波终末 20ms 振幅为 8.4mm。即使不计算，由于时间相同，说明本例 QRS 波降支的斜率大于升支，换言之，本例 QRS 波升支形成缓慢，降支形成快速。相同方法，比较 T 波升支和降支 40ms 的振幅，发现 T 波降支的斜率明显高于 T 波升支，说明 T 波降支形成更为快速

估心室预激、分析波形切迹、区分各种融合波和重叠波、定量分析室性 QRS 波、宽 QRS 波以及宽 QRS 波心动过速的鉴别诊断、急性心肌缺血、2 型 Brugada 图形的鉴别诊断等（图 9-20）[30-33]。

鉴别诊断

QRS 波终末部其他低振幅信号（如致心律失常右心室心肌病

Note 当一条线沿水平轴走行时，垂直高度不变，斜率为零，m=0；当一条线垂直于水平轴时，斜率无法确定，因计算公式中分母不能为零。物理学上，斜率可以用一个表面与水平面的夹角表示，称为坡度。数字越大坡度越陡，垂直坡度为 90°。

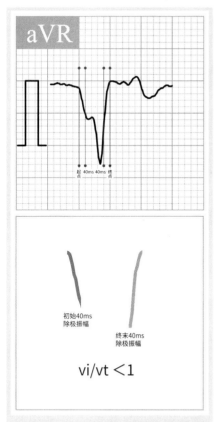

图 9-20 评估宽 QRS 波心动过速的 aVR 导联初始和终末除极斜率

1 例宽 QRS 波心动过速，分析 aVR 导联初始 40ms 和终末 40ms 除极振幅：判读 QRS 波起点，向后测量 40ms，在该时间点做心电图基线的垂直线，与 QRS 波降支相交点的距离即为初始 40ms 除极振幅；判读 QRS 波终点，向前测量 40ms，在该时间点做心电图基线的垂直线，与 QRS 波升支相交点的距离即为终末 40ms 除极振幅。下图为同比例放大初始部和终末部40ms 振幅，可见终末部 40ms 心室兴奋产生的 QRS 波振幅更大，初始除极斜率＜终末除极斜率（vi/vt ＜ 1），这种心电图现象支持宽 QRS 波为室性来源

的 epsilon 波、室上嵴图形、逆行P 波等）、心电图描记伪差会影响J 点的判读（图 9–21）。

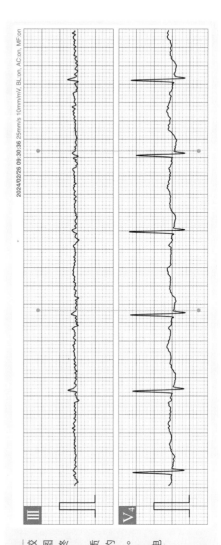

图 9-21 同步测量法判读 J 点

III 导联 QRS 波振幅较低，心电图基线干扰较大，无法判读 J 点。尽管同步 V4 导联心电图基线仍有一些干扰，但不影响测量法能够判读 QRS 波终点，通过同步测量法判读III 导联的 J 点。当某一个导联的心电图因为记录问题导致质量欠佳时，可以利用同步测量法或测量法对 12 导联的全局测量法分析心电波的组分和确认心电波。需要指出的是，由于等电位线心电波的存在，同步测量法或全局测量法只能大致推断心电波的组分

利用斜率分析心电波的形态和组分，比单纯肉眼分析更可靠，即使轻微的斜率变化，就能提示存在影响心电波形成或影响心脏电活动的因素，无论是生理性的还是病理性的。

Note

QRS 波终末部模糊重要的鉴别诊断是与缓慢的 QRS 波后支区别，后者只有 1 个形态学斜率（QRS 波降支），而前者有两个形态学斜率（QRS 波降支和模糊部）（图 9-22）。

QRS 波终末部切迹重要的鉴别诊断是 QRS 波切迹和 J 波。QRS 波终末部切迹特指发生于 QRS 波终末部和 ST 段起始部的偏转，位于 R 波降支振幅后 50% 的范围，即切迹顶峰振幅 < 同导联 R 波振幅的 50%，目前多数划分为复极波；而 QRS 波切迹可以发生于 QRS 波任何部位，本处特指发生于 R 波降支的偏转，位于 R 波降支振幅前 50% 的范围，即顶峰振幅 ≥ 同导联 R 波振幅的 50%，性质属于除极波，特殊情况下，QRS 波切迹还需要与巨大 J 波相鉴

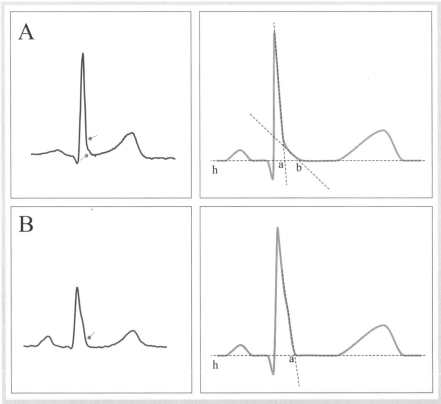

图 9-22 QRS 波终末部模糊和 R 波降支缓慢形成的鉴别

A. 左侧是真实心电图，右侧是心电图模式图，QRS 波降支（a）和模糊部（b）具有不同的斜率，分别与水平基线 h 形成 1 个交点。B. 左侧是真实心电图，右侧是心电图模式图，QRS 波降支后半部缓慢形成，只有 1 个斜率（a），与水平基线 h 形成 1 个交点

 Note 影响 QRS-ST 交界部的因素有 Ta 波、QRS 终末部切迹或模糊、J 波、ST 段形态、T 波升支（当 ST 段消失或缩短时）、P 波、epsilon 波、Brugada 波、右束支阻滞和右心室延迟兴奋等。

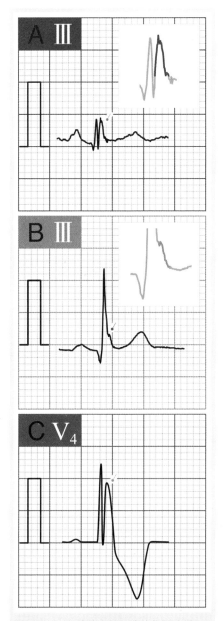

图 9-23 QRS 波终末部切迹的鉴别诊断

A. 切迹（橙黄色箭头）＞同导联 R 波振幅 50%，判读为碎裂 QRS 波；B. 切迹（湖蓝色箭头）＜同导联 R 波振幅 50%，判读为 QRS 波终末部切迹；C.1 例低体温巨大 J 波（橙黄色箭头），J 波振幅＞同导联 R 波振幅 50%。巨大 J 波的降支斜率明显比 R 波降支斜率小，通常出现于多个导联组，而碎裂 QRS 波有时仅见于 1 个导联组，机制是局部心肌的兴奋扩布障碍，当探查电极远离该部分心肌时，将无法记录到碎裂 QRS 波

别（图 9-23）[26]。

值得注意的是，在相同导联组中，如 Ⅱ、Ⅲ 和 aVF 导联可能并非同时完全满足碎裂 QRS 波或 QRS 波终末部切迹的判读，选择切迹振幅最高的导联作为主判读导联，因为相同导联组在相同时间点发生的心电波，性质应该是一致的（图 9-24）。

生理情况下，J 点既可以位于等电位线上，也可以偏移等电位线，包括轻微压低和抬高，前者是负向 Ta 波的重叠效应，后者是心室复极梯度较大所致。

■ J 波

J 波包括 QRS 终末部模糊和 QRS 终末部切迹，当表现为 QRS 终末部切迹时，常呈圆顶形或驼峰形，各导联均正向（aVR、V_1 导联除外）[20]。不要将 J 波误判为 Ta 波，在 P 波直立的导联，Ta 波是等电位线或负向的。临床上，J 波分为生理性 J 波和病理性 J 波。

日本学者 Tomashewski 于 1938 年首次在冻伤的人体中发现了 J 波，描述为 QRS 终末部和 ST 段初始部之间的缓慢心电波[34]。1953 年，美国学者约翰·奥斯本（John Osborn，1917 ~ 2014）在低体温动物模型中详细研究了 J 波特征，为纪念 Osborn 的贡献，心电图学

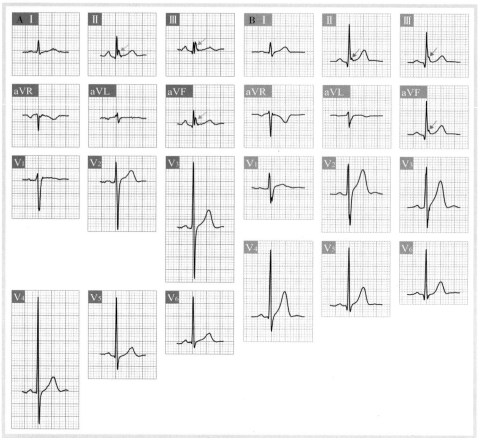

图 9-24 鉴别诊断碎裂 QRS 波和 QRS 终末部切迹

两例心电图均为窦性心律。A. Ⅱ、Ⅲ、aVF 导联 QRS 终末部切迹（橙黄色箭头所示），其中Ⅲ导联切迹振幅 >50% R 波降支振幅，但 Ⅱ 和 aVF 导联切迹振幅 <50% R 波降支振幅，综合判读为 QRS 波切迹（碎裂 QRS 波）；B. Ⅱ、Ⅲ、aVF 导联 QRS 波终末部切迹（湖蓝色箭头所示），所有切迹振幅均 <50% R 波降支振幅，判读为 QRS 终末部切迹

把 J 波命名为 Osborn 波[35]。

20 世纪 90 年代，美国心脏电生理学家在犬心脏中发现，心室的心外膜和心内膜动作电位的 1 相切迹不一致，由此产生的跨室壁复极梯度是产生心电图 J 波的细胞学机制，心外膜动作电位 1 相切迹对应于心电图的 J 波（9-25）[36]。心外膜和心内膜的 1 相切迹差异越显著，心电图的 J 波越明显。

在同步 12 导联心电图上，除 aVR、V₁ 导联外，J 波在其余导联均为正向波，因为 1 相切迹产生的跨室壁复极梯度从心内膜（高电势）朝向心外膜（低电势），朝向体表电极，产生正向 J 波。

J 波的发生与心室兴奋扩布的

Note

在心电图上，QRS 波终末部有模糊和切迹两种形态，相应的，J 波形态也有 2 种，即模糊形 J 波和切迹形 J 波，初学者一般容易忽视前者，重视后者。

顺序有关。正常情况下，心室兴奋从心内膜向心外膜推进，产生正向 R 波和正向 J 波；当心室兴奋从心外膜向心内膜推进时，产生负向 QS 波，J 波隐藏于 QS 波群中不显（图 9-26）[36]。

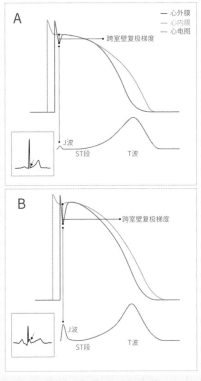

图 9-25 J 波产生的细胞学机制

心室肌心外膜和心内膜动作电位 1 相的差异是心电图 J 波产生的机制。A. 因为心外膜分布的 I_{to} 通道密度比心内膜丰富，正常心外膜动作电位 1 相切迹比心内膜显著。1 相期间里，心外膜和心内膜的电势不同，产生跨室壁复极梯度。当 1 相跨室壁复极梯度很小时，心电图无 J 波产生，QRS 波终点和 ST 段起点的交界处表现为 J 点；当 1 相跨室壁复极梯度增大到一定程度，能够被体表心电图机探查，心电图记录到 QRS 波终末部切迹，即小 J 波；B. 当心外膜 1 相切迹非常显著，心外膜和心内膜的 1 相跨室壁复极梯度明显增大时，显著的电势差将会导致心电图出现明显的 J 波。当心室的心外膜和心内膜的动作电位 1 相切迹差异显著时，产生跨室壁复极梯度，心电图记录到 J 波，若心外膜和心内膜的 2 相平台期电势无差异或差异不显著，无跨室壁复极梯度产生，心电图记录的 ST 段位于等电线

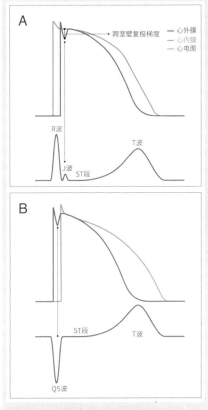

图 9-26 心室激动顺序对 J 波的影响

A. 正常情况下，心室除极从心内膜向心外膜推进，心室复极从心外膜向心内膜推进，心内膜和心外膜动作电位的 1 相跨室壁复极梯度产生心电图 J 波，心电图 J 波对应于心外膜动作电位 1 相切迹。B. 异常情况下，心室除极从心外膜向心外膜推进，心外膜动作电位 1 相切迹隐藏于负相 QS 波群中，心电图 J 波消失复极梯度产生，心电图记录的 ST 段位于等电位线

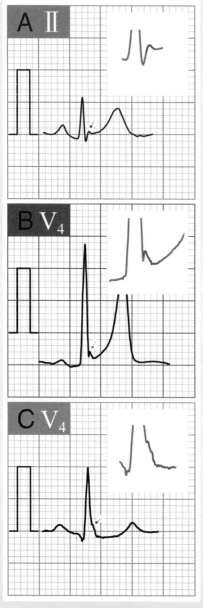

图 9-27 J 波的鉴别诊断

A.QRS 波终末部出现切迹（湖蓝色箭头），切迹振幅＜1mm，判读为 QRS 终末部切迹；B.QRS 波终末部出现切迹（橙黄色箭头），振幅 2.2mm，判读为 J 波；C.QRS 波终末部出现模糊（湖蓝色箭头），振幅 1.2mm，判读为 J 波。图 B 和图 C 的 J 波持续时间均＞20ms，图 B 的 J 波表现为切迹，而图 C 的 J 波表现为模糊。QRS 波终末部切迹波峰和 QRS 波模糊起始部波峰的振幅＜1mm，直接判读为 QRS 终末部切迹或模糊，不能判读为 J 波

尽管 QRS 波终末部模糊、QRS 波终末部切迹、J 点和 J 波具有相同的细胞电生理机制，但心电图定义是不同的：J 波具有一定的时限和振幅，核心诊断标准是 J 点抬高 ≥ 1mm 才能诊断 J 波，目前尚无国际指南和专家共识性文献定义 J 波判读的时限标准，一些研究者采用持续时间 ≥ 20ms 的标准（图 9-27）[21, 37]。

通常，QRS 波终末部切迹容易被识别，而 QRS 波终末部模糊则容易被忽略。如何判读 QRS 波终末部模糊呢？当 R 波降支斜率和 QRS 波终末部斜率的夹角 > 10° 时，判读存在 QRS 波终末部模糊；此外，当终末部模糊振幅

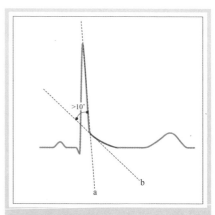

图 9-28 QRS 波终末部模糊的判读

从 QRS 波降支起点作延长线 a，代表 R 波降支斜率，从 QRS 波终末部起点（或斜率拐点处）作延长线 b，代表终末部斜率，a 和 b 的交角 >10° 时，判读存在 QRS 波终末部模糊

 Note　一些初学者经常把 QRS 波切迹和 QRS 波模糊判读为 J 波，实际上这是不正确的。目前，来自临床心电图研究的 J 波是严格基于振幅 ≥ 1mm 定义的，＜ 1mm 的 QRS 波终末部切迹或模糊与恶性室性心律失常的联系并不紧密。

≥ 1mm，进一步判读为模糊形 J 波（图 9–28）。

3

ST 段

单导联心电图定义的 ST 段是从 QRS 波终点至 T 波起点之间的扁平曲线，位于等电位线上或轻微向上凹陷，代表心室除极和复极之间的电中性区域（图 9–29）[36]。在时间上，心电图的 ST 段对应于心室肌细胞动作电位的 2 相，即平台期，这是 ST 段形成的细胞学机制[36]。此期，动作电位的内向电流和外向电流强度相对平衡，膜电位缓慢下降，大量的 Ca^{2+} 进入细胞内，触发肌节收缩，心室肌细胞完成电 – 机械耦联。

经典心电图学教科书常用"水平线段""位于等电位线"和"位于基线"等术语描述 ST 段，实际只代表了部分 ST 段形态。在整体心室复极中，心电图的 ST 段并非单个心室肌细胞动作电位复极 2 相的体现，而是整体心外膜和心内膜 2 相电势差的反映。当心外膜和心内膜的 2 相电势差不显著时，ST 段位于等电位线水平；当心外膜

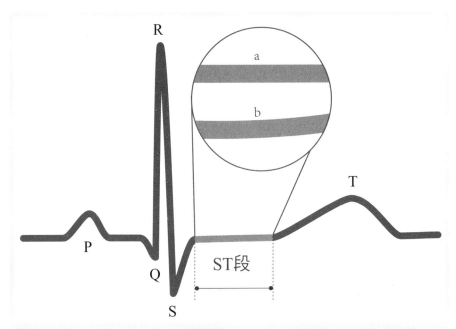

图 9-29 ST 段

正常 ST 段既可以位于等电位线上，呈水平型（a）或略上斜形态（b），生理性偏移振幅严格限制在指南定义的范围内

在电生理学上，特别是心室肌细胞的跨膜动作电位，从 1 相开始已经属于复极期，2 相是平台期，心室肌完成电 – 机械耦联，因此，在力学上，心室肌的收缩期横跨 0 相、1 相和 2 相。

Note

和心内膜的 2 相电势差显著时（心外膜电势低于心内膜电势），记录到生理性 ST 段抬高（图 9-30）[38]。

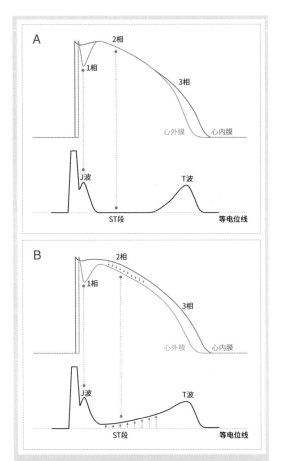

图 9-30 ST 段发生的细胞学机制

A. 正常情况下，心室的心外膜和心内膜的 2 相无电势差或电势差不显著，体表心电图机无法探查轻微的电势差，心电图 ST 段位于等电位线上；B. 正常情况下，由于心外膜 1 相切迹显著，I_to 电流密度大，复极膜电位下降过多，膜电位可以稍微低于心内膜，这样在心内膜和心外膜之间出现明显的电势差，电势方向朝向心外膜，也朝向体表探查电极，心电图 ST 段出现生理性抬高。无论图 A 或图 B，心室肌动作电位的 2 相和 3 相逐渐平滑移行，两者并无明确交界点，故心电图的 ST 段终点和 T 波起点常见融合形态，很难决然区分 ST 段终点和 T 波起点

■ ST 段形态的描述

当 ST 段位于等电位线上时，电生理机制存在以下两种可能：① ST 段不受 Ta 波和 2 相心室复极梯度的影响，本身处于电中和状态；② ST 段受到相反且相等的 Ta 波和 2 相心室复极梯度的影响，保持等电位线水平（图 9-31）。

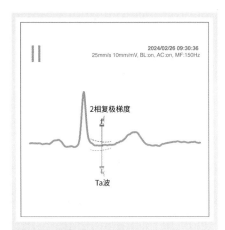

图 9-31 等电位线 ST 段

负向的 Ta 波对 ST 段有生理性压低作用，而心室 2 相复极梯度对 ST 段有生理性抬高作用，若两者作用强度相同，ST 段位于等电位线上。换言之，等电位线 ST 段既可以是不受其他心电图效应影响表现，也可以是受到相反且强度相等的综合心电图效应影响的表现

由于 Ta 波和心室复极梯度对 ST 段的影响，正常情况下，一些 ST 段并非绝对水平形态，而是略微压低或抬高。为了描述 ST 段的形态，常常结合 J 点后 40～80ms 的参考点进行判读，若无特殊说

Note 生理性 ST 段的形态可以是等电位线状（无明显的心室 2 相复极梯度）、轻微凹面向上凹陷（负向 Ta 波的影响）和轻微的凹面向上型抬高（生理性 2 相心室复极梯度的影响）。

明，本书采用 J 点后 60ms（符号为 J_{60}）作为参考点，这也是 2009 年 AHA/ACC/HRS《心电图标准化和解析建议》推荐值[39, 40]。

如何判读 ST 段形态呢？首先，根据 J_{60} 点位置，判读 ST 段有无偏移、抬高或压低，这是为了尽量消除 Ta 波和心室复极梯度对 J 点的影响（图 9-29）。ST 段偏移的判读原则是：J_{60} 点位于等电位线上时，ST 段无偏移，J_{60} 点位于等电位线上方为 ST 段抬高，J_{60} 点位于等电位线下方时为 ST 段压低。

其次，观察 J 点和 J_{60} 点的相对水平位置关系，判读 ST 段的基础形态（图 9-32 ~ 图 9-34）。

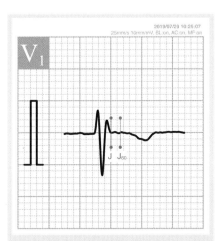

图 9-32 判读 J 点和 J_{60} 点

1 例 V_1 导联的心电图，QRS 波终点和 ST 段的交界部截然清晰，容易判读 J 点；从 J 点向后（向 T 波方向）测量 60ms，判读为 J_{60} 点。本例的 J 点和 J_{60} 点均位于等电位线水平，ST 段无偏移

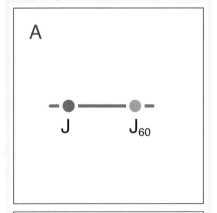

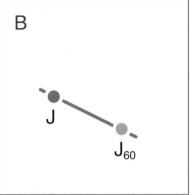

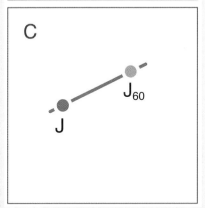

图 9-33 ST 段的基本形态

A.J_{60} 点与 J 点位于相同水平，ST 段描述为等电位线；B.J_{60} 点低于 J 点水平，ST 段描述为下斜型；C.J_{60} 点高于 J 点水平，ST 段描述为上斜型。然后根据 J_{60} 点是否偏移，判读压低或抬高

阅读提示：本节内容只介绍正常 ST 段判读的常用术语和观察方法，病理性 ST 段形态的判读内容在本节不提及。

Note

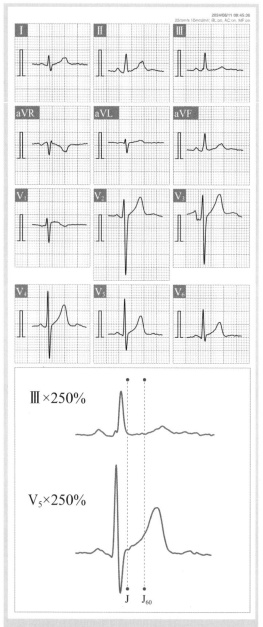

图 9-34 正常心电图

女，44岁，健康体检心电图。心电图诊断：①窦性心律；②正常心电图。多数导联 ST 段呈轻微上斜型融入 T 波起始部，如 I、II、aVL、aVF、V₂～V₆ 导联，这些导联确定 ST 段终点较为困难，但 III 导联水平型 ST 段和 T 波分界明显，同步测量可见 V₅ 导联大部分 ST 段并不位于等电位线上，J₆₀ 点位于等电位上方，J₆₀ 点振幅 > J 点振幅，ST 段形态为上斜型抬高，而 III 导联的 J 点和 J₆₀ 点均位于等电位线上，ST 段形态为水平型。在 12 导联心电图中，正常心电图可以在不同导联表现为水平型、上斜型抬高或下斜型压低

■ 电 - 机械耦联

在心室肌细胞的动作电位 2 相，心肌要完成很重要的生理功能，即电 - 机械耦联。心室电兴奋转化为机械收缩（心室收缩），左心室将血液泵入体循环，右心室把血液泵入肺循环。

电 - 机械耦联的过程是心脏把电能转变为机械能的过程，涉及复杂的生化过程，Ca^{2+} 是联系两种能量转变的关键物质（图 9-35）。在心室肌细胞去极化过程中，膜电位抵达 -50 ～ -40mV 时，L 型钙通道开放，一直持续到 2 相膜电位 +10mV，L 型钙通道保持最大开放率，Ca^{2+} 进入细胞内[41]。通过 L 型钙通道流入的 Ca^{2+}，一部分与肌质网上的雷诺丁受体（ryanodine receptor，RyR）结合，肌质网释放更多的 Ca^{2+} 进入胞浆，这一过程称为钙诱导的钙释放[42]。Ca^{2+} 诱导的钙释放导致细胞内 Ca^{2+} 增多的现象称为钙瞬变，很多医学文献又称之为钙火花[42-44]。

肌质网是肌细胞重要的 Ca^{2+} 储库。生理条件下，心室肌细胞内游离的 Ca^{2+} 浓度约为 100nmol/L，通过 L 型钙通道流入的 Ca^{2+} 能将局部浓度提高至 10μmol/L，通过钙瞬变能把胞质平均 Ca^{2+} 浓度提

Note 在单个心室肌细胞的动作电位中，只有 0 相属于除极期，其余均属于复极期，因此，心电图上，J 点或 J 波、ST 段、T 波和 U 波均属于心室复极成分。心室复极不要与心室舒张混淆。

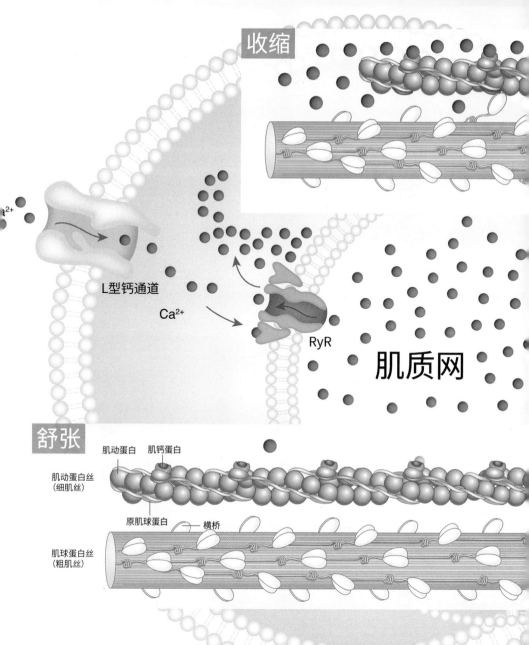

图 9-35 电 - 机械耦联

心室肌细胞的电 - 机械耦联由 Ca^{2+}、L 型钙通道、肌质网和收缩蛋白组成。心室肌处于舒张状态时，细胞内 Ca^{2+} 浓度低，原肌球蛋白阻挡肌动蛋白（细肌丝）和肌球蛋白（粗肌丝）的结合。肌钙蛋白位于原肌球蛋白上，有三个亚基，C 亚基负责与 Ca^{2+} 结合，T 亚基负责把肌钙蛋白固定在原肌球蛋白上，I 亚基负责在低 Ca^{2+} 浓度下，阻断 ATP 酶的活性，抑制肌球蛋白的横桥与肌动蛋白结合。当心室肌胞质内的 Ca^{2+} 浓度增加时，Ca^{2+} 与肌钙蛋白的 C 亚基结合，原肌球蛋白构象改变，肌动蛋白和肌球蛋白结合，横桥扭动，带动肌动蛋白向肌球蛋白间歇滑行，然后横桥与肌动蛋白解离，再与下一个结合部位结合，再扭转，如此反复，肌节缩短。动作电位的快速扩布导致整个心室细胞群协调缩短，最终心室收缩。随着胞质 Ca^{2+} 水平下降，Ca^{2+} 从肌钙蛋白中释放出来，肌动蛋白和肌球蛋白分离，肌动蛋白滑行至原先位置，心室舒张

高至 1μmol/L[43]。当游离 Ca^{2+} 与肌钙蛋白结合以后，引起肌动蛋白与肌球蛋白横桥的结合，肌动蛋白滑动，肌节长度缩短，肌肉收缩[42]。

据估计，在心肌细胞膜上，每 25 个 L 型钙通道和邻近的 100 个 RyR 受体形成一个耦合子参与电－机械耦联[45]。每一次钙瞬变引起肌质网释放约 50% 储备的 Ca^{2+}[46, 47]。在舒张期，70% 的 Ca^{2+} 被肌质网上的钙泵重新泵入肌质网内，28% 的 Ca^{2+} 被钠－钙交换体泵出细胞外，2% 的 Ca^{2+} 泵入线粒体[48]。

生理学研究证实心室肌的收缩活动（室内压增加）发生在电活动的 20 ~ 45ms 以后[49]。

■ 机电反馈

早在 20 世纪 60 年代，研究者就已经注意到不仅心脏的电活动会影响机械活动，机械活动也会反过来影响电活动，例如不同心室充盈程度的心电图 QT 间期不同，心肌拉伸伴随膜电位改变等[50]。20 世纪 80 年代，这种现象被英国学者麦克斯·莱布（Max Lab）称为机械－兴奋反馈[50]。20 世纪 90 年代，Lab 再次将心肌的机械活动对电活动的影响效应重新命名为机电反馈（mechanoelectric feedback）[51]。

心脏作为一个机电系统，可以在较大范围内适应不同的生理需求。例如，人体在安静状态下，心脏每分钟泵血 5L，而在剧烈运动时可以提高到 35L[52]。由电－机械耦联和机电反馈组成的机电自动调节回路是这种适应能力的重要贡献者。目前发现的机电反馈效应见表 9-1[52-55]。

表 9-1 心肌肌节变化引起的电生理改变
□ 单相动作电位持续时间的改变
□ 静息膜电位的降低
□ 单相动作电位幅度的降低
□ 拉伸引起的早期后除极
□ 维持最大拉伸诱发的早期后除极，在达到阈电位后产生期前收缩
□ 心脏单相动作电位的其他形态学改变
□ 增加整体心脏复极的不均匀性，包括心房和心室
□ 心脏记忆现象

在生理情况下，前负荷或后负荷的急性改变引起的电生理改变非常轻微，例如人类 Valsalva 动作引起的右心室前负荷减少，伴随右心室复极时间延长 0.4% ~ 1.8%，犬左心室前负荷从 6 ~ 12ml 增加至 35 ~ 43ml，动作电位时程平均缩短 2.1%，这些轻微的电学改变

Note

阅读提示：并非心肌细胞内的 Ca^{2+} 越多越好。心肌细胞内的 Ca^{2+} 浓度在 1~10 μmmol/L 对 RyR 受体有激动作用，而 > 10 μmmol/L 将抑制 RyR 受体，产生负反馈调节[41]。

通常不会引起心电事件[55, 56]。

然而，在病理生理条件下，机电反馈能够诱发心律失常：一方面是主动效应，心脏前负荷或后负荷异常增加后，对正常心肌（至少疾病早期正常）电生理特性的改变，如长期二尖瓣狭窄引起左心房扩大，左心房电学属性改变，有利于房性心律失常的发生；另一方面是被动效应，心肌对机电反馈的敏感性增加，常见于急性心肌缺血、心肌梗死和室壁瘤等情况（图9-36）[53]。

心肌动作电位的不同时期产生的机电反馈强弱不同，心室肌细胞的复极 3 相中期对拉伸不敏感，此时正是收缩压达到峰值的时刻，细胞对拉伸的电生理"免疫"可以防止对峰室壁应力的破坏[57]。换言之，机械拉伸对心肌细胞动作电位的主要效应体现在 1 相（振幅下降）、2 相早期（振幅下降）、2 相晚期和 3 相早期（加速复极）、3 相晚期和静止期（延长复极）[53]。

无论在细胞层面还是在整体心脏尺度，电 - 机械耦联和机电反馈都能得到体现。机电反馈的核心生化物质也是 Ca^{2+}，心肌细胞受到拉伸会促进肌质网释放 Ca^{2+}，局部 Ca^{2+} 浓度增加并缓慢向四周扩

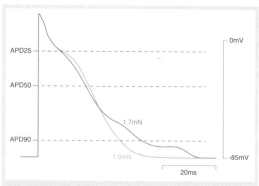

图 9-36　机电反馈

鼠右心房心肌细胞在给予负载拉伸情况下的动作电位曲线，mN（毫牛）是力的单位。在较大的拉力作用下，右心房心肌细胞在复极至 90% 单相动作电位时程时，膜电位去极化，但未达到阈电位，未能产生新的可扩布的动作电位

散，形成缓慢 Ca^{2+} 波，沿途诱使肌质网释放更多的 Ca^{2+}，心肌细胞膜不断去极化，产生早期后除极，一旦去极化抵达阈电位，就会产生可扩布的动作电位，自发性出现心律失常[58]。

机电反馈通过机械敏感性离子通道把机械拉伸转变为电学改变，这一系列离子通道涉及 Ca^2、K^+、Na^+、Cl^- 通道和非特异性阳离子通道[59]。这些通道蛋白能够直接接收拉伸力，一些离子通道可能兼具电压敏感性和机械敏感性[59]。

在临床上，拳头捶击心前区能使一部分心律失常患者恢复正常心律是机电反馈的应用实例。先天性长 QT 间期综合征患者的期前收缩，在代偿间期之后好发 T 波改变（图 9-37）[60-62]。最后，再

Valsalva 动作是先深吸气后，然后紧闭口腔和鼻腔，用力行呼气动作，导致胸腔内压力升高，兴奋迷走神经，通过调节心率、心脏前负荷和血压而用于临床诊断和治疗。

Note

次指出的是，机电反馈在心肌负荷的整体或区域病理生理增加中发挥重要作用，但迄今为止没有证据表明它在生理条件下具有临床意义。

ST 段的时限

在单导联心电图上，ST 段的时限是从 ST 段起点至 T 波起点之间的时间。当 QRS 波终点和 ST 段起点的交界部清晰明确时，ST 段起点即 J 点，这种情况下，QRS 波终点、J 点和 ST 段起点的含义是相同的；当 QRS 波终点和 ST 段起点的交界部表现为 QRS 波终末部切迹、QRS 波终末部模糊和 J 波时，应把切迹、模糊和 J 波的终点作为 ST 段起点，这是因为在电生理学上，心电图的 ST 段对应于心室肌细胞动作电位的 2 相平台期[39]。

尽管尚无共识性建议或指南定义 ST 段时限，根据已有的其他心电图时限或间期定义，在多导联或同步 12 导联心电图上，ST 段时限是最晚 QRS 波终点至最早 T 波起点的时间。实际上，无论是单导联、多导联或同步 12 导联心电图，很多情况下难以明确 T 波起点。尽管一些心电图教科书把 ST 段终末部的任何斜率改变处

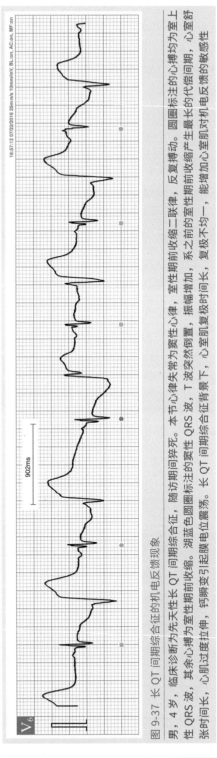

图 9-37 长 QT 间期综合征的机电反馈现象

男，4 岁，临床诊断为先天性长 QT 间期综合征，随访期间猝死。本节心律失常为窦性心律，室性期前收缩二联律，反复搏动。圆圈标注的心搏均为室上性 QRS 波，其余心搏为室性期前收缩，T 波突然倒置，系之前的室性期前收缩产生的代偿间期，心室舒张时间长，心肌过度拉伸，钙瞬变引起膜电位震荡。长 QT 间期综合征背景下，心室肌复极时间长，心室复极的敏感性增加对机电反馈的敏感性

 Note 在临床实践中，只有很少的一些情况需要精细判读 ST 段的起点和终点，如心电图诊断低钙血症引起的 ST 段延长，绝大多数情况下，心电图的心室复极时间的测量主要是测量 QT 间期。

作为 T 波起点，但考虑到 2 相心室复极梯度对 ST 段偏移的影响，轻微的斜率改变仍可能属于 ST 段组分，即使同步测量也只能得到近似结果（图 9-38）。

4

T 波

对于单个心肌细胞的电学记录而言，T 波是心室肌动作电位 3 相形成的心电波，但对于整体心室复极而言，T 波是不同区域的心室肌 3 相复极梯度的体表心电图波形，左心室与右心室、心尖部与心底部、心内膜与心外膜等任何一部分复极梯度的改变，都会引起不同程度的心电图改变。在 12 导联心电图中，各个导联的 T 波是上述三个复极梯度的综合的结果。

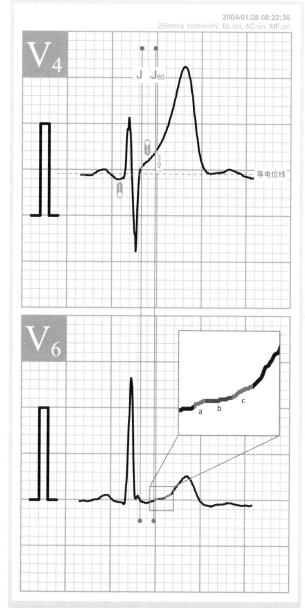

图 9-38 判读 ST 段终点

判读 ST 段终点也即判读 T 波起点。同步记录 V_4 和 V_6 导联心电图。V_4 导联的 J 点和 J_{60} 点均高于等电位线，但 J_{60} 点振幅更高，判读为上斜型抬高，J_{60} 点抬高振幅 2.42mm。V_4 导联的 ST 段终末部和 T 波起始部光滑融合，很难判读斜率改变处。V_6 导联同步测量 V_4 导联的 J 点，正好位于 QRS 波终末部切迹终点，该导联上，ST 段终点和 T 波起点的交界处存在多个斜率变化，给 ST 段终点的判读带来困难

阅读提示：仔细分析图 9-38 的 PR 段，可见 PR 段较等电位线略微压低，J_{60} 点处 ST 段抬高，说明该例受检者的 2 相心室复极梯度对 ST 段的抬高效应超过 Ta 波对 ST 段的压低效应；

Note

T 波的极性

跨壁心室电活动时，兴奋从心内膜向心外膜推进，心内膜是电穴，心外膜是电源，体表探查电极面向电源记录到正向除极波；心室复极从心外膜向心内膜推进，先复极完毕的心外膜再次变成电源，尚未复极的心内膜为电穴，体表探查电极仍面向电源，记录到正向复极波，故生理情况下，多数导联的 T 波极性与 QRS 波主波极性一致（图 9-39）。

12 导联心电图中，例外的是 $V_1 \sim V_3$ QRS 主波极性通常负向，T 波既可以正向，也可以负向，取决于个体化的心室复极梯度（图 9-39）。正常情况下，当 $V_1 \sim V_3$ 导联的 QRS 主波负向时，$V_1 \sim V_3$ 导联的 T 波可以均负向，一旦 T 波正向，其后导联的 T 波也应该正向，若出现负向，则是一种异常情况（图 9-40）。

在心室复极梯度中，对 T 波影响程度最大的是心尖-心底梯度，心尖部平均复极时间为 180ms，心底部为 237ms，复极梯度为 65ms；其次为跨壁复极梯度，心外膜平均复极时间为 198ms，心内膜为 202ms，复极梯度为 29ms；影响最小的是心室间

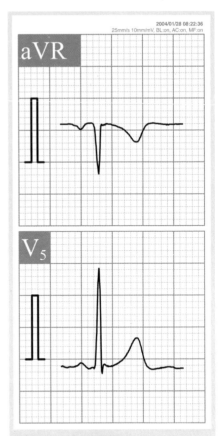

图 9-39 正常 T 波的极性

正常情况下，aVR 导联的 QRS 主波极性多数为负向，T 波极性与 QRS 波主波极性一致为负向，本例 aVR 导联 T 波负向，QRS 主波和 T 波极性一致；同步 V_5 导联心电图，QRS 主波极性正向；T 波正向，QRS 主波和 T 波极性一致

复极梯度，左心室平均复极时间为 195ms，右心室为 207ms，复极梯度为 9ms[63]。当心室复极时间满足心外膜短于心内膜、左心室短于右心室、心尖部短于心底部时，心电图就会记录到正常极性的 T 波。

多种心室复极梯度理论可以

Note

阅读提示：参考文献引用的平均复极梯度值并非由心外膜平均复极时间直接减去心内膜平均复极时间所得，而是研究结果的统计计算值，心尖部与心底部和心室间平均复极梯度的计算与此相同。

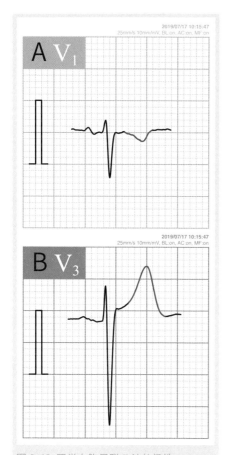

图 9-40 正常右胸导联 T 波的极性

2 例均取自健康人的正常心电图。A.V₁ 导联 QRS 主波负向，T 波负向；B.V₃ 导联 QRS 主波负向，T 波正向

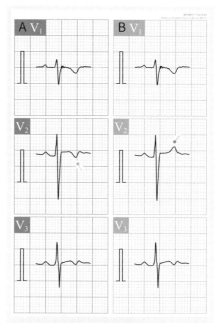

图 9-41 右胸导联 T 波的极性

A.1 例 35 岁健康男性的 V₁ ～ V₃ 导联，QRS 主波均负向，T 波极性负向，为正常 T 波倒置；B. 假设其 V₂ 导联 T 波正向，正常情况下，V₃ 导联 T 波应正向，若 V₃ 导联 T 波负向则是一种异常情况

解释为何在健康人群中，一些个体的右胸导联记录到正向 T 波，另一些记录到负向 T 波。多数个体的右心室复极时间长于左心室，左心室先复极完毕，形成电源，面向电源的左胸导联记录到正向 T 波，而右心室后复极完毕，形成电穴，面向电穴的右胸导联记录到负向 T 波，而一些个体的右心室局部心肌提前复极完毕，形成电源，此时面向电源的右胸导联将记录到正向 T 波，由于心室间的复极梯度影响力最小，尚不足以对抗心尖 - 心底部复极梯度和跨壁复极梯度，左胸导联仍可以记录到直立 T 波（图 9-41）。

同理，无论生理性或病理性原因，当 1 种或 2 种心室复极梯度改变时，只要改变的强度尚不足以逆转剩余心室复极梯度的强度，T

21 世纪有关心室复极梯度概念，相比于 20 世纪中叶建立的心室复极梯度概念，不仅内容得到了极大补充，提供了分子层面的证据，一些结论还颠覆了旧有认知。

 Note

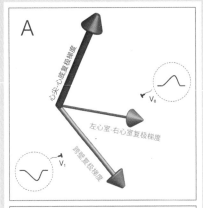

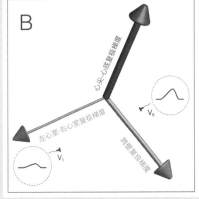

图 9-42 心室复极的相互影响

A. 多数健康个体的心尖-心底部、左心室-右心室和跨壁复极梯度朝向左胸，左胸导联的电极面向电源，记录到正向 T 波，右胸导联的电极面向电穴，记录到负向 T 波；B. 少数个体的左心室-右心室复极梯度逆转，右胸导联也可以面向局部心肌提前复极形成的电源，记录到正向 T 波，同时整体心室复极梯度仍面向左心室，左胸导联仍记录到正向 T 波。需要指出的是，在三种心室复极梯度中，由于左心室-右心室复极梯度的影响力最小，左心室-右心室复极梯度逆转时，右胸导联记录的正向 T 波振幅势必小于左胸导联记录的正向 T 波，这是 V_1 导联和 V_5、V_6 导联均正向时，$T_{V1} < T_{V5}$ 或 T_{V6} 的心电图机制

波极性将不会发生逆转，一旦改变的强度超过剩余心室复极梯度的

强度，T 波极性逆转；当 3 种心室复极梯度均改变时，毋庸置疑，将会出现 T 波极性的逆转。尽管利用心室复极梯度可以解释 T 波极性改变，临床上迄今尚无法根据心电图判读究竟是何种心室梯度改变影响 T 波极性（图 9-42）。

在经典心电图学教科书中，讨论的心室复极梯度主要是跨壁复极梯度，现已明确 T 波不是由一种心室复极梯度产生的，而是多种心室复极梯度之间相互作用的结果[64]。尽管心尖-心底复极梯度对正常 T 波形成的影响最大，基于人类心电图数据的心室复极梯度计算机模型研究证实，三种复极梯度的联合效应与真实 T 波的匹配性最佳。

在跨壁心肌模型中，复极从心外膜向心内膜推进只是一个一般性结论，个体化复极差异很大，并没有统一的复极模式，需要指出的是，现有研究发现最晚心室激动部位并非最早复极部位，心室复极可以从多个部位同时开始[64]。需要指出的是，心室肌细胞的动作电位虽然和心电图的 T 波在时间上匹配，但两者的时间并非等同，这是因为细胞复极要早于局部心室复极，前者时间短于后者[65]。

Note 一些生理指标的改变也会影响心室复极梯度，例如自主神经张力改变、电解质浓度的波动、运动等，这会导致生理性 T 波改变，有时容易和病理性 T 波改变混淆。

T 波的对称性

众多的外向电流参与心室 3 相复极，但不同时刻不同离子通道的贡献不同。心室肌动作电位 3 相的离子动力学不同，早期缓慢，由延迟整流钾电流的慢组分参与（I_{Ks}），晚期加速，由延迟整理钾电流的快组分参与（I_{Kr}），终末部由进行性增加的背景钾电流（I_{K1}）参与，决定动作电位终末部形态，因此，这 3 种钾电流达到峰值的先后时间分别是 I_{Ks}、I_{Kr} 和 I_{K1}[66]。

在心室楔形跨壁模型中，心内膜和心外膜的动作电位 3 相复极梯度形成 T 波，心外膜先结束复极，形成 T 波顶峰，M 细胞最后结束复极，形成 T 波终点，3 相复极早期和晚期动力学的不同，决定了 T 波的前支和后支形态不同，即正常情况下，T 波的前支形成缓慢（斜率小），后支形成快速（斜率大）（图 9-43）。

生理情况下，自主神经张力可以影响 3 相复极的离子动力学，如交感神经兴奋时，I_{Ks} 电流密度增加，心率增快，动作电位时程缩短，T 波前支可以加速形成，T 波前支和后支的斜率靠近；迷走神经兴奋时，I_{Kr} 电流密度减小，心率减慢，动作电位时程延长，T 波

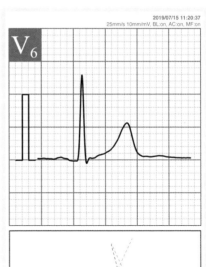

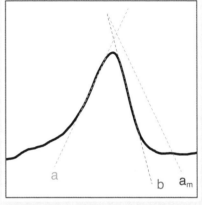

图 9-43　观察 T 波前支和后支的斜率

上图为 1 例 24 岁年轻女性的 V_6 导联；下图为 T 波放大 300%，沿 T 波前支斜率最陡峭处做切线 a，沿 T 波后支斜率最陡峭处做切线 b，垂直镜像翻转 a 为 a_m，让 b 和 a_m 保持相同走行方向，然后重合 b 和 a_m 的起点，可见 b 的斜率明显大于 a_m，提示 T 波前支形成缓慢，后支形成快速

后支延缓形成[67-69]。当 T 波前支形成斜率增大或后支形成斜率减小时，T 波前支和后支的斜率差异减少，T 波前支和后支在形态上可出现镜像图形（图 9-44）。

生理性 T 波前支和后支对称

Note

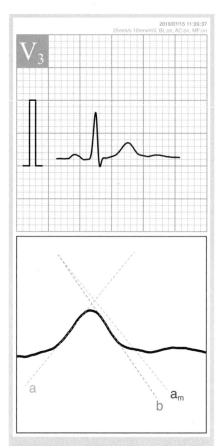

图 9-44 观察 T 波前支和后支的斜率

上图为 1 例 23 岁年轻女性的 V₃ 导联；下图为 T 波放大 300%，沿 T 波前支斜率最陡峭处做切线 a，沿 T 波后支斜率最陡峭处做切线 b，垂直镜像翻转 a 为 a_m，让 b 和 a_m 保持相同走行方向，然后重合 b 和 a_m 的起点，可见 b 的斜率仍大于 a_m，提示 T 波后支形成仍快于前支，但 b 和 a_m 的斜率差异不及图 9-43，此例受检者的 T 波前支和后支形态较为对称

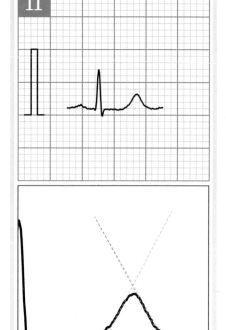

图 9-45 观察 T 波前支和后支的斜率

上图为 1 例 62 岁老年女性的 II 导联，临床诊断为慢性肾功能不全，高钾血症；下图为 T 波放大 300%，沿 T 波前支斜率最陡峭处做切线 a，沿 T 波后支斜率最陡峭处做切线 b，垂直镜像翻转 a 为 a_m，让 b 和 a_m 保持相同走行方向，然后重合 b 和 a_m 的起点，可见 b 的斜率略微大于 a_m，本例 T 波前支和后支的斜率接近一致，心电图 T 波前支和后支的对称性明显增加

性增加，临床上多数通过目测法判读，只是一种定性分析，如果严格基于斜率定量分析，多数后支斜率仍大于前支斜率。病理性 T 波前支和后支对称增加，采用斜率分析法时，T 波前支和后支的斜率可以完全重叠或接近完全重叠（图 9-45）。

在临床上，多数采用目测法或斜率法判读 T 波前支和后支对

Note 临床实践和理论研究中采用的心电图分析方法不同，临床分析方法的缺陷是粗略、定性或半定量，优点是快捷、方便，理论研究方法缺点是参数多，需要计算，优点是准确度高，科学性强。

称性的增加，而在心电图复极波的量化分析中，通常采用面积法评估 T 波对称性，即 T 波前半部（T_1）与后半部（T_2）面积比，该指标称为 T 波面积对称性比值（图 9-46）[69]。正常情况下，女性 T_1/T_2 面积比值应 > 1.6，男性应 > 1.5，这是 T 波不对称性的标志，否则为 T 波不对称性减弱[69]。

5

U 波

　　早在 1903 年，心电图机的发明者 Einthoven 就命名了心电图中的 U 波[70]。U 波是 T 波之后的低振幅圆钝波，其出现与心率有关，心率减慢时显著，心率增快时消失，因此，正常心电图上不总能记录到 U 波，也并非正常心电图各导联必须

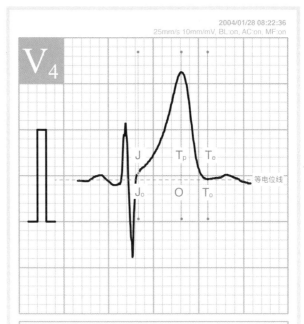

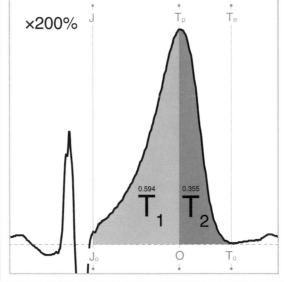

图 9-46　面积法

从 J 点、T 波顶点和 T 波终点向等电位线做垂线，分别相交于 J_0 点、O 点和 T_0 点。J_0 点与 O 点之间的心电图曲线下面积（下图橙黄色区域）为 T 波抵达波峰前半部面积（T_1），O 点与 T_0 点之间的心电图曲线下面积（下图湖蓝色区域）为 T 波后半部面积（T_2），本例面积比值为 0.594/0.355=1.67，T 波前半部和后半部是不对称的或不对称性正常

阅读提示：采用面积法评估 T 波对称性时，注意计算 T 波前半部的面积，起点从 J 点开始，当 ST 段有轻微抬高时，T 波前半部面积包括了一部分 ST 段下面积。

 Note

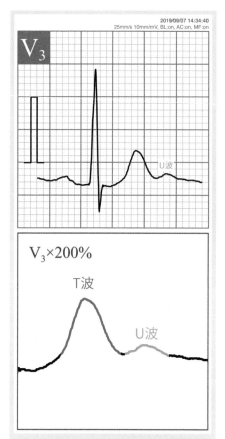

图 9-47 U 波

上图取自一位 40 岁女性的 V_3 导联，无器质性心血管疾病，临床诊断为肾结石，T 波后跟随振幅低矮的 U 波。下图为放大 200% 的局部心电图，可见 U 波振幅低于 T 波

出现的心电波（图 9-47）。

█ U 波的发生机制

U 波虽然位于 T 波之后，但从临床资料看，U 波和 T 波的发生机制是分离的，典型的例子来自 ST 段抬高型心肌梗死（图 9-48）。

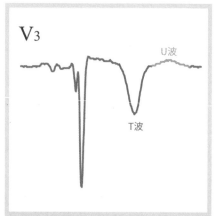

图 9-48 U 波

男，68 岁，临床诊断为急性前间壁心肌梗死。病程进入再灌注时期，T 波倒置，而 U 波仍保持直立，间接说明 T 波和 U 波的发生机制不同

心电图 U 波的发生机制尚未阐明，历史上主要有两种理论假说，即心室肌细胞的负后电位和浦肯野纤维的复极[71]。

U 波形成的争议焦点是：究竟是单纯的电学原因产生的心电波，还是力学和电学综合影响形成的心电波。认为 U 波属于机电反馈波的理由如下：U 波发生于心室舒张期，增加舒张期血容量，U 波振幅增大；室壁应力异常能够直接引起 U 波倒置。异常的室壁应力能够激活对机械拉伸敏感的离子通道，改变离子电流强度，影响动作电位终末部形态，最终导致后电位发生[72, 73]。室壁应力能够使膜电位反转 $-18 \sim -15\text{mV}$ [58]。

Note 在 20 世纪中叶有关 U 波的研究中，已经发现单纯的电学改变或单纯的力学改变都可以引起心电图的 U 波改变，但当时尚未把电学和力学联合起来考虑，机电反馈的提出解决了这个难题。

计算机模拟动作电位研究发现，心电图 U 波与动作电位后除极有关，后除极膜电位越高（负值减小），U 波振幅越大；后除极与动作电位曲线本体距离越大，T 波和 U 波交界部开始出现负向组分，直至 U 波倒置（图 9-49）[74]。该模型不仅进一步阐释了 U 波形成的后电位理论，还首次解释了 U 波形态学改变的机制。

在心动周期中，U 波发生时间相当于等容舒张期和快速充盈期，U 波结束在第二心音之后。

正常 U 波的形态

在人群中，至少 50% 个体的心电图可以记录到 U 波[75]。心电图 U 波发生率与心率有关，心率 < 65 次 / 分时，发生率为 90%，65 ~ 80 次 / 分时为 66.7%，80 ~ 95 次 / 分时仅为 25%，心率 >95 次 / 分时，心电图很难识别 U 波，这是因为心率增快时，窦性 P 波会靠近 U 波，两者波形重叠（图 9-50）[72]。此外，众多临床情况会影响心电图的识别，例如心房扑动、心房颤动、心电图基线漂移、交流电或机电干扰等。

正常情况下，T 波和 U 波的交界部可以位于等电位线上、低于等电位线或高于等电位线。有时，U 波紧随 T 波发生，两者之间并无等电位线过渡。

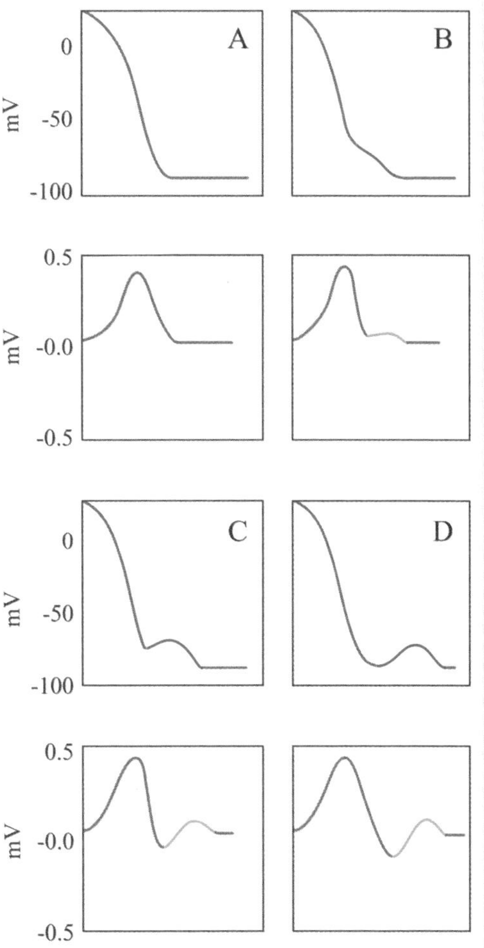

图 9-49　动作电位后电位与心电图 U 波形态

动作电位后电位用蓝色曲线标注，心电图 U 波用橙黄色曲线标注。A. 动作电位无后电位，心电图无 U 波发生；B. 动作电位复极终末期出现后电位，后电位和动作电位曲线本体缓慢交接，心电图出现相应 U 波；C. 后电位增大，紧靠动作电位曲线本体，后电位和动作电位曲线本体交界部形成切迹，心电图 U 波振幅增大，T 波和 U 波出现负向交界部；D. 后电位增大，远离动作电位曲线本体，心电图 U 波呈负正双相

通常，多数个体的 T 波的前

Note

正常情况下，部分个体的心电图记录不到 U 波，因此，U 波是否存在并非正常心电图的判读指标，换言之，正常人的心电图既可以记录到 U 波，也可能记录不到 U 波。

支斜率平缓，后支斜率陡峭，而U波的前支斜率陡峭，后支斜率平缓[76]。需要指出的是，无论T波或U波，前支和后支的斜率形态学并不是判读为正常心电图的必备要素，一些健康个体的前支和后支斜率并无明显区别（临床多数情况下为肉眼判读，量化分析仍可以发现不同），或斜率变化相反，即T波前支陡峭、后支平缓，U波前支平缓、后支陡峭。

正常情况下，U波和T波的向量方向相同，故同导联U波极性和T波极性一致。

参考文献

[1] Pashakhanloo F, Herzka DA, Ashikaga H, et al. Myofiber Architecture of the Human Atria as Revealed by Submillimeter Diffusion Tensor Imaging. Circ Arrhythm Electrophysiol,2016,9(4):e004133.

[2] Whitaker J, Rajani R, Chubb H, et al. The role of myocardial wall thickness in atrial arrhythmogenesis. Europace,2016,18(12):1758-1772.

[3] Wang K, Ho SY, Gibson DG, et al. Architecture of atrial musculature in humans. Br Heart J,1995,73(6):559-565.

[4] Irisawa H, Ninomiya I. Repolarization phase at various sites of the right atrium. Circ Res,1966,19(1):96-103.

[5] Li Z, Hertervig E, Kongstad O, et al. Global repolarization sequence of the right atrium: monphasic action potential mapping in health pigs. Pacing Clin Electrophysiol,2003 ,26(9):1803-1808.

[6] Sprague HB, White PD. Clinical observations of the T wave of the auricle appearing in the human electrocardiogram. J Clin Invest,925,1(4):389-402.

[7] Hering HE.Ueber die Finalsehwankung (Ta-Zacke) des Vorhofelektrogramms.Pflüger's Arch,1912,144(1):1-6 .

[8] Barnes AR, Pardee HEB, White PD, et al.The

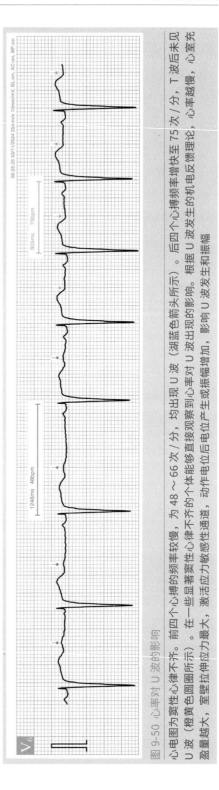

图 9-50 心率对 U 波的影响

心电图为窦性心律不齐。前四个心搏的频率较慢，为 48～66 次 / 分，均出现 U 波（湖蓝色箭头所示）。后四个心搏频率增快至 75 次 / 分，T 波后未见 U 波（橙黄色圆圈所示）。在一些显著窦性心律不齐的个体能够直接观察到心率对 U 波出现的影响。根据 U 波发生的机电反馈理论，心率越慢，心室充盈越多，室壁拉伸应力越大，激活应力敏感性通道，动作电位后电位产生或振幅增加，影响 U 波发生和振幅

standardization of electrocardiographic nomenclature: report of committee of the american heart associations. JAMA,1943,121(17):1347–1349.

[9] Bode F, Kilborn M, Karasik P, et al. The repolarization-excitability relationship in the human right atrium is unaffected by cycle length, recording site and prior arrhythmias. J Am Coll Cardiol,2001,37(3):920-925.

[10] Debbas NM, Jackson SH, de Jonghe D, et al. Human atrial repolarization: effects of sinus rate, pacing and drugs on the surface electrocardiogram. J Am Coll Cardiol,1999,33(2):358-365.

[11] Slavich G, Tuniz D, Fregolent R, et al.Pseudoischemic ST-segment due to atrial repolarization during exercise test. Review of the literature, diagnostic criteria and personal experience. G Ital Cardiol (Rome),2006,7(10):670-674.

[12] Langley P, Murray A. Analysis of the atrial repolarisation phase of the electrocardiogram in health and in atrial fibrillation.2007Computers in Cardiology, Durham, NC, USA, 2007:785-788.

[13] Sivaraman J, Uma G, Venkatesan S, et al. A novel approach to determine atrial repolarization in electrocardiograms, J Electrocardiol,2013,46: e1 (Abstr).

[14] Sivaraman J., Uma G., Venkatesan S.,et al. Normal limits of ECG measurements related to atrial activity using a modified limb lead system. Anatol J Cardiol. 2015;15(1):2–6.

[15] Bhardwaj A,Neelapu BC, Pal K, et al.Exaggerated amplitude and peak location of Ta wave in tachycardia as an indicator for atrial disorders. Computing in Cardiology ,2022,49(10):1-4.

[16] Junttila MJ, Sager SJ, Tikkanen JT, et al. Clinical significance of variants of J-points and J-waves: early repolarization patterns and risk. Eur Heart J,2012,33(21):2639-2643.

[17] Recomendations for standardization of electrocardiographic and vectorcardiographic leads. Circulation,1954,10(4):564-573.

[18] Brownfield J, Herbert M. EKG Criteria for Fibrinolysis: What's Up with the J Point? West J Emerg Med,2008 ,9(1):40-42.

[19] Lepeschkin E, Surawicz B. The measurement of the duration of the QRS interval. Am Heart J,1952,44(1):80-88.

[20] Patton KK, Ellinor PT, Ezekowitz M, et al. Electrocardiographic Early Repolarization: A Scientific Statement From the American Heart Association. Circulation,2016,133(15):1520-1529.

[21] Antzelevitch C, Yan GX, Ackerman MJ, et al. J-Wave syndromes expert consensus conference report: Emerging concepts and gaps in knowledge. Heart Rhythm,2016,13(10):e295-324.

[22] Pieroni M, Bellocci F, Crea F. Sudden cardiac arrest associated with early repolarization. N Engl J Med,2008,359(7):761-762; author reply 762.

[23] Antzelevitch C. Genetic, molecular and cellular mechanisms underlying the J wave syndromes. Circ J,2012,76(5):1054-1065.

[24] Sethi KK, Sethi K, Chutani SK. J Wave Syndrome: Clinical Diagnosis, Risk Stratification and Treatment. J Atr Fibrillation,2014,7(4):36-40.

[25] Gussak I, Bjerregaard P, Egan TM, et al. ECG phenomenon called the J wave. History, pathophysiology, and clinical significance. J Electrocardiol,1995,28(1):49-58.

[26] Macfarlane PW, Antzelevitch C, Haissaguerre M, et al. The Early Repolarization Pattern: A Consensus Paper. J Am Coll Cardiol,2015,66(4):470-477.

[27] https://en.wikipedia.org/wiki/Slope.

[28] Pueyo E, Sornmo L, Laguna P. QRS slopes for detection and characterization of myocardial ischemia. IEEE Trans Biomed Eng,2008,55(2 Pt 1):468-477.

[29] Holland RP, Brooks H. The QRS complex during myocardial ischemia. An experimental analysis in the porcine heart. J Clin Invest,1976,57(3):541-550.

[30] Vereckei A, Duray G, Szénási G, et al. New algorithm using only lead aVR for differential diagnosis of wide QRS complex tachycardia. Heart Rhythm,2008 ,5(1):89-98.

[31] van der Ree MH, Vendrik J, Verstraelen TE, et al. The β-angle can help guide clinical decisions in the diagnostic work-up of patients suspected of Brugada syndrome: a validation study of the β-angle in determining the outcome of a sodium channel provocation test. Europace,2021, 23(12):2020-2028.

[32] Sugrue A, Kremen V, Qiang B, et al. Electrocardiographic Predictors of Torsadogenic Risk During Dofetilide or Sotalol Initiation: Utility of a Novel T Wave Analysis Program. Cardiovasc Drugs Ther,2015,29(5):433-441.

[33] Hänninen H, Takala P, Mäkijärvi M, et al. ST-segment level and slope in exercise-induced myocardial ischemia evaluated with body surface potential mapping. Am J Cardiol,2001, 88(10):1152-1156.

[34] Tomashewski MI. Changement electrocardiographiques observes chez un homme mort de froid. Arch Mal Coeur Vaiss,1938,31:525-528.

[35] Osboern JJ. Experimental hypothermia; respiratory and blood pH changes in relation to cardiac function. Am J Physiol,1953,175(3):389-398.

[36] Yan GX, Antzelevitch C. Cellular basis for the electrocardiographic J wave. Circulation,1996, 93(2):372-379.

[37] Lanza GA, Bisignani A, Melita V, et al. Prognostic Assessment of Early Repolarization/J Wave Electrocardiographic Pattern in Patients With Stable Ischemic Heart Disease. Am J Cardiol,20

22,S0002-9149(22)01065-7.

[38] Yan GX, Lankipalli RS, Burke JF, et al. Ventricular repolarization components on the electrocardiogram: cellular basis and clinical significance. J Am Coll Cardiol,2003,42(3):401-409.

[39] Rautaharju PM, Surawicz B, Gettes LS, et al. AHA/ACCF/HRS recommendations for the standardization and interpretation of the electrocardiogram: part IV: the ST segment, T and U waves, and the QT interval: a scientific statement from the American Heart Association Electrocardiography and Arrhythmias Committee, Council on Clinical Cardiology; the American College of Cardiology Foundation; and the Heart Rhythm Society: endorsed by the International Society for Computerized Electrocardiology. Circulation,2009,119(10):e241-250.

[40] Kashou AH, Basit H, Malik A. ST Segment. 2023 Aug 14. In: StatPearls [Internet]. Treasure Island (FL): StatPearls Publishing; 2024 Jan–. PMID: 29083566.

[41] Fearnley CJ, Roderick HL, Bootman MD. Calcium signaling in cardiac myocytes. Cold Spring Harb Perspect Biol,2011,3(11):a004242.

[42] Pfeiffer ER, Tangney JR, Omens JH, et al. Biomechanics of cardiac electromechanical coupling and mechanoelectric feedback. J Biomech Eng,2014 ,136(2):021007.

[43] Fabiato A. Calcium-induced release of calcium from the cardiac sarcoplasmic reticulum. Am J Physiol,1983,245(1):C1-14.

[44] Blatter LA, Kockskämper J, Sheehan KA, et al. Local calcium gradients during excitation-contraction coupling and alternans in atrial myocytes. J Physiol,2003,546(Pt 1):19-31.

[45] Bers DM, Guo T. Calcium signaling in cardiac ventricular myocytes. Ann N Y Acad Sci,2005,1047(1):86-98.

[46] Eisner DA, Caldwell JL, Kistamás K, et al. Calcium and Excitation-Contraction Coupling in the Heart. Circ Res,2017,121(2):181-195.

[47] Picht E, Zima AV, Shannon TR, et al. Dynamic calcium movement inside cardiac sarcoplasmic reticulum during release. Circ Res,2011,108(7):847-856.

[48] Bers DM. Cardiac excitation-contraction coupling. Nature, 2002, 415(6868):198-205.

[49] Fridericia LS. The duration of systole in an electrocardiogram in normal humans and in patients with heart disease. Ann Noninvasive Electrocardiol,2003 Oct;8(4):343-351.

[50] Lab MJ. Contraction-excitation feedback in myocardium. Physiological basis and clinical relevance. Circ Res,1982,50(6):757-766.

[51] Lab MJ. Mechanoelectric feedback (transduction) in heart: concepts and implications. Cardiovasc Res,1996,32(1):3-14.

[52] Gerach T, Loewe A. Differential effects of mechano-electric feedback mechanisms on whole-heart activation, repolarization, and tension. J Physiol,2024 ,doi: 10.1113/JP285022.

[53] Franz MR. Mechano-electrical feedback. Cardiovasc Res,2000,45(2):263-266.

[54] Jeyaraj D, Wilson LD, Zhong J, et al. Mechanoelectrical feedback as novel mechanism of cardiac electrical remodeling. Circulation, 2007,115(25):3145-3155.

[55] Nanthakumar K, Dorian P, Paquette M, et al. Effect of physiological mechanical perturbations on intact human myocardial repolarization. Cardiovasc Res,2000,45(2):303-309.

[56] Lerman BB, Engelstein ED, Burkhoff D. Mechanoelectrical feedback: role of beta-adrenergic receptor activation in mediating load-dependent shortening of ventricular action potential and refractoriness. Circulation,2001, 104(4):486-490.

[57] Zabel M, Koller BS, Sachs F, et al. Stretch-induced voltage changes in the isolated beating heart: importance of the timing of stretch and implications for stretch-activated ion channels. Cardiovasc Res,1996,32(1):120-130.

[58] Timmermann V, Edwards AG, Wall ST, et al. Arrhythmogenic Current Generation by Myofilament-Triggered Ca2+ Release and Sarcomere Heterogeneity. Biophys J,2019,117(12):2471-2485.

[59] Hao J, Padilla F, Dandonneau M, et al. Kv1.1 channels act as mechanical brake in the senses of touch and pain. Neuron,2013,77(5):899-914.

[60] Arking DE, Pulit SL, Crotti L, et al. Genetic association study of QT interval highlights role for calcium signaling pathways in myocardial repolarization. Nat Genet,2014,46(8):826-836.

[61] Odening KE, van der Linde HJ, Ackerman MJ, et al. Electromechanical reciprocity and arrhythmogenesis in long-QT syndrome and beyond. Eur Heart J,2022,43(32):3018-3028.

[62] TerBekke RM, Volders PG. Arrhythmogenic mechano-electric heterogeneity in the long-QT syndrome. Prog Biophys Mol Biol,2012,110(2-3):347-358.

[63] Kloosterman M, Boonstra MJ, van der Schaaf I, et al. Modeling ventricular repolarization gradients in normal cases using the equivalent dipole layer. J Electrocardiol,2024,82:27-33.

[64] Opthof T, Remme CA, Jorge E, et al. Cardiac activation-repolarization patterns and ion channel expression mapping in intact isolated normal human hearts. Heart Rhythm,2017,14(2):265-272.

[65] Meijborg VM, Conrath CE, Opthof T, et al. Electrocardiographic T wave and its relation with ventricular repolarization along major anatomical axes. Circ Arrhythm Electrophysiol, 2014,7(3):524-531.

[66] Matsuoka S, Sarai N, Kuratomi S, et al. Role of individual ionic current systems in ventricular cells hypothesized by a model study. Jpn J

Physiol,2003,53(2):105-123.

[67] Terrenoire C, Clancy CE, Cormier JW, et al. Autonomic control of cardiac action potentials: role of potassium channel kinetics in response to sympathetic stimulation. Circ Res,2005,96(5):e25-34.

[68] Koncz I, Verkerk AO, Nicastro M, et al. Acetylcholine Reduces IKr and Prolongs Action Potentials in Human Ventricular Cardiomyocytes. Biomedicines,2022,10(2):244.

[69] Merri M, Benhorin J, Alberti M, et al. Electrocardiographic quantitation of ventricular repolarization. Circulation,1989 ,80(5):1301-1308.

[70] Einthoven W. Die galvanometrische Registrierung des menschlichen Electrokardiogram. Pfluger's Arch. 1903;99:472-480.

[71] Watanabe Y. Purkinje repolarization as a possible cause of the U wave in the electrocardiogram. Circulation,1975,51(6): 1030-1037.

[72] Surawicz B. U wave: facts, hypotheses, misconceptions, and misnomers. J Cardiovasc Electrophysiol,1998,9(10):1117-1128.

[73] Choo MH, Gibson DG. U waves in ventricular hypertrophy: possible demonstration of mechano-electrical feedback. Br Heart J,1986,55(5):428-433.

[74] di Bernardo D, Murray A. Origin on the electrocardiogram of U-waves and abnormal U-wave inversion. Cardiovasc Res,2002,53(1):202-208.

[75] Einthoven W. The different forms of the human electrocardiogram and their signification. Lancet, 1912,179(4622):853 - 861.

[76] Pérez Riera AR, Ferreira C, Filho CF, et al. The enigmatic sixth wave of the electrocardiogram: the U wave. Cardiol J,2008,15(5):408-421.

颜玉玲
重庆医科大学附属第二医院

第10章 标准心电图术语

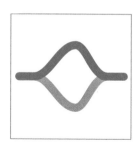

心电图标准化有利于在全球建立统一的心电图描述和诊断，迄今已经颁布了常规12导联心电图、心律失常、急性冠脉综合征、儿科心电图、动态心电图以及运动平板心电图等指南。尽管尚有许多内容需要进一步完善，现有指南已经为标准化分析、诊断和应用心电图提供了依据。

1938年，美国心脏学会与英国和爱尔兰心脏协会联合颁布了第一个有关心电图标准化的文件，内容包括胸导联的命名、放置部位、电极尺寸和记录标准（图10-1）[671, 672]。这份文献尽管在当时存在很大争议，但正式开启了心电图标准化应用的历程。

图 10-1 第一份心电图指南文献

第一份心电图指南于 1938 年发表在《美国心脏杂志》第 15 卷第 1 期，第 2 期继续发文进一步详细说明了有关胸导联的具体应用规范和原则。文献撰写者都是当时的心电图大师，例如 Wilson、Pardee 等

1943 年，美国心脏学会对胸导联标准化指南进行了更新，同时颁布了一些心电图术语标准化的建议，包括心电波的描述、命名和测量等，扩充了心电图标准化的内容[3, 4]。

20 世纪 50 年代至 90 年代，以美国心脏学会为代表的学术机构陆续颁布了随时代发展的心电图和心电向量图标准化建议，迄今最新的版本是 2009 年颁布的，特点之一是删除了心电向量图内容，因为 20 世纪末期世界心脏病学界已经一致认为心电向量图的诊断价值并不比常规心电图优越，特点之二是删除了心电图机的电器标准内容，仅保留了部分有利于临床医生理解心电图形成机制的心电图机的工作原理、采集、输出和存储等内容。

在心电图标准化接近百年的进程里，一些早期提出的术语已经过时被摒弃不用，但仍有一些核心术语被保留并沿用至今。遗憾的是，现代心电图学教科书很少提及这些最初建立的心电图核心术语，而这是初学者学习心电图不可或缺的内容，因此，本章将系统回顾心电图标准核心术语。

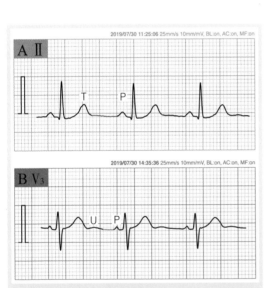

图 10-2 心动周期之间的等电位线

A. 当心电图导联 U 波不明显时，心动周期之间的等电位线是 TP 段（湖蓝色曲线），此时心房和心室细胞的膜电位保持在静息电位，心房和心室均无兴奋，处于电静止期；B. 当心电图导联 U 波明显时，心动周期之间的等电位线是 UP 段（橙黄色曲线），此时心房和心室细胞的膜电位保持在静息电位，心房和心室均无兴奋，处于电静止期

1

等电位线

心电图基线是心电图机记录的水平线，又称为等电位线[5]。等电位线代表心脏电静止期记录的心电图，通常在两个心动周期之间观察，即一个心动周期结束而下一个心动周期尚未开始的时段，对于窦性心律而言，代表心电图的 TP 段或 UP 段（图 10-2）。需要指出的是，这里所谓心

Note 胸导联问世以后，心脏病学界争议临床究竟应该选择 1 个胸导联，还是选择多个胸导联更适合？尽管用现代的眼光看这些争论滑稽可笑，但反映了科学认识所经历的曲折道路。

脏电静止期，并非心脏的电活动完全停止，而是指心肌细胞的膜电位保持在静息电位水平，心房和心室无兴奋扩布，而细胞维持基本生理功能的离子通道和交换体仍在继续工作。

在物理学上，等电位线应该是无任何信号输入时，心电图机记录的光滑水平线（图10-3）。然而，在临床实践中，心电图机描记的等电位线并非绝对光滑的水平线，而是略微起伏或带有轻微毛刺，这些起伏不应构成任何有意义的心电波或是任何有意义心电波的组分（图10-4）。

心电图机是探查心脏电活动在体表不同部位产生电势差的灵敏仪器，两个探查电极与心电图机相连，如果电势差相同，则流经两个探查电极之间的电流为零，描记线无偏转，心电图记录到等电位线；一旦两个探查电极的电势不同，流经的电流就会引起描记线发生偏转，记录到心电波。

心电图机是灵敏的电子仪器，除了记录心脏的电活动以外，还可以记录到其他电学信息，根据来源的不同，心电图机记录的电学信息分为以下三种：第一种称为信号，这是心脏电流源在体表

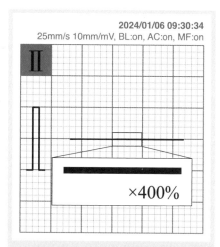

图 10-3 理想的等电位线

利用绘图软件绘制的理想的等电位线，表现为一条水平线，放大4倍后观察，描记线光滑无起伏

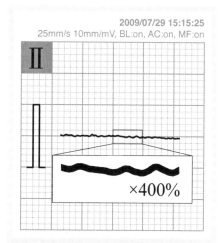

图 10-4 真实的心电图等电位线

真实的心电图等电位线带有轻微起伏或毛刺，但这些起伏或毛刺不参与具体心电波的构成。放大4倍后观察，描记线起伏

产生的电势差，产生真正的心电图波形；第二种称为噪音，身体除心脏以外的其他电流源产生的

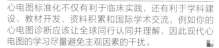

体表电势差，例如骨骼肌；第三种称为干扰，身体外部来源产生的体表电势差，例如交流电[6]。

心脏的电流源可以在人体体表产生 1 ~ 3mV 的电势差，当心电图机采用日常工作参数时，可以记录到跨度 10 ~ 30mm 的波形偏转，骨骼肌在收缩期间会产生与心脏相当的体表电势差，而体外的电源（主要是 60Hz）的电源线产生的体表电势差是心脏的 100 倍[6]。由于心电图信号和骨骼肌噪音在心电图机的采样频带上存在重叠，心电图机的工作原理是在尽量不影响心电图波形失真的情况下，减少骨骼肌噪音[7]。

在一份心电图中，在不同的心电图节段中均可以观察到等电位线，以窦性心律为例，PR 段、ST 段、TP 段和 UP 段都可以表现为等电位线，这些不同等电位线的噪音成分并不完全相同[8]。2009 年 AHA/ACC/HRS《心电图标准化和解析建议》推荐在 TP 段观察等电位线，因为 TP 段恒定表现为水平线（图 10-5）[9]。

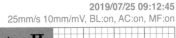
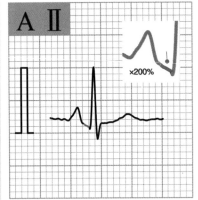
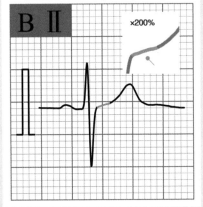

图 10-5 PR 段和 ST 段

当 PR 段和 ST 段处于水平线时，它们可以作为等电位线看待。A. 当 PR 段不位于水平线时，则不能作为等电位线，常见于 PR 段受心房复极波影响压低，图示湖蓝色曲线和箭头标注的 PR 段下斜形压低；B. 当 ST 段不位于水平线时，则不能作为等电位线，生理情况下常见于早期复极及受迷走神经张力影响，图中橙黄色曲线和箭头标注的 ST 段上斜形融入 T 波前支

2

极性

当两个探查电极之间的电势差足够大，以至于心电图机的输入信号能够引起描记线偏转，将记录到心电波。心电波相对等电位线的偏转方向称为心电波的极

Note 当 PR 段、ST 段和 TP 段都呈水平线且位于相同水平面时，此时三者不仅都可以看作等电位线，还可以作为振幅测量参考，因为选择任意一项作为测量参考线，测值都是相同的。

性，如 P 波极性、QRS 波极性、T 波极性等（图 10-6）。

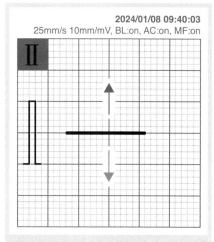

图 10-6 等电位线的偏转

当两个探查电极之间的电势差为零或极其微弱时，等电位线仍保持水平状（黑色箭头）；当两个探查电极之间的电势差显著时，等电位线会发生偏转，相对于水平位，偏转方向只有两种，即向上（湖蓝色箭头）或向下（橙黄色箭头）

一个心电波对应于一个心电事件（表 10-1）。在物理学上，垂直于波运动方向的振荡方向称为波的极性[10]。心电波描记在走行的心电图纸上，无论直写式心电图机、心电监护仪或移动心电记录设备，心电图纸的走行方向或心电波顺次出现方向通常是水平位的，心电波垂直于其走行方向的偏转，就是心电波的极性。

◼ 正向波

心电图机在没有电势差输入的情况下，心电图描记线位于水平位，即等电位线。相对于原始记录状态，一旦两个探查电极之间的电势差引起等电位线发生向上偏转时，心电图将记录到一个向上的波形，此时心电波具有正极性，心电波的极性描述为正向或称为正向波、直立波（图 10-7）。

在常规 12 导联心电图上，对于正常心电图，一些心电波的极性恒定正向，一旦极性发生改变，往往提示异常心电图，是进一步排查疾病的线索。

表 10-1	心脏电活动的直接心电图证据		
电激动部位	电激动开始		电激动恢复
窦房结	无直接信息		无直接信息
扩布至心房	无直接信息		无直接信息
心房	P 波		Ta 波
在房室结扩布	无直接信息		无直接信息
希浦系统	无直接信息		U 波
心室	QRS 波		T 波

学会正确描述心电波是阅读、测量和分析心电图的基础之一，也是掌握快速鉴别能力的基础，例如某种心律失常不会在 I 导联出现 P 波倒置，一旦发现 I 导联 P 波倒置，则可以快速排除之。◼

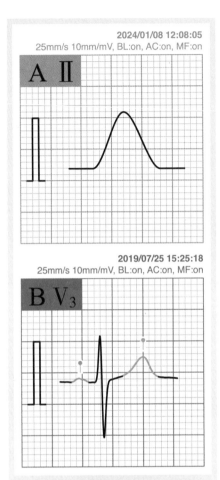

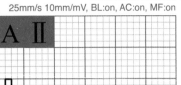

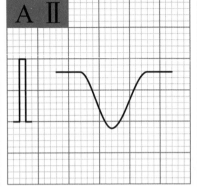

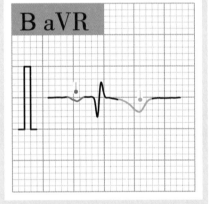

图 10-7 正向心电波
A. 心电图等电位线向上偏转，形成正向波；
B. 正常心电图，V_3 导联的窦性 P 波（橙黄色曲线）和 T 波（绿色曲线）极性正向，或称为直立 P 波、直立 T 波

图 10-8 负向心电波
A. 心电图等电位线向下偏转，形成负向波；
B. 正常心电图，aVR 导联的窦性 P 波（湖蓝色曲线）和 T 波（绿色曲线）极性负向，或称为倒置 P 波、倒置 T 波

■ 负向波

相对于等电位线状态，两个探查电极之间的电势差引起等电位线发生向下偏转时，心电图将记录到一个向下的波形，此时心电波具有负极性，心电波的极性描述为负向或称为负向波、倒置波（图 10-8）。

在常规 12 导联心电图上，对于正常心电图，一些心电波的极性恒定负向，一旦发生改变，往往提示异常心电图，是进一步排查疾病的线索，如 aVR 导联 QRS

Note

在一些导联上，正常心电波的极性可以多变，既可以出现正向波，也可以出现负向波，这是因为心肌兴奋产生的电势方向与导联轴的关系存在变动，例如受体位、呼吸运动等影响而变动。

波为 R 型是一种异常情况。

3

相

在物理学上，相位是一个波形相对于另一个波形的位置，对于心电图而言，是指心电波在平行于心电图纸走行方向上的变化特征[11]。

■ 定义一个正向心电波

正确识别一个心电波是后续心电波命名和精细分析的基础。1943 年，AHA 在《心电图标准化术语》的建议中详细描述了如何定义一个心电波[12]。

当心电图描记轨迹开始向上偏转时，偏转处称为心电波的起点（图 10-9B）。

心电图描记轨迹继续向上偏转，一直达到最大偏转，此时正向波的升支完全形成（图 10-9C）。

心电图描记轨迹偏转达到波峰后，开始下降，形成正向波的降支（图 10-9D）。

心电图描记轨迹继续下降，直到回到等电位线，正向波的降支完全形成（图 10-9E）。

因此，描述一个正向波可以

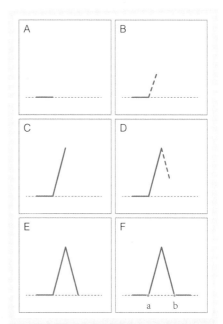

图 10-9　定义一个正向心电波

A. 天灰色虚线为心电图等电位线，湖蓝色实线为心电图描记轨迹；B. 心电图描记轨迹向上偏转，开始形成心电波的升支；C. 心电图描记轨迹偏转达到顶峰，正向波的升支完全形成；D. 心电波描记轨迹开始下降，形成正向波的降支；E. 心电图描记轨迹重新回到等电位线，降支完全形成；F. 心电波描记轨迹重新和等电位线相交，交点即为一个心电波的结束点。一个心电波包括一个起点（a）和一个终点（b）

采用"两点两支一峰"规则。两个点，即起点和终点，它们分别是心电图描记轨迹与等电位线的前交点和后交点；波形包括两个图形支，升支是起点至波顶点之间的心电图描记轨迹，又称为前支，降支是波顶点至终点之间的心电图描记轨迹，又称为后支；波形包含一个顶点，即波峰。

正向波的波峰或心电图描记轨迹最大偏转是由两个探查电极之间的电势差决定的，电势差越小，偏转越小，波峰越低矮；反之，电势差越大，偏转越大，波峰越高大。

Note

定义一个负向心电波

负向心电波是心电图描记线相对于等电位线的向下偏转[12]。当心电图描记轨迹开始向下偏转时，偏转处称为心电波的起点（图10-10B）。

心电图描记轨迹继续向下偏转，达到最大偏转时，负向波的降支完全形成（图10-10C）。

心电图描记轨迹偏转达到波谷后，开始上升，形成负向波的升支（图10-10D）。

心电图描记轨迹继续上升，直到回到等电位线，负向波的升支完全形成（图10-10E）。

因此，描述一个负向波也可以采用"两点两支一谷"规则：两个点，即起点和终点，它们分别是心电图描记轨迹与等电位线的前交点和后交点；波形包括两个图形支，降支是起点至波顶点之间的心电图描记轨迹，又称为前支，升支是波顶点至终点之间的心电图描记轨迹，又称为后支；波形包含一个顶点，即波谷。

在描述一个心电波的两部分片段时，无论正向波或负向波都可以采用前支和后支的术语，前支是起点至最大偏转之间的心电

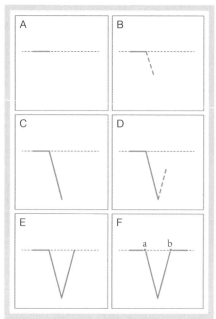

图 10-10 定义一个负向心电波

A. 天灰色虚线为心电图等电位线，橙黄色实线为心电图描记轨迹；B. 心电图描记轨迹向下偏转，开始形成心电波的降支；C. 心电图描记轨迹偏转达到谷底，负向波的降支完全形成；D. 心电波描记轨迹开始上升，形成负向波的升支；E. 心电图描记轨迹重新回到等电位线，升支完全形成；F. 心电波描记轨迹重新和等电位线相交，交点即为一个心电波的结束点。一个心电波包括一个起点（a）和一个终点（b）

图片段，后支是最大偏转至终点的心电图片段，这是根据最大偏转与起点和终点的关系命名的；而如果按照心电图描记线与等电位线变化的关系命名，正向波和负向波的两支命名术语正好相反，前者分别称为升支和降支，后者分别称为降支和升支（表10-2）。

Note 负向波的波峰或心电图描记轨迹最大偏转是由两个探查电极之间的电势差决定的，电势差越小，偏转越小，波峰越低矮；反之，电势差越大，偏转越大，波峰越高大。

表 10-2　描述正向心电波和负向心电波		
心电图特征	正向波	负向波
心电图描记轨迹开始偏转	起点	起点
最大偏转	波峰	波谷
开始偏转至最大偏转	前支 / 升支	前支 / 降支
最大偏转至结束偏转	后支 / 降支	后支 / 升支
心电图描记轨迹结束偏转	终点	终点

■ 单相心电波

当心电图的描记轨迹开始偏转并与等电位线只有两个交点（即起点和终点）时，形成的心电波称为单相波（图 10-11）。

单相波只有一个极性。

单相波可以只有一个组分，也可以有两个组分，当存在两个组分时，第 1 个组分和第 2 个组分之间存在中间交点，无论中间交点相对于等电位线的偏转程度如何，绝不应与等电位线相交，若相交则要重新分析波形（图 10-12）。换

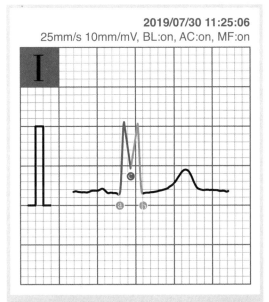

图 10-12　切迹型单相波

图示一个单相 QRS 波，有 2 个组分，分别用湖蓝色曲线和橙黄色曲线标注，与等电位线只有起点（a）和终点（b）两个交点，2 个组分形成的交点（c）不与等电位线相交，此外，2 个组分的顶点都位于等电位线上方，极性相同，这些波形特点用于和双相波进行区分

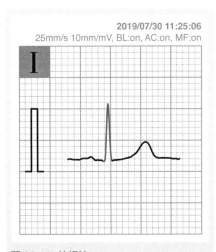

图 10-11　单相波

图示一个单相 QRS 波（湖蓝色曲线），一个正向波且只有 1 个组分。注意其 P 波和 T 波极性也是正向的

波峰和波谷都是心电图描记线相对于等电位线的最大偏转点，只不过前者用于正向波顶点的描述，后者用于负向波顶点的描述，它们都代表心电波最大振幅。■

Note

言之，由两个组分组成的单相波与等电位线只有两个交点。

两个组分的单相波具有两个顶点，即两个波峰，分别称为前峰和后峰，或者第1峰和第2峰，两个波峰的极性都是一致的。这

种两个组分的单相波称为切迹型单相波，第1峰的降支和第2峰的升支在中间交点交汇，也即切迹位置。在常规12导联心电图上，P波、QRS波、T波和U波都可以出现切迹型单相波（图10-13）[12]。

此外，单相波的组分还可以＞2个，波形更为复杂，核心判读是无论切迹如何变化，都不应与等电位线相交，一个波形与等电位线始终只有起点和终点两个交点（图10-14）。

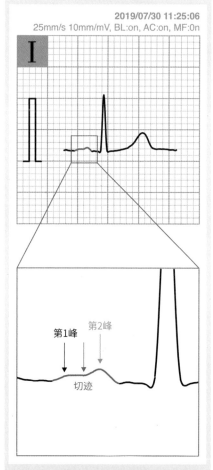

图 10-13 切迹 P 波

上图的 P 波属于切迹型单相波，下图心电波放大 400% 后可见 P 波有两个波峰，第2峰振幅＞第1峰，切迹位于两个波峰之间（湖蓝色箭头）

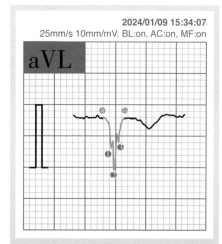

图 10-14 切迹 QRS 波

整个 QRS 波（橙黄色曲线）与等电位线只有两个交点（a 点和 b 点），最大偏转位于等电位线下方，为一个单相负向波。QRS波有 2 个切迹，把整个 QRS 波划分为 3 个组分，具有振幅高低不等的 3 个顶点（分别用数字 1、2 和 3 标注）。尽管该 QRS波有 3 个组分，3 个组分的极性均为负向，且 QRS 波与等电位线只有 2 个交点，进一步判读为多切迹单相负向波

Note　很多情况下，由于心电波的振幅很低，切迹型单相波容易误判为 1 个组分的单相波，此时增益心电波振幅至 20mm/mV 或 40mm/mV，观察图形细节，才能正确识别别波形特征。

■ 双相心电波

当心电图的描记轨迹与等电位线存在三个交点，产生两个极性相反的组分时，称为双相心电波（图 10-15）。

相对于等电位线，心电图描记轨迹只有两种偏转方向——正向和负向：当双相波的第 1 组分正向时，第 2 组分应该负向；而当双相波的第 1 组分负向时，第 2 组分应该正向，因此，双相波的极性描述只有两种模式，即正负双相波和负正双相波（图 10-16）。

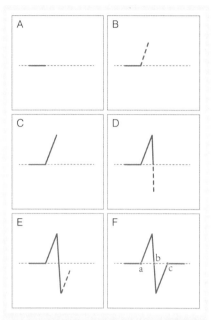

图 10-15 定义一个双相波

A. 天灰色虚线为心电图等电位线，湖蓝色实线为心电图描记轨迹；B. 心电图描记轨迹向上偏转，开始形成心电波的升支，初始偏转处是心电图描记轨迹与等电位线的第 1 个交点（图 F 的 a 点）；C. 心电图描记轨迹偏转达到顶峰，正向波的升支完全形成；D. 心电波描记轨迹开始下降，形成正向波的降支，该降支抵达并穿越等电位线，一方面与等电位线相交形成第 2 个交点（图 F 的 b 点），另一方面继续行进到等电位线下方；E. 心电图描记轨迹在等电位线下方的偏转达到波谷，负向波的降支完全形成，描记轨迹开始向上行进；F. 心电图描记轨迹再次抵达等电位线，并与等电位线相交形成第 3 个交点（c）。一个双相心电波包括 3 个交点（起点、中间交点和终点）和 2 个极性不同的组分

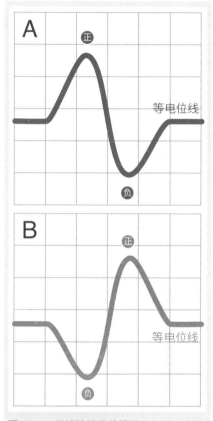

图 10-16 双相波极性的描述

A. 正负双相波，第 1 组分极性正向，第 2 组分极性负向；B. 负正双相波，第 1 组分极性负向，第 2 组分极性正向

无论 P 波、QRS 波、T 波或 U 波，都会产生双相波形，一些波形可以见于正常生理状态，另一些波形是疾病特征性心电图，如下壁导联正负双相 P 波提示完全性房间阻滞—Bachmann 束阻滞。

Note

无论生理性或病理性原因，P波、QRS波、T波和U波都可以出现双相波形，正确识别双相心电波是正确理解它们的临床意义的前提（图10-17）。例如，正常情况下，窦性P波可以在V_1导联出现正负双相P波，在Ⅱ导联出现正向单相P波，若Ⅱ导联出现正负双相P波，提示存在完全性房间阻滞。

双相心电波的2个组分应该是相同的心电事件产生的波形，例如同属于心房兴奋形成的P波、心房复极形成的Ta波、心室兴奋形成的QRS波、心室复极形成的T波和U波。双相心电波的主要鉴别是叠加波、融合波和切迹型单相波。

叠加波

当心脏在某一时刻同时出现两种心脏事件时，每一种心脏事件不仅会产生各自的心电波，两种心电波还会在该时刻出现波形的叠加，最终形成叠加波。叠加波有时酷似双相波，实际是一种假性双相波，容易导致心电图阅读者错误分析心电波的形态特征，常见于P波和QRS波重叠、P波和T波重叠、P波和U波重叠、QRS波和T波重叠、QRS波和U波重叠等。

一些情况下，叠加波是一种偶然发生的心电图现象，通过对比多个心电波的形态学特征，可以分析出哪些是恒定出现的心电波，哪些是偶然出现的心电波，从而正确识别出叠加波以及它们代表的不同心电事件（图10-18）。

另一些情况下，叠加波在一

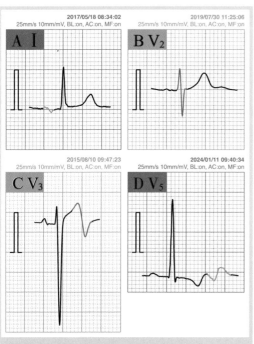

图 10-17 双相心电波

A. 双相P波，标注的橙黄色曲线，第1组分正向，第2组分负相，为正负双相P波；B. 双相QRS波，标注的湖蓝色曲线，第1组分正向，第2组分负向，为正负双相QRS波；C. 双相T波，标注的湖蓝色曲线，第1组分正向，第2组分负向，为正负双相T波；D. 双相U波，第1组分负向，第2组分正向，为负正双相U波

Note 区分真性双相波和假性双相波的心电图分析技术称为斜率分析，前者的曲线斜率过渡自然而平滑，后者的曲线斜率表现为某部分突然改变，原有平滑曲线特征被中断。

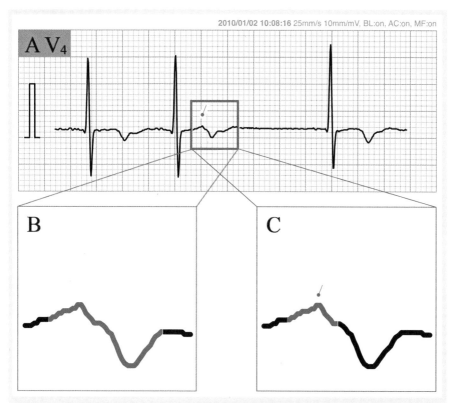

图 10-18　假性双相 T 波

A. 图示 3 个 QRS 波，第 2 个 QRS 波的 T 波具有双相特征；把第 2 个 QRS 波的 T 波部分放大，若判读为双相 T 波，应为正负双相 T 波（图 B 的湖蓝色曲线部分）；实际上，表观双相 T 波实际是房性异位 P 波（湖蓝色箭头所示）和倒置 T 波形成的重叠波形（图 C），通过仔细观察第 1 个 QRS 波和第 3 个 QRS 波的 T 波均为倒置 T 波，并无正向部分，进一步支持所谓的 T 波正向部分实际为异位 P 波

段时间里恒定出现，容易误判为某个心电事件的固有心电波成分，错误诊断心电图的概率增加，常见于心律失常发作和受检者存在严重的病理生理状况时，一时诊断很困难时，可以列出 2 ~ 3 个鉴别诊断，随访心电图，事后比较分析心电图，多数情况下可以获得正确的诊断（图 10-19）。

有时，通过叮嘱患者完成一些特殊的动作，改变自主神经张力或通过静脉给药（既可以是治疗目的，也可以是诊断目的或两者同时兼顾）等方式，改变两个心脏事件的发生时间，随访心电图可以观察到重叠波的两部分分离开来，进而明确重叠波的两部分性质，获得正确诊断。需要指

有时心电图鉴别诊断很困难或者存在多种可能性时，并不需要心电图医生或临床医生立刻得出肯定性的诊断意见，通过随访心电图、比较分析、事后诊断可获得正确诊断。

Note

出的是，临床心电图试验必须保证患者安全，若患者病情危急或缺乏心肺复苏设备，不建议盲目应用心电图试验。

融合波

在一些极端的病理生理条件下，心肌的动作电位发生剧烈改变，一个心脏事件尚未结束时，另一个心脏事件紧随发生，可以导致两个心电波发生融合，常见的例子是低钾血症引起的 T 波和 U 波融合，高钾血症、钠通道阻滞剂引起的 QRS 波和 T 波融合（图 10-20）。极端条件下，两个相互融合的心电波可以重新拟合成一种全新模式的单相

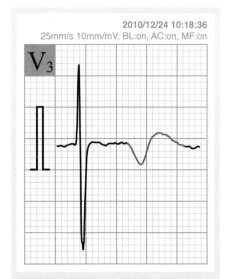

2010/12/24 10:18:36
25mm/s 10mm/mV, BL:on, AC:on, MF:on

V₃

图 10-20 T-U 融合

1 例低钾血症患者的 V₃ 导联，表观 T 波呈负正双相，实际是负向 T 波和正向 U 波形成的 T-U 融合波

图 10-19 分析心动过速的波形特征

1 例心动过速，表观 QRS 波呈 qR 波，呈负正双相形态，但其负向部分（橙黄色箭头指示）既有可能是真正的 QRS 波负向组分，也有可能是一个负向的心房扑动波恰好重叠在 QRS 波之前，形成心房扑动波和 QRS 波的重叠。对于患者心动过速发作期间，心电波形态恒定，有时很难明确磁波，"qR" 波组分的性质。如果有患者心动过速发作前或心动过速终止后的心电图进行比较，发现基础 QRS 波为 R 形态，则可以确信患者心动过速发作时，"q" 波实际是重叠的负向心房扑动波

2011/01/04 10:20:31 25mm/s 10mm/mV, BL:on, AC:on, MF:on

II

Note 叠加波可以是生理性的或病理性的，但融合波通常是病理性的，无论受检者是罹患器质性心脏病（几乎都需要治疗）还是单纯的心电疾病（部分需要治疗，部分不需要医学干预）。

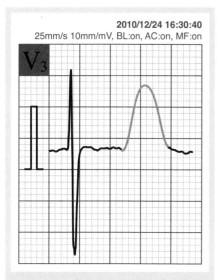

2010/12/24 16:30:40
25mm/s 10mm/mV, BL:on, AC:on, MF:on

V₃

图 10-21 T-U 融合

1 例低钾血症患者，因治疗延误，负向 T 波和正向 U 波进一步融合成一个正向的单相波，极易误诊为 T 波，实际为高大 U 波，负向 T 波完全被正向 U 波掩盖

波，增加心电图鉴别诊断的难度（图 10-21）。

单相波

有时，具有 2 个组分的单相波会被医生误判为 2 个组分的双相波，核心鉴别是前者的 2 个组分极性是相同的，后者的 2 个组分极性是相反的（表 10-3）。

■ 三相心电波

当心电图的描记轨迹与等电位线存在四个交点，心电波将具有 3 个组分，称为三相心电波（图 10-22）。P 波、QRS 波、T 波和 U 波都可以出现三相心电波，除少数是生理性原因以外，多数是病理性的。

相对于等电位线，心电图描记轨迹只有两种偏转方向——正向和负向，因此，三相心电波也只有两种基本形态：第一种模式是正向波为第 1 组分，负向波为第 2 组分，另一个正向波为第 3 组分，形成正负正三相心电波；第二种模式是负向波为第 1 组分，正向波为第 2 部分，另一个负向波为第 3 组分，形成负正负三相波（图 10-23）。无论哪种模式，

表 10-3 鉴别诊断具有 2 个组分的单相波和双相波

心电图特征	单相波	双相波
波形与心电图等电位线的交点	两个，即起点和终点	三个，即起点、中点和终点
中间交点与心电图等电位线	不相交	相交
2 个组分的极性	相同	相反
最大偏转	1 个，波峰或波谷	2 个，波峰和波谷
命名	正向波和负向波	正负双相波和负正双相波

本章节学习的融合波，主要指同一个心搏的心电图波形之间的融合，发生在一个动作电位（心脏事件）里，这和两个或多个异位心搏的心电图波形融合不同，它们分属不同的心脏事件。

Note

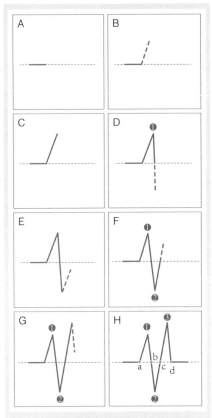

图 10-22 定义一个三相波

A. 天灰色虚线为心电图等电位线,湖蓝色实线为心电图描记轨迹;B. 心电图描记轨迹向上偏转,开始形成正向波的升支,初始偏转处是心电图描记轨迹与等电位线的第 1 个交点;C. 心电图描记轨迹偏转达到顶峰,正向波的升支完全形成;D. 心电波描记轨迹开始下降形成正向波的降支,该降支抵达并穿越等电位线,一方面与等电位线相交形成第 2 个交点(第 1 组分形成),另一方面继续行进到等电位线对侧;E. 心电图描记轨迹在等电位线下方的偏转达到波谷,负向波的降支完全形成,描记轨迹开始向上行进;F. 心电图描记轨迹再次抵达等电位线,一方面与等电位线相交形成第 3 个交点(第 2 组分形成),另一方面再次穿越等电位线对侧形成升支;G. 正向升支完全形成,开始形成降支;H. 降支再次与等电位线相交,形成三相波

相隔组分的极性是相同的,即第 1 组分和第 3 组分极性相同,而相邻组分的极性是相反的,即第 1 组分和第 2 组分,第 2 组分和第 3 组分极性相反。

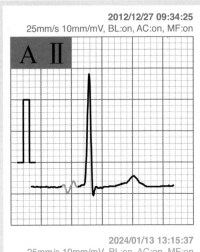

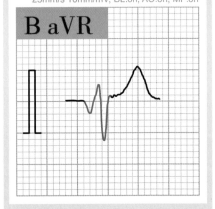

图 10-23 三相心电波

A. 三相 P 波,P 波(橙黄色曲线标注)的第 1 组分正向,第 2 组分负向,第 3 组分正向,形成正负正三相 P 波;B.1 例室性期前收缩在 aVR 导联表现为三相 QRS 波,QRS 波(湖蓝色曲线标注)的第 1 组分负向,第 2 组分正向,第 3 组分负向,形成负正负三相波

Note

心电波的组分越多,说明在一个心腔中的电活动事件越不顺利,这种不顺利的原因可以是单纯电学的(如动作电位形态不一致),也可以是单纯解剖学的(如心肌纤维化),或两者兼而有之。∎

真性三相波的 3 个组分应该同属于一个心电事件，有时，两个心电事件恰好同时发生，一个产生单相波，另一个产生双相波，波形重叠形成假性三相波，常见的例子是单相 P 波和双相 QRS 波的组合（图 10-24）。重叠波所致假性三相波和真性三相波的鉴别方法是延长心电图采集时间，观察三相波形态是否改变，一份心电图上，真性三相波的形态通常保持恒定，若三相波突然变为单相波或双相波，可以推导三相波为假性三相波，这种三相波的鉴别方法也可以用于寻找心律失常

的 P 波踪迹。

此外，当切迹型单相波的中间交点位于等电线位线上时，也容易误诊为三相波（图 10-25）。

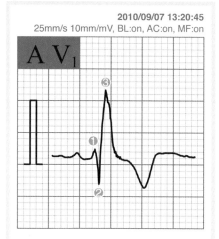

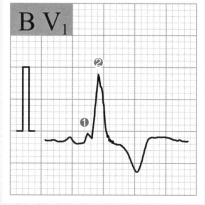

图 10-25　鉴别切迹型单相波和三相波

A. 真性三相波，V_1 导联的 QRS 波有三个组分，组分 1 和组分 3 的极性正向，组分 2 负向，形成正负正三相波；B. 假性三相波，V_1 导联的 QRS 波只有组分 1 和组分 2，两者的极性均为正向，组分 1 和组分 2 的交点位于等电位线上方，并无负向极性部分，因此为切迹型单相波，容易误判为三相波

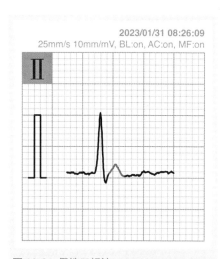

图 10-24　假性三相波

假性三相 QRS 波，QRS 波酷似正负正三相波，但最后的正向组分（湖蓝色曲线标注）为重叠的窦性 P 波，实际是一个正负双相 QRS 波和一个正向 P 波形成的重叠波，注意这里的重叠波包含两个心脏事件，分别是心室激动和心房激动

当 P 波和 QRS 波同步发生时，只有重叠于 QRS 波起始部和终末部的 P 波容易识别，重叠于 QRS 波中部的 P 波可以完全隐藏于 QRS 波之中，很难或无法从心电图识别。

Note

相似的，若心电波具有更多的组分（＞3个），形态学判读遵从上述原则。首先分析心电波与等电位线的交点个数（假设为J个），则心电波的组分为（J-1）个，再根据从左至右的顺序依次判读每个组分的极性，从而获得心电波的形态学特征。再次强调，应用这种判读原则需要排除波形抵达等电位线但并未穿越等电位线这种情况，这种情况只能定义1个切迹波（2个组分极性相同），而不能定义2个独立波（2个组分极性相反）（图10-26）。

心电波的极性特征是心电波相对于等电位线在上下方向的关系，是心电波的振幅偏转，故描述极性采用的术语为"向（direction）"；而心电波的组分特征是心电波相对于等电位线在左右方向的关系，是心电波的时

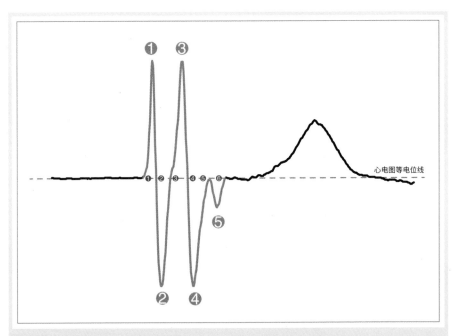

图 10-26 分析多相波

一个形态复杂的 QRS 波，其与心电图等电位线（天灰色虚线）有 6 个交点（湖蓝色圆圈标注），推算应有 5 个组分（橙黄色圆圈标注）：第 1 个组分位于等电位线上方，极性正向；第 2 个组分位于等电位线下方，极性负向；第 3 个组分位于等电位线上方，极性正向；第 4 个组分位于等电位线下方，极性负向；第 5 个组分位于等电位线下方，极性负向，似乎应判读为正 - 负 - 正 - 负 - 负五相波。注意交点 5 仅抵达等电位线并未穿越等电位线，组分 4 和组分 5 均为负向，同属于一个切迹型负向波，故本例 QRS 波尽管有 6 个交点，但实际为正 - 负 - 正 - 负四相波，组分 4 和组分 5 属于相同组分

Note 精细分析波形特征不仅有助于正确描述心电波的形态学，还有利于正确测量心电波的间期，这对于心电图机自动测量值或人工测量值达到诊断临界值的情况非常重要。

间顺序，故描述组分采用的术语为"相（phase）"，两者的含义是不同的。

4 主波的判读

主波是指一个心电波中的优势组分及其极性，常常用于快速判读电轴、分析胸导联 QRS 波振幅的演变规律、判读胸导联的移行导联、心律失常起源病灶的定位、心电波的精细分析等。

■ 单相波

主波极性的判读与基础心电波的极性判读原则相同，即主波位于等电位线上方时，判读主波极性正向，而主波位于等电位线下方时，判读主波极性负向。

单相波只有 1 个组分时，该组分即为主波，这是最容易判读主波的心电波类型（图 10-27）。

当单相波有多个组分时，无论组分个数的多少，只能有 1 种极性，振幅最高的组分即为主波，极性同基础波形极性（图 10-28）。这种主波的判读并不需要测量波形的各个组分振幅进行比较，肉眼观察波峰或波谷所在的组分，即为主波。

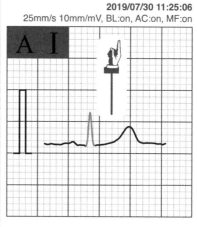

2019/07/30 11:25:06
25mm/s 10mm/mV, BL:on, AC:on, MF:on

A Ⅰ

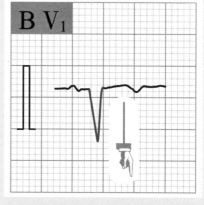

2024/01/18 11:07:37
25mm/s 10mm/mV, BL:on, AC:on, MF:on

B V₁

图 10-27　单相波的主波判读

A. Ⅰ 导联的 QRS 波（橙黄色曲线标注）为单相正向波，故主波正向；B.V₁ 导联的 QRS 波（湖蓝色曲线标注）为单相负向波，故主波负向

■ 双相波

无论正负双相波或负正双相波，判读主波时首先测量正向波和负向波的振幅，然后比较正向波振幅和负向波振幅高低判读主波，有以下三种情况：

一些情况下，描述心电波的极性和组分混用"向"和"相"会造成一些误解，例如三相波的字面意义是这个波形有 3 个组分，而三向波的字母意义是这个波形有 3 个方向，这是不符合常识的。

Note

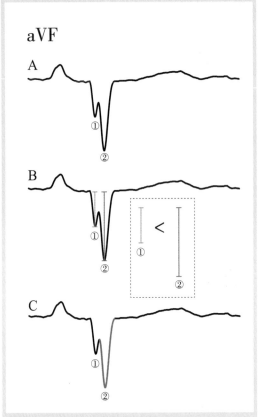

图 10-28 单相波的主波判读

A.aVF 导联的 QRS 波为切迹型单相波，极性负向，有组分 1 和组分 2；B. 测量组分 1 和组分 2 的振幅，组分 2 振幅>组分 1；C. 该 QRS 波的主波为组分 2，极性负向

①正向波振幅 > 负向波振幅，优势组分为正向波，判读主波极性正向；

②正向波振幅 < 负向波振幅，优势组分为负向波，判读主波极性负向；

③正向波振幅 = 负向波振幅，判读主波极性不确定或等电位线

主波（图 10-30）。

等电位线主波的一些特例见于：①心电波的振幅极低，无法测量振幅，甚至波形偏转高度尚不及心电图描记线高度；②心电波的振幅极低，难以和心电图等电位线的噪音、干扰等区分；③心电波的振幅极低，心电图采集质量差，无法判读心电波；④电极安放错误，导致两个探查电极的电势差为零，描记到等电位线或极低振幅的心电波，例如把左上肢电极和右上肢电极分别安放在左下肢和右下肢（图 10-29）。因此，

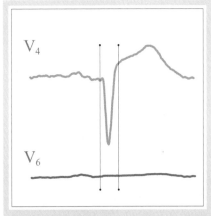

图 10-29 等电位线主波

1 例急性心肌梗死患者的 V_4 和 V_6 导联，V_6 导联的 QRS 波振幅极低，近乎等电位线无法判读主波，即使同步 V_4 和 V_6 导联进行波形分析，可以借助 V_4 导联的 QRS 波起点和终点判读 V_6 导联 QRS 波应该出现的位置，由于振幅极低，仍无法判读极性和主波，这种情况下，笼统归类为等电位线主波

Note 需要指出的是，在单相波和双相波两种比较单纯的波形情况下，主波也相当于振幅最高的心电波组分，但 3 相波或多相波的主波不能采纳这种简化方法，容易出错。

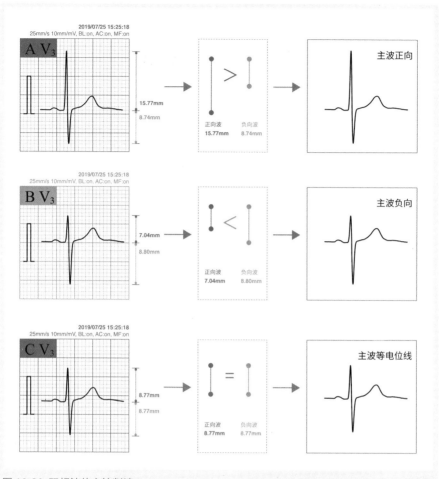

图 10-30 双相波的主波判读

三例 V₃ 导联的 QRS 波均为 RS 形态，但主波极性不同。判读主波极性既可以测量各个波形的振幅，也可以采用目测近似法。A. 正向波振幅>负向波振幅，主波正向；B. 正向波振幅<负向波振幅，主波负向；C. 正向波振幅 = 负向波振幅，主波不确定或等电位线

建议在心电波振幅高大的导联进行主波判读。

无论单相波还是双相波，最高振幅的组分与主波是一致的，因为它们均代表心电波的优势组分。在常规 12 导联中，正常情况下，P 波、T 波和 U 波多数为单相波，少数为双相波，一般判读主波较为容易，而 QRS 波可以出现三相波或多相波，有时需要经过仔细测量各组分的振幅才能判读主波，特别是现今一些多变量的心电图指标需要测量 QRS 波各组分振幅。

练一练：随机挑选 10 份临床心电图，判读每份心电图每个导联的 QRS 主波，每判读 1 个导联做 1 次统计，最后计算 120 个导联中，能通过肉眼准确判读主波的比例为多少。

Note

三相波

三相波的主波有正向、负向和等电位线三种类型，根据具体条件和应用情况判读主波可以采用测量法、目测法和比较法。

测量法需要测量每一个组分的振幅，负向波振幅为负数，正向波振幅为正数，然后计算全部振幅的代数和，根据代数和的正负性判读主波，即代数和为正数判读主波正向，代数和为负数判读主波负向，代数和为零判读主波不确定或等电位线（图10-31）。测量法判读三相波和多相波是最准确的，常用于需要准确测量心电波振幅的情况。

目测法不需要测量三相波各组分的振幅，通过肉眼观察各组分的粗略振幅大致评估主波（图10-32）。目测法多数用于心电波组分的振幅相差悬殊，特别是某一组分的振幅相比于其他组分异常突出时，无须准确测量也能够判读主波。

比较法是一种半定量测量方法，先观察波形中最高振幅的组分，其他组分的极性与其相同，则振幅相加，与其相反，则振幅相减（图10-33）。这种方法无须准确测量振幅的具体数字也能准

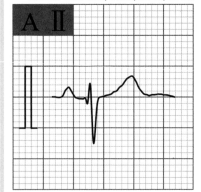

2024/01/18 17:10:45
25mm/s 10mm/mV, BL:on, AC:on, MF:on

A Ⅱ

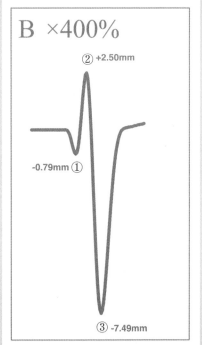

B ×400%

② +2.50mm

-0.79mm ①

③ -7.49mm

图 10-31 测量法判读三相波的主波

A. Ⅱ导联 QRS 波为负正负三相波；B. 把Ⅱ导联的 QRS 波放大 400%，可以清晰地看到 3 个组分，第 1 个负向波振幅 -0.79mm，第 2 个正向波振幅 +2.50ms，第 3 个负向波振幅 -7.49mm，计算整个 QRS 波振幅代数和为 (-0.79mm) + (+2.50mm) + (-7.49mm) =-5.68mm，为负振幅，判读主波负向

Note 三相波的各组分振幅相差悬殊时，特别是某个组分的振幅远远高于其他 2 个组分的振幅，可以立即通过肉眼判读主波，例如图 10-32 的正向波振幅至少占据 13mm，其余 2 个负向波振幅相加后明显不足 13mm，故其主波正向。

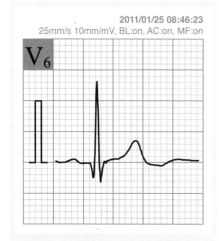

图 10-32 目测法判读三相波的主波

V_6 导联 QRS 波为负正负三相波，目测第 1 个负向波组分振幅为 -2.5mm，第 2 个正向波组分振幅 +13mm，第 3 个负向波组分为 -3mm，计算整个 QRS 波振幅代数和为 (-2.5mm) + (+13mm) + (-3mm) =+7.5mm，为正振幅，判读主波正向。目测法并不需要精确测量心电波各组分的振幅，只需要粗略评估振幅即可完成判读

确判读主波，主要用于心电波正向波振幅和负向波振幅较为接近，目测法可能判读错误的情况。

多相波的主波判读原则与三相波相同，只是测量和比较心电波各组分振幅的次数更多而已。需要指出的是，对于三相波或多相波，最高振幅的组分不一定代表主波，因为其他组分的振幅与其加减后，可能得出相反的结论。

■ 主波变动

心电波的主波判断是心脏电

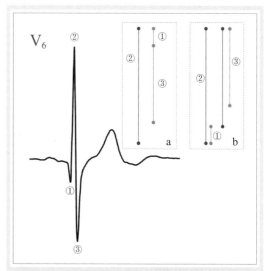

图 10-33 比较法判读三相波的主波

V_6 导联的 QRS 波为负正负三相波，第 2 组分正向波的振幅最高，第 3 组分的负向波振幅也比较高大，加上第 1 组分的负向波振幅，目测法判读主波正向或负向比较困难。方法 a：首先测量组分 2 的振幅，然后分别测量组分 1 和组分 3 的振幅，两者叠加后发现负向振幅之和绝对值仍不及组分 2 的振幅，故整体 QRS 波的正向波振幅大于负向波振幅，判读主波正向；方法 b：组分 2 的振幅最高，选取组分 2 作为基准对象，用分规测量组分 1 的振幅，由于是负向振幅，在组分 2 的振幅上减去组分 1 的振幅高度，得到剩余振幅，然后比较剩余振幅仍高于组分 3 的振幅，判读主波正向。方法 a 需要用分规测量组分至少 2 次，方法 b 只需要测量 1 次，就可以进行比较，更为简捷

活动产生的电势投影在导联轴的两侧，分别形成的正向波和负向波的振幅比较。多数情况下，对于一个导联而言，采集的心电波形态和振幅稳定，即使波形略有差异，一般不会影响主波的判读。

生理条件下，肢体导联的 Ⅲ 导联和 aVL 导联轴分别位于额面导联系统的右下象限和左上象限，

判读三相波和多相波主波时，如果正向波振幅之和与负向波振幅之和相差超过 0.5mm，一般比较容易判读主波，有时相差极少，例如不足 0.2mm，考虑到测量误差，可以笼统判读为相等。

在导联系统中属于两个边缘导联，心电波容易受到呼吸运动的影响而发生变化，甚至逐搏变异，心电波不仅具有多种形态，而且主波变动，这种情况下，计数采集的心电图中各种形态心电波的个数，以占比最多的心电波作为主导波形并判读主波（图 10-34）[4]。

病理条件下，主波变动常见于电交替和心肌严重损伤的患者，少见情况下，心房内和（或）心室内的传导交替性改变，会导致 P 波、QRS 波和 T 波的形态交替变化，甚至主波交替变化，这种情况下，可以判读主导波形有两种，并依次判读主波。

参考文献

[1] Standardization of Praecordial Leads. Am Heart J,1938,15(2):483-492.

[2] Standardization of precordial leads: Supplementary report. Am Heart J,1938,15(2):235-239.

[3] Barnes AR, Katz LN, Levine SA, et al. Second supplementary report by the committee of the american heart association for the standardization of the precardial leads. JAMA,1943,121(17):1349-1351.

[4] Barnes AR, Pardee HEB, White PD, et al.The standardization of electrocardiographic nomenclature: report of committee of the american heart associations. JAMA,1943,121(17):1347-1349.

[5] Becker DE. Fundamentals of electrocardiography interpretation. Anesth Prog,2006,53(2):53-63; quiz 64.

[6] Santopietro RF. The origin and characterization of the primary signal, noise, and interference sources in the high frequency electrocardiogram. In Proceedings of the IEEE,1977,65(5):707-713.

[7] Burattini L, Agostinelli A, Maranesi E, et al.Cleaning the electrocardiographic signal from muscular noise.2015 12th International Workshop on Intelligent Solutions in Embedded Systems (WISES), Ancona, Italy, 2015:57-61.

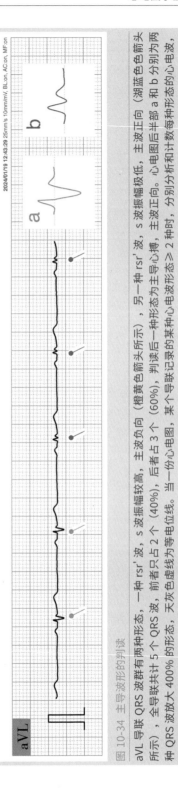

图 10-34 主导波形的判读

aVL 导联 QRS 波群有两种形态，一种 rsr' 波，s 波振幅较高，主波负向（橙黄色箭头所示），另一种 rsr' 波，s 波振幅极低，主波正向（湖蓝色色箭头所示）。全导联共计 5 个 QRS 波，前者占 2 个（40%），后者只占 3 个（60%），判读后一种形态为主导波形，主波正向。心电图后半部 a 和 b 分别为两种 QRS 波放大 400% 的形态，天灰色虚线为等电位线。当一份心电图，某个导联记录的某种心电波形态 ≥ 2 种时，分别分析和计数每种心电波形态的心电波，寻找主导波形并分析主波

[8] Fernandez M, Vargas M, Ramos J, et al.Noise properties in the isoelectric intervals of the ECG: a comparison.Proceedings of Computers in Cardiology Conference, London, UK, 1993: 807-810.

[9] Rautaharjù PM, Surawicz B, Gettes LS, et al. AHA/ ACCF/HRS recommendations for the standardization and interpretation of the electrocardiogram: part IV: the ST segment, T and U waves, and the QT interval: a scientific statement from the American Heart Association Electrocardiography and Arrhythmias Committee, Council on Clinical Cardiology; the American College of Cardiology Foundation; and the Heart Rhythm Society: endorsed by the International Society for Computerized Electrocardiology. Circulation,2009,119(10):e241-250.

[10] https://en.wikipedia.org/wiki/Polarization_(waves).

[11] https://www.justmastering.com/article-phase-and-polarity.php.

[12] Depasquale NP, Burch GE. Analysis of the RSR' complex in lead V1. Circulation,1963,28:362-367.

陈晓晓
成都中医药大学附属第五人民医院

第11章
标准心电图测量

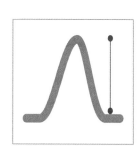

心电图的测量包括振幅测量和时间测量，前者测量心电波的振幅，后者测量心电波完成的时间（图11-1）。

现代的心电图机，无论是简单的单导联直写式心电图机，还是功能复杂的计算机心电图工作站，都能完成自动测量，包括振幅、间期和电轴。多数情况下，心电图阅读者只需要参考心电图机自动提供的测量数据，就可以完成心电图诊断。

如果心电图采集质量良好，心电图机内嵌的软件可以正确测量基本参数，对于有经验的心电图分析者，可以把分析时间缩短24%～28%[1]。1991年，比利

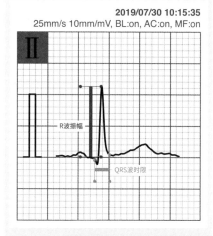

图 11-1 心电波的测量

图示测量 II 导联的 QRS 波时限，即 QRS 波占据横向坐标的时间和 R 波振幅，即 R 波振幅纵向坐标的高度

时研究者比较了1220份心电图的自动分析和8位有经验的心脏病学专家分析的结果，前者的正确

诊断率为 76.3%，后者为 79.2%，研究者认为对于显著的异常心电图，自动分析系统多数情况下可以取代人工诊断，但仍有部分诊断需要人工审核和校对[2]。

心电图机的自动分析和诊断为快速阅读心电图提供了基本参数和诊断建议，但在诊断正确率上仍存在不足，例如非窦性心律的判读正确率只有 53.5%，对 2% 的心电图甚至无法诊断，对识别低振幅 P 波、P 波形态变化、QRS 波、T 波或 U 波与 P 波重叠存在局限（图 11-2）[3]。

当采集的心电图存在基线不稳和噪音干扰时，心电图机自动分析有时甚至无法进行基础节律判读。心电图机的自动分析会产生至少 10% 的诊断错误，给受检者带来不必要的医疗负担和额外检查[4, 5]。

此外，当心电图机的自动分析处于临界值时，需要进行人工精细分析，例如诊断心房异常、心室肥厚、束支阻滞、QT 异常和判读电轴等。一些临床心电图的鉴别难点也是心电图机自动分析错误率较高的原因，例如鉴别早期复极和轻微 ST 段抬高的心肌梗死、左心室肥厚合并完全性左束支阻滞、心肌梗死合并心室预激等情况。

因此，现今的心电图阅读者仍需要了解和掌握一些心电图的正确测量的基本方法和概念，心脏病专科医生需要更经常地纠正心电图的分析错误。在美国，心脏病学专科医生培训要求在 3 年内阅读 3000 ~ 5000 份心电图，以获得正确分析解释心电图的能力[6]。

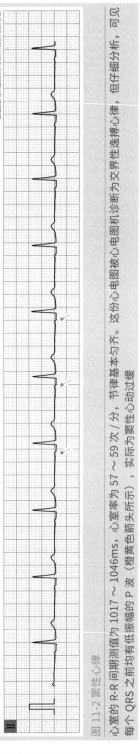

图 11-2 窦性心律

心室的 R-R 间期测值为 1017 ~ 1046ms，心室率为 57 ~ 59 次 / 分，节律基本匀齐。这份心电图被心电图机诊断为交界性逸搏心律，但仔细分析，可见每个 QRS 之前均有低振幅的 P 波（橙黄色箭头所示），实际为窦性心动过缓

Note 实际上，对于任何一项检查技术，都有它们的一些优势，也有它们的一些劣势。因为，现今服务于临床的各类检查、自动分析系统都不可能达到 100% 的正确率。

1

心电图测量基础

心电波的振幅测量有 P 波振幅、QRS 波振幅、ST 段抬高或压低振幅、T 波振幅和 U 波振幅，测量心电图描记轨迹偏离等电位线的距离，是心电波在心电图纸纵向占据的刻度，2009 年 AHA/ACC/HRS《心电图标准化和解析》推荐测量单位为毫米（mm）[7]。

心电图的时间测量包括单独心电波或段的时间，如 P 波、PR 段、QRS 波、ST 段、T 波和 U 波，描述的是心电图上一个心电事件的宽度，称为时限（duration），而多个心电波联合的时间指标，如 PR 间期、QT 间期、Q-U 间期、P-P 间期、R-R 间期等，描述的是两个或多个心电事件的时间间隔，称为间期（interval）[8]。无论时限或间期，都是心电波或段在心电图纸横向占据的刻度，测量单位为 ms 或 s。若无特殊说明，本书均采用 ms 作为主要的时间单位。

人工测量心电波的振幅和时间，分规是必要的测量工具（图 11-3）。分规并非圆规，两脚均是钢针，可以在文具商店或测绘仪器商店购买。一支好的分规应

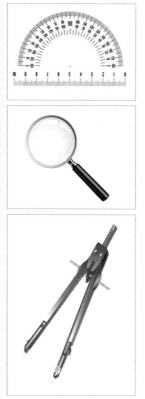

图 11-3 心电图的测量工具

测量心电图需要准备的工具有量角器、放大镜，分规和直尺，都能在文具商店或测绘仪器商店购买到

松紧适当，容易控制工作状态，太松会引起两脚过度伸张，太紧会引起操作不灵活。分规使用完毕，最好放置于文具盒，保护钢针，或带上针帽，避免刺伤他人。

当需要测量的心电图节律条较长，分规使用不便时，可以用一把较长的直尺进行一次性测量，最好选用透明直尺，测量时不会遮挡心电波。

需要指出的是，时限和间期是心电波或段持续的时间。当描述时限和间期时，不用描述形态，也无需使用抬高或压低等术语修饰，如"ST 段抬高"是正确的，而"ST 段时限抬高"则是错误的。

Note

放大镜能放大心电波，用于观察和测量某些低振幅小波。增快走纸速度和增大定标电压有助于分析低振幅小波，值得注意的是，一些心电图工作站和心电监护设备只能在计算机屏幕实时观察放大的心电波，不能打印走纸速度 25mm/s 和定标电压 10mm/mV 参数以外的心电图。

人工计算心电轴、测量某些心电波的夹角和评估 Brugada 波形特征时，需要使用量角器。

■ 心电图的显示矩阵

基于计算机的现代心电图机能够显示多种格式的心电图，例如 12 导联同步、6-2 矩阵、4-3 矩阵等（图 11-4 和图 11-5）。这些不同模式的心电图显示矩阵各自具有优势和劣势，例如 12 导联同步心电图有利于精准测量间期，当某个导联的心电波

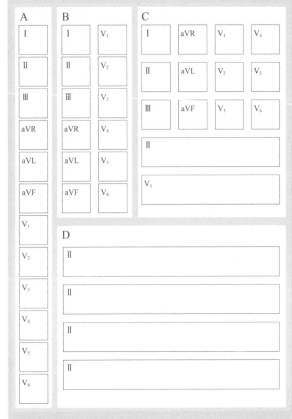

图 11-4 心电图的显示矩阵

A.12 导联同步心电图记录；B.6-2 心电图矩阵，肢体导联和胸导联分两列展示，每 1 列包括 6 个导联；C.4-3 心电图矩阵，肢体导联和胸导联分四列展示，每 1 列包括 3 个导联。通常 6-2 或 4-3 心电图矩阵附有长导联供分析心律失常；D. 观察心律失常时，可以描记长时程的单导联，通常选用 II 和 V_1 导联，因为这两个导联的心房除极波振幅通常是额面导联系统和横面导联系统最高的

振幅较高的，会出现波形重叠，给振幅测量带来不便；4-3 矩阵能够很好地展示各导联心电波的形态，但只能同步测量 3 个导联的间期，不能兼顾 12 导联全局特征。

在 6-2 和 4-3 显示矩阵时，

Note 当 12 导联同步心电图记录的心电波存在严重重叠时，特别是胸导联，可以把增益减半为 1mV=5mm，减半心电波的高度。注意：增益减半后，测量振幅时一定要加倍至原振幅。

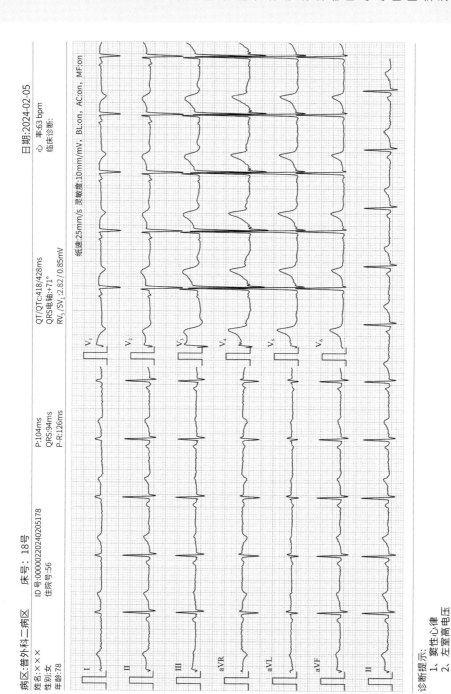

图 11-5 6-2 矩阵心电图

6-2 矩阵心电图分 2 列显示，每列
6 个导联，通常每个导联有长达节
律条（是否显示可以在心电图软
件系统中操作）。心电图报告单最
上方是医院信息，受检者信息，包
括住院号、姓名、性别、年龄以及
临床诊断，这些选项都是可以在心
电图软件系统中操作的。除此之外，
在患者信息右方，就是心电图软件
提供的自动分析参数，一些软件厂
家的程序设计很人性化，异常测值
用不同颜色的字体区分，可以方便
阅读者快速获取重要信息，例如本
图的 V_5 导联电压超过正常参考值
上限。心电图上方右上角是心电图
机的工作参数，例如走纸速度、灵
敏度，BL 为抗基线干扰，AC 为抗
交流感干扰，MF 为抗肌电干扰功
能，有些心电图报告单显示在最下
方。心电图最下方通常是诊断意见，
医生署名和附属参考意见。不同心
电图机生产厂家提供的格式不同，
但基本具有上述内容。注意本例胸
导联上，由于 QRS 波振幅较高，
存在波形重叠，$V_3 \sim V_5$ 导联 QRS
波识别困难

×××人民医院心电图报告单

病区:普外科二病区　　床号：18号

姓名:×××　　ID号:0000022024020205178

性别:女　　住院号:56

年龄:78

P:104ms　　QT/QTcc:418/428ms

QRS:94ms　　QRS电轴:+71°

P-R:126ms　　RV₅/SV₁:2.82/0.85mV

日期:2024-02-05

心 率63 bpm

临床诊断:

纸速25mm/s 灵敏度:10mm/mV，BL:on，AC:on，MF:on

诊断提示:
1、窦性心律
2、左室高电压

医生签名:

本报告仅供临床医生参考，报告医生签字有效

××医科大学第二附属医院心电图报告单

病区:泌尿外科一病区　　护理单元:　　床号:

姓名:×××　住院号:36875429　心室率:85 bpm　P-R:164ms　P-R-T:+90°/+81°/+44°
性别:男　QRS:100ms　P:108ms　QT/QTc:332/395ms
年龄:18岁　RV_5/SV_1:1.79/0.89mV　RV_5+SV_1: 2.68mV

纸速:25mm/s 灵敏度:10mm/mV，BL:on，AC:on，MF:on
I
II
III
aVR
aVL
aVF
II
V_1
V_2
V_3
V_4
V_5
V_6

诊断提示:
1、窦性心律不齐
2、电轴不偏
3、心电图大致正常

操作员:　　审核医生:

日期:2024-02-05 15:30:24　本报告仅供临床医生参考，报告医生签字有效

图 11-6 6-2 矩阵心电图

一家医科大学附属医院的心电图报告，展示为6-2显示矩阵。心电图的基本格式与图11-5相似。需要特别注意是：在图11-5中，肢体导联和胸导联展示的心电波是在相同时间里采集的，任意测量肢体导联或胸导联的P-P间期都可以计算窦性心律，但在图11-6中，肢体导联和胸导联采集的心电波不是相同时间里采集的，而是前后时间里相继采集的，因此，测量肢体导联任意的P-P间期不能代表胸导联相同位置的P-P间期。因此，在测量多列展示的心电图的间期时，要注意不同列之间的心电图是在相同时间里采集的，还是在相继时间里采集的

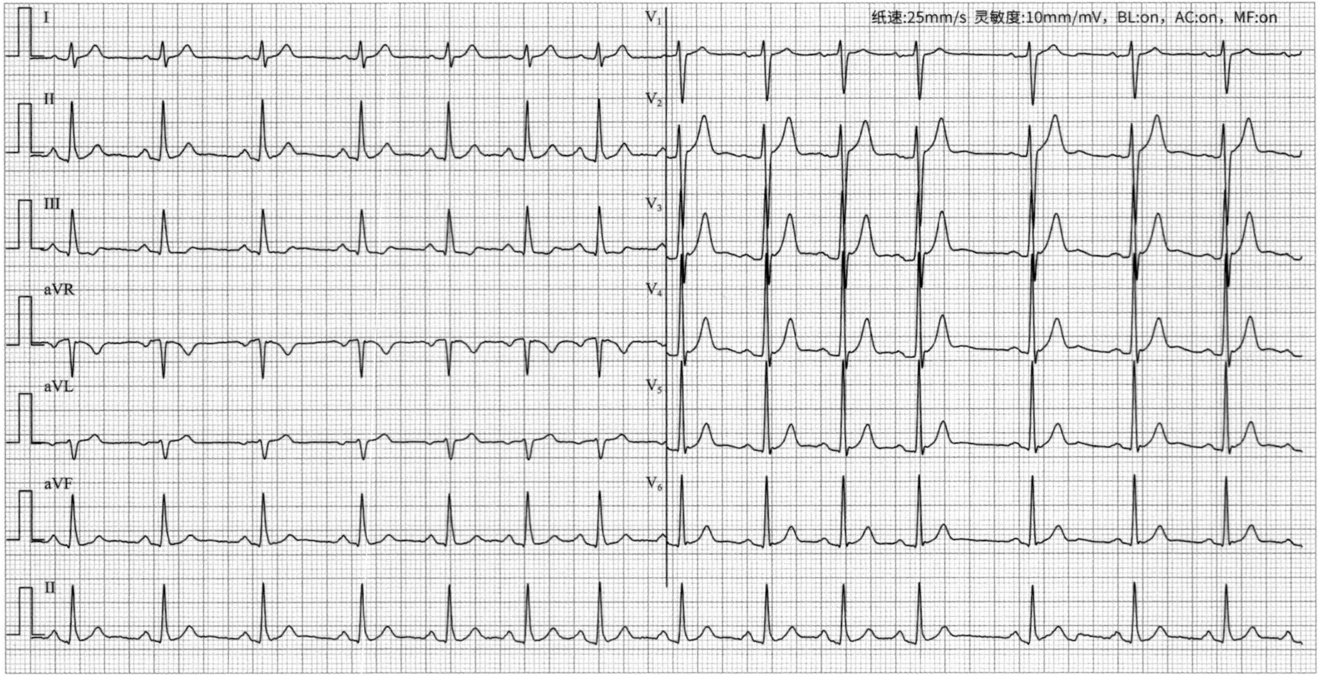

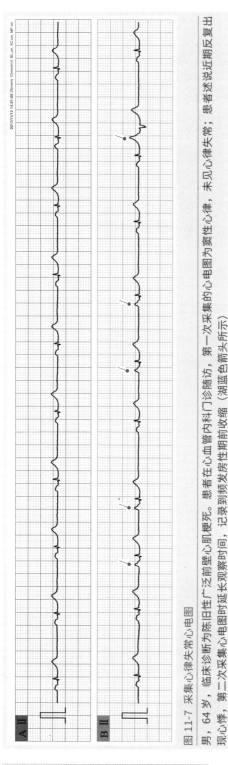

图 11-7 采集心律失常心电图

男，64 岁，临床诊断为陈旧性广泛前壁心肌梗死。患者在心血管内科门诊随访，第一次采集的心电图为窦性心律，未见心律失常；患者述说近期反复出现心悸，第二次采集心电图时延长观察时间，记录到频发房性期前收缩（湖蓝色箭头所示）

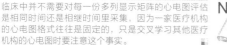

一张 A4 打印纸可以显示 10s 时间内的心电图，需要指出的是，在多列展示心电图时，有些是不同列显示的心电波是在相同时间里采集的，有些不同列显示的心电波是在相继时间里采集的（图 11-6）。当计算心率及其测量一些心电波的间期时，不同列相同时间里采集心电图的测量数据是相同的，而不同列相继时间里采集心电图的测量数据有些是不同的，为避免分析错误，多列矩阵显示的心电图首先要评估是相同时间里还是相继时间里采集的心电图。

每个导联至少需要采集 2.5s 时间的心电图，若受检者心率为 80 次 / 分，每个导联只能容纳 3.3 个心电波，能够满足形态学分析要求，但不能满足心律失常分析，因为 2.5s 采集的心电图不能反映很多心律失常的全貌，为此，2009 年 AHA/ACC/HRS《心电图标准化和解析建议》推荐心律失常受检者应附加 1 ~ 3 个导联采集 10s 的节律条图用于分析心律失常（图 11-7）[18]。因此，心电图采集者需要进行一定的专业培训，根据受检者的临床情况，灵活掌握心电图采集时

临床中并不需要对每一份多列显示矩阵的心电图评估是相同时间还是相继时间里采集，因为一家医疗机构的心电图格式往往是固定的，只是交叉学习其他医疗机构的心电图时要注意这个事实。

Note

间，一次性采集满足分析的高质量心电图，提高工作效率。

2 振幅的标准测量

测量振幅时，应选择等电位线平稳、波形形态一致（或接近一致）和波形振幅一致（或接近一致）的心电波。在一些情况下，心电波的振幅存在变化，生理条件下见于呼吸、体位对心电波振幅的影响，病理条件下见于心包积液、胸腔积液、气胸等对心电波振幅的影响，若心电波振幅飘忽不定，可以选择优势波进行测量（图11-8）[10]。

正确测量心电波振幅的关键是如何处理心电图描记线自身的高度问题。

■ 正向波

正向波振幅测量的方法是测量从等电位线的上缘至波峰描记轨迹的上缘的垂直距离，确保2个测量点之间纳入1次描记轨迹高度，这是正向波振幅测量的上边缘法（图11-9）。1943年AHA心电图标准化指南推荐正向波振幅测量采

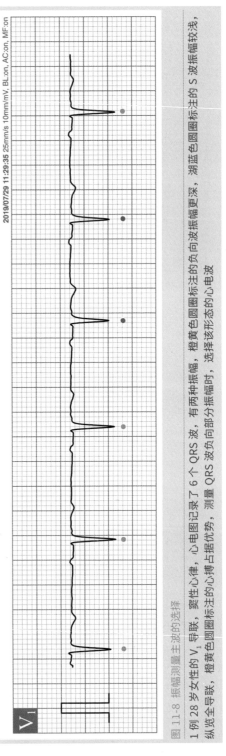

图 11-8 振幅测量主波的选择

1例28岁女性的V₁导联，窦性心律，心电图记录了6个QRS波，有两种振幅，心电图记录的V₁导联，窦性心律，心电图记录了6个QRS波，有两种振幅，橙黄色圆圈标注的心搏占据优势，测量QRS波负向波形态的心电波形态的S波振幅较浅，纵览全导联，橙黄色圆圈标注的负向波振幅更深，湖蓝色圈圈标注的S波振幅较浅，测量该形态的心电波

Note 通常，只有在精细测量心电波振幅时，才会进一步判读主波形态。临床多数情况下，即使心电波振幅变化较大，只要不涉及振幅相关的心电图诊断，无需筛选主波。

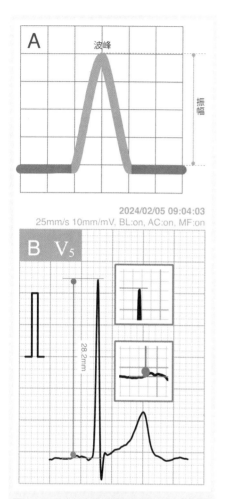

2024/02/05 09:04:03
25mm/s 10mm/mV, BL:on, AC:on, MF:on

28.2mm

图 11-9 正向波振幅测量方法

A. 测量正向波的振幅，测量底点为心电图描记轨迹或等电位线的上缘，测量顶点为心电波波峰处描记轨迹的上缘；B. 测量 1 例 V₅ 导联 QRS 波的 R 波振幅为 28.2mm，上、下湖蓝色小方块所示分别为测量顶点和底点的细节

用上缘法[10]。

需要指出的是，一些心电图学教科书中从上缘法推演出下缘法，即正向波振幅测量从等电位线的下缘测量至波峰处描记轨迹

的下缘，由于没有考虑心电图描记轨迹转折点形态对波峰形态学的影响，实际测值低于上缘法（图 11-10）。心电图描记轨迹在转折

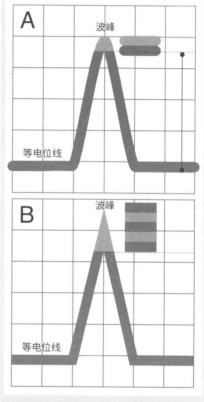

图 11-10 心电图描记轨迹的转折点对波峰测量的影响

A. 测量正向波的振幅，若从等电位线下缘测量至波峰下缘，测值会低于上缘法，这是因为心电图描记轨迹在转折形成波峰时，波峰处描记轨迹的高度高于 1 次描记轨迹的高度；B. 心电图描记轨迹的转折点形态对波峰处描记轨迹的高度有明显影响，图 A 所示为圆角转折，当转折处呈尖角转折时，波峰处描记轨迹的高度将会明显高于基础描记轨迹高度，此时，上缘法和下缘法的振幅测值将会出现显著差异

在正向波振幅测量时，上边缘法和下边缘法由于图形记录的缺陷，两者并不能完全等同。不过，在很多情况下，这些轻微测值差异并不会影响心电图诊断。

Note

形成波峰或波谷时，有圆角转折、尖角转折和平角转折三种基本图形模式，取决于心电图机的性能（图 11-11）。当心电图基线存在干扰时，这些测量细节对振幅的影响将会被放大。

在测量正向波振幅时，从等电位线的下缘测量至波峰描记轨迹的上缘，或从等电位线的上缘测量至波峰的下缘，换言之，波峰振幅测量时，2 个测量点之间纳入 2 个或不纳入描记轨迹高度都是错误的（图 11-12）。

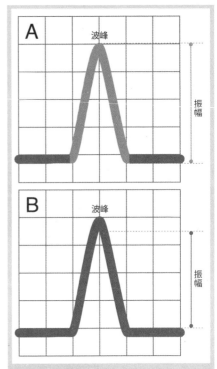

图 11-12 错误的正向波振幅测量

A. 从心电图等电位线的下边缘测量至波峰处描记轨迹的上边缘，2 个测量点之间包含了 2 个描记轨迹的高度，振幅测值高于正常测值；B. 从心电图等电位线的上边缘测量至波峰处描记轨迹的下边缘，2 个测量点之间不包含描记轨迹的高度，测值低于正常测值

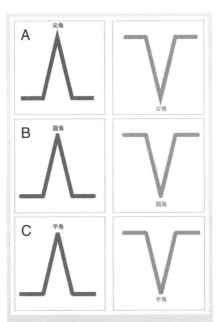

图 11-11 转角的形态

湖蓝色波形为直立波，心电图描记轨迹在转折时形成波峰，橙黄色波形为负向波，心电图描记轨迹在转折时形成波谷。A. 尖角波峰和尖角波谷；B. 圆角波峰和圆角波谷；C. 平角波峰和平角波谷

通常，当心电波振幅的实际测值和诊断参考标准值差距较大时，细微的测量错误不会影响心电图诊断，但如果实际测试和诊断参考标准差距很小或非常接近时，细微的测量错误将会导致错误的心电图诊断，包括误诊（过度诊断）或漏诊（诊断不足），因此，测量错误要尽量避免。

Note 任何科学测量都会带有误差，误差是无法消除的；任何科学测量可能带有测量错误，错误是可以通过各种方法减少或消除的。因此，在心电图测量中，测值的差异是必然存在的现象。

负向波

在测量负向波时，测量方法是测量从等电位线的下缘至波谷描记轨迹的下缘的垂直距离，确保 2 个测量点之间纳入 1 个描记线轨迹高度（图 11-13）。1943 年，AHA 心电图标准化指南推荐负向波振幅测量采用下边缘法[10]。

在测量正向波振幅时，从等电位线的下缘测量至波峰描记轨迹的上缘，或从等电位线的上缘测量至波峰的下缘，换言之，波峰振幅测量时，2 个测量点之间纳入 2 个或不纳入描记轨迹高度都是错误的（图 11-14）。

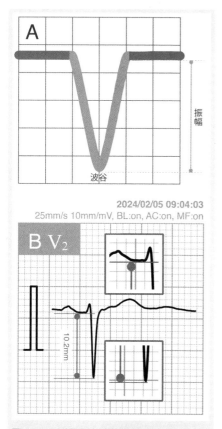

图 11-13 测量负向波的振幅

A. 测量负向波的振幅，测点底点为心电图描记轨迹或等电位线的下边缘，测量顶点为心电波波谷处描记轨迹的下边缘；
B. 测量 1 例 V₂ 导联 QRS 波的 S 波振幅为 10.2mm，上、下湖蓝色小方块所示分别为测量底点和顶点的细节

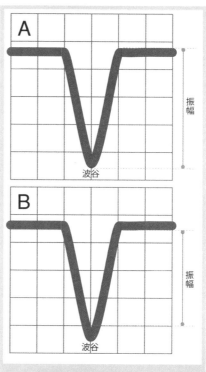

图 11-14 错误的负向波振幅测量

A. 从心电图等电位线的上缘测量至波谷处描记轨迹的下缘，2 个测量点之间包含了 2 个描记轨迹的高度，振幅测值高于正常测值；B. 从心电图等电位线的下缘测量至波峰处描记轨迹的上缘，2 个测量点之间不包含描记轨迹的高度，振幅测值低于正常测值。在负向波的振幅测量中，正确识别负向波也是测量的关键之一

特殊情况下，当心电图描记轨迹偏转非常轻微或近乎等电位线时，以至于无法测量 2 个参考点之间的距离，振幅直接判读为 0。

绝对值振幅与代数和振幅

在双相波和多相波中，振幅测量既可以局限于每个组分，测量方法与单相波相同，也可以测量整体波形的振幅，后者包括绝对值振幅和代数和振幅。

绝对值振幅是双相波和多相波中，最高正向波振幅和最高负向波振幅的绝对值（均为正数）相加，相当于从波峰测量至波谷的垂直距离（图 11-15）。

代数和振幅是双相波和多相波中，正向波振幅之和（正数）与负向波振幅之和（负数）进行代数运算后的振幅值，既可以是

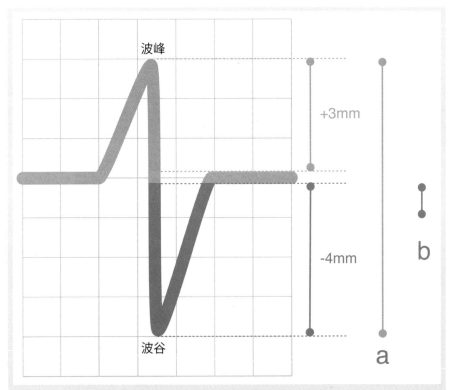

图 11-15 双相波振幅测量的方法

一个正负双相心电波，正相部分用橙黄色标注，振幅 +3mm；负相部分用湖蓝色标注，振幅 -4mm。不同情况下，双相波振幅测量的要求不同；a. 波峰至波谷整个波形振幅，分别是正相波振幅和负相波振幅绝对值之和，为 3mm+4mm=7mm；b. 正相波振幅和负相波振幅的代数和，为 （+3mm） + （-4mm） =-1mm。三相波和多相波振幅的测量原则同双相波

Note 心电图阅读者应该根据受检者采集的心电图特征，选择适当的优势导联，例如多数个体的 II 导联 P 波振幅最高，但也有一些个体是 I 或 aVF 导联，此时就需要灵活地选择测量导联。

正值，代表主波正向（正向波占优势），也可以是负值，代表主波负向（负向波占优势），也可以为0，代表主波无法判断或等电位线。

在双相波和多相波，不同应用场景下，对振幅测量的要求不同，有些需要代数和振幅，例如查表法判读额面 QRS 电轴、利用 Einthoven 定律推演 I、II 和 III 导联的波形振幅并描绘大致形态时；而有些要求绝对值振幅，例如判读心室肥厚。

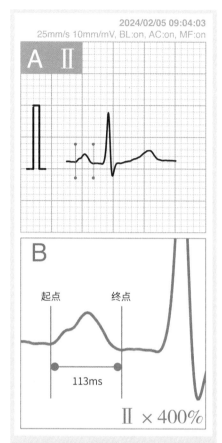

图 11-16 测量 II 导联的窦性 P 波时限

A.测量 II 导联的窦性 P 波时限，选择起点和终点；B.图 A 的真实心电图放大 400% 的细节，本例 P 波的起点和终点判读较为简单，P 波时限测值为 113ms

3

时限的标准测量

单个心电事件产生的心电波，时限测量的范围仅限于该心电波，不应包括其他心电事件产生的心电波。

◼ 单导联心电图

单导联测量是选择单个心电图导联进行心电波时限的测量，反映来自心脏的一个视角或方向的电信号。在单导联心电图上，一个心电波的时限是指该心电波从起点至终点占据的时间（图 11-16）。心电波的起点定义为心电图描记轨迹偏离等电位线处，终点定义为心电图描记轨迹回到等电位线处。

测量心电波的时限要注意消除心电图描记轨迹本身宽度对时间测值的影响。在计算机心电图工作站输出的心电图图文报告中，当心电图描记线粗细设置为 0.5pt时，将占时 7 ~ 8ms（由于未检

Note

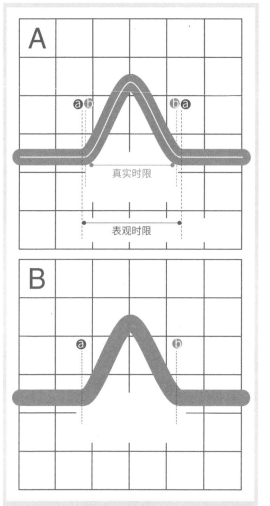

图 11-17 心电波时限的正确测量

A. 图示一个正相心电波，橙黄色为真实心电图描记轨迹，白色为细线心电图，从图中可见由于心电图描记轨迹的宽度，细线和粗线心电波的起点和终点并不一致。粗线心电图代表表观间期，即 a-a 间期，细线心电图代表真实间期，即 b-b 间期，表观间期大于真实间期。心电波间期的正确测量应从心电波起点内缘测量至终点内缘，即图示真实间期（b-b 间期）；B. 错误的时限测量，从起点外缘测量至终点内缘，这样起点处将包含一部分心电图描记轨迹的宽度。在一些严格基于时限诊断的心电图中，例如判读左心房异常时，当心电图机自动测值处于临界值，需要人工进行测量和校对，就需要这种精细化测量 P 波时限的方法

索到相关理论文献，笔者在两种型号心电图机输出的心电图报告上进行的实测计算值），足以使原本正常的测值得出"错误"结论（图 11-17）。

临床上，人工精确测量心电波的时限存在一些挑战。通常，除极波（P 波和 QRS 波）的波形和等电位线的交界部角度锐利、交界点明确，容易判读波形的起始部和终末部；而复极波（ST 段、T 波和 U 波）波形的起始部和终末部与等电位线平缓，甚至曲面交界，很难精准确认波形起始点和终末部。不同厂家提供的软件算法不同，导致不同心电图机的自动测值存在差异。此外，一些临界值究竟判读为正常或是异常，有时也会令有经验的心电图阅图者进退维谷。

在心电图上，心电波是心电图描记轨迹偏离等电位线形成的波形，而段是两个心电波之间的心电图描记轨迹。在单导联心电图上，由于心电段本身不形成具体波形，需要借助心电段前后的心电波定义起点和终点，一个心电段的时限是指从前一个心电波的终点至后一个心电波的起点占据的时间（图 11-18）。

Note　段的形成有两种主要机制，一种是心脏电活动处于静止期，没有信号输入心电图机，如 TP 段；另一种是输入心电图机的信号微弱，尚不足以导致心电图描记轨迹偏离等电位线，如 PR 段。

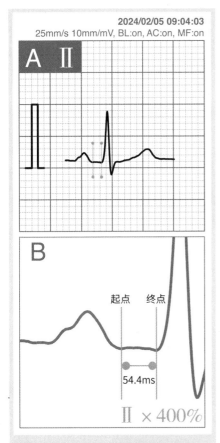

图 11-18　测量 Ⅱ 导联的 PR 时限

A. 测量 Ⅱ 导联的 PR 段时限，选择起点和终点；B. 图 A 的真实心电图放大 400% 的细节，PR 段的起点由 P 波终点定义，PR段的终点由 QRS 波起点定义，PR 段的时限测值为 54.4ms

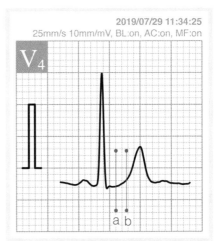

图 11-19　心电段起点和终点的判读难点

若测量本例 V₄ 导联 ST 段的时限，由于 ST段终末部曲面化，选择严格位于等电位线的 a 点，还是心电图描记轨迹偏离等电位线的 b 点作为 ST 段的终点判读，单靠此导联难以明确，需要同步借助其他导联协助判读

心电段既可以位于等电位线上，也可以偏离等电位线或呈曲面化形态，前者在单导联上定义起点和终点较为容易，后者有时较为困难（图 11-19）。通常，心电段与 P 波、QRS 波等除极波相接形成的交界点较为明确，心电段的起点和终点多数容易判读，而与 T 波、U 波等复极波相接形成的交界点较为模糊，时常遇到心电段的起点和终点判读困难的情况。

在单导联上测量心电波的时限，应该选择等电位线稳定、心电波的起点与终点清晰和振幅高大的导联进行。简而言之，尽量选择波形特征典型的导联进行单导联的时限测量，不同的心电波常有一些固有的优选导联，测量时限可以首选这些导联完成（表11-1）[11-13]。这些优选导联有些是 2009 年 AHA/ACC/HRS《心电图标准化和解析建议》推荐使用

表 11-1	心电图时限测量的优选导联
	优选导联
P 波	II 和 V₁ 导联
QRS 波	V₂ 和 V₃ 导联
T 波	V₂ 和 V₃ 导联
U 波	V₂ 和 V₃ 导联

的导联，有些是临床心电图实践中形成的经验性使用导联。

单导联测量心电波时限的优点是简单和快捷，当前很多基于小型移动智能设备的心电监护，多采用单导联记录和存储，缺点是单导联测量提供了特定视角下心脏电活动的信息，但对于全面了解心脏功能可能有所不足。

■ 等电位线心电波

1954 年，AHA 首次制定了 12 导联心电图的标准化问题，当时临床都是单导联心电图机，通过不断切换导联按键或旋钮记录 12 导联心电图[14]。

早在 1952 年，美国佛蒙特州德戈布里昂医院（DeGoeabriand Hospital）的医生尤金·列佩施金（Eugene Lepeschkin）和鲍里斯·苏拉维奇（Borys Surawicz）就已经注意到单导联心电图的 QRS 波时限测值存在差异，准确判读 QRS 波时限存在困难[15]。

20 世纪 60 年代问世的多导联同步心电图机是心电学领域的一项重大进步。传统的心电图机只能记录单一导联的心电图数据，而多导联同步心电图机可以同时记录多个导联的数据，并能够将它们同步显示在同一时间轴上。这种技术使医生能够更全面地评

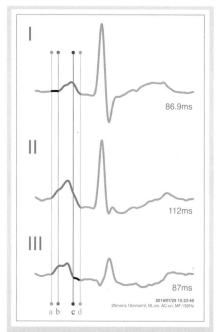

图 11-20 同步 3 导联测量 P 波时限

同步 I、II 和 III 导联心电图测量 P 波时限，从 II 导联测量的 P 波时限（ad 点）最宽，应选择 II 导联测值作为参考。从 II 导联 P 波起点和终点同步测量 3 个导联，可见 I 导联部分 P 波起始部位于等电位线上（黑色曲线），但终点与 II 导联一致，如果仅测量 I 导联 P 波的 bd 点时限，未包括等电位线部分，P 波时限测值偏小；III 导联的 P 波起点和 II 导联一致，但 P 波终末部有一部分位于等电位线上，若仅测量 ac 点时限，未包括等电位线部分，P 波时限测值偏小

Note 实际上，在临床心电图的精细化阅读中，例如需要借助时限进行诊断，划分心电波组分等，优选多导联同步心电图，减小单导联心电图的等电位线心电波误判的概率。

估心脏的电活动，从而更准确地诊断心脏疾病和异常。

　　一个心电事件产生的心电波是心电图描记轨迹偏离等电位线和回复等电位线之间的图形，若心电图描记轨迹离开和回到等电位线的时间较长，心电波形成缓慢，一部分心电波势必位于等电位线上，单导联测量时限极易产生错误（图 11-20）。此外，整体心脏电活动产生的电势方向如果垂直于某个导联轴，会在该导联产生明显的等电位线心电波，不适合选择该导联用于形态学分析和测量时限。

　　在一个心电图导联上，当心电波存在等电位线部分时，这部分心电波将会被心电图阅读者误判为心电段，相当于心电波的不可见部分，而心电图描记轨迹偏离等电位线的部分将会被判读为心电波，实际只是该心电波的可视化部分（图 11-21）。因此，对于存在等电位线部分的心电波，

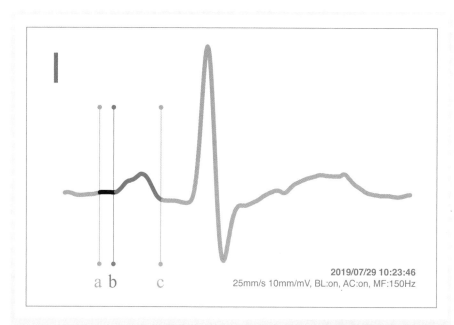

I

a b　　c

2019/07/29 10:23:46
25mm/s 10mm/mV, BL:on, AC:on, MF:150Hz

图 11-21　心电波的不可见部分和可视化部分

本图与图 11-18 为相同受试者的 I 导联，同步 3 导联 P 波分析已经确认 I 导联 P 波的起始部分（黑色曲线，ab 部分）位于等电位线。当仅向心电图阅读者提供 I 导联心电图用于 P 波形态分析时，心电图阅读者将不会判读出等电位线部分，相当于心电波的不可见部分；心电图阅读者仅会根据心电图描记轨迹偏离等电位线部分描述波形（湖蓝色曲线，bc 部分），实际只是该心电波的肉眼可见部分，称为可视化部分。本例 I 导联的 P 波形态应该描述为等电位线 - 直立 P 波，而非单纯的直立 P 波

在单导联心电图中，测量相同心电波的时限如果存在差异，就要考虑等电位线心电波的存在，此时，需要借助多导联或 12 导联测量进一步评估时限测值的准确性。

Note

完整的形态学描述应包括不可见部分和可视化部分，时限测量同样也应包括两者。

12 导联心电图上，尽管单导联心电波时限测值存在的差异很轻微，但这些轻微差异也能影响心电图诊断，例如 V_2 和 V_3 胸导联的 QRS 波时限测值至少比肢体导联多出 20ms，影响完全性束支阻滞的诊断[15]。当单导联心电波时限的测值存在能够影响心电图诊断的差异时，应该选择多导联同步测量或 12 导联同步测量。

■ 多导联同步测量

在同步多导联上，心电波的定义是一个心电事件产生的最早起点和最晚终点之间的心电图。多导联和单导联定义的心电波，核心内容是相同的，都是强调一个心电事件产生的心电图图形，不同点是涉及最早起点和最晚终点的判读。

在一个心电事件中，心电波的最早起点是在同步导联上心电图描记轨迹最早偏离等电位线

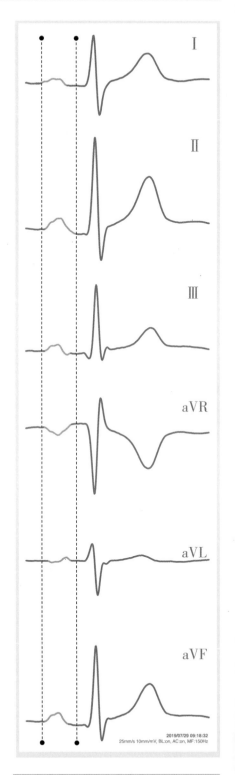

图 11-22 6 导联同步测量 P 波时限

同步测量 6 导联的 P 波时限，可以发现 P 波起点最早出现于 Ⅰ 导联，P 波终点最晚出现于 Ⅱ 导联，故 P 波时限将由 Ⅰ 导联和 Ⅱ 导联共同定义

Note 相比于单导联心电图，多导联同步心电图在临床诊断、心血管研究和监护中具有更重要作用，为医生提供了更多的信息。当存在多种心电图采集技术可选时，优选多导联同步心电图。

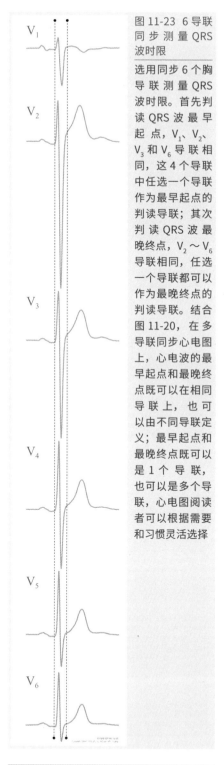

图 11-23　6 导联同步测量 QRS 波时限

选用同步 6 个胸导联测量 QRS 波时限。首先判读 QRS 波最早起点，V₁、V₂、V₃ 和 V₆ 导联相同，这 4 个导联中任选一个导联作为最早起点的判读导联；其次判读 QRS 波最晚终点，V₂～V₆ 导联相同，任选一个导联都可以作为最晚终点的判读导联。结合图 11-20，在多导联同步心电图上，心电波的最早起点和最晚终点既可以在相同导联上，也可以由不同导联定义；最早起点和最晚终点既可以是 1 个导联，也可以是多个导联，心电图阅读者可以根据需要和习惯灵活选择

处，最晚终点是在同步导联上心电图描记轨迹最晚回复到等电位线处。

在同步多导联上，心电波时限的定义是最早起点至最晚终点之间的时间[9]。值得注意的是，当最早起点和最晚终点位于相同导联上时，这种情况下的多导联和单导联的时限测值相同，而当最早起点和最晚终点分属于不同导联时，心电波时限将由 2 个导联共同定义，这种情况下的多导联和单导联的时限测值不同（图 11-22）。此外，在多导联同步导联上，最早起点和最晚起点可以只有 1 个导联，也可以是多个导联，因为一些导联的最早起点和最晚起点肉眼判读相同（图 11-23）。

心电段的起点和终点由前后的心电波定义，前后心电波的等电位线部分将会影响心电段的测值。只有前心电波的终点和后心电波的起点参与定义心电段，这 2 部分心电波出现的等电位线部分会影响心电段的测值，而前心电波的起点和后心电波的终点并不参与定义心电段，这 2 部分心电波出现的等电位线波不影响心电段的时限测值（图 11-24）。

简而言之，当参与定义心电

一个心电波的起点和终点是由这个心电波本身定义的，但一个心电段的起点和终点需要由心电段前后的心电波进行定义，这是因为心电段原本是直线，必须由其他心电波进行分割才能形成段。

Note

段的心电波存在等电位线部分时，原本属于心电波的部分将在单导联上被错误判读为心电段，导致心电段测值延长。

需要指出的是，与单导联心电波时限测值不同，常选择波形起点和终点清晰易判、波形振幅高大的导联进行测量，多导联同步时限测量需要严格根据最早起点和最晚终点设置测量参考点，不能直接选用波形振幅最高大的导联替代。

■ 12 导联同步测量

在相同时间里，同时采集 12 导联心电图并以 12 行矩阵排列，就可以利用多导联同步测量的方法测量 12 导联同步心电图的各种时限。基于 12 导联同步心电图的测量称为全局测量（global

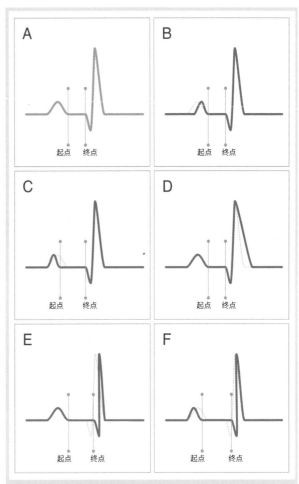

图 11-24 心电波的等电位线部分对心电段测值的影响

A. 基础对照测量 PR 段时限的起点和终点；B.P 波起始部存在等电位线部分，不影响 P 波终点的判读，加上 QRS 波起点的判读点不变，PR 段测值不受影响；C.P 波终末部存在等电位线部分，P 波终点的判读点左移，QRS 波起点的判读点不变，PR 段测值较基础测值延长；D.QRS 波终末部存在等电位线部分，不影响 QRS 波起点的判读，加上 P 波起点的判读点不变，PR 段测值不受影响；E.QRS 波起始部存在等电位线部分，QRS 波起点的判读点右移，P 波终点的判读点不变，PR 段时限测值较基础测值延长；F.P 波终末部存在等电位线部分，P 波终点判读点左移，倾向于延长 PR 段时限测值，同时 QRS 波起始部存在等电位线部分，QRS 波起点判读点右移，同样倾向于延长 PR 段时限测值，最终效应是 PR 段时限较基础测值显著延长，这种情况对时限测量的干扰最大。图 B～F 中的橙黄色虚线为基础对照心电图，湖蓝色实线为测量心电图

Note 实际上，在临床实践中，很难做到心电波时限的精准测量，多数心电图阅读者首先观察心电图机提供的自动测值，如果测值在正常范围内，一般不会做进一步的测量审核。

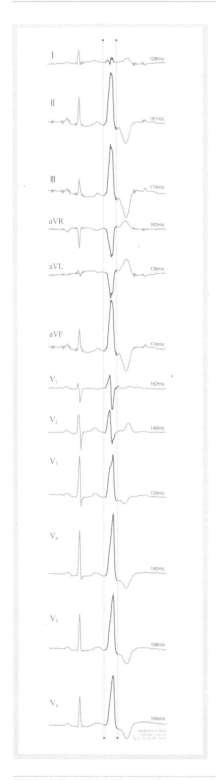

图 11-25 12 导联同步测量 QRS 波时限

12 导联同步测量室性期前收缩（蓝色曲线）的 QRS 波时限，最早起点和最晚终点均位于 II 导联，QRS 波时限最长为 181ms，其余导联的起点和（或）终点均有部分等电位线心电波，单导联测值低于 II 导联。单导联心电波的等电位线部分比例越大，时限测值越低

measurement）[9]。很显然，在一些缺乏等电位线波形的导联，12 导联同步的时限测值等同于单导联测值，但对于存在等电位线部分心电波的导联，12 导联同步时限测量的数值将会大于单导联测值（图 11-25）[9]。2009 年 AHA/ACC/HRS《心电图标准化和解析建议》推荐采用 12 导联同步测量以提高心电图分析的准确率[9]。

相比于单导联和多导联心电图，12 导联同步心电图具有全面性、精准性和敏感性的优点。12 导联心电图能够提供多方位视角的心电信息，同步测值准确度高，能更好地用于严格基于各类测值的心电图诊断；其次，一些心电现象只出现于部分导联，例如心肌缺血、尖端扭转型室性心动过速、间歇性束支阻滞、间歇性心室预激、双向性室性心动过速等，12 导联心电图或心电监护能够提高对心脏疾病诊断的敏感性；最后，同步测量 12 导联心电图可以提供更丰富的数据，有助于深入了解发病机制和治疗效果，还具有重要的研究价值。

需要注意的是，即使心电图机自动测值在正常范围内，也有可能是一个错误测值，可能是心电图机误判心电波的起点和终点，有经验的心电图阅图者通常能够肉眼发现错误并校对。

Note

20世纪70年代，计算机自动测量和解释心电图开始进入临床，在为临床医生和心电图阅读者提供极大便利的同时，也存在一些系统问题[16]。不同厂家生产的设备和配套分析软件提供的自动测量参数存在差异，一些差异可能大到足以影响心电图诊断，例如QRS波时限测值可以相差10ms，能够影响完全性束支阻滞诊断的建立与否[17, 18]。2009年AHA/ACC/HRS《心电图标准化和解析建议》推荐自动化心电图测量和解释只能作为辅助手段，所有基于计算机的报告都需要医生阅读[9]。

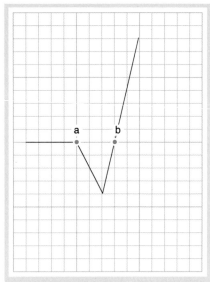

图11-26 骨线法测量Q波时限

Q波时限是指Q波降支离开等电位线的点（a点）至Q波升支回到等电位线的点（b点），图示的ab期间。理想情况下，心电图描记线没有宽度或宽度可以忽略，称为骨线法或中线法

■ Q波的测量

Q波时限常用于区分生理性Q波和病理性Q波，是重要的时间参数。单导联上，当QRS波初始部分为负向波（首先判断存在Q波）时，Q波时限是从心电图描记轨迹向下离开等电位线处（Q波起点）至心电图描记轨迹首次回到等电位线处（Q波终点）（图11-26）[19]。

在20世纪60～70年代，临床心电图研究已经发现不同研究中报道的Q波诊断心肌梗死的敏感度差异很大，例如前壁心肌梗死为36%～87%，下壁心肌梗死为35%～63%[20]。造成这些差异的原因一方面是不同研究和诊断标准中定义的病理性Q波的时限和振幅标准不同；其次为患者的病情和病程影响，大面积和小面积心肌梗死、新发和陈旧性心肌梗死时，病理性Q波的发生率不同；再次，为Q波宽度或时限的测量方法学影响；最后，在20世纪50年代以前，临床心电图的输出主要是以示波器显示或照相技术为主，20世纪50年代中期以后直写式心电图机才逐渐成为标准输出，不同的心电图成像技术

Note

2020年，一份意大利、美国和澳大利亚等国家联合对国际医疗设备制作商现售的七款主流心电图机进行评估的报告，再次肯定自动分析系统间测值的差异会带来心电图的误诊或漏诊。

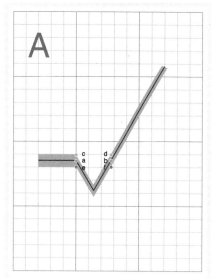

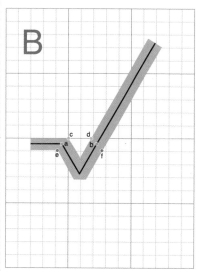

图 11-27　Q 波时限的测量方法

从 Q 波上缘起点 c 测量至同水平内侧缘，即 cd 时限为上缘法；从 Q 波下缘起点 e 测量至同水平外侧缘，即 ef 时限为下缘法；从心电图描记轨迹中线的 Q 波起点测量至同水平升支中线，即 ab 时限为中线法，其余说明见正文

也会影响 Q 波时限的测量。

　　理想状态下，心电图描记线

应没有宽度，不影响 Q 波时限的精准测量。然而，临床上，无论基于计算机的数字心电图机或传统热敏心电图机均有轨迹宽度，为精准判读 Q 波时限带来困难，特别是需要精细判读 Q 波时限时，因为 7 ~ 8ms 的测量错误足以引起 Q 波分类错误。Q 波时限的常见测量方法有中线法、上缘法、下缘法、前缘法和后缘法（图11-27 和图 11-28）[20]。

　　当心电图描记轨迹存在一定粗细时，不同方法测量的 Q 波时限存在差异。图 11-27A 中，心电图描记线存在垂直高度，Q 波降支和升支描线较细，上缘法、下缘法和中线法测量的 Q 波时限相同。图 11-27B 中，心电图描记线同时存在水平宽度和垂直高度，Q 波降支和升支描线较粗，此种情况下，相比于中线法测量的 Q 波时限，上缘法测值缩短，下缘法测值延长。

　　从图 11-28 可以看出，Q 波描记轨迹的水平宽度均较大，相比于中线法测量的 Q 波时限，继续采用上缘法测值将显著缩短，而采用后缘法则轻度缩短；相反，继续采用下缘法测值将显著延长，而采用前缘法测值则轻度延长。

Note

在 Q 波时限的各种测量方法中，与电子示波器采用的中线法测量金标准相比，人工中线法和后缘法的测量差值 < 10ms，下缘法和前缘法高估差异 > 10ms，上缘法低估差值 < 10ms[20]。

直写式心电图机通过热敏记录纸输出心电图，影响 Q 波时限测量的主要是描记轨迹的水平宽度，水平宽度最大，测量差值也越大。此外，Q 波降支和升支描记轨迹的厚度将会缩短 Q 波时限，甚至导致降支和升支重叠而无法测量。在这些特殊情况下，精准测量 Q 波时限的方法选择如下：①平均上缘法和下缘法测值；②采用中线法测量；③采用后缘法测量。

数字心电图机稳定、均匀的描记轨迹粗细能避免直写式热敏心电图机描记所带来的测量问题，但同样存在一些影响 Q 波时限精准测量的局限。不同品牌的心电图机内置软件程序采用的算法不同，Q 波判读和测量也存在差异（图 11-29）。在心电图机走纸速度为 25mm/s 时，肉眼判读的 Q 波时限平均比计算机自动判读的 Q 波时限缩短 2.8 ～ 8.7ms，测量差异 8ms 能影响 25% 心电图 Q 波判读的准确度（表 11-2）[19, 21]。

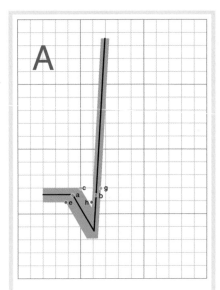

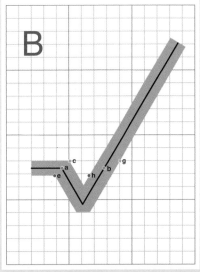

图 11-28 Q 波时限的测量方法

图 A 和图 B 中，中线法测量同图 11-27；前缘法从 Q 波起点下缘测量至同水平升支前缘，即 eh 时限；后缘法从 Q 波起点上缘测量至同水平升支后缘，即 cg 时限，其余说明见正文

Note 需要指出的是，具有等电位线部分的心电波，不可见部分并非该心电波肉眼绝对不能观察，等电位线部分仍是可见的，只是会被误判为心电段。这里的"不可见"的真实含义是错误判读。

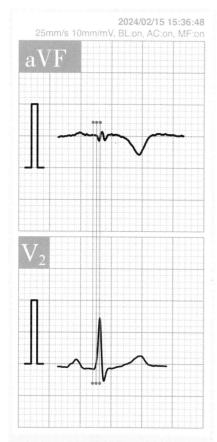

25mm/s 10mm/mV, BL:on, AC:on, MF:on
2024/02/15 15:36:48

图 11-29　Q 波的判读

本例采用单导联测量 aVF 导联 q 波时限为 23ms，实际上仅代表可视化 q 波部分的时限；同步测量 aVF 和 V₂ 导联的 QRS 波起点，可见 aVF 导联的部分 QRS 波起始部位于等电位线上，等电位线 q 波时限为 23ms。因此，本图单导联测量 aVF 导联 q 波时限为 23ms，加上等电位线部分为 46ms

当 QRS 波为双相波或多相波时，单个组分的时限测量可以参考 Q 波测量，整体 QRS 波时限测量参考前述介绍的各种时限测量方法，根据心电图显示格式，选择合适的测量方法。

表 11-2	人工和计算机测量 Q 波时限差异
导联	差值 /ms
V₁	5.8±5.9
V₃	4.2±3.9
V₆	3.5±3.7
aVL	3.4±5.2
III	3.3±4.8
I	3.3±4.4
V₂	3.2
V₅	2.8±3.5
aVR	2.4±3.9
V₄	2.3±4.0
aVF	2.2±3.7
II	1.8±3.6

4

间期的标准测量

心电图的间期是指 ≥ 2 个心电事件产生的心电波之间的时间[8]。

间期既可以在一个心动周期里测量，如 PR 间期、PJ 间期、QT 间期、QU 间期、TU 间期等，也可以在不同心动周期里测量，如 TP 间期、UP 间期、PP 间期、RR 间期、期前收缩与基础心搏的配对间期等。

心电图的间期由 2 个心电波定义，因此，必定包含衔接 2 个心电波的心电段。

实际上，临床很多情况并不需要精确测量 Q 波，因为人类肉眼可辨识物体大小的极限为 0.1mm，多数 Q 波能通过肉眼观察明确，只有当测值接近诊断标准时，才需要精确测量确认。

Note

■ PR 间期的测量

PR 间期是从 P 波起点至 QRS 波起点的时间, 代表心房开始兴奋至心室兴奋开始前的时间, 电生理包括心房兴奋时间和房室结－希浦系统传导时间[22]。PR 间期的定义也是单导联测量 PR 间期的方法, 心电图上包括 P 波时限和 PR 段时限（图 11-30）。

在同步多导联以及 12 导联心电图上, PR 间期的定义是从最早 P 波起点至最早 QRS 波起点[23]。根据这个定义, 多导联同步测量 PR 间期的起点和终点可以在同一导联, 也可以分属不同导联。多导联同步测量的 PR 间期可以充分消除等电位线心电波对单导联 PR 间期测值的影响, P 波终点和 QRS 波终点存在等电位线波, 不影响 PR 间期测量, 因为 P 波终点和 QRS 波终点不参与 PR 间期的定义（图 11-31）。

当只有单导联心电图机可用时, 基于 PR 间期的心电图诊断可以根据以下原则选择判读导联：①诊断短 PR 间期时, 最长 PR 间期所在导联的测值应 < 120ms, 例如 I 导联 PR 间期测值为 100ms, II 导联 PR 间期测值为 125ms, 尽管 I 导联测值满足短 PR 间期诊

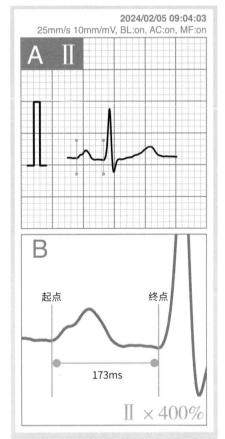

图 11-30 单导联测量 PR 间期

A. 测量 II 导联的 PR 间期, 从 P 波起点测量至 QRS 波起点; B. 图 A 的真实心电图放大 400% 的细节, PR 间期包括 P 波时限和 PR 段时限, 反映心房开始兴奋至心室兴奋前的心电时间

断, 但 II 导联并未达到 PR 间期正常值下限, 考虑 I 导联的 PR 间期缩短系部分心电波等电位线所致; ②诊断一度房室阻滞时, 最短 PR 间期所在导联的测值应 > 200ms, 例如 I 导联 PR 间期测值为 230ms, II 导联 PR 间期测值为 190ms, 尽管 I 导联测值满足一度

Note 同步测量 PR 间期实际代表了心电图间期的一种模式, 即均由除极波决定, 利用多导联或 12 导联同步, 通常可以看到 P 波和 QRS 波起点界定清晰的导联。 ■

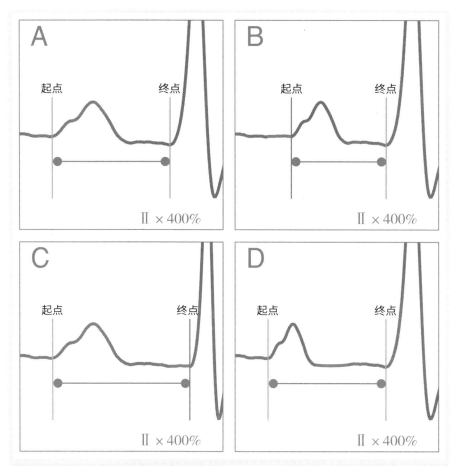

图 11-31 等电位线心电波对 PR 间期测值的影响

A. 基础对照，同图 11-30B；B. 窦性 P 波起始部存在等电位线部分（蓝色曲线标注），单导联测量时，将从可视化 P 波起点开始，P 波起点右移，PR 间期测值比真实值短；C.QRS 波起始部存在等电位线部分（蓝色曲线标注），QRS 波起点右移，PR 间期测值比真实值长；D. 窦性 P 波终末部存在等电位线部分（蓝色曲线标注），单导联测量时，定义 PR 间期的起点和终点并未发生改变，故 PR 间期测值不受影响，同理 QRS 波终末部存在等电位线部分也不影响 PR 间期测量。从图 B 和图 C 可以看出，P 波起点存在等电位线波形，有缩短 PR 间期的趋势，而 QRS 波起点存在等电位线波形，有延长 PR 间期的趋势，当一个导联同时在 P 波起点和 QRS 波起点存在等电位线波形，最终对 PR 间期测值的影响可能不变（缩短量 = 延长量）、缩短（缩短量＞延长量）和延长（缩短量＜延长量）

房室阻滞诊断，但 Ⅱ 导联并未达到 PR 间期正常值上限，考虑 Ⅰ 导联的 PR 间期延长系部分心电波等电位线所致（图 11–32）。

PR 间期测值容易受自主神经张力、心率、双径路传导现象以及抗心律失常药物等影响，最好选择 PR 间期稳定时进行测量。

注意：很多初学者常常把 PR 段误认为 PR 间期，实际上这是两个不同的心电图学术语，前者特指冲动在房室结和希浦系统传导时间，而后者还要包括 P 波时限，故通常 PR 间期 > PR 段时限。

Note

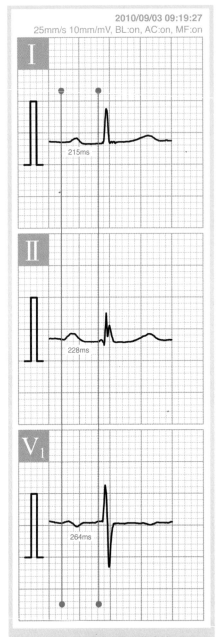

2010/09/03 09:19:27
25mm/s 10mm/mV, BL:on, AC:on, MF:on

I 215ms

II 228ms

V₁ 264ms

图 11-32 同步测量 PR 间期的方法

同步测量 I、II 和 V₁ 导联的 PR 间期，最早 P 波起点位于 V₁ 导联，最早 QRS 起点位于 II 导联上，同步 PR 间期测值为 242ms。I 导联的 P 波起点和 QRS 波起点均有部分等电位线波形，单导联 PR 间期测值偏低；II 导联 P 波起点部分位于等电位线上，单导联 PR 间期测值偏低；V₁ 导联 QRS 波起点部分位于等电位线上，单导联 PR 间期测值偏高

QT 间期的测量

QT 间期是心室除极和复极的总时间，是心室除极（产生 QRS 波）和心室复极（产生 T 波）这 2 个心电事件的时间之和[22]。

在单导联心电图上，QT 间期是指从 QRS 波起点至 T 波终点的时间，而在多导联心电图上，QT 间期是指从最早 QRS 波起点至最晚 T 波终点的时间，最早 QRS 波起点和最晚 T 波终点可能在同一导联，也可以分属不同导联[11, 24]。2002 年，美国调查了包括医生、护士和实习医生在内的医疗保健从业人员，61% 的受访者了解 QT 间期的含义，但仅有 36% 的受访者掌握了 QT 间期的正确测量方法[25]。

一般测量原则

目前尚无测量 QT 间期的共识性建议，QT 间期的定义虽然简单，但精准测量并不容易。QT 间期的正确测量存在三个主要困难：①难以确定 QRS 波起点和 T 波终点，例如心房颤动时；②选择合适的测量导联，aVL 导联与 II 导联的 QT 测值差异最大，不能作为替代导联；③QT 间期的校正问题，如宽 QRS 波、性别差异、不同心

 Note 同步测量 QT 间期实际代表了心电图间期的一种模式，即间期中包含复极波，相比于除极波，复极波在多导联和 12 导联上，很多导联的起点和终点界定较为含糊，影响测值的准确度。

率背景下的 QT 间期，现有 QTc
公式都有局限性[11]。

　　QT 间期受心率影响，计算
3 ～ 5 个心搏的 QT 间期平均值作
为最终测值，心房颤动患者计算
10 个心搏的 QT 间期平均值作为
最终测值[25]。

等电位线波形

　　QT 间期由 QRS 波起点和 T
波终点定义，当 QRS 波起点和（或）
T 波终点部分的心电波呈等电位线
时，实测 QT 间期比真实 QT 间期
短，因为等电位线部分被排除在
测量范围内（图 11-33）。

　　为尽量消除等电位线心电波
对 QT 间期测值的影响，最好选择
12 导联同步心电图测量 QT 间期，
其次选择 6 导联或 3 导联同步心
电图，当仅有单导联心电图可用
时，应选择 QRS 波起点和 T 波终
点辨析清晰的导联进行测量，通
常选择 II 或 V_5 导联[26, 27]。

　　在大多数情况下，不同导联
QRS 波起点的异步引起的测量差
值＜ 20ms，但 V_1 ～ V_3 胸导联的
QRS 波起点比 V_4 ～ V_6 胸导联和
肢体导联可以提前 20ms，这足以
影响诊断[15, 28, 29]。

　　T 波终末部可以在单个或多

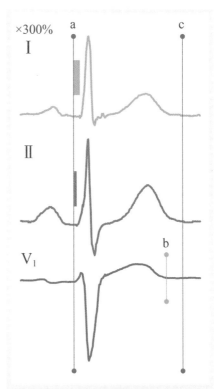

图 11-33　测量 QT 间期的错误
12 导联同步心电图，选取 I、II 和 V_1 导联
心电波放大 300%。当在 V_1 导联判读 QRS
波起点时，可见 I 和 II 导联 QRS 波起始部
位于等电位线；当在 II 导联判读作为 T 波
终点时，可见 I 和 V_1 导联部分 T 波终末部
位于等电位线

个导联呈等电线，非同步导联心
电图的 QT 终末部的判读误差可达
40ms[30]。当单导联之间的 QT 间
期测值差异＞ 40ms 时，需要利用
相邻导联重新测量[11]。单导联
测量 QT 间期时，选择最长 QT 间
期所在导联作为最终测值，代表
整体 QT 间期。此外，健康人不同
导联测量的 QT 间期差值允许在

QRS 波终点和 T 波起点部分的心电波部分等电位线化
时，不影响 QT 间期的测值，因为这两部分心电波不
参与 QT 间期的定义。只有参与间期定义的心电波部
分等电位线时才能影响间期测值。

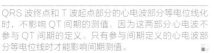

50 ~ 65ms 范围，超过误差临界值就要考虑 QT 离散度[30, 31]。

在 T 波平坦的导联，T 波终末部振幅极低，容易误判为基线波动或 U 波。倒置 T 波的等电位线部分多数位于倒置 T 波之前（图 11-34）。基于此，建议在 T 波振幅最高的导联测量 QT 间期，通常是 V₂ ~ V₄ 导联[11, 30]。

T 波终点的判读

人工测量 T 波时限和 QT 间期时，判读 T 波终点采用的方法有阈值法和切线法。

阈值法是最常用，也是最简单的方法，T 波偏转达到顶峰后（无论是波峰或波谷），心电图描记轨迹恢复到等电位线处判读为 T 波终点（图 11-35）。然而，在临床上，时常可以观察到 T 波终末部不回到等电位线的现象，其后紧随 U 波，这种模式一方面代表 T-U 融合的情况，另一方面代表心电信号受到噪音和干扰的影响；其次，当心率增快时，窦性 P 波重叠于 T 波后支，T 波终点被窦性

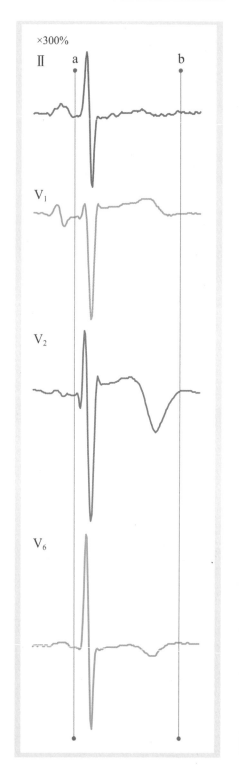

图 11-34 T 波终末部等电位线

12 导联同步心电图，选取 Ⅱ、V₁、V₂ 和 V₆ 导联心电波放大 300%。当在 V₂ 导联判读 T 波终点时，V₁ 和 V₆ 导联 T 波终末部有部分曲线位于等电线上

 Note 上文介绍的阈值法是人工肉眼判读 T 波终点的方法。在计算机心电图自动分析系统中，阈值法全称为差分阈值法，计算机自动比较不同心电图信号的斜率变化，借此区分心电波组分和等电位线。

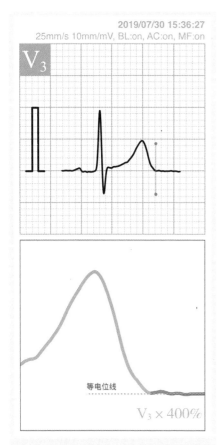

图 11-35　阈值法判读 T 波终点

上图：1 例 V₃ 导联的 T 波，T 波终点恢复到等电位线处（湖蓝色双箭头所示），判读为 T 波终点；下图：波形放大 400%，可以看到 T 波后支（橙黄色曲线）和等电位线（湖蓝色曲线）有清晰的交点，该交点位于等电位线上

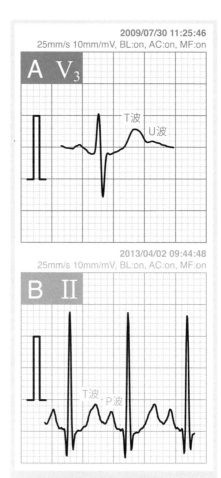

图 11-36　T 波终末部不恢复到等电位线

A.1 例 V₃ 导联的 T 波，T 波和 U 波融合，T-U 融合部分偏离等电位线 0.9mm；B. 窦性心动过速时，窦性 P 波逐渐与之前的 T 波发生重叠，形成 T-P 重叠波，重叠部分偏离等电位线 1.2mm

P 波掩盖，无法直接判读 T 波终点，这种模式代表 T-P 重叠的情况（图 11-36）[32]。在一些疾病条件下，甚至可以发生这样一种极端现象，T 波先与 U 波融合形成 T-U 融合波，然后 T-U 融合波再与 P 波重叠，形成 T-U-P 融合重叠波，从

T 波起点至 P 波终点甚至无等电位线。当 T 波终末部不与等电位线相交时，无法利用阈值法判读 T 波终点（图 11-37）。

　　切线法是沿 T 波后支斜率最大处做 T 波后支切线，切线与等

Note

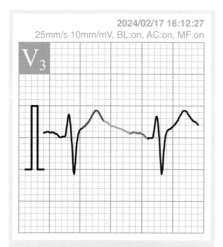

图 11-37 T-U-P 融合重叠波

本例 V₃ 导联的 T 波（红色曲线）和 U 波（橙黄色曲线）融合，形成 T-U 融合波，然后再与窦性 P 波（湖蓝色曲线）重叠，形成 T-U-P 融合重叠波，无法判读 T 波终点

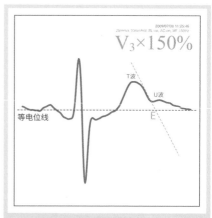

图 11-38 切线法判读 T 波终点

图 11-36A 的心电波放大 150%，先判读好等电位线（天灰色虚线），然后观察 T 波，本例为直立 T 波，T 波终点将由降支决定。沿 T 波降支斜率最陡峭处做切线（橙黄色虚线），T 波降支切线和等电位线相交于 E 点，判读为 T 波终点。从图中还可以观察到，切线法判读的 T 波终点位于 T 波与 U 波交界点略后方

电位线相交处即为 T 波终点（图 11-38）[26]。等电位线可采用 T-P 段，即 T 波终点与 P 波起点之间的水平线。斜率最大处是指 T 波后支最陡峭的节段，判读具有一定主观性。

切线法是丹麦医生弗里德里西亚（Fridericia）于 1920 年在研究心率对校正的 QT 间期公式影响时提出的[33, 34]。1952 年，美国医生莱普施金（Lepschkin）和苏拉维奇（Surawicz）建议当 U 波和 T 波融合、P 波和 T 波重叠时，选择切线法判读 T 波终点[28]。切线法判读的 T 波终点比阈值法提前 9 ~ 10.4ms，可能

是切线法裁剪一部分 T 波终末部的原因，不同测量者判读的差异波动于 3.5 ~ 5.2ms[26, 35-37]。当 U 波非常显著时，切线法判读的 T 波终点可能会长于阈值法[35]。即使这些测量误差轻微，也会导致错误分类 QT 间期。

参考文献

[1] Hongo RH, Goldschlager N. Status of computerized electrocardiography. Cardiol Clin,2006,24(3):491-504.

[2] Willems JL, Abreu-Lima C, Arnaud P, et al. The diagnostic performance of computer programs for the interpretation of electrocardiograms. N Engl J Med,1991,325(25):1767-1773.

[3] Shah AP, Rubin SA. Errors in the computerized electrocardiogram interpretation of cardiac rhythm. J Electrocardiol,2007,40(5):385-390.

[4] Bogun F, Anh D, Kalahasty G, et al. Misdiagnosis of atrial fibrillation and its clinical consequences. Am J Med,2004 ,117(9):636-642.

[5] Hwan Bae M, Hoon Lee J, Heon Yang D, et al. Erroneous computer electrocardiogram interpretation of atrial fibrillation and its clinical consequences. Clin Cardiol,2012,35(6):348-353.

[6] Balady GJ, Bufalino VJ, Gulati M, et al. COCATS 4 Task Force 3: Training in Electrocardiography, Ambulatory Electrocardiography, and Exercise Testing. J Am Coll Cardiol,2015,65(17):1763-1777.

[7] Hancock EW, Deal BJ, Mirvis DM, et al. AHA/ACCF/ HRS recommendations for the standardization and interpretation of the electrocardiogram: part V: electrocardiogram changes associated with cardiac chamber hypertrophy: a scientific statement from the American Heart Association Electrocardiography and Arrhythmias Committee, Council on Clinical Cardiology; the American College of Cardiology Foundation; and the Heart Rhythm Society: endorsed by the International Society for Computerized Electrocardiology. Circulation,2009, 119(10):e251-261.

[8] https://www.ecgedu.com/identifying-normal-electrocardiogram-intervals-with-examples/.

[9] Kligfield P, Gettes LS, Bailey JJ, et al. Recomme-ndations for the standardization and interpretation of the electrocardiogram: part I: The electrocardiogram and its technology: a scientific statement from the American Heart Association Electrocardiography and Arrhythmias Committee, Council on Clinical Cardiology; the American College of Cardiology Foundation; and the Heart Rhythm Society: endorsed by the International Society for Computerized Electrocardiology. Circulation,2007, 115(10):1306-1324.

[10] Barnes AR, Pardee HEB, White PD, et al.The standardization of electrocardiographic nomenclature: report of committee of the american heart associations. JAMA,1943,121(17):1347-1349.

[11] Rautaharju PM, Surawicz B, Gettes LS, et al. AHA/ACCF/HRS recommendations for the standardization and interpretation of the electrocardiogram: part IV: the ST segment, T and U waves, and the QT interval: a scientific statement from the American Heart Association Electrocardiography and Arrhythmias Committee, Council on Clinical Cardiology; the American College of Cardiology Foundation; and the Heart Rhythm Society: endorsed by the International Society for Computerized Electrocardiology. Circul-ation,2009,119(10):e241-250.

[12] https://www.timeofcare.com/segments-vs-intervals-in-an-ecg/.

[13] Meek S, Morris F. Introduction. II--basic terminology. BMJ,2002,324(7335):470-473.

[14] Recomendations for standardization of electrocardiographic and vectorcardiographic leads. Circulation,1954,10(4):564-573.

[15] Lepeschkin E, Surawicz B. The measurement of the duration of the QRS interval. Am Heart J,1952,44(1):80-88.

[16] Bailey JJ, Itscoitz SB, Hirshfeld JW Jr, et al. A method for evaluating computer programs for electrocardiographic interpretation. I. Application to the experimental IBM program of 1971. Circulation.,1974,50(1):73-79.

[17] Willems JL, Arnaud P, van Bemmel JH, et al. Assessment of the performance of electro-cardiographic computer programs with the use of a reference data base. Circulation,1985,71(3):523-534.

[18] De Bie J, Diemberger I, Mason JW. Comparison of PR, QRS, and QT interval measurements by seven ECG interpretation programs. J Electrocardiol,2020,63:75-82.

[19] Edenbrandt L, Pehrson S, Lundh B, et al. Increased Q Wave Duration: A Result of Changing from Visual to Computer Measurements? Am J Noninvas Cardiol,1991,5(5):303-306.

[20] Mazzoleni A, DeMaria AN. Accuracy of various techniques in the measurement of the duration of the Q wave: a possible source of error in diagnosing myocardial infarction by electrocardiography. Clin Cardiol,1983,6(2):65-71.

[21] Rautaharju PM, Seale D, Prineas R, et al. Changing electrocardiographic recording technology and diagnostic accuracy of myocardial infarction criteria. Improved standards for evaluation of ECG measurement precision. J Electrocardiol,1978, 11(4):321-330.

[22] Sattar Y, Chhabra L. Electrocardiogram. 2023 Jun 5. In: StatPearls [Internet]. Treasure Island (FL): StatPearls Publishing; 2024 Jan-. PMID: 31747210.

[23] Pipberger HV, Tanenbaum HL. The P wave, P-R interval, and Q-T ratio of the normal orthogonal electrocardiogram]. Circulation,1958,18(6):1175-1180.

[24] Al-Khatib SM, LaPointe NM, Kramer JM, et al. What clinicians should know about the QT interval. JAMA,2003,289(16):2120-2127.

[25] Allen LaPointe N, Al-Khatib SM, Kramer JM, et al. Deficits in knowledge related to the QT interval that could impact patient safety [abstract]. J Am Coll Cardiol,2002,39(Supplement_1):125A.

[26] Vink AS, Neumann B, Lieve KVV, et al. Determination and Interpretation of the QT Interval. Circulation,2018,138(21):2345-2358.

[27] Salvi V, Karnad DR, Kerkar V, et al. Choice of an alternative lead for QT interval measurement in serial ECGs when Lead II is not suitable for analysis. Indian Heart J,2012,64(6):535-540.

[28] Lepeschkin E, Surawicz B. The measurement of the Q-T interval of the electrocardiogram. Circulation,1952,6(3):378-388.

[29] Pardee H. E. B. Nomenclature and description of the electrocardiogram. Am Heart J. 1940,20(6):655-666.

[30] Statters DJ, Malik M, Ward DE, et al. QT dispersion: problems of methodology and clinical signi-ficance. J Cardiovasc Electrophysiol,1994,5(8):672-685.

[31] Surawicz B. Will QT dispersion play a role in clinical decision-making? J Cardiovasc Electrophysiol,1996,7(8):777-784.

[32] Vázquez-Seisdedos CR, Neto JE, Marañón Reyes EJ, et al. New approach for T-wave end detection on electrocardiogram: performance in noisy conditions. Biomed Eng Online,2011,10:77.

[33] Fridericia LS. Die Systolendauer im Elektrokardiogramm bei normalen Menschen und bei Herzkranken. Acta Med Scand,1920,53(1):489-506.

[34] Fridericia LS. Die Systolendauer im Elektrokardiogramm bei normalen Menschen und bei Herzkranken. Acta Med Scand,1920,53(1):469-486.

[35] Panicker GK, Karnad DR, Natekar M, et al. Intra- and interreader variability in QT interval measurement by tangent and threshold methods in a central electrocardiogram laboratory. J Electrocardio,2009, 42(4):348-352.

[36] Ireland RH, Robinson RT, Heller SR, et al. Measurement of high resolution ECG QT interval during controlled euglycaemia and hypoglycaemia. Physiol Meas,2000,21(2):295-303.

[37] Pater C. Methodological considerations in the design of trials for safety assessment of new drugs and chemical entities. Curr Control Trials Cardiovasc Med,2005,6(1):1.

唐 念
成都中医药大学附属第五人民医院

第12章
正常心电图
测值（Ⅰ）

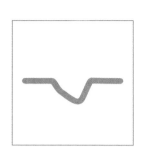

心电图的分析包括各个心电波的形态、振幅和时限，各种间期测值，电轴，心律失常等（图12-1）。掌握正常心电图测值是分析异常心电图的基础。

1
正常心电图

医学正常值的制定不会包括全部人群，任何一项医学研究都不可能纳入全世界的总人口，在现实中根本无法实施。因此，医学正常值的制定，通常是选取一些健康人作为代表，测量他们的生理值，利用统计学方法完成正常参考值的制定。

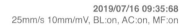

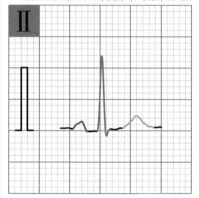

图 12-1 心电波的分析

心电波的分析顺序为 P 波（红色曲线）、QRS 波（湖蓝色曲线）、T 波（橙黄色曲线）和 U 波（当其能记录时）。本例 Ⅱ 导联未记录到 U 波，U 波不在该导联分析范围内。心电波的分析涵盖波的形态、时限测量和振幅测量，常规心电图的间期测量主要是 PR 间期测量和 QT 间期测量，其他分析还有电轴判断和节律分析

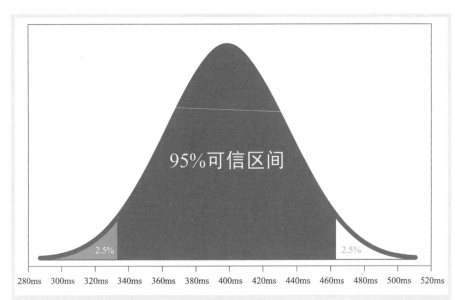

图 12-2 QT 间期的正态分布

12012 名表面健康的个体的 QT 间期分布，呈正态分布曲线。若取曲线下面积 95% 制定参考值范围，则左侧有 2.5% 的正常 QT 值将小于制定的标准，右侧有 2.5% 的正常 QT 值将大于制定的标准

人体多数的正常生理测值呈正态分布，中间高，两头低，左右对称，曲线下面积代表了正常值的分布范围[1]。制定正常参考值范围时，通常选取 95% 正态曲线下面积，这样曲线左边将有 2.5% 的"正常值"低于制定的标准，而右边将有 2.5% 的"正常值"高于制定的标准，换言之，在临床上，始终有一部分健康人群的正常值超出已制定的"正常值范围"（图 12-2）[2-4]。

人类的一些心电图测值呈正态分布，如 PR 间期、ST 时限、QT 间期等，而另一些测值呈偏态分布，如 V_5 导联 R 波振幅[3, 5]。

本章节的内容主要依据现有国际心电图指南、综述文献和心电图大数据等资料，总结归纳国际通行的标准化正常心电图测值，供初学者参考。

此外，科学是不断进步的，心电图学也不例外。随着新研究的不断涌现，一些新测值势必将替代旧测值。不过，尽量选用国际心电图指南推荐的规范化测值，因为这些测值和标准是全球通行的。需要指出的是，不能随意采

Note 阅读提示：正常参考值范围只能包括大多数的情况，始终有少数健康人的正常值是高于或低于制定的"正常值参考范围"的，这就需要医生结合临床进行合理的解释，否则容易误判为病理性。

用新研究的结果作为日常工作参考，因为新结论尚需大规模人群研究进一步证实，经国际相关学会采纳并推荐后，才能最终用于日常临床。

2 导联组

2002年，AHA心脏成像委员会颁布了心肌节段划分和命名的标准化建议，尽管该建议面向心脏影像学专业，一些结论也适合临床心电图学[6]。

在心脏长轴上，根据解剖标志先把左心室分为三段，基底部从二尖瓣环至舒张期乳头肌顶部，中段心腔包括整个乳头肌部分，心尖部从乳头肌以下至左心室心腔顶部（图12-3）。

解剖学上，靠近室间隔的心肌称为间隔部心肌，远离室间隔形成心腔侧缘的心肌称为游离壁心肌（或称为侧壁）。左心室靠前方胸壁的心肌命名为前壁，靠下方膈肌的心肌命名为下壁；间隔部心肌根据靠近前方或下方，分为前间隔心肌和下间隔心肌；侧壁心肌根据靠近前方或下方，

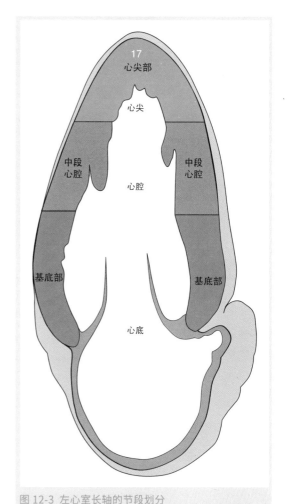

图12-3　左心室长轴的节段划分

左心室在垂直长轴上划分为基底部、中段心腔和心尖部三部分

分为前侧壁和下侧壁心肌，故左心室心肌节段进一步划分为前壁、下壁、前间隔、后间隔、前侧壁和下侧壁。

环切左心室腔，按照以上命名法，心尖部分为5个节段，中段心肌分为6个节段，基底部

初学者在学习正常心电图测值时，不需要机械地记忆每个导联的波形特征和测值，应该通过一些心电原理去理解，例如窦性冲动从右心房传导至左心房，位于左侧的Ⅰ导联只能记录到正向P波。

Note

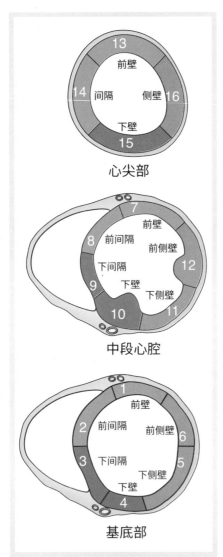

图 12-4 左心室 17 节段命名

根据心肌节段靠近间隔或远离间隔，左心室 17 节段命名如下。心尖部：17 为心尖，16 为心尖侧段，15 为心尖下段，14 为心尖间隔段，13 为心尖前段；中段心腔：12 为中段前侧段，11 为中段下侧段，10 为中段下段，9 为中段下间隔段，8 为中段前间隔段，7 为中段前段；基底部：6 为基底前侧段，5 为基底下侧段，4 为基底下段，3 为基底下间隔段，2 为基底前间隔段，1 为基底前段。掌握左心室 17 节段的划分原则，有助于把急性心肌缺血的心电图改变和解剖联系起来

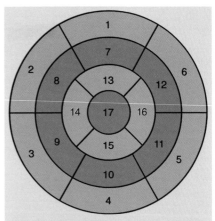

图 12-5 左心室 17 节段牛眼图

牛眼图（bull's eye display）又称为靶心图，是指在某些设备或系统中，以靶标或环形目标的形式显示信息或数据。这种显示通常用于飞行器、雷达系统、射击训练等领域，用于指示目标或关注区域的位置。当把左心室 17 节段以牛眼图方式显示时，17 个左心室节段将以同心圆形式排列，正中心为心尖（17 节段），左侧（2 和 3 节段）代表间隔部，右侧（5 和 6 节段）代表游离壁，上方（1 和 7 节段）代表左心室前壁，下方（4 和 10 节段）代表左心室下壁

心肌分为 6 个节段，总共把左心室划分为 17 个节段（图 12-4 和 12-5）。左心室 17 节段模型中，基底部占左心室的 35%，中段心肌占 35%，心尖部占 30%[6]。

常规 12 导联的肢体导联和胸导联分别在额面（上下和左右方向）和横面（前后和左右方向）探查心肌，具有相同方向的导联能够探查解剖空间相同或相近的心肌区域，组合成导联组（图 12-6）。即使一些导联属于不同的导

 Note 初学者在学习正常心电图的波形特征和测值时，不需要机械地一一记忆 12 导联心电图，首先理解并熟记导联组的共性特征，然后在此基础上学习每个导联的个性特征。

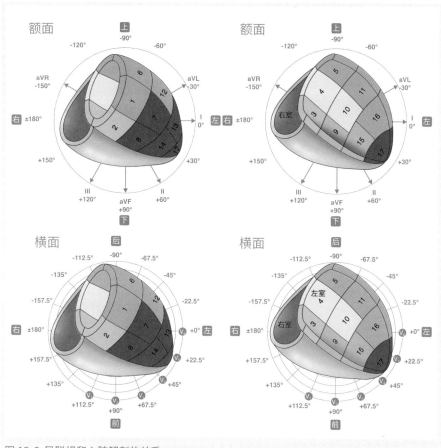

图 12-6 导联组和心脏解剖的关系

导联组和左心室 17 节段心肌的关系，展示导联组对应心肌节段的空间分布。额面导联系统的导联组为高侧壁导联组（Ⅰ、aVL）和下壁导联组（Ⅱ、Ⅲ和 aVF），胸导联分为前间隔导联组（V₁、V₂）、前壁导联组（V₃、V₄）和前侧壁导联组（V₅、V₆）。高侧壁导联组探查左心室高侧壁心肌，下壁导联组探查膈面心肌，包括室间隔后部以及邻近的右心室和左心室心肌，胸导联探查右心室前壁、室间隔前部、左心室前壁和前侧壁心肌

联体系，但具有相同的探查方向，记录的心电波会有一些共性特征，如Ⅰ、aVL 导联和 V₅、V₆ 导联分属肢体导联体系和胸导联体系，但都位于左方，能探查朝向左方的心脏电势，记录的心电波存在共性特征。

肢体导联系统主要分为高侧壁导联组（Ⅰ、aVL）和下壁导联组（Ⅱ、Ⅲ、aVF）；胸导联主要分为前间隔导联组（V₁-V₂），前壁导联组（V₃-V₄）和前侧壁导联组（V₅-V₆）。相邻导联组还可以进一步组合，例如侧壁导联组

例如，窦性冲动恒定从右心房传导至左心房，Ⅰ导联的窦性 P 波探查到从右至左的除极电势，恒定正向，尽管可以是低振幅或等电位线 P 波，但绝不会出现负向 P 波。

Note

包括高侧壁（Ⅰ、aVL）和前侧壁（V₅-V₆）；下侧壁导联组包括下壁（Ⅱ、Ⅲ、aVF）和前侧壁（V₅-V₆）。需要强调的是，这种导联组的划分是人为的，较为机械，心肌实际是延续的，故利用心电图导联组只能粗略推导病变心肌范围。

■ 解剖相邻的导联

当≥2个导联位于相邻心肌区域内时，称为解剖相邻导联[7]。常规12导联心电图中，V₁~V₆导联为解剖相邻导联，从右前方至左侧方探查心脏的电活动，而肢体导联分为两组解剖相邻导联，即aVL、Ⅰ导联组和Ⅱ、-aVR、aVF、Ⅲ导联组（图12-7）。

在额面导联体系中，Ⅰ和Ⅱ导联轴之间存在跨度60°的空间，aVR导联轴位于-150°右肩方位，当把aVR导联沿-150°~+30°

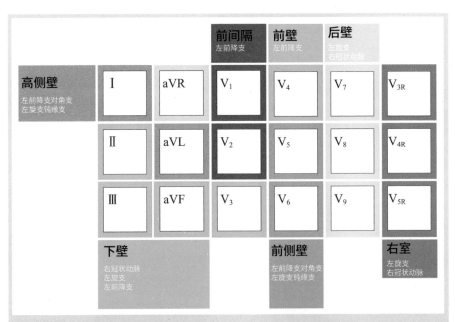

图12-7 解剖相邻导联和导联组

18导联心电图以6×3导联矩阵排列，包括常规12导联、后壁导联和右胸导联。不同的导联组以不同的颜色区分，色彩模式与图12-6相同。导联组不仅探查相同区域心肌的电活动，这些心肌基本符合冠状动脉供血区域，这是急性心肌缺血时，利用心电图发生改变的导联推导罪犯血管的解剖基础。解剖相邻导联和导联组是两个不同的心电图概念，同一导联组中分配的导联，属于解剖相邻导联，而不同导联组中分配的导联，仍可以组成解剖相邻导联，如Ⅱ、Ⅲ、aVF导联和V₂导联分属下壁导联组和前壁导联组，但在解剖上可以代表前壁中下段与膈面之间的相邻心肌区域

Note aVL导联尽管也在左方，但导联轴位于左上象限，不像Ⅰ导联轴只有左右方向关系，心脏电活动在上下方产生的电势也会影响aVL导联心电波，因此相比于Ⅰ导联，aVL导联的心电波极性多变。

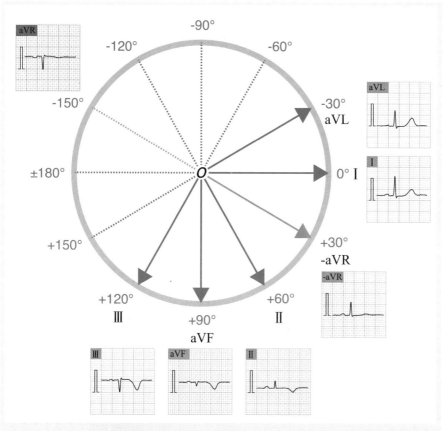

图 12-8 Cabrera 六轴导联系统和急性下壁心肌梗死

1 例急性下壁心肌梗死患者的肢体导联，当 aVR 导联转化为 -aVR 导联时，可见 ST 段位于等电位线上，T 波直立，与 Ⅱ、Ⅲ 和 aVF 导联的 T 波倒置不同，提示左心室心尖部未受累，下壁心肌梗死的范围较为局限

轴镜像翻转为 –aVR 导联时，–aVR 导联正好位于 +30° 轴向，探查左心室心尖和下侧壁区域心肌，这就是在瑞典盛行的 Cabrera 导联系统（图 12-8）[7, 8]。2009 年 AHA/ACC/HRS《心电图标准化和解析建议》推荐 12 导联心电图机应有转化为 Cabrera 导联体系的程序[7]。

正确理解解剖相邻导联需要注意以下几点：①首先，最重要的判读原则是至少应有 2 个导联位于相邻心肌区域，当只有 1 个导联改变时，不能判读为相邻解剖导联，或存在多个导联改变，如 Ⅰ、aVR、V₄ 三个导联异常，但这些导联并无解剖相邻关系，也不能判读为解剖相邻导联；②在胸导联中，数字连续即为相

导联组相当于心脏的电学解剖，利用导联组可以推导病变心肌的解剖区域，电学解剖和真实解剖存在一定关系，但在很多情况下，两者并不能完全吻合，例如心室肥厚可以改变心脏的解剖方位。

Note

邻导联，无论它们分属何种导联组，如 V_2 和 V_3 导联分属前间隔导联组和前壁导联组，2 和 3 是连续数字，因此属于相邻导联。

3

正常 P 波

正常 P 波应属于窦性 P 波，即窦房结发出的冲动兴奋心房产生的 P 波。

■ 形态

正常窦性 P 波的形态圆钝，可以是一个光滑的圆弧波或伴有切迹的圆弧波，切迹通常发生在 P 波起点以后 20 ~ 30ms，代表窦性冲动抵达左心房，左心房的电突破时刻[9]。有时候，切迹可能并不明显，表现为 P 波升支斜率改变（图 12-9）。

窦性冲动抵达右心房以后，从后方至前方激动右心房，朝向 V_1 导联轴正侧，V_1 导联记录到初始正向 P 波；随后，左心房开始兴奋，产生的电势大于右心房，这是因为右心房已经提前兴奋一段时间，剩余尚未兴奋的右心房心肌质量不及全部尚未兴奋的左心房心肌质量，整体心房除极电势转为从右方朝向左方，背离 V_1

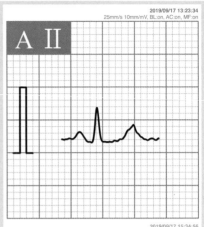

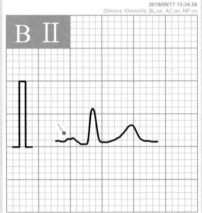

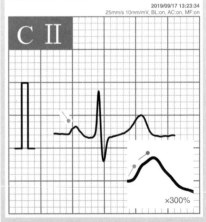

图 12-9 正常窦性 P 波的形态

3 例均为正常窦性 P 波，表现为圆钝形态。A. 窦性 P 波肉眼观察，未见明显的切迹；B. 窦性 P 波肉眼观察，可见明显的切迹（湖蓝色箭头所示）；C. 窦性 P 波肉眼观察，可见 P 波升支至顶峰阶段斜率改变，下图放大 300% 后，斜率改变更明显。实际上，图 A 的窦性 P 波放大 300% 后，也能够观察到斜率改变

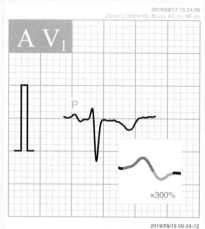

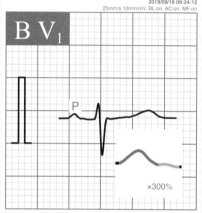

图 12-10 V$_1$ 导联正常窦性 P 波的形态

A.V$_1$ 导联 P 波正负双相，放大 300% 可以清晰地见到代表右心房兴奋的初始正向部分（湖蓝色曲线）和代表左心房兴奋的终末负向部分（橙黄色曲线）；B.V$_1$ 导联 P 波表现为切迹 P 波，放大 300% 可以清晰地见到代表右心房兴奋的初始正向部分（湖蓝色曲线）和代表左心房兴奋的终末正向部分（橙黄色曲线）

导联，V$_1$ 导联记录到终末负向 P 波。计算机电生理模拟研究证实，右心房的最早突破点位于前上部位时，冲动优先通过 Bachmann 束传导至左心房，左心房从上至下

的除极电势最高，V$_1$ 导联 P 波负向部分振幅最大[10]。

两个电生理因素决定左心房兴奋对 V$_1$ 导联窦性 P 波形态的影响：一个是左心房的兴奋模式，决定左心房兴奋产生电势的大小和方向，另一个是右心房最早激动点，决定窦性冲动优先选择何种传导通路抵达左心房。

右心房内的窦性冲动可以经由 Bachmann 束、卵圆窝、心房后壁肌束和冠状窦等多种途径激动左心房，左心房经由不同途径或多途径兴奋时，产生的电势不同，若左心房电势与剩余右心房电势相同，两者抵消，左心房兴奋产生等电位线波，最终形成直立 - 等电位线 P 波；若左心房电势不及剩余右心房电势，心房兴奋的终末部分仍是右心房占据优势，将再次产生正向 P 波，最终形成切迹型直立 P 波（图 12-10）。

当右心房的最早兴奋点逐渐向下转移时，左心房的最早突破点优先通过后房间通路完成，此时左心房从中部开始兴奋，向上和向下的电势对抗，V$_1$ 导联 P 波负向部分振幅降低甚至完全消失（图 12-11）。计算机电生理模型证实，后房间通路阻滞后，V$_1$ 导

当左心房的突破点位于房间隔中部时，左心房同时向上和向下兴奋，左心房的除极电势会自己抵消一部分，这样相比于剩余右心房除极电势，可能是等于、大于或小于，从而决定 V$_1$ 导联 P 波终末形态。

Note

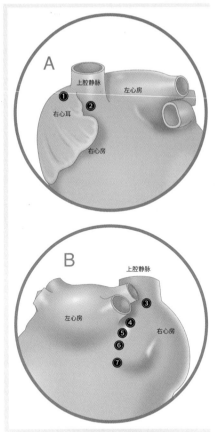

图 12-11 右心房最早激动点与 V₁ 导联 P 波终末部形态的关系

A. 心房前面观。①为最早心房激动位于右心耳和上腔静脉交界部，右心耳兴奋时，冲动同时通过 Bachmann 束传向左心房，从右至左的电势最大，这种情况代表临床上的右心房起搏；②为最早心房激动点位于右心房前上壁，最早右心房激动点位于该部位时，V₁ 导联 P 波负向部分不及①部位明显。B. 心房后面观，右心房最早激动点位于中间隔③和④部位时，V₁ 导联 P 波负向部分较为显著，代表正常窦性心律；当右心房最早激动点不断下移时，图示⑤～⑦的部位，V₁ 导联 P 波负向部分逐渐变浅，甚至呈等电位线，这些部位代表迷走神经张力增强，窦房结起搏点下移

联 P 波负向部分的振幅将会增加 150%[10]。

■ 极性

在三维空间上，整体心房兴奋产生的综合电势朝向左方、下方和前方，在额面导联系统中，最大电势位于左下象限 0°～+70°范围，大多数位于 +45°～+60°，该范围平行于 II 导联轴，因而 II 导联 P 波振幅最大（图 12-12）[11]。

在肢体导联系统中，正常情况下，I 导联应恒定记录到直立 P 波或等电位线 P 波，绝不会出现倒置 P 波，这是因为窦性冲动只能从右心房向左心房扩布，朝向 I 导联轴正侧。

由于窦性冲动从右上方向左下方扩布，背离 aVR 导联轴，aVR 导联恒定记录到倒置 P 波，可以表现为等电位线 P 波，但绝不应直立；同时，II 导联 P 波直立且振幅最高，II 导联也可以记录到低振幅或等电位线 P 波，但不应倒置，aVF 导联与 II 导联为解剖相邻导联，P 波极性与 II 导联相同。

III 和 aVL 导联的 P 波极性受到两个心房的最早兴奋部位和激动顺序影响，可以直立、等电位线、双相或倒置，如果是双相 P 波，

通常Ⅲ导联应正负双相，aVL导联应负正双相。

V₁导联P波极性通常为正负双相、直立–等电位线或切迹直立P波。通常，无论右心房还是左心房兴奋，存在从后壁向前壁激动的模式，产生的电势朝向体表的胸导联电极，V₂~V₆导联的P波直立。

简而言之，12导联心电图中，Ⅲ、aVL和V₁导联的P波形态和极性多变，其余导联P波极性较为恒定，特别是Ⅰ、aVR、V₅和V₆导联，Ⅱ、V₃~V₄导联有时常见等电位线P波。

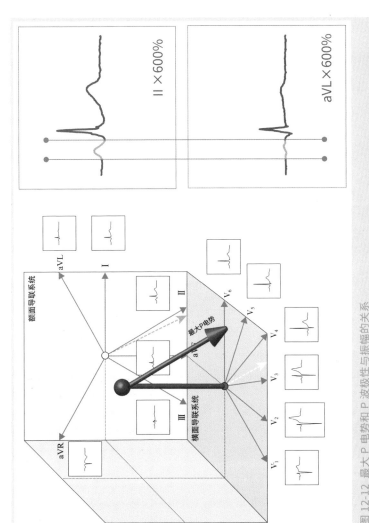

图12-12 最大P波P电势和P波极性与振幅的关系

左图是空间P电势和额面、横面导联系统的关系，右图是Ⅱ和aVL导联心电波放大600%。空间P电势（红色3D箭头）位于左、下和前方，分别投影在额面导联系统和横面导联系统形成额面P电势（橙黄色虚线箭头）和横面P电势（白色虚线箭头），然后它们再继续投影在导联轴上决定各导联窦性P波的极性和振幅。通常，额面最大P电势平行于Ⅱ导联轴，在Ⅱ导联轴形成的P波振幅最高，Ⅱ导联直立，形态清晰可辨。心电图阅读者能够容易地判读Ⅱ导联P波起点和终点，但起始部和终末部分呈等电位线。此外，空间最大P电势轴上形成的P波振幅很低，但近乎垂直于aVL导联轴，表观为负正双相形态，投影在横面导联系统，投影在横面导联系统上形成横面最大P电势小于额面最大P电势。近乎垂直于横面导联系统，投影在横面导联系统上形成横面最大P电势小于额面最大P电势，故通常胸导联P波振幅低于肢体导联

正常双相P波时，窦性冲动引起右心房从高位向低位兴奋时，在上下方向背离aVL导联轴，将在aVL导联形成初始负向部分，随后冲动向左扩布，形成终末直立部分。

Note

■ 振幅

在肢体导联系统中，窦性 P 波的正常振幅应 < 2.5mm，通常 Ⅱ 导联 P 波振幅最高，取决于整体心房兴奋产生的最大电势方位，当位于 0°～ +30° 范围时，最大电势平行于 Ⅰ 导联轴，Ⅰ 导联 P 波振幅最高，而当位于 +60°～ +90° 范围时，最大电势平行于 aVF 导联轴，aVF 导联 P 波振幅最高（图 12-13）[12]。Ⅱ 导联的正常 P 波振幅与性别无关，上限截值几无随年龄增长而递减的趋势 [3]。

在横面导联系统中，窦性 P 波的正常振幅应 ≤ 1.5mm，若为正负双相波，特指初始正向部分振幅 [13]。通常，V_2 导联的 P 波振幅最高，最高振幅也可以出现于 V_1 ～ V_4 任意导联，V_5 和 V_6 导联的 P 波振幅低于 V_1 ～ V_4 导联 P 波振幅。

正常窦性 P 波的振幅下限尚无共识性诊断标准，各导联均可以出现近乎等电位线或等电位线 P 波。临床心电图研究采用 P 波振幅 < 1mm 的标准定义 Ⅰ 导联 P 波低平，主要针对阵发性心房颤动患者，可能与 Bachmann 束传导紊乱、左心室最早突破点改变和左心房

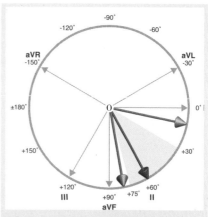

图 12-13 分析肢体导联的最大 P 波振幅

在肢体导联系统中，心房兴奋产生的最大电势（P 电势）越平行或越靠近某导联，该导联的 P 波振幅越高。最大 P 电势位于左下象限时，Ⅰ、Ⅱ 和 aVF 导联均可以记录到直立 P 波。Ⅰ 和 Ⅱ 导联轴的夹角为 60°，角平分线为 +30°，当最大 P 电势位于 0°～ +30° 范围时（橙黄色 3D 箭头），远离 Ⅱ 和 aVF 导联轴，靠近 Ⅰ 导联轴，此时 Ⅰ 导联 P 波振幅最高，Ⅱ 导联和 aVF 导联可以出现 P 波低平，P 波振幅顺序是 Ⅰ 导联＞ Ⅱ 导联＞ aVF 导联。Ⅱ 和 aVF 导联轴的夹角为 30°，角平分线为 +75°，当最大 P 电势位于 +75°～ +90°范围时（绿色 3D 箭头），远离 Ⅰ 和 Ⅱ 导联轴，靠近 aVF 导联轴，此时 aVF 导联轴的 P 波振幅最高，Ⅰ 导联 P 波低平，P 波振幅顺序是 aVF 导联＞ Ⅱ 导联＞ Ⅰ 导联。当最大 P 电势位于 +30°～ +75°范围时（湖蓝色 3D 箭头），最靠近 Ⅱ 导联轴，Ⅱ 导联 P 波振幅最高，由于 Ⅰ 和 aVF 导联轴的夹角为 90°，角平分线为 +45°，当最大 P 电势位于 +30°～ +45°范围时，P 电轴更靠近 Ⅰ 导联，P 波振幅顺序为 Ⅱ 导联＞ Ⅰ 导联＞ aVF 导联；而当最大 P 电势位于 +45°～ +75°范围时，则更靠近 aVF 导联，P 波振幅顺序为 Ⅱ 导联＞ aVF 导联＞ Ⅰ 导联。利用额面最大 P 波振幅出现导联以及 Ⅰ、Ⅱ 和 aVF 导联轴的关系，可以大致推导额面 P 电轴的范围

病变等有关 [14]。这些研究结论目前尚不能作为标准推广，因为正

常个体常见 1 个或多个导联的 P 波振幅 < 1mm[15. 16]。

时限

窦性 P 波的正常时限应 < 120ms[12]。

目前尚无窦性 P 波时限的下限值共识，由于单侧心房完全兴奋耗时 80～110ms，正常窦性 P 波至少应有 80ms，小于该值应怀疑存在等电位线部分。

窦性 P 波存在 P 波切迹，P 波可以表现为双峰形态，峰 – 峰间距应 < 40ms，代表正常的左心房突破时间（图 12-14）[12]。

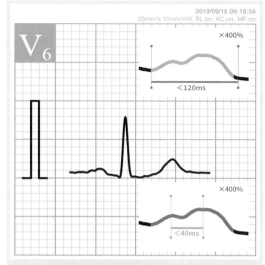

图 12-14　窦性 P 波的正常时限

窦性 P 波的正常时限包括两部分：一个是总时限 < 120ms，见右上方放大细节图；另一个是切迹型 P 波时，峰 - 峰间距 < 40ms，见右下方放大细节图

V₁ 导联 P 波终末电势

1964 年，美国北卡罗来纳州杜克大学医学中心的医生莫里斯（Morris）在分析心瓣膜病患者的 P 波形态时，提出了 V₁ 导联 P 波终末电势（P terminal force in lead V₁，PTF-V₁）的指标，该心电图指标沿用至今[17]。

PTF-V₁ 定义为 V₁ 导联 P 波终末负相部分振幅（–mm）和时间（s）的乘积，计算公式如下（图 12-15）：

$$PTF\text{-}V_1 = (-mm) \cdot s。$$

临床心电图分析时，为了精准

计算 PTF-V₁，可以加快心电图机走纸速度为 50/s 或 100mm/s，定标电压设置为 20mm/mV，选择心电图基线平稳的波形。正确测量并计算 PTF-V₁ 的前提是必须正确判读 V₁ 导联 P 波形态（图 12-16）。

目前尚无国际指南定义正常 PTF-V₁ 标准，Morris 提出的正常值范围为 –0.03～+0.01mm · s，临床习用正常标准为 > –0.04mm · s，PTF-V₁ ≤ –0.04mm · s 提示左心房异常，包括左心房扩大、心房间传导障碍（Bachmann 束病变）、左心房压力超负荷等[17-20]。

需要指出的是，Morris 最早

当窦性 P 波出现切迹时，切迹的出现表明右心房的激动开始向左心房扩布，此时包含的电生理现象有：剩余右心房心肌继续兴奋，冲动沿房间传导通路传导，直至左心房开始兴奋。

Note

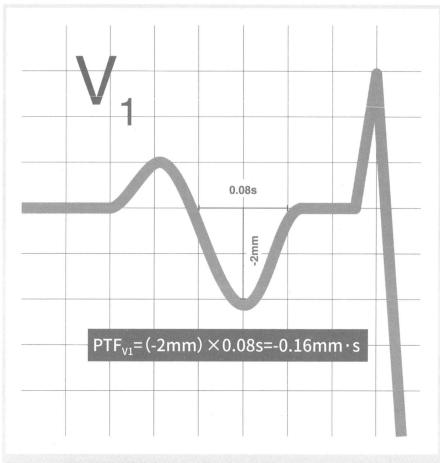

图 12-15 V₁ 导联 P 波终末电势的测量和计算方法

V₁ 导联 P 波终末电势的计算公式是 P 波负向部分的振幅（-mm）和时间（s）的乘积。为了清楚地显示细节，选用 1 例异常 V₁ 导联 P 波终末电势绘制示意图，最终乘积结果为 -0.16mm·s，显著异常。异常 PTF-V₁ 可以是负向部分 P 波的时限、振幅或两者同时异常的结果

提出 PTF-V₁ 指标时，由于 V₁ 导联 P 波负向部分位于等电位线下方，振幅取负值，乘积计算结果是负数，当 -0.04mm·s 为临界值时，更小的负值为异常，例如 -0.05mm·s、-0.08mm·s、-0.12mm·s 和 -0.16mm·s 等。

一些研究者考虑到负值的比较不方便，重新定义 PTF-V₁ 计算结果为绝对值（正数），这种情况下，当 0.04mm·s 为临界值时，更大的正值为异常，例如 0.05mm·s、0.08mm·s、0.12mm·s 和 0.16mm·s 等。阅读心电学文献或教科书时，要注意不同作者采用的比较方法，不要混淆。若无

Note 读图小窍门：肉眼快速判读 PTF-V₁ 的方法是观察 V₁ 导联 P 波终末负向部分占据心电图小格子的个数，若面积明显小于 1 个小格子为正常，≥1 个小格子即为异常。

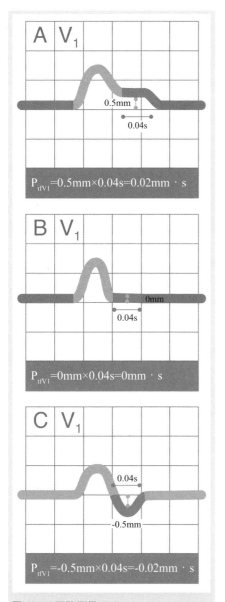

图 12-16 正确测量 PTF-V₁

A.V₁ 导联 P 波终末部分位于等电位线上方，振幅为正值，计算 PTF-V₁ 乘积都是正值，属于正常范围；B.V₁ 导联 P 波终末部分位于等电位线上，振幅为 0mm，PTF-V₁ 乘积为 0，也属于正常范围；C.V₁ 导联 P 波终末部分位于等电位线下方，振幅为负值，计算 PTF-V₁ 乘积都是负值，正常值应 >-0.04mm·s，负值越大，提示左心房病变越重

特殊说明，本书采用绝对值比较法。

■ 正常窦性 P 波

正常窦性 P 波的形态、极性、振幅和时限均应正常。判读 P 波性质为窦房结来源的核心形态学指标是：Ⅰ 导联 P 波直立或等电位线，aVR 导联 P 波倒置或等电位线，V₅ 和 V₆ 导联 P 波直立，次要指标是 Ⅱ 导联 P 波直立或等电位线，V₁ 导联 P 波正负双相或直立 – 等电位线、切迹型 P 波。

值得注意的是，正常窦性 P 波这一术语仅限于对心电图 P 波性质的描述，无论 QRS 波以及其他心电波是否正常。换言之，正常窦性 P 波既属于正常心电图的必备要素，也见于异常心电图，后者只需要窦性 P 波满足正常形态学和测值即可。

4

正常 Ta 波

心房肌兴奋产生心电图的 P 波，心房肌复极则记录到心房复极波（Ta 波）[21]。

■ 形态

Ta 波是一种低振幅、穹隆形心电波，波形舒展缓慢，光滑而无

Note

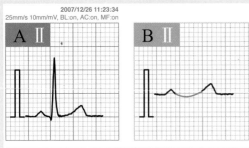

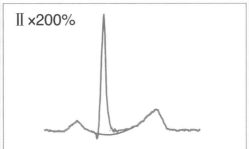

图 12-17 分析 Ta 波

A. 正常心电图，窦性 P 波清晰，未见明显的 Ta 波；B. 消除 QRS 波和 ST 段后，揭示隐藏的低振幅负向心房复极波（湖蓝色曲线部分）；C. 放大心电波，可见正常情况下，Ta 波重叠于 PR 段 -QRS 波群 -ST 段中，若观察不到 Ta 波，可能是受到了 R 波振幅和生理性 ST 段抬高的影响

任何角度，形态近似圆盘的弧形边缘（图 12-17）。当窦性 P 波振幅较高时，Ta 波也可以表现为尖锐的圆弧波[22]。

极性

12 导联心电图上，Ta 波的极性与同导联 P 波极性相反，例如 Ⅱ、Ⅲ 和 aVF 导联的窦性 P 波正向时，Ta 波则负向；aVR 导联的 P 波负向时，Ta 波则正向；V_3 ~ V_6 导联 P 波正向时，Ta 波则负向；V_1

导联 P 波正负双相时，Ta 波则负正双相（图 12-18）[22]。

振幅

Ta 波的平均振幅仅有同导联 P 波振幅的 0.38，疾病状态下比值变动于 0.14 ~ 0.86，实测振幅 0.1 ~ 0.6mm，一般不超过 2mm（图

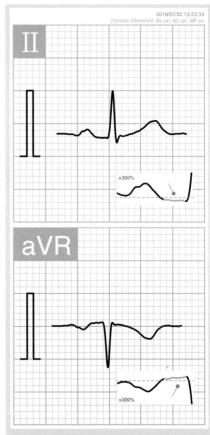

图 12-18 正常 Ta 波的极性

1 例正常心电图，注意 Ⅱ 导联窦性 P 波直立，PR 段轻度压低，提示负向 Ta 波；aVR 导联窦性 P 波倒置，PR 段轻度抬高，提示正向 Ta 波

Note 阅读提示：可以想象的是，当窦性 P 波异常时，Ta 波也将会异常，包括形态、极性、振幅和时限，但一般不作为临床心电图分析指标，相关文献也较少。

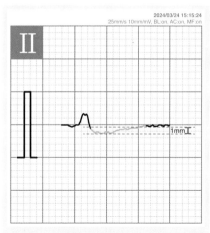

图 12-19 Ta 波振幅的测量

心电图取自 1 例三度房室阻滞患者。窦性 P 波直立，振幅 1.75mm，Ta 波倒置，波形平缓，紧随 P 波之后发生，最大振幅 1mm。测量 Ta 波时限和振幅应注意的事项有：①心电图基线平稳，无干扰；②远离其他心电波，特别是 T 波和 U 波；③选取 II 导联或其他 Ta 波振幅最大的导联

12-19）[22-26]。通常，II 导联的 Ta 波振幅最高，疾病条件下可出现 I 导联振幅最高[22]。

值得注意的是，不同导联的 Ta 波的波峰或波谷出现时间不同，相同时刻振幅不同，aVF 导联出现于 148～238ms 范围，I 导联出现于 157～313ms 范围，V_1 导联出现于 254～376ms 范围，这些时间范围可以影响 q 波和（或）J 点[27]。

■ 时限

Ta 波时限是指从 Ta 波起点

至 Ta 波终点之间的时间，代表心电图上的心房复极时间，通常是 P 波时限的 2～3 倍，为 267～379ms[22,28]。Ta 波时限受到心率影响，心率增快时 Ta 波时限缩短，心率减慢时 Ta 波时限延长[29]。

心电图上，Ta 波重叠于 PR 段、QRS 波、ST 段和 T 波（有时导致 T 波延长）中，Ta 波在 PR 段期间缓慢形成，振幅低，有时 PR 段无偏移，Ta 波主体形态隐藏于 QRS 波中很难识别，而 Ta 波终末部偏转可以被生理性 J 点或 ST 段偏移完全对抗，ST 段位于等电位线，因此，Ta 波并非常规心电图分析指标。

■ P-Ta 间期

P-Ta 间期是指从 P 波起点测量至 Ta 波终点的时间，代表心房除极和复极的总时间，未经心率校正的测值为 394～504ms，心率校正值为 452～572ms（图 12-20）[22]。这些测量很难在常规 12 导联心电图上完成，需要在信号平均心电图上进行精准测量。

P-Ta 间期受心率影响，心率增快时缩短，心率减慢时延长，例如心房起搏频率从 70 次/分

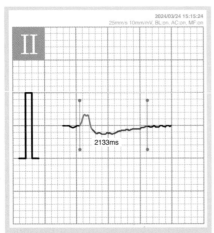

图 12-20 P-Ta 波间期的测量

心电图取自一位三度房室阻滞，湖蓝色曲线为 P 波，直立；红色曲线为 Ta 波，倒置，最大振幅不及 P 波振幅；Ta 波时限从 Ta 波起点测量至 Ta 波终点，是心房复极时间（图中红色曲线部分）；P-Ta 间期从 P 波起点测量至 Ta 波终点，是心房除极和复极的总时间

增 至 157 次 / 分，P-Ta 间 期 从 441ms 缩短至 291ms，主要是复极时间缩短[29]。

5 PR 间期

PR 间期是 P 波时限和 PR 段时限的总和，心电图上代表心房兴奋以及窦性冲动在希氏束 - 浦肯野系统内传导，抵达终末浦肯野纤维，直至心室兴奋开始前的时间。换言之，PR 间期主要包括心房兴奋和窦性冲动在房室结 - 希浦系统内的传导时间。

▉ PR 段

PR 段的平均时限为 60ms，最小值可为 0ms，最短 PR 段可以出现于任一导联（图 12-21）[30, 31]。

12 导联心电图上，PR 段是心

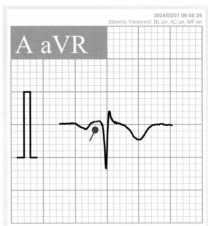

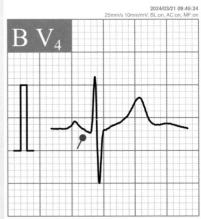

图 12-21 形形色色的 PR 段

A.aVR 导联 QRS 波呈 Qr 形态，PR 段时限为 44ms，全程水平（红色曲线部分），但振幅略高于等电位线，系正向 Ta 波的影响，这种情况下，PR 段可用 PQ 段替代。B.V4 导联 QRS 波呈 RS 形态，窦性 P 波的降支徐缓接入 QRS 波起始部，无法直接判读 PR 段，PR 段时限实测值为 0ms

Note PR 段时限为 0 的原因一方面是心房兴奋时间延长，完全掩盖 PR 段，另一方面是室上性冲动通过旁道快速下传心室，无房室延搁，PR 段近乎消失或完全消失

房兴奋结束至心室兴奋开始的电学传导部分，P波终末部和QRS波起始部形态能够影响PR段时限：P波时限延长、P波终末部徐缓恢复到等电位线，心室过早激动会缩短PR段，反之，P波时限缩短和心室延迟激动延长PR段（图12-22）。

自主神经通过调控房室传导影响PR段。交感神经兴奋，心率增快，房室传导加速，PR段缩短，而迷走神经兴奋，心率减慢，房室传导减速，PR段延长。

临床电生理研究发现，91%的个体心房冲动通过前间隔（相当于前结间通路，解剖上的房间

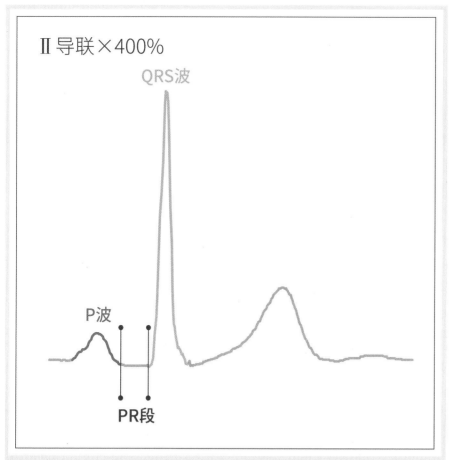

图12-22 PR段的影响因素

PR段的时限由P波终点和QRS波起点决定。P波终点延后或QRS波起点提前在单导联测量的PR段时限缩短，而P波终点提前或QRS波起点延后在单导联测量的PR段时限延长

单导联、多导联和同步12导联测量的PR段时限不同，最准确的应选择12导联同步测量。不过，在临床实践中，除非严格的心电图诊断，临床医生还是习惯用单导联测量。

Note

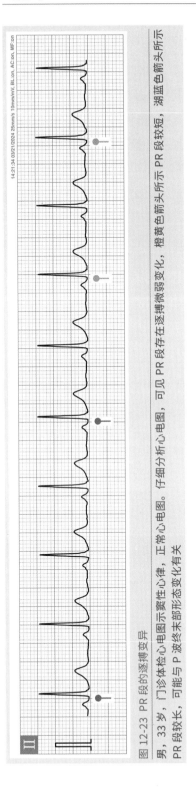

图 12-23 PR 段的逐搏变异

男，33 岁，门诊体检心电图示窦性心律，正常心电图。仔细分析心电图，可见 PR 段存在逐搏微弱变化，橙黄色箭头所示 PR 段较短，湖蓝色箭头所示 PR 段较长，可能与 P 波终末部形态变化有关

隔）抵达房室结，7.8% 通过中间隔（相当于中结间通路，解剖上的界嵴部位）抵达房室结，1.2% 通过后间隔（相当于后结间通路，解剖上的冠状窦口部位）抵达房室结[32]。窦性冲动开始激动心房后，最快用 40ms 冲动抵达房室结，因此，房室结的房室延搁和心房激动在时间上存在重叠[33-35]。

房室结的传导延缓是 PR 段形成的电生理机制。若无房室延搁，将会发生心房和心室同时收缩，一方面血液不能有效流入心室，心房后负荷增加，静脉压增加，肺循环压力增加可能导致心悸、胸闷、呼吸困难、运动耐量下降等症状，另一方面，心室失去心房辅助泵功能，心排血量下降。因此，正常 PR 段是维持最佳房室收缩同步性，获得优化血流动力学的电学基础。

有时，由于窦性 P 波的逐搏变异，造成 P 波形态甚至 PR 段逐搏变异，只要 PR 间期正常，应属于生理现象（图12-23）。

PR 段的形态平坦，通常位于等电位线上（Ta 波的振幅较低，尚不足以引起 PR 段偏移，有时受 Ta 波影响轻微波动）。PR 段的生理性偏移包括抬高和压低，在 P 波直立的导联，PR 段可能会出现压低，而在 P 波倒置的导联，PR 段可能会出现抬高。生理性 PR 段压低振幅应 < 0.8mm，抬高振幅应

Note

当窦性心率增快时，伴或不伴 P 波振幅增加，Ta 波的振幅增加，会引起更显著的 PR 段偏移，这些心电图改变都是生理性的。若 PR 段显著偏移，振幅超过生理范围，应考虑病理性原因。

< 0.5mm，均在 1 小格高度内[36]。

　　生理性 PR 段下移时，判读 ST 段是否偏移以及偏移振幅应以 q 波起点或 R 波起点所在水平线作为判读基准，以排除 Ta 波对 ST 段偏移的影响。

■ 正常 PR 间期测值

　　12 导联心电图上，若要测量单导联的 PR 间期，应选择 P 波起点和 QRS 波起点清晰的导联，忽略 P 波等电位线起始部分将缩短测值，而 P 波起始部分模糊可能延长测值；此外，QRS 波起点可以是 q 波、Q 波、QS 波或 R 波，忽略 QRS 波等电位线起始部分，会延长测值（图 12-24）。

　　成人 PR 间期正常值范围为 120 ~ 200ms，即心电图上应超过 3 小格而在 5 小格以内[37]。

　　PR 间期正常值范围与年龄有关，儿童可以 < 120ms，老年人可以 > 200ms，14 ~ 17 岁青少年 PR 值上限不超过 180ms，< 14 岁儿童 PR 值上限不超过 160ms（表 12-1）[38-40]。注意 PR 间期的年龄正常值范围，避免把儿童的正常 PR 间期诊断为成人的短 PR 间期（图 12-25）。

　　儿童 PR 间期较短的原因可能

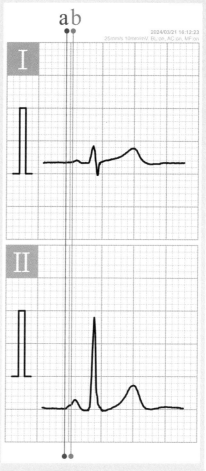

图 12-24 精确测量 PR 间期

Ⅱ 导联 P 波起点清晰（a 点），同步观察 Ⅰ 导联 P 波起始部分位于等电位线，Ⅰ 导联的表观直立 P 波只能代表部分 P 波。若选择 Ⅰ 导联表观 P 波起点（b 点）作为 PR 间期的测量起点，忽视 P 波等电位线起始部分，测量的 PR 间期值将比真实值短。一个测量经验是当发现某导联的窦性 P 波较小且时限仅有 40 ~ 50ms 时，同步测量 12 导联心电图，可以发现该导联的窦性 P 波起始部分或终末部分位于等电位线上。同理，当某导联的 QRS 波起点过于延后时，也提示该导联的 QRS 波起始部分位于等电位线。需要注意的是，P 波起始部分等电位线引起 PR 间期缩短，但对 PR 段时限无影响，因为后者系由 P 波终点决定。

生理情况下，aVR 导联窦性 P 波绝对倒置，部分 Ⅲ 导联和 aVL 导联 P 波可以倒置，在这些导联上，有时能观察到 PR 段生理性抬高的现象，取决于 Ta 波振幅大小。

Note

表12-1 未成年人正常 PR 间期范围 单位：ms			
年龄	最小值	平均值	最大值
0～24 小时	70	100	130
1～7 天	70	100	130
8～30 天	70	100	130
1～3 个月	70	100	130
3～6 个月	70	100	130
6～12 个月	70	100	150
1～3 岁	70	110	160
3～5 岁	70	120	160
5～8 岁	70	130	160
8～12 岁	70	140	160
12～16 岁	70	140	180

是儿童心脏比成人心脏小数倍有关[41]。PR 间期在哺乳动物种属间的变异程度较小，例如鲸鱼的体重是老鼠的 10 万倍，但心电图的 PR 间期只是老鼠的 10 倍，PR 间期与心脏质量的立方根存在数学关系[42, 43]。

■ 生理性变化

随着年龄的增长，心电图的 PR 间期有逐渐延长趋势，30 岁～60 岁人群的 PR 间期至少延长 10ms，这与传导系统增龄性退行性变有关[44, 45]。2.7% 的老年人 PR 间期 > 220ms，一些观点认为在年龄 > 50 岁的人群中，PR 间期的正常上限可采用 220ms 的

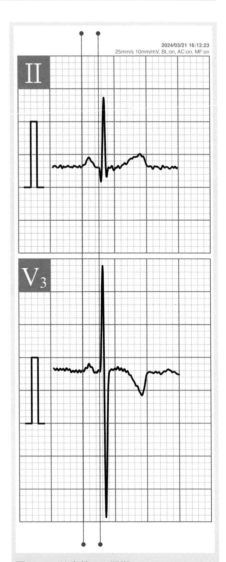

图 12-25 儿童的 PR 间期

男，1 岁，门诊体检心电图示窦性心律，PR 间期 108ms，结合年龄考虑正常 PR 间期。切勿按照成人正常 PR 间期标准判读为短 PR 间期

标准，但仍需谨慎地鉴别增龄性变化和获得性疾病所致传导系统病变[44-46]。

心率对 PR 间期的影响不及心

实际上，哺乳动物心电图的 PR 间期还与体重存在对数关系，PR 间期的计算公式如下：PR 间期（ms）= 52.5+77.5×log[体重 (kg)][43]。在细胞层面，传导速度主要依赖于心肌细胞的直径。

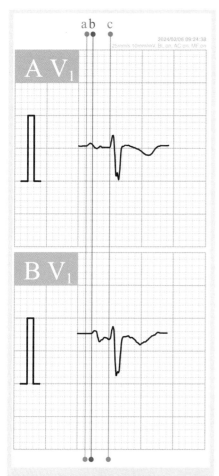

图 12-26 运动对 PR 间期的影响

男，48 岁，因反复胸痛 3 个月行运动平板试验。A. 运动前，窦性心率为 78 次 / 分，PR 间期（双箭头 ac 距离）为 165ms；B. 运动后，心率增快至 168 次 / 分，PR 间期（双箭头 bc 距离）为 128ms

率对 QT 间期的影响显著。交感神经张力增高时，房室传导加速，PR 间期缩短，而迷走神经张力增高时，房室传导减速，PR 间期延长（图 12-26）[46]。运动期间，心率每增快 10 次，PR 间期可以缩

短 3.5 ～ 6.9ms[47, 48]。成年男性的心率从 90 次 / 分增快至 140 次 / 分，平均 PR 间期从 159 ～ 175ms 缩短至 131 ～ 141ms，心率增快至 180 次 / 分以上时，PR 间期通常不会进一步缩短[49]。值得注意的是，在心率增快时，房室传导只要通过房室结 - 希浦系统下传心室，多数个体的 PR 间期仍应 ≥ 120ms，但部分个体会缩短至 100ms，这些都是运动时的正常生理现象，不要判读为短 PR 间期[49]。

■ PR 间期的调控

在心脏电生理上，心电图的 PR 间期包含房内传导、房室交界区传导和室内传导三部分时间，传导系统从房内到室内的各个部分对体表心电图 PR 间期的贡献比例不同（图 12-27）[50-52]。

尽管心电图的 PR 段时限（44ms）小于 P 波时限（113ms），PR 段对 PR 间期的影响却超过 P 波时限，这是因为 PR 段存在较大的变异能力[53]。人类全基因组研究发现一些心电图测值存在遗传相关性，PR 间期遗传力为 30% ～ 60%[54, 55]。

现已发现 202 个候选基因参与 PR 间期调控，涉及超过 4000

成年鲸鱼的希氏束 - 浦肯野系统长度超过 1 米，希氏束传导速度为 2.5m/s，则理论计算的 PR 间期最短为 400ms，体重最大的鲸鱼不超过 500ms，鼠 PR 间期仅有 40～50ms[143]。

图 12-27 心电图 PR 间期的电生理机制

传导系统各部分对 PR 间期的贡献。注意：右心房在从高位至低位除极时，一部分冲动已经抵达房室结，故房室延搁和心房除极时间存在重叠。心内电生理标测中，心房至希氏束的传导时间正常为 50～120ms，希氏束内传导时间正常应 < 30ms，希氏束电位至最早心室除极的时间正常值为 35～55ms

多种人类疾病，最常见的是心脏病，包括先天性心脏病、心力衰竭、肥厚型心肌病、遗传性心律失常（如病态窦房结综合征、传导阻滞、心房颤动、特发性室性心动过速、Brugada 综合征等）[54, 56]。

心电图 PR 间期最强的全基因组关联信号位于 3p22.2，该处有两个重要的钠通道基因：一个是 *SCN10A* 基因，编码电压门控钠通道 Nav1.8，负责背根神经节接受传入纤维传入的冷觉，在人类的心脏中尚未被发现；另一个是 *SCN5A* 基因，编码电压门控钠通道 Nav1.5，是心脏主要的钠通道，负责快反应细胞的 0 相除极，突变可导致 Brugada 综合征、长 QT 间期综合征、扩张型心肌病、心脏传导疾病、特发性心室颤动和心房颤动（图 12-28）[57-59]。

房室结分布有丰富的交感神经和迷走神经末梢纤维，自主神经张力改变能影响房室传导（表

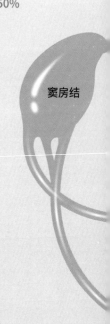

R波

心电事件

| 窦房结 | 心房除极 | 房室传导 | 心室 |

心电图

P波

PR段

PR间期

Q波

180ms PR间期
传导组分比例

高位右心房至低位右心房

传导系统 耗时90ms
占50%

窦房结

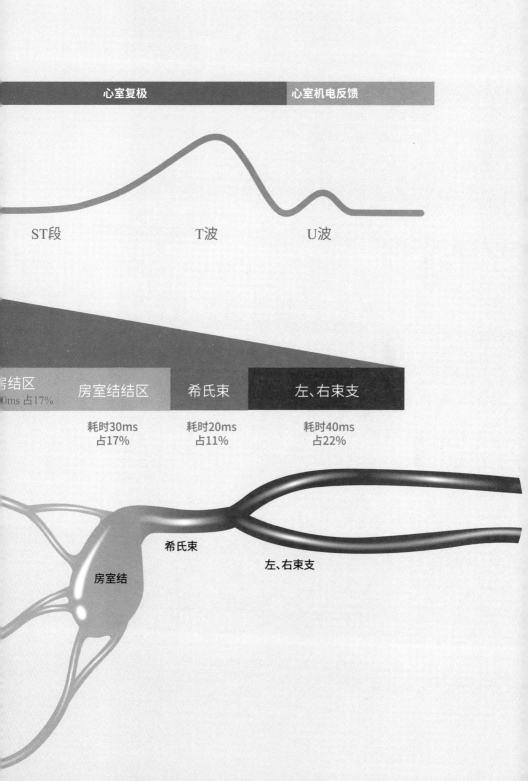

心室复极　　心室机电反馈

ST段　　　　T波　　　　U波

房结区　　房室结结区　　希氏束　　左、右束支
0ms 占17%

耗时30ms　　耗时20ms　　耗时40ms
占17%　　　占11%　　　占22%

希氏束

房室结　　　　左、右束支

1亿9000万个碱基对

位置	左侧疾病	右侧疾病
p26.3	Von Hippel-Lindau综合征	
p26.2		Moyamoya病
p26.1	肾细胞癌	肌营养不良症；肢带型，I C型
p25.3	Fanconi贫血，补体D组	严重肥胖
p25.2	生物素酶缺乏	胰岛素依赖型糖尿病
p25.1		马凡样结缔组织疾病
p24.3	着色性干皮病，补体C组	
p24.2	扩张型心肌病，常染色体显性遗传	甲状腺激素抵抗
p24.1	终板乙酰胆碱酯酶缺乏症	Usher综合征，II B型
p23	致心律失常右室心肌病	假性Zellweger综合征
p22.3	胚胎癌衍生生长因子	小细胞肺癌
p22.2	肝母细胞瘤	大肠癌
p22.1	毛母质瘤	肺癌食管癌缺失基因
p21.33	卵巢癌，子宫内膜样型	干骺端软骨发育不良，Murk Jansen型
p21.32	家族性低β脂蛋白血症	脂酰肉碱转位酶缺陷
p21.31	GM1-神经节苷脂沉积症	大疱性表皮松解症
p21.2	BRCA1相关蛋白（乳腺癌）	结肠直肠癌，遗传性非息肉病性，2型
p21.1	溶血性贫血	Turcot综合征伴恶性胶质瘤
p14.3	视隔发育不良	Muir-Torre家族癌症综合征
p14.2	进行性眼外肌麻痹，2型	高血糖症，非酮症
p14.1	Larsen综合征，常染色体显性遗传	胰腺癌
p13	HIV感染，感受性/抵抗力	共济失调
		垂体 ACTH 分泌腺瘤
p12.3	鱼鳞癣样红皮病	室性心动过速，特发性
p12.2	长QT综合征	夜盲症，先天性静止性
	Brugada综合征	T细胞白血病易位改变基因

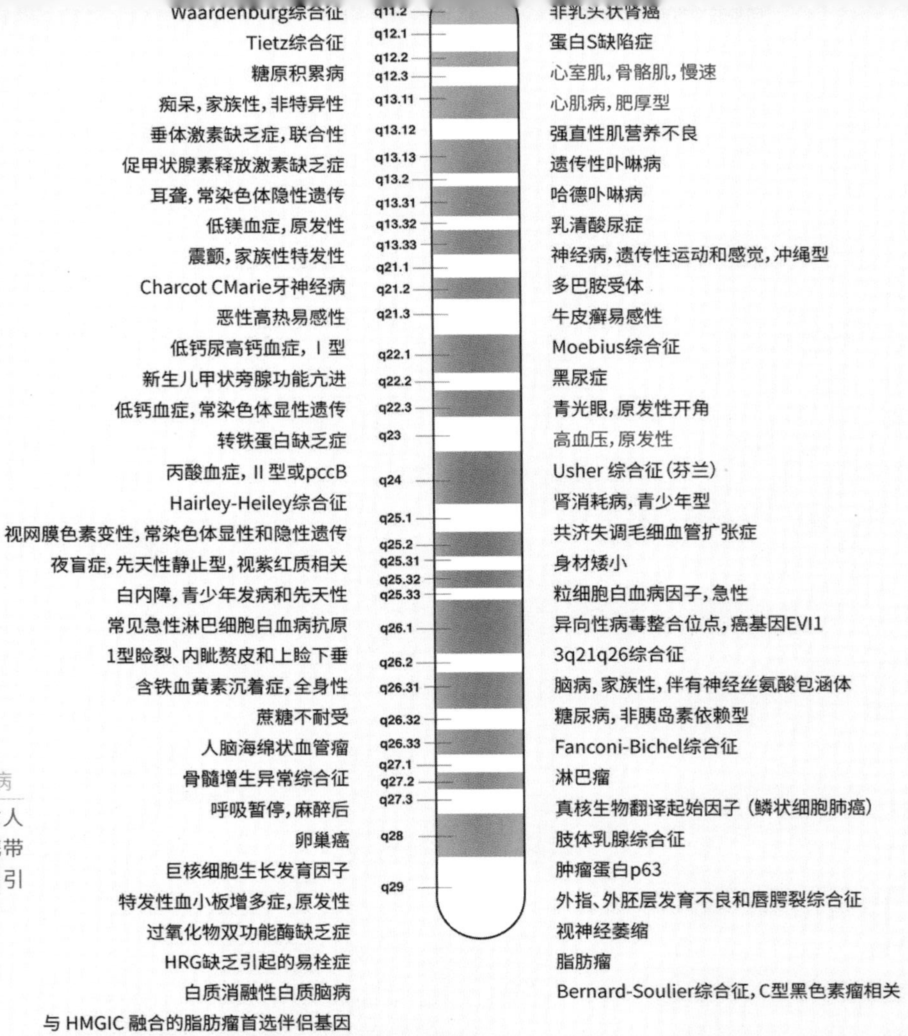

图 12-28 人类 3 号染色体和疾病

3 号染色体近 2 亿个碱基对，占人体 DNA 的 6.5‰。3 号染色体携带钠通道和钙通道的基因，突变引起遗传性心律失常

表 12-2	心脏的神经支配
神经类型	生理功能
副交感神经传出纤维	迷走神经 减慢心率，减慢传导，减弱心肌收缩力
交感神经传出纤维	来自下颈椎和上胸神经节的心脏神经 增加心率，加速传导，增加心肌收缩力
副交感神经传入纤维	迷走神经 反馈血压
交感神经传入纤维	上胸和下颈神经节的传入神经 反馈血压、痛觉
临床联系	心丛损伤，牵涉痛

12-2）[60, 61]。在房室结内，神经分布密度最高的部位是房结区，其次为结区，结希区最少，这提示自主神经主要影响房结区和结区的传导功能，而对结希区和希氏束的传导功能影响较小[62]。

双侧自主神经对房室结传导功能的调控强弱不同。刺激左侧迷走神经，房室结的传导延迟15%～21%，而刺激右侧迷走神经，房室结的传导仅延迟2%～6.8%；刺激左侧交感神经，房室结的传导增速11%～23%，而刺激右侧交感神经，房室结的传导仅增速1%～10%[63]。迷走神经刺激对房室结的调控时间＜1秒[64]。

房室结的起搏细胞主要位于致密区，相比于窦房结的起搏细胞，房室结的起搏细胞对自主神经的响应不及窦房结，主导起搏点稳定，很少像窦房结那样发生起搏点的漂移[629]。这可以解释交界性逸搏心律的变时性功能很差，三度房室阻滞时交界性逸搏节律能够满足患者安静状态下的血流动力学需要，但无法满足运动下的心率需求。

自主神经对房室交界区逆向传导的影响与前向传导相同，交感神经兴奋加速传导，迷走神经兴奋减慢传导[899]。

参考文献

[1] https://en.wikipedia.org/wiki/Normal_distribution.

[2] Whyte MB, Kelly P. The normal range: it is not normal and it is not a range. Postgrad Med J,2018,94(1117):613-616.

[3] Macfarlane PW, Oosterom A, Pahlm O, et al. Comprehensive Electrocardiology. Springer-Verlag London Limited,2011:483-546.

[4] Gallagher MM, Magliano G, Yap YG, et al. Distribution and prognostic significance of QT intervals in the

Note 右室和后壁心肌梗死的 ST 段抬高持续时间较短，尽早完善18 导联心电图有助于捕捉这些部位的心肌梗死。右室和后壁心肌梗死的 ST 段抬高持续时间较短，尽早完善心电图有助于捕捉这些部位。

lowest half centile in 12,012 apparently healthy persons. Am J Cardiol,2006,98(7):933-935.

[5] Moosavi SR, Nigussie E, Levorato M, et al. Low-Latency Approach for Secure ECG Feature Based Cryptographic Key Generation.in IEEE Access, 2018,6:428-442.

[6] Cerqueira MD, Weissman NJ, Dilsizian V, et al. Standardized myocardial segmentation and nomenclature for tomographic imaging of the heart. A statement for healthcare professionals from the Cardiac Imaging Committee of the Council on Clinical Cardiology of the American Heart Association. Int J Cardiovasc Imaging,2002,18(1):539-542.

[7] Wagner GS, Macfarlane P, Wellens H, et al. AHA/ACCF/HRS recommendations for the standardization and interpretation of the electrocardiogram: part VI: acute ischemia/infarction: a scientific statement from the American Heart Association Electrocardiography and Arrhythmias Committee, Council on Clinical Cardiology; the American College of Cardiology Foundation; and the Heart Rhythm Society: endorsed by the International Society for Computerized Electrocardiology. Circulation,2009,119(10):e262-270.

[8] Kosuge M, Kimura K. Implications of Using the Cabrera Sequence for Diagnosing Acute Coronary Syndrome. Circ J,2016,;80(5):1087-1096.

[9] Hiroshi I, Michio M, Issei S.The presence of notches on the normal P wave. The Japanese Journal of Physiology,1965, 15(1):17-27.

[10] Loewe A, Krueger MW, Holmqvist F, et al. Influence of the earliest right atrial activation site and its proximity to interatrial connections on P-wave morphology. Europace,2016,18(suppl 4):iv35-iv43.

[11] Lazzeroni D, Bini M, Camaiora U, et al. Predictive role of P-wave axis abnormalities in secondary cardiovascular prevention. Eur J Prev Cardiol,2017,24(18):1994-1999.

[12] Meek S, Morris F. Introduction. II--basic terminology. BMJ,2002,324(7335):470-473.

[13] Report of committee on electrocardiography, American Heart Association. Recommendations for standardization of leads and of specifications for instruments in electrocardiography and vectorcardiography. Circulation,1967,35(3):583-602.

[14] Macfarlane PW, Oosterom A, Pahlm O, et al. Comprehensive Electrocardiology. Springer-Verlag London Limited,2011:2057-2125.

[15] Park JK, Park J, Uhm JS, et al. Low P-wave amplitude (<0.1 mV) in lead I is associated with displaced inter-atrial conduction and clinical recurrence of paroxysmal atrial fibrillation after radiofrequency catheter ablation. Europace,2016,18(3):384-391.

[16] Morris JJ, Estes EH, Whalen RE, et al.P-wave analysis in valvular heart disease. Circulation,1964,29(2):242-252.

[17] Eranti A, Aro AL, Kerola T, et al. Prevalence and prognostic significance of abnormal P terminal force in lead V1 of the ECG in the general population. Circ Arrhythm Electrophysiol, 2014,7(6):1116-1121.

[18] Chen LY, Ribeiro ALP, Platonov PG, et al. P Wave Parameters and Indices: A Critical Appraisal of Clinical Utility, Challenges, and Future Research-A Consensus Document Endorsed by the International Society of Electrocardiology and the International Society for Holter and Noninvasive Electrocardiology. Circ Arrhythm Electrophysiol,20 22,15(4):e010435.

[19] Douedi S, Douedi H. P wave. 2023 Jul 24. In: StatPearls [Internet]. Treasure Island (FL): StatPearls Publishing; 2024 Jan-. PMID: 31869099.

[20] Tang WH, Ho WH, Chen YJ. Retrieving hidden atrial repolarization waves from standard surface ECGs. Biomed Eng Online,2018,17(Suppl 2):146.

[21] Hayashi H, Okajima M, Yamada K. Atrial T(Ta) wave and atrial gradient in patients with A-V block. Am Heart J,1976,91(6):689-698.

[22] Sprague HB, White PD. Clinical observations of the T wave of the auricle appearing in the human electrocardiogram. J Clin Invest,925,1(4):389-402.

[23] Tranchesi J, AdelardiV, de Oliveira J. Atrial repolarization--its importance in clinical electrocardiography. Circulation,1960(3),22:635-644.

[24] Manne JRR. Atrial Repolarization Waves (Ta) Mimicking Inferior Wall ST Segment Elevation Myocardial Infarction in a Patient with Ectopic Atrial Rhythm. Case Rep Med,2018,2018:1015730.

[25] Jayaraman S, Gandhi U. Sangareddi V, et al. Unmasking of atrial repolarization waves using a simple modified limb lead system. Anatol J Cardiol,2015 ,15(8):605-610.

[26] https://en.wikipedia.org/wiki/Parallel_projection.

[27] Holmqvist F, Carlson J, Platonov PG. Detailed ECG analysis of atrial repolarization in humans. Ann Noninvasive Electrocardiol,2009,14(1):13-18.

[28] Debbas NM, Jackson SH, de Jonghe D, et al. Human atrial repolarization: effects of sinus rate, pacing and drugs on the surface electrocardiogram. J Am Coll Cardiol,1999,33(2):358-365.

[29] Rutkove, SB. The Clinical Neurophysiology Primer. Humana Press, 2007: 43-53.

[30] Caceres CA, Kelser GA Jr, Mize WR. Formation of the P-R segment. Circulation,1959 ,20(2):229-233.

[31] Delise P, Sitta N, Bonso A, et al. Pace mapping of Koch's triangle reduces risk of atrioventricular block during ablation of atrioventricular nodal reentrant tachycardia. J Cardiovasc Electrophysiol, 2005,16(1):30-35.

[32] Li J, Inada S, Schneider JE, et al. Three-dimensional computer model of the right atrium including the sinoatrial and atrioventricular nodes predicts classical nodal behaviours. PLoS One,2014,9(11):e112547.

[33] Scher AM, Rodriguez MI, Liikane J, et al. The mechanism of atrioventricular conduction. Circ Res,1959,7(1):54-61.

[34] Choi BR, Salama G. Optical mapping of atrioventricular node reveals a conduction barrier between atrial and nodal cells. Am J Physiol,1998,274(3):H829-845.

[35] Keenan E, Karmakar CK, Palaniswami M. The effects of asymmetric volume conductor modeling on non-invasive fetal ECG extraction. Physiol Meas,2018,39(10):105013.

[36] Douedi S, Douedi H. P wave. 2023 Jul 24. In: StatPearls [Internet]. Treasure Island (FL): StatPearls Publishing; 2024 Jan–. PMID: 31869099.

[37] Surawicz B, Knilans T. Chou's electrocardiography in clinical practice: adult and pediatric,sixth edition. Saunders Elsevier, 2008:1-28.

[38] Kossmann CE. The normal electrocardiogram. Circulation,1953,8(6):920-936.

[39] Macfarlane PW, Oosterom A, Pahlm O, et al. Comprehensive Electrocardiology. Springer-Verlag London Limited,2011:2127-2195.

[40] Alimurung MM, Massell BF. The normal P-R interval in infants and children. Circulation,1956 ,13(2):257-262.

[41] Meijler FL, Janse MJ. Morphology and electrophysiology of the mammalian atrioventricular node. Physiol Rev,1988,68(2):608-647.

[42] Meijler FL. Atrioventricular conduction versus heart size from mouse to whale. J Am Coll Cardiol,1985,5(2 Pt 1):363-365.

[43] Park DS, Fishman GI. The cardiac conduction system. Circulation,2011,123(8):904-915.

[44] Simonson E. The effect of age on the electrocardiogram. Am J Cardiol,1972,29(1):64-73.

[45] Clark AN, Craven AH. PR interval in the aged. Age Ageing,1981,10(3):157-164.

[46] Soliman EZ, Rautaharju PM. Heart rate adjustment of PR interval in middle-aged and older adults. J El ectrocardiol,2012,45(1):66-69.

[47] Rees M, Haennel RG, Black WR, et al. Effect of rate-adapting atrioventricular delay on stroke volume and cardiac output during atrial synchronous pacing. Can J Cardiol,1990 ,6(10):445-452.

[48] Lee JU, Kim KS, Kim JH, et al. PR interval behavior during exercise stress test. Korean J Intern Med,1995,10(2):137-142.

[49] de Carvalho A, de almeida D. Spread of activity through the atrioventricular node. Circ Res,1960,l8(1):801-809.

[50] Atterhög JH, Loogna E. P-R interval in relation to heart rate during exercise and the influence of posture and autonomic tone. J Electrocardio, 1977,10(4):331-336.

[51] Damato AN, Lau SH, Berkowitz WD, Rosen KM, Lisi KR. Recording of specialized conducting fibers (A-V nodal, His bundle, and right bundle branch) in man using an electrode catheter technic. Circulation, 1969,39(4):435-447.

[52] Issa ZF, Miller JM, Zipes DP.Clinical Arrhythmology and Electrophysiology.Elsevier, Inc,2019:81-53.

[53] Verweij N, Mateo Leach I, van den Boogaard M, et al. Genetic determinants of P wave duration and PR segment. Circ Cardiovasc Genet,2014,7(4):475-481.

[54] van Setten J, Brody JA, Jamshidi Y, et al. PR interval genome-wide association meta-analysis identifies 50 loci associated with atrial and atrioventricular electrical activity. Nat Commun,2018 ,9(1):2904.

[55] Hanson B, Tuna N, Bouchard T, et al. Genetic factors in the electrocardiogram and heart rate of twins reared apart and together. Am J Cardiol,1989,63(9):606-609.

[56] Ntalla I, Weng LC, Cartwright JH, et al. Multi-ancestry GWAS of the electrocardiographic PR interval identifies 202 loci underlying cardiac conduction. Nat Commun,2020,11(1):2542.

[57] Pfeufer A, van Noord C, Marciante KD, et al. Genome-wide association study of PR interval. Nat Genet,2010,42(2):153-159.

[58] Remme CA, Wilde AA, Bezzina CR. Cardiac sodium channel overlap syndromes: different faces of SCN5A mutations. Trends Cardiovasc Med,2008,18(3):78-87.

[59] Forsgren S. The distribution of sympathetic nerve fibres in the AV node and AV bundle of the bovine heart. Histochem J,1986,18(11-12):625-638.

[60] https://www.kenhub.com/en/library/anatomy/innervation-of-the-heart.

[61] Crick SJ, Wharton J, Sheppard MN, et al. Innervation of the human cardiac conduction system. A quantitative immunohistochemical and histochemical study. Circulation,1994,89(4):1697-1708.

[62] Irisawa H, Caldwell WM, Wilson MF. Neural regulation of atrioventricular conduction. Jpn J Physiol,1971,21(1):15-25.

[63] Martin P. The influence of the parasympathetic nervous system on atrioventricular conduction. Circ Res,1977,41(5):593-599.

[64] Hucker WJ, Nikolski VP, Efimov IR. Autonomic control and innervation of the atrioventricular junctional pacemaker. Heart Rhythm,2007,4(10):1326-1335.

[65] Sadr-Ameli MA, Shenasa M, Lacombe P, et al. Effect of autonomic nervous system modulation on retrograde atrioventricular nodal conduction in the human heart. Cardiovasc Res,1987,21(1):45-54.

唐　刚
成都中医药大学附属第五人民医院

第13章
正常心电图测值（Ⅱ）

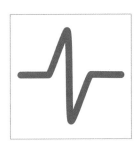

窦性冲动抵达浦肯野纤维网以后，最终把冲动传递给普通工作心室肌，心室兴奋产生心电图的 QRS 波（图 13-1）。在整体心脏中，心室质量最大，参与兴奋的偶极子数量最多，故同导联中，QRS 波往往是振幅最高的心电波。

人类的浦肯野纤维并不横跨心室壁全程，从电生理角度去分析，心室肌的兴奋实际包括两部分：首先是浦肯野纤维网和心内膜下的心室肌进行电学传递，然后是心室肌与心室肌之间进行电学传递，完成跨壁激动。

心室收缩是心脏完成生理功能最重要的步骤，而心电图的

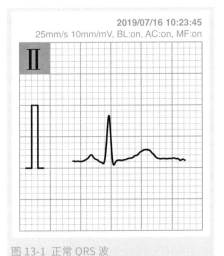

图 13-1 正常 QRS 波

1 例正常 QRS 波，QRS 波形态为 Rs 波，勿判读为 qRs 波

QRS 波蕴含心室肌的心电信息，包括形态、时限和振幅，正常 QRS 波必须满足形态正常以及测值正常。

1

QRS 波的命名

在心电图机问世之初，Einthoven 就已经用字母 Q、R 和 S 命名心室兴奋形成的 QRS 波[1]。12 导联心电图上，不像心房兴奋形成的 P 波，在多数导联是单相波，QRS 波通常为多相波，由此涉及科学的形态学描述和命名。

无论 QRS 波为何种形态，当其组分的振幅 ≥ 5mm 时，用大写字母 Q、R 和 S 命名；当心电波的振幅 <5mm 时，用小写字母 q、r

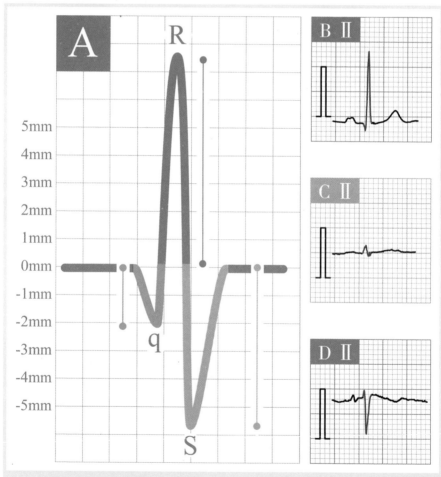

图 13-2 QRS 波命名的基本原则

A.q 波振幅＜ 5mm，R 波振幅＞ 5mm，S 波振幅＞ 5mm，波形描述为 qRS 波；B.1 例 qR 波，q 波振幅＜ 5mm，R 波振幅＞ 5mm；C.1 例 rs 波，r 波和 s 波振幅均＜ 5mm；D.1 例 rS 波，r 波振幅＜ 5mm，S 波振幅＞ 5mm

Note 在心电图机问世之初，Einthoven 最早选用字母 ABCD 来命名心电波，但 ABCD 已经被其他科学家用于描述毛细管静电计心电曲线，最后 Einthoven 决定从字母 P 开始命名心电波[900]。

和 s 命名（图 13-2）[2]。根据振幅，一个 QRS 波的命名既有可能全部是大写字母 QRS 波，也有可能全部是小写字母 qrs 波，还有可能是夹杂大写和小写字母的 qRs、rS 波等。

文字描述时，泛指一些心电现象且不考虑其振幅大小时，用大写字母表示，例如生理性 Q 波、间隔 Q 波的丢失、初始 R 波振幅等，因为在正常情况下生理性 Q 波可以 < 5mm，如 V₅ 导联的初始 q 波，也可以 > 5mm，如 aVR 导联的 Qr 波；而当特指组分振幅 < 5mm 时，可以用小写字母，如 aVR 导联若有正向波，通常 r 波振幅 < 5mm。

QRS 波至少有 1 个组分为单相波，多见 2 ~ 3 个组分为多相波，≥ 4 个组分时少数为正常情况，多数为异常情况[3]。

■ 单相 QRS 波

单相 QRS 波只有两种情况：第一种是只有正向波组分，振幅 < 5mm 时命名为 r 波，振幅 ≥ 5mm 时命名为 R 波；第二种是只有负向波组分，本质是一个大 Q 波，习惯命名为 QS 波或 qs 波（图 13-3）。

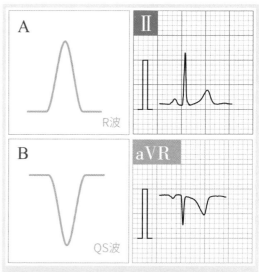

图 13-3 单相 QRS 波的命名

左侧为 QRS 波模式图，右侧为真实心电图。A. 当 QRS 波只有正向波时，根据振幅命名为 r 波或 R 波，右图振幅 > 5mm（无须精细测量，目测超过 5 个小方格高度），命名为 R 波；B. 当 QRS 波只有负向波时，根据振幅命名为 qs 波或 QS 波，右图振幅 > 5mm 为 QS 波

正常 12 导联心电图中，单相正向波可见于 Ⅰ、Ⅱ、Ⅲ、aVL、aVF 导联的 QRS 波，QS 波主要见于 aVR 导联，少数见于 V₁ 导联（图 13-4）。病理性 QS 波见于心肌丢失，如心肌梗死、心肌纤维化、心肌炎症、电惰性物质浸润（肿瘤、淀粉样物质等）。

V₁ 或 V₂ 导联 QS 波的发生率为 0.2%，仅有不足 20% 的病例与各种梗死有关[4]。当心室初始除极电势朝下，常规 V₁ 和 V₂ 胸导联的电极安放位置显得相对较高，无法记录从左至右的心室初始除

用 q、r、s 和 Q、R、S 等字母命名 QRS 波，实际是一种半定量方法，例如 Ⅰ 导联 qR 波，即使不看心电图，我们也大致能知道 q 波振幅 < 5mm，R 波振幅 > 5mm，能联想到图形概貌。

Note

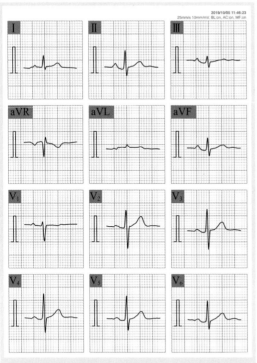

图 13-4 正常心电图

女，33 岁，健康体检。心电图诊断：①窦性心律；②正常心电图。注意 aVL 导联的 QRS 波振幅极低，振幅明显不足 5mm，单相波，命名为 r 波

极电势时，V_1 和 V_2 导联的初始 R 波可以丢失，这种机制可以解释正常人的生理性变异和肺气肿患者 V_1 和 V_2 导联记录的 QS 波（图 13-5）。此外，少数个体左心室和右心室同步开始激动，激动电势在前后和左右方抵消，V_1 和 V_2 导联也记录不到 R 波。

■ 负正双相 QRS 波

双相 QRS 波有两种模式：负向 – 正向组合波和正向 – 负向组

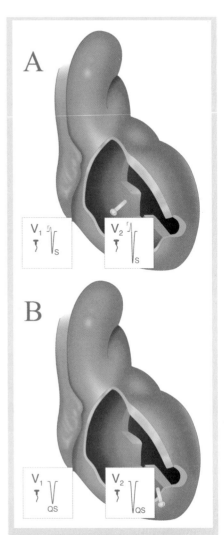

图 13-5 心室初始激动和 V_1 导联 r 波

左心室的激动开始于左侧室间隔面，初始激动从左、后方朝向右、前方。A. 当左心室初始激动的电势位于室间隔上部和中部，心室初始激动电势朝向右前方，朝向 V_1 和 V_2 导联轴，V_1 和 V_2 导联记录到初始 r 波，这种情况代表人群中多数个体的心室初始激动模式；B. 当左心室除极激动的电势位于室间隔下部时，心室初始激动电势尽管仍然朝向右前方，但更朝向下方，常规 V_1 和 V_2 导联探查不到心室初始激动，V_1 和 V_2 导联记录不到初始 r 波，最终产生 QS 波，容易误诊为陈旧性前间隔心肌梗死。这种情况可见于正常变异和肺气肿患者，当在下一个肋间（第五肋间）安放 V_1 和 V_2 导联的电极时，可能记录到初始 r 波。很显然，室间隔的解剖位置方向也会影响右胸导联初始 r 波

合波。R 波之前的第一个负向波命名为 Q 波或 q 波。结合振幅，第 1 个负向波和其后的正向波组合而成的双相 QRS 波有 qr 波、qR 波、Qr 波和 QR 波四种形态（图 13-6）。

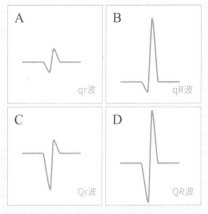

图 13-6 负正双相 QRS 波

Q 波是 R 波之前的第一个负向波，根据振幅大小，命名为 q 波或 Q 波，结合 R 波的振幅，负正双相 QRS 波有 4 种命名方法。A. 负向波和正向波振幅均＜ 5mm，命名为 qr 波；B. 负向波振幅＜ 5mm，正向波振幅≥ 5mm，命名为 qR 波；C. 负向波振幅≥ 5mm，正向波振幅＜ 5mm，命名为 Qr 波；D. 负向波振幅≥ 5mm，正向波振幅≥ 5mm，命名为 QR 波

正常 12 导联心电图中，aVR 导联常见 Qr 波，Ⅰ、Ⅱ、Ⅲ、aVL 和 aVF 导联常见 qR 波，Ⅲ 和 aVL 导联有时可见 Qr、QR 波，V_5 和 V_6 导联常见 qR 波（图 13-7）。病理性 Qr 波和 QR 波常见

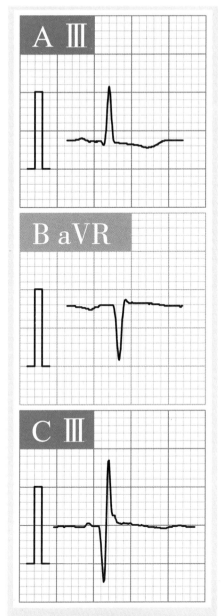

图 13-7 负正双相 QRS 波

图 A 和图 B 取自一份正常心电图的 Ⅲ 导联和 aVR 导联，QRS 波分别为 qR 形态和 Qr 形态；图 C 取自一份扩张型心肌病患者，QRS 波为 QR 形态。当 QRS 波以 Q 波开始命名时，提示第一个波为负向波

由于心电波只有正向波和负向波两种极性，无论 QRS 波形态如何，命名法中只能从 Q 波开始，即 QRS 波的第一个组分为负向波，或从 R 波开始，即 QRS 波的第一个组分为正向波。

于心肌梗死和心肌病患者中，可以出现于任何导联且至少出现 ≥ 2 个导联。

正负双相 QRS 波

R 波之后的第一个负向波命名为 S 波或 s 波。结合振幅，第 1 个正向波和其后的负向波组合而成的双相 QRS 波有 rs 波、rS 波、Rs 波和 RS 波四种基础形态（图 13-8）。

正常 12 导联心电图中，横面

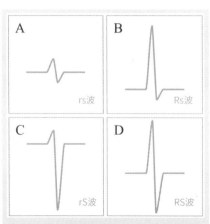

图 13-8 正负双相 QRS 波

R 波是 QRS 波的第一个正向波，根据振幅大小，命名为 r 波或 R 波，S 波是 R 波之后的第一个负向波，根据振幅大小，命名为 s 波或 S 波。结合各自的振幅大小，负正双相 QRS 波有 4 种命名方法。A. 正向波和负向波振幅均 < 5mm，命名为 rs 波；B. 正向波振幅 ≥ 5mm，负向波振幅 < 5mm，命名为 Rs 波；C. 正向波振幅 < 5mm，负向波振幅 ≥ 5mm，命名为 rS 波；D. 正向波振幅 ≥ 5mm，负向波振幅 ≥ 5mm，命名为 RS 波

导联系统 rS 波常见于 V$_1$ 和 V$_2$ 导联，RS 波常见于 V$_3$ 和 V$_4$ 导联，

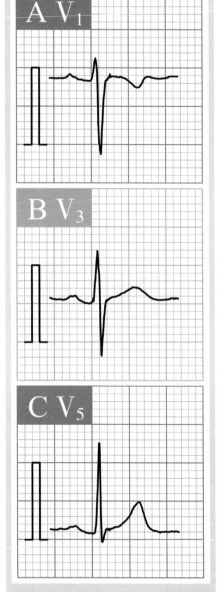

图 13-9 正负双相 QRS 波

1 例健康受检者的胸导联。A.QRS 波为 rS 形态；B.QRS 波为 RS 形态；C.QRS 波为 Rs 形态

Note 正常情况下，在额面导联系统，由于整体心室激动的电势朝向左下方，背离 aVR 导联轴，aVR 导联恒定 QRS 主波负向（可以为 rS、rs、qr 等形态），一旦 aVR 导联主波正向则是一种异常情况。

Rs 波常见于 V₅ 和 V₆ 导联；额面导联系统 rS 波可见于 Ⅰ、Ⅱ、Ⅲ、aVR、aVL 和 aVF 导联（图 13-9）。RS 波是 V₃ 和 V₄ 导联的特征性图形，由于电极位于从右心室向左心室过渡的区域，能够同时记录到整体心室激动产生的朝向前方和后方的电势，分别表现为心电图上的 R 波和 S 波。

■ Ⅰ导联的 rS 波

Ⅰ导联轴正侧朝向 0°（正左方），负侧朝向 ±180°（正右方），利用Ⅰ导联 QRS 波的形态可以评估左心室和右心室除极电势的相对大小。

由于左心室的质量远远超过右心室，整体心室激动时，激动电势偏向左心室。在胸腔中，右心室位于右、前、上方位，左心室位于左、后、下方位，额面导联系统的最大心室激动电势朝向左下象限，位于Ⅰ导联轴的正侧，Ⅰ导联通常记录到 qR、R 波（图 13-10）。

在胎儿循环系统中，肺血管阻力非常高，肺部塌陷，充满液体，

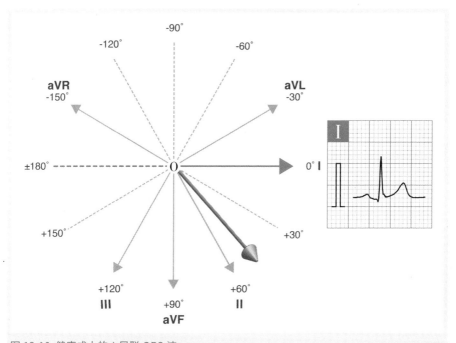

图 13-10 健康成人的Ⅰ导联 QRS 波

额面导联系统上，成人心室除极的最大电势位于左下象限，朝向Ⅰ导联轴的正侧，Ⅰ导联记录的 QRS 波以 R 波为主，体现了优势左心室除极

简而言之，R 波之前的负相波命名为 Q 波；R 波之后的负相波命名为 S 波。这是心电图问世之初，Einthoven 用字母 P 命名心房除极波，心室除极波的命名从字母 Q 开始。

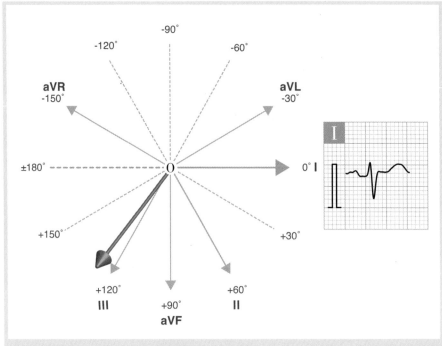

图 13-11 健康新生儿的 I 导联 QRS 波

额面导联系统上，新生儿心室除极的最大电势位于右下象限，朝向 I 导联轴的负侧，I 导联记录的 QRS 波以 S 波为主，体现了优势右心室除极

母亲的血液通过脐静脉经由胎盘进入胎儿体内，提供维持生命的氧气[5]。在胎儿心脏中，右心系统压力高于左心系统，这种状态一直维持到出生后[6]。

当新生儿第一次呼吸时，肺循环阻力下降，血液开始流经肺部，左心系统压力逐渐高于右心系统，建立过渡循环[5]。随着肺循环阻力的进一步下降和动脉导管的关闭，4～8周后，开始向成人循环转变[5]。

新生儿的心脏以右心室占据优势，整体心室除极电势朝向右心室，额面最大 QRS 电势位于右下象限，I 导联 QRS 波以 S 波为主，常为 rS 波或 RS 波且 R/S 波振幅比值 < 1，这是正常的生理性现象（图 13–11）。

随着心脏的生长发育，儿童在 1～5 岁时，最大心室除极电势逐渐从右下象限转移到左下象限，一些儿童的偏转过程可以持续到 16 岁。

少数健康成人的 I 导联也会记录到 rS 波，可能与心脏在胸腔

Note 通常，健康成人的 I 导联 R/S 波振幅比值 < 1，反映了在整体心室激动过程中，右心室的激动电势小于左心室，左心室占据优势，若右心室激动电势大于左心室，将出现 R/S 波振幅比值 > 1。

中的解剖位置近似垂位、体型瘦长、心脏右移等有关，异常情况下主要见于各种先天性和后天性疾病引起的右心系统负荷过重。

■ 三相 QRS 波

根据 QRS 波起始部是负向波或是正向波，三相 QRS 波分为负正负和正负正两种模式。

当 QRS 波初始部分负向，即存在 q 波或 Q 波时，结合振幅，三相 QRS 波可呈 qrs、qRs、qRS、qrS、Qrs、QRs、QrS、QRS 8 种基础形态（图 13-12）。

正常 12 导联心电图中，qrs 波可见于 Ⅲ 和 aVL 导联；qRs 波见于 V$_5$ 和 V$_6$ 导联；而 qRS 波见于肺气肿和右心负荷过重患者，Qrs、QRs 和 QRS 波见于心肌梗死和心肌病患者，多为病理性 QRS 波形态（图 13-13）。

s 波或 S 波之后的正向波命名为 r' 波或 R' 波。当 QRS 波初始部分为正向，即 r 波或 R 波时，结合振幅，三相 QRS 波可呈 rsr'、rsR'、rSr'、rSR'、Rsr'、RSr'、RsR' 和 RSR' 8 种基础形态（图 13-14）。

正常 12 导联心电图中，正负正三相波通常出现于 Ⅲ、aVR、

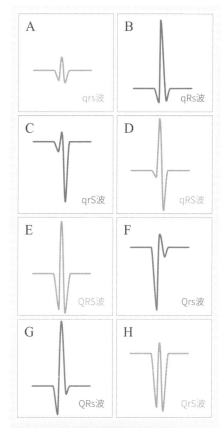

图 13-12　负正负三相 QRS 波

负正负三相 QRS 波的命名是以 q 或 Q 开始，以 s 或 S 结束。A.q、r 和 s 波的振幅均＜5mm，命名为 qrs 波；B.q 波振幅＜5mm，R 波振幅＞5mm，s 波振幅＜5mm，命名为 qRs 波；C.q 波振幅＜5mm，r 波振幅＜5mm，S 波振幅＞5mm，命名为 qrS 波；D.q 波振幅＜5mm，R 波振幅＞5mm，S 波振幅＞5mm，命名为 qRS 波；E.Q 波振幅＞5mm，R 波振幅＞5mm，S 波振幅＞5mm，命名为 QRS 波；F.Q 波振幅＞5mm，r 波振幅＜5mm，s 波振幅＜5mm，命名为 Qrs 波；G.Q 波振幅＞5mm，R 波振幅＞5mm，s 波振幅＜5mm，命名为 QRs 波；H.Q 波振幅＞5mm，r 波振幅＜5mm，S 波振幅＞5mm，命名为 QrS 波。正常情况下，12 导联心电图中可见 qrs、qRs、qRS 等波形，若出现其他形式的负正负三相波，多数为异常 QRS 波

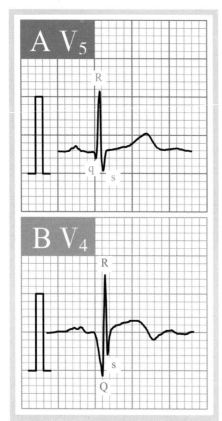

图 13-13 负正负三相 QRS 波

A.1 例健康受检者的 V_5 导联，q 波振幅＜ 5mm，R 波振幅＞ 5mm，s 波振幅＜ 5mm，QRS 波命名为 qRs 形态；B.1 例陈旧性前壁心肌梗死的 V_4 导联，Q 波振幅＞ 5mm，R 波振幅＞ 5mm，s 波振幅＜ 5mm，QRS 波命名为 QRs 波

aVL、V_1 和 V_2 导联，主要为 rsr′、rSr′波形，这是终末心室除极电势再次投影在右胸导联的缘故；RsR' 常见于完全性右束支阻滞、房间隔缺损、右心室肥厚、接受右心室外科手术等患者，rsr' 波和 rSr' 波多见于致心律失常右室发育不良，Rsr' 波、RSr' 波可见于室

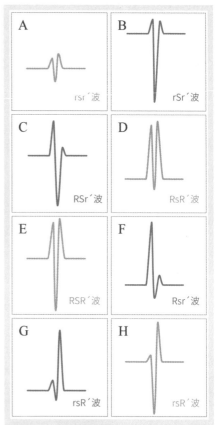

图 13-14 正负正三相 QRS 波

正负正三相 QRS 波的命名是以 r 或 R 开始，以 r′或 R′结束。A.r、s 和 r′波的振幅均＜ 5mm，命名为 qrs 波；B.r 波振幅＜ 5mm，S 波振幅＞ 5mm，r′波振幅＜ 5mm，命名为 rSr′波；C.R 波振幅＞ 5mm，S 波振幅＞ 5mm，s 波振幅＜ 5mm，命名为 RSr′波；D.R 波振幅＞ 5mm，s 波振幅＜ 5mm，R′波振幅＞ 5mm，命名为 RsR′波；E.R 波振幅＞ 5mm，S 波振幅＞ 5mm，R′波振幅＞ 5mm，命名为 RSR′波；F.R 波振幅＞ 5mm，s 波振幅＜ 5mm，r′波振幅＜ 5mm，命名为 Rsr′波；G.r 波振幅＜ 5mm，s 波振幅＜ 5mm，R′波振幅＞ 5mm，命名为 rsR′波；H.r 波振幅＜ 5mm，S 波振幅＞ 5mm，R″波振幅＞ 5mm，命名为 rSR′波。正常 12 导联心电图中可见 rsr′、rSr′波，若出现其他形式的正负正三相波，多数为异常 QRS 波

Note 生理情况下，无论何种的三相 QRS 波，终末组分心电波代表心室终末激动，通常质量小，形成的终末部组分振幅较低，但少数个体终末激动电势较大，产生的第三组分心电波振幅也较大。

性心搏（图 13-15）。

分析三相 QRS 波的注意点是：①无论波形如何微小，真正的 QRS 波组分一定来自于心室激动，一些非心室除极产生的心电波可以酷似三相 QRS 波的第三组分，如逆行 P 波、显著的心房复极波、J 波、抬高的 ST 段、心电图干扰等，故要注意区分真性和假性三相 QRS 波；②正负正三相 QRS 波的前后两个 R 波振幅，第一峰振幅可以高于第二峰（R > R'）、等于第二峰（R=R'）或低于第二峰（R < R'），蕴含不同的发生机制，结合临床，给出合理的解释（图 13-16）。

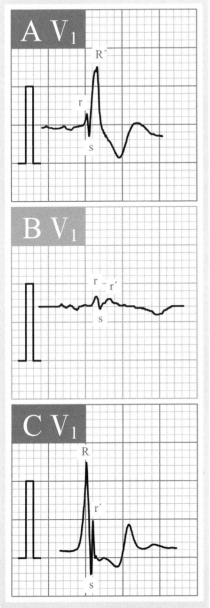

图 13-15 正负正三相 QRS 波

A.1 例完全性右束支阻滞的 V₁ 导联 QRS 波呈 rsR' 形态；B.1 例致心律失常右室心肌病的 V₁ 导联 QRS 波呈 rsr' 形态；C.1 例室性期前收缩的 V₁ 导联 QRS 波呈 Rsr' 形态。临床上，不同疾病产生的正负正三相 QRS 波，其机制也是不同的，不能相互混淆

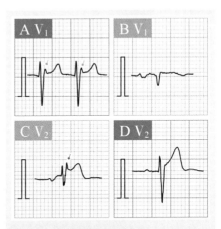

图 13-16 假性三相 QRS 波

图 A 和图 B 为同一位患者：A.1 例阵发性房室结折返性心动过速发作期间，V₁ 导联 QRS 波貌似 rSr' 波，终末 r' 波实际为跟随在 S 波之后的逆行 P 波；B. 患者心动过速终止后，复查心电图 V₁ 导联 QRS 波为 QS 形态。图 C 和图 D 为同一位患者：C. 患者第一次采集心电图时，V₂ 导联 QRS 波貌似 rsr' 波，怀疑是心电图采集伪差；D. 重新安放胸导联电极采集心电图后，V₂ 导联 QRS 波为正常 rS 形态

多相 QRS 波

QRS 波组分 > 3 个时称为多相 QRS 波，可以出现四相波、五相波等，系统命名原则如下[7]。

r' 或 R' 波之后再次出现的负向波，根据振幅分别命名为 s' 波或 S' 波。

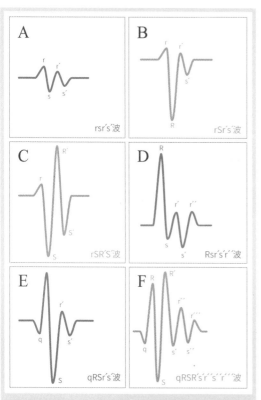

图 13-17 多相 QRS 波

A. 四相 QRS 波，r 波、s 波、r' 波和 s' 波的振幅均 < 5mm，命名为 rsr's' 波；B. 四相 QRS 波，r 波振幅 < 5mm，S 波振幅 > 5mm，r' 波振幅 < 5mm，s' 波振幅 < 5mm，命名为 rSr's' 波；C. 四相 QRS 波，r 波振幅 < 5mm，S 波、R'、S' 波振幅 > 5mm，命名为 rSR'S' 波；D. 五相 QRS 波，R 波振幅 > 5mm，s、r'、s'、r'' 波振幅 < 5mm，命名为 Rsr's'r'' 波；E. 五相 QRS 波，q 波振幅 < 5mm，R 波振幅 > 5mm，S 波振幅 > 5mm，r' 波、s' 波振幅 < 5mm，命名为 qRSr's' 波；F. 八相 QRS 波，q 波振幅 < 5mm，R 波、S 波和 R' 波振幅均 > 5mm，s'、r'、s'' 和 r''' 振幅 < 5mm，命名为 qRSR's'r's''r''' 波

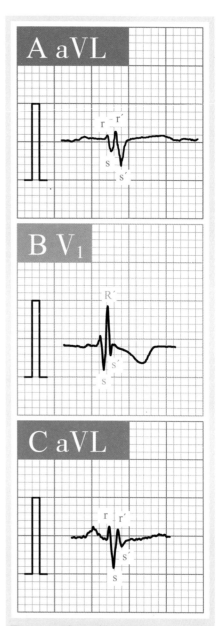

图 13-18 正负正三相 QRS 波

A. 男，70 岁，临床诊断为缺血性心肌病，aVL 导联 QRS 波为 rsr's' 四相波；B. 男，46 岁，临床诊断为房间隔缺损，V_1 导联 QRS 波为 rsR's' 四相波；C. 男，74 岁，临床诊断肺癌，心电图大致正常，aVL 导联 QRS 波为 rsr's' 四相波

s' 或 S' 波之后出现的第三个正向波，根据振幅分别命名为 r'' 波或 R'' 波。

若 r'' 波或 R'' 波之后继续出现负向波，根据振幅分别命名为 s'' 或 S'' 波。

若 s'' 波或 S'' 波之后继续出现正向波，根据振幅分别命名为 r''' 或 R''' 波。以此类推，每增加一个组分，依据极性和振幅命名为 r、R 波或 s、S 波，累积添加上标符号 "'"（图 13-17）。

除了 Ⅲ 和 aVL 两个边缘导联可以出现多相 QRS 波外（通常振幅较低），其余导联出现多相 QRS 波几乎都是病理性，多见于陈旧性心肌梗死、心肌病、心肌炎、先天性心脏病、接受心脏外科手术治疗的患者以及室性心搏等（图 13-18）。

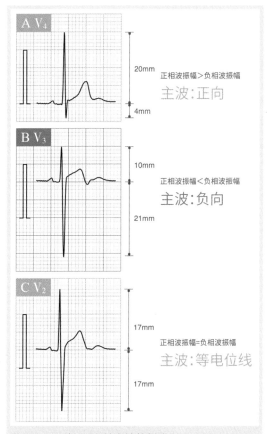

图 13-19　双相 QRS 波主波的判读

A.Rs 波，正相波振幅＞负相波振幅，判读主波正向；
B.RS 波，负相波振幅＜正相波振幅，判读主波负向；
C.RS 波，正相波振幅＝负相波振幅，判读主波等电位线或不确定

2

QRS 主波的极性

在 QRS 波群中，振幅最高的组分通常为 R 波或 S 波。比较 QRS 波群中所有正向波振幅之和所有负向波振幅之和，可以判读 QRS 主波方向（图 13-19）。

当 QRS 波的所有正向波振幅之和＞所有负向波振幅之和时，判读为 QRS 主波正向。

当 QRS 波的所有正向波振幅之和＜所有负向波振幅之和时，判读为 QRS 主波负向。

当 QRS 波的所有正向波振幅之和等于所有负向波振幅之和时，判读为 QRS 主波无法判断或等电位线主波。

QRS 主波的极性主要应用于额面电轴判断、移行导联的判读、钟向转位的判读、诊断心室肥厚、旁道的定位、室性心搏的定位以及宽 QRS 波分析等。

■ 临床指引

通常，目测 QRS 波振幅能满足多数情况下的主波极性判读。

当 QRS 波为单相波时，正相波的主波向上，而负向波的主波向下。

当 QRS 波为双相波时，正相波和负相波组分的振幅相差悬殊时，振幅最高的组分即为主波所在方向；当正相波和负相波组分的振幅接近时，需要使用分规测量并比较组分振幅，然后再判读主波。

当 QRS 波为三相波或多相波时，如果某组分的振幅具有绝对优势，则主波为该组分所在方向；如果正相波和负相波振幅较为接近，则需要使用分规测量各组分振幅，然后比较正相波振幅之和与负相波振幅之和的大小，再判读主波方向（图 13-20）。

■ 肢体导联

QRS 波是左心室和右心室激动产生的心电波，生理条件下，左心室的质量远大于右心室，综合心室除极电势朝向左心室，朝向左、下和后方。

在额面导联体系中，综合心

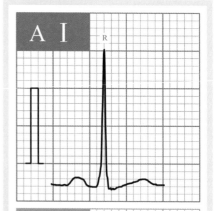

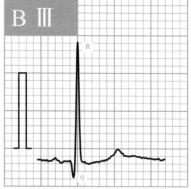

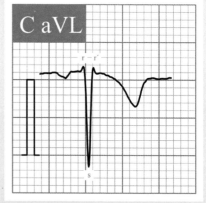

图 13-20 目测法判读 QRS 主波极性

A.QRS 波为单相 R 波，直接判读主波正向；B.QRS 波为 qR 波，双相波，目测 R 波振幅远远超过 q 波振幅，判读主波负向；C.QRS 波为 rSr' 波，三相波，目测 S 波振幅远远超过 r 波和 r' 波振幅之和，判读主波负向

对于 W 或 M 型三相波，通常为 qrs 或 rsr' 形态，若正向波和负向波的振幅测值相同，也可以快速判断 QRS 主波极性，例如 W 型 QRS 波有 2 个负向波和 1 个正向波，主波极性负向。

室激动电势朝向左下方时，朝向Ⅰ、Ⅱ、aVF 导联轴的正侧，Ⅰ、Ⅱ 和 aVF 导联记录到显著的 R 波，通常 QRS 主波正向；背离 aVR 导联轴正侧，aVR 导联记录到显著的 S 波，通常 QRS 主波负向（图13-21）。

aVL 导联轴位于左上象限，额面 QRS 电势向左的分量会投影在该导联轴正侧形成显著的 R 波（qR、R、Rs 波），QRS 主波正向；另一方面，由于 aVL 导联轴位于左上象限，当额面 QRS 电势环更靠左下方，越过 +60° 且位于+60° ~ +90° 范围时，将投影在aVL 导联轴负侧形成显著的负向

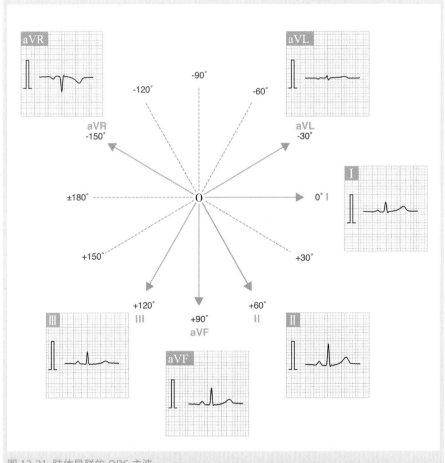

图 13-21 肢体导联的 QRS 主波

1 例 15 岁健康女孩的正常心电图。图示肢体导联Ⅰ、Ⅱ和 aVF 导联的 QRS 主波正向，aVR 导联负向，Ⅲ导联正向，aVL 导联 QRS 波为 rs 形且 r 波振幅＞s 波振幅，判读为主波正向

仔细观察图 13-21，我们会发现Ⅱ导联的 QRS 波为 Rs 形态，R 波振幅在整个肢体导联体系中最高，提示整体心室激动产生的最大电势方向与Ⅱ导联最为平行。

Note

波（QS、rS、Qr 波），QRS 主波负向；当额面 QRS 向量环的最大电势恰好位于 +60° 时，aVL 导联记录到等电位线波、正相波振幅和负相波振幅相等的 RS 波，则主波等电位线（图 13–22）。

Ⅲ 导联轴位于右下象限，额面 QRS 电势向下的分量会投影在该导联轴正侧形成显著的 R 波（qR、R、Rs 波），QRS 主波正向；另一方面，由于 Ⅲ 导联轴位于右下象限，当额面 QRS 向量环更靠左上方，越过 +30° 且位于 +30° ～ –30° 时，将投影在 Ⅲ 导联轴负侧形成显著的负向波（QS、rS、Qr 波），QRS 主波负向；当额面 QRS 向量环的最大电势恰好位于 +30° 时，Ⅲ 导联记录到等电

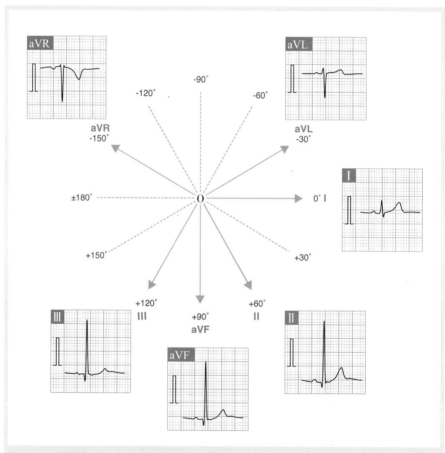

图 13-22 aVL 导联的 QRS 主波极性

1 例 12 岁健康男孩的正常心电图。图示肢体导联 Ⅰ、Ⅱ 和 aVF 导联的 QRS 主波正向，aVR 导联负向，Ⅲ 导联正向，aVL 导联 QRS 波为 rS 波且 r 波振幅＜ S 波振幅，判读为主波负向

Note 在生理情况下，Ⅲ 和 aVL 导联的 QRS 主波极性可以正向，也可以负向或等电位线，Ⅰ 导联多数正向，少数负向或等电位线，Ⅱ 导联应绝对正向或等电位线，负向则是一种异常情况。

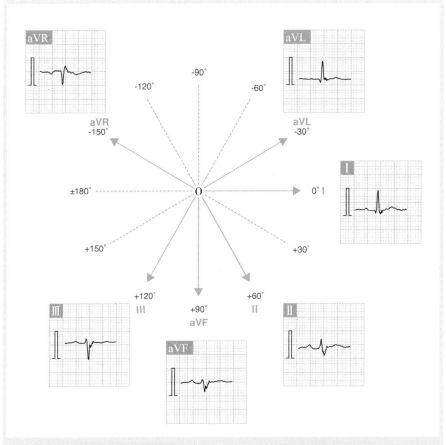

图 13-23 Ⅲ导联的 QRS 主波极性

1例 27 岁尿毒症女性的心电图。图示肢体导联 Ⅰ、Ⅱ 导联的 QRS 主波正向，aVR 导联负向；由于最大额面 QRS 电势位于左上象限，Ⅲ导联和 aVF 导联的 QRS 波为 rS 形，主波负向

位线波、正相波振幅和负相波振幅相等的 RS 波，则主波等电位线（图 13-23）。

因此，正常条件下，aVL 和 Ⅲ导联的 QRS 主波可以正向、负向或等电位线，这是由整体心室激动电势方向个体化差异造成的，也是Ⅲ和 aVL 导联生理性 Q 波的发生机制。

■ 胸导联

正常情况下，心室的心内膜兴奋开始于左侧室间隔，领先右侧室间隔 5 ~ 10ms，而最早的心外膜突破点位于间隔旁的右心室前壁，在 QRS 波后 7 ~ 25ms 发生，称为右心室突破[8, 9]。这些最早的激动电势朝向右胸的 V_1 和 V_2 导联轴的正侧，形成初始 r 波，

在肢体导联中，先观察各导联 QRS 波形态，寻找 R 波振幅最高的导联，通常代表整体心室激动产生的电势方向最平行于该导联，可以快速判读额面 QRS 电轴应该在该导联轴分布度数周围。

Note

背离左胸的 V_5 和 V_6 导联轴的负侧，形成初始 q 波。

很快，大部分左心室和右心室同步激动，综合激动电势朝向左心室，在横面导联系统上，朝向左方和后方，背离 V_1 和 V_2 导联轴正侧，形成 S 波，朝向 V_5 和 V_6 导联轴正侧，形成 R 波（图 13-24）。

右心室流出道和左心室基底部是最晚心室激动部位，这部分心室除极再次朝向 V_1 和 V_2 导联，S 波逐渐恢复到等电位线或形成终末 r' 波；背离 V_5 和 V_6 导联，记录到 s 波。

因此，胸导联中，正常 V_1 和 V_2 导联的 QRS 主波负向（rS 波或 rSr' 波），V_5 和 V_6 导联的 QRS 主

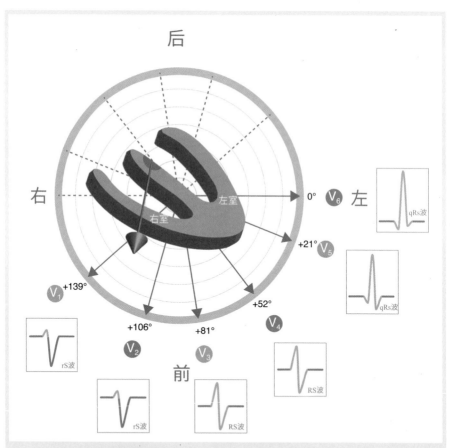

图 13-24 胸导联的 QRS 主波极性

V_1 和 V_2 导联的 QRS 波为 rS 形，主波负向；V_5 和 V_6 导联的 QRS 波为 qRs 形，主波正向；V_3 和 V_4 导联的 QRS 波常为 RS 波，当 R 波振幅等于 S 波振幅时，主波等电位线；当 R 波振幅＞ S 波振幅时，主波正向；当 R 波振幅＜ S 波振幅时，主波负向

Note 在 V_1 和 V_2 导联中，当 QRS 波为 rS 形态时，通常 r/S 振幅比值＜ 1，若出现 r/S 振幅比值≥ 1，提示右心室激动电势等于或大于左心室电势，多数是一种异常情况。

波正向（qRs 波），V_3 和 V_4 导联可以同时记录左心室和右心室除极电势，主波方向与记录的左心室和右心室大小有关，常见等电位线主波（RS 波）。

3

QRS 波时限

QRS 波时限测量有三种方法。第一种是单导联时限，测量从 QRS 波起点至终点的时间；第二种是多导联同步记录，同步记录 3 或 6 个导联的心电图，测量从最早 QRS 波起点至最晚 QRS 波终点的时间；第三种是全局时限，在同步 12 导联心电图上测量从最早 QRS 起点至最晚 QRS 波终点的时间（图 13-25）[10]。全局 QRS 波时限大于单导联 QRS 波时限，这是测量时充分纳入电位线 QRS 波组分的缘故，胸导联 QRS 波时限大于肢体导联 QRS 波时限，误差可达 20ms[10, 11]。

在离体心脏研究中，标测的心室激动总时间为 70～80ms，值得注意的是，离体心脏的传导速度快于在体心脏，人体实际心室激动时间比离体心室激动时间略长，成人 QRS 波平均时限 70ms，范围 60～100ms，成年男性最长

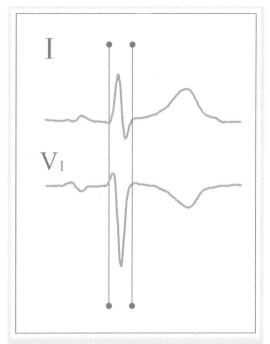

图 13-25　全局测量 QRS 波时限

全局 QRS 波时限是指 12 导联心电图上，最早 QRS 波起点至最晚 QRS 波终点。最早 QRS 波起点和最晚 QRS 波终点可以分属不同导联，或位于相同导联。图示同步测量 I 导联和 V_1 导联 QRS 波时限，V_1 导联 QRS 起点略早于 I 导联，终点两个导联相同；若仅测量 I 导联 QRS 波时限应小于全局 QRS 时限

不应超过 110ms[8, 10, 12, 13]。

QRS 波时限与年龄有关，儿童的心室质量和厚度均小于成人，整体心室激动耗费时间少，心电图 QRS 波时限短于成人（表 13-1）。2009 年 AHA/ACC/HRS《心电图标准化和解析建议》指出年龄 > 16 岁人群的 QRS 波时限 > 110ms 需考虑 QRS 波异常延长（图 13-26）[10, 14]。

QRS 波时限与性别有关，女

Note

表 13-1 年龄与正常 QRS 波时限　单位: ms	
年龄	正常 QRS 波时限
新生儿	＜ 80
1 月～ 4 岁	＜ 90
4 ～ 16 岁	＜ 100
16 ～ 18 岁	70 ～ 110
成人	70 ～ 110

性 QRS 波时限平均比同龄组男性短 15 ～ 20ms，这是因为女性心脏质量，特别是左心室质量比男性较小[15, 16]。随着年龄的增长，传导系统和心肌退行性变，室内激动时间延长，正常健康人群的 QRS 波时限上限值男性可达 124ms，女性可达 114ms[17]。

■ 本位曲折

在心电图机问世初期，研究者常在动物实验中直接把电极安放在开胸动物心脏表面，记录正常心电图和疾病引起的异常心电图，这种直接接触心脏的电极称为直接导联[18, 19]。

1914 年，Lewis 把一个电极安放在胸壁上，另一个探查电极安放在心室表面，心室除极从心内膜向心外膜推进，心外膜探查电极面对除极偶极子的正极，记录到正向升支；除极偶极子抵达心外膜时，心电波升支达到顶

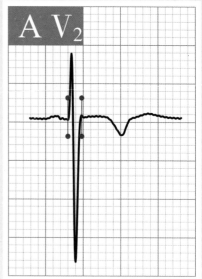

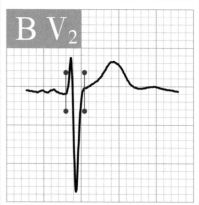

图 13-26 正常 QRS 波时限

A.1 例健康 4 岁男孩的 V₂ 导联心电图，QRS 波时限为 73ms，正常；B.1 例 27 岁异位妊娠妇女的 V₂ 导联心电图，QRS 波时限为 99ms，正常

峰，随后回落到基线形成正向波的后半支，即本位曲折（intrinsic deflection），习惯上称为降支（图 13-27）[20-23]。

1956 年，日本学者利用龟心脏的微电极研究发现本位曲折与

Note　实际上，除了动物实验和少数人类心电图研究，临床上很少使用直接导联记录心电图。此外，直接导联和半直接导联记录的波形、振幅和时限存在一些差异，不能直接套用。

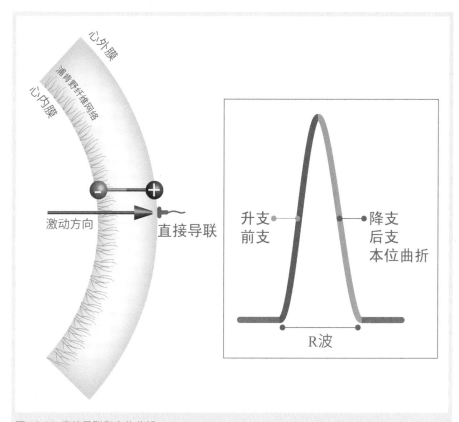

图 13-27 直接导联和本位曲折

直接电极放置于心外膜，心室除极从心内膜向心外膜推进，朝向探查电极，记录到心电波升支。升支是指心电波起点至升支波峰的节段，又称为前支；波峰的形成提示除极偶极子抵达心外膜；心电波降支是指从波峰恢复到基线的节段，又称为后支或本位曲折，提示探查电极面对的心肌已经完成除极。本位曲折相当于现今的 R 波

心外膜动作电位的上扬支并无绝对对应关系，换言之，本位曲折的发生并不意味着兴奋抵达心外膜[24]。实际上，这与记录技术有关，直接导联记录的是整体心脏兴奋的电场，左侧心室比右侧心室显著，胸导联的本位曲折更容易解释[23]。此外，标准肢体导联与根据中心电端建立的加压肢体导联、胸导联记录的本位曲折含义不同。

■ 类本位曲折

20 世纪 30 年代开发的胸导联，其电极安放于受检者胸壁，并不直接接触心脏，称为半直接导联（图 13-28）[21, 22]。

半直接导联记录的心电波和直接导联记录的心电波相似，但

心室的质量是有限的，随着越来越多的心室肌参与激动，心电图 R 波的升支振幅越来越高，直至整体心室肌完全激动，R 波的升支到达峰值，而不会无限延伸。

Note

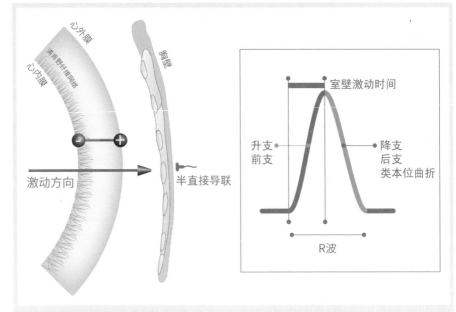

图 13-28 半直接导联和类本位曲折

临床胸导联贴附胸壁，不直接接触心脏，这种方式的导联称为半直接导联，记录的 R 波降支称为类本位曲折。R 波起点至 R 波波峰时间称为室壁激动时间。注意半直接导联记录的 R 波振幅较低，R 波斜率较平缓

并不完全相同，例如半直接导联记录的 R 波振幅和 R 波斜率低于直接导联[23, 25]。为了与 Lewis 直接导联记录的本位曲折区别，Wilson 等人把半直接导联记录的 R 波降支命名为类本位曲折（intrinsicoid deflection）[25]。

半直接导联（例如胸导联）记录的 QRS 波，从 QRS 波起点至 R 波波峰的时间称为室壁激动时间（venticular activation time, VAT），代表导联探查范围下的心室肌从心内膜至心外膜除极完毕的时间，通常测量右心室（$V_1 \sim V_2$

导联）和左心室室壁激动时间（$V_5 \sim V_6$ 导联）[19]。

2009 年，AHA/ACC/HRS《心电图标准化和解析建议》建议采用 R 峰时间（R wave peak time）这一术语替代既往的室壁激动时间[10]。

■ R 峰时间

在单导联上，R 峰时间是指 QRS 波起点至 R 波波峰的时间（图 13-29）[10]。左胸 $V_5 \sim V_6$ 导联的 QRS 波群为 qRs、qR 或 R 等波形时，测量 R 峰时间比较简单，直接从 QRS 起点测量至 R 波

Note 在 2009 年 AHA/ACC/HRS《心电图标准化和解析建议》的定义中，R 峰时间只针对单峰 R 波，不应该有初始 r 波，换言之，并不针对 rSR'、rsR'、rSr'、rsr' 等三相波，这些情况下的 R 峰时间定义不同[10, 21]。

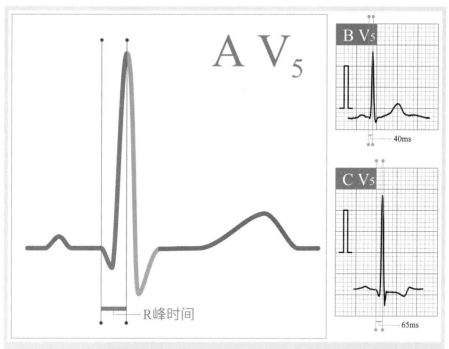

图 13-29 直接导联和本位曲折

A. 左胸导联的 R 峰时间测量从 QRS 起始部至 R 波波峰的时间；B.1 例正常心电图，V₅ 导联 R 峰时间 40ms；C. 一例左心室肥厚，V₅ 导联 R 峰时间 65ms

波峰的时间，代表探查电极所在部位的左心室心内膜至心外膜除极时间，正常值 <50ms[19]。

左心室肥厚引起左心室室壁增厚，左心室心内膜至心外膜除极时间延长，V₅ ~ V₆ 导联 R 峰时间延长 ≥ 50ms，故 R 峰时间异常是左心室肥厚的一项辅助诊断指标（图 13-30）[26]。

右胸 V₁ ~ V₂ 导联 R 峰时间有两种情况（图 13-31）。当 V₁ ~ V₂ 导联 QRS 波群主波向上（QRS 波为 qRs、qR、R、QR 等

波形）时，R 峰时间为测量从 QRS 波起点至 R 波波峰的时间，代表右心室从心内膜至心外膜的激动时间，正常值 15 ~ 35ms[21]。这与健康人心脏激动的电生理标测结果一致，右心室心外膜最早激动点位于间隔旁右室游离壁，发生于 QRS 波间期前 25ms 以内[27]。右心室肥厚时，右胸导联 R 峰时间 ≥ 40ms[21]。

当 V₁ ~ V₂ 导联 QRS 波群呈 rS、QS 形态时，R 峰时间是指从 QRS 波起点至 S 波谷底的时间，

Note

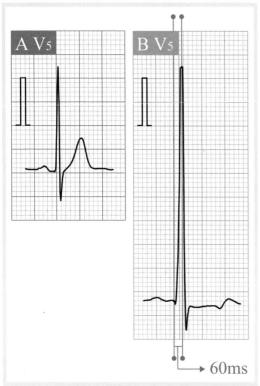

图 13-30 左胸导联的 R 峰时间

A.1 例健康 4 岁男孩的 V_2 导联心电图，QRS 波时限为 73ms，R 峰时间正常；B.1 例 58 岁高血压患者的 V_5 导联心电图，QRS 波时限为 135ms，R 峰时间延长

此种右室 R 峰时间包含左心室激动时间，并非单纯的右心室激动时间，多用于与左胸导联的 R 峰时间进行比较，评估左、右心室的除极离散度，疾病引起的除极离散度增大[28, 29]。

不同心室负荷对 R 峰时间改变的影响也不同，收缩期负荷过重引起 R 峰时间缩短，舒张期负荷过重引起 R 峰时间延长[21]。

2009 年的 AHA/ACC/HRS《心电图标准化和解析建议》推荐 V_1 导联 R 峰时间 > 35ms 是辅助诊断右心室肥厚的一项指标，未推荐左胸导联 R 峰时间在诊断左心室肥厚的截值[30]。

4
切迹和钝挫

QRS 波切迹是指 QRS 波群中的 1 ~ 2mm 低振幅快速波折，切迹极性与所在波形组分极性相反，可以发生于 Q 波、R 波和 S 波（图 13-32）[31-34]。

QRS 波钝挫是指 QRS 波群中的轻微切迹，振幅 < 1mm 且不改变波形组分极性，特征仅是 QRS 波组分的局部的斜率发生改变（图 13-33）[31, 33, 34]。

有时同一位受检者，心电图采集时间稍长，可以观察到钝挫逐渐加重为切迹或切迹逐渐减轻为钝挫，体现了两者具有相同的发生机制（图 13-34）。

病理性切迹和钝挫的发生与局部心肌坏死、纤维化、瘢痕形成等病变有关，电生理机制包括缓慢传导、除极受阻等；生理性切迹和钝挫与局部心肌功能性阻滞所致传导延缓，各向异性传导引起不同方向上的激动电势相互

 Note

同步记录右胸导联和左胸导联，会发现 V_1 导联的 S 波与 V_5 导联的 R 波近乎同时发生，因此，V_1 导联从 r 波起点至 S 波底点的时间也反映了左心室室壁激动时间。

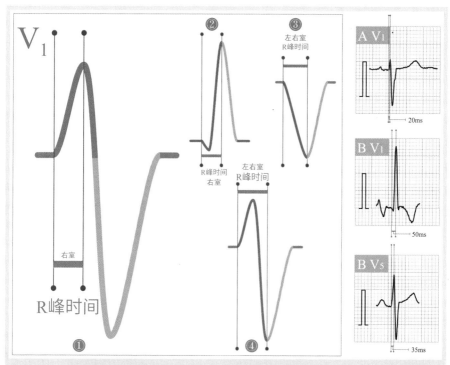

图 13-31　右胸导联的 R 峰时间

左图为测量右胸 $V_1 \sim V_2$ 导联 R 峰时间的方法，R 峰时间代表的意义不同。$V_1 \sim V_2$ 导联 QRS 波群呈 rS 波（①）或 qR 波（②）时，R 峰时间测量从 QRS 波起点至 R 波波峰，代表右心室激动时间。QRS 波群呈 QS 波时（③），R 峰时间从 QRS 波起点测量至 S 波谷底；QRS 波群呈 rS 型时（④），R 峰时间也可以从 QRS 波起点测量至 S 波谷底，但③和④测量的 R 峰时间实际包括左心室除极时间，并非单纯的右心室激动时间。右图为根据第①和第②种测量方法，测量的右胸导联 R 峰时间。A.1 例正常心电图，右胸导联 R 峰时间 20ms；B.1 例右心室肥厚病人的心电图，V_1 导联 QRS 波群呈 qRs 型，R 峰时间 50ms；V_5 导联 QRS 波群呈 RS 型，R 峰时间 35ms，右胸导联 R 峰时间较左胸导联明显延迟，提示不同胸导联记录心电波的区域差异性（离散）

抵消等有关[35, 36]。

生理情况下，V_1 导联的 S 波蕴含右心室和左心室的同步激动，若两个心室激动的同步较好，就会产生光滑锐利的 S 波，反之两个心室激动的同步性较差，波形融合就会形成切迹；同理，V_5 和 V_6 导联尽管探查左心室的前壁和侧壁，但其 R 波也蕴含右心室、左心室后壁激动产生的负电势，如果这些部位心肌激动的时间差异较大，也会形成 R 波切迹。当然，左心室和右心室激动的生理性不同步不会导致其他 QRS 波异常。心电图尚不能通过分析 QRS 波切迹判读生理性或病理性。

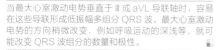

当最大心室激动电势垂直于 Ⅲ 或 aVL 导联轴时，容易在这些导联形成低振幅多组分 QRS 波，最大心室激动电势的方向稍微改变，例如呼吸运动的深浅等，就可能改变 QRS 波组分的数量和极性。

Note

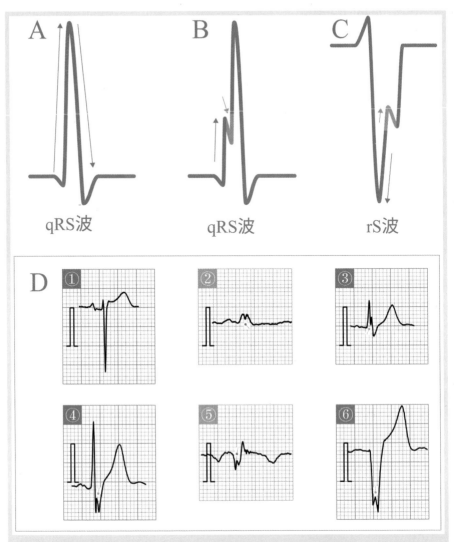

图 13-32 QRS 波切迹

A.1 例正常 qRs 波形，主波 R 波光滑、锐利；B.QRS 波切迹，切迹出现于 R 波升支，R 波正向，切迹负向（绿色曲线），切迹与 R 波极性相反；C.QRS 波切迹，切迹出现于 S 波升支，S 波负向，切迹正向（绿色曲线），切迹与 S 波极性相反；D. 形形色色的 QRS 波切迹。①正常 QRS 波，rs 形态，r 波和 S 波光滑锐利；②R 波顶峰处的切迹，R 波正向，切迹负向；③R 波降支的切迹，R 波正向，切迹负向；④S 波谷底处的切迹，S 波负向，切迹正向；⑤Q 波处的切迹，Q 波负向，切迹正向；⑥S 波谷底处的切迹，S 波负向，切迹正向。QRS 波切迹通常低振幅为 1～2mm，有时＞2mm（图 D-④）

■ 假性切迹

有时，由于心室激动电势在导联轴的投影问题，可以形成假性切迹，肢体导联多见于Ⅲ、aVL

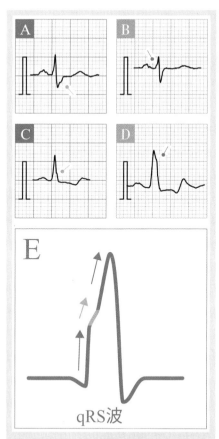

图 13-33 QRS 波钝挫

A.S 波升支处的钝挫；B.R 波升支处的钝挫；C.R 波降支处的钝挫；D.R 波降支处的钝挫；相比于切迹，钝挫振幅更低，不引起所在波形性改变；E.R 波升支处的钝挫（橙黄色曲线）。钝挫引起波形斜率的突然改变，但未改变极性

两个边缘导联，胸导联多见于 V_3 移行导联（图 13-35）[31]。

　　心电图很难区分真性切迹和假性切迹，特别是碎裂 QRS 波鉴别。假性切迹罕见于Ⅰ导联，通常只出现于 1～2 个导联或特定导联，形态可以在短时间出现明

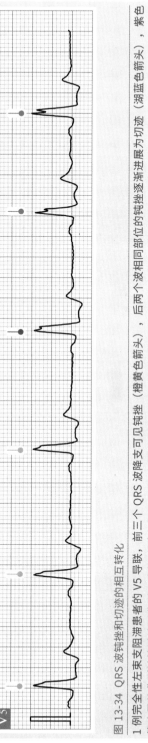

图 13-34 QRS 波钝挫和切迹的相互转化

1 例完全性右束支阻滞患者的 V5 导联，前三个 QRS 波降支可见钝挫（橙黄色箭头），后两个波相同部位的钝挫逐渐进展为切迹（湖蓝色箭头），紫色箭头是从典型钝挫过渡到典型切迹的过渡状态，因局部波形切迹极性改变，仍判读为切迹

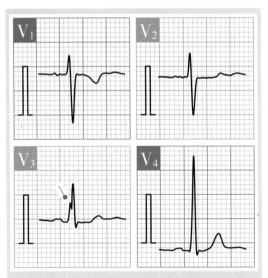

图 13-35 假性 QRS 波切迹

女，24岁，健康体检心电图。V₃导联 QRS 波升支切迹，邻近导联 QRS 波形态正常，考虑为横面心室激动电势因为方向转变在 V₃ 导联轴投影形成的假性切迹

显改变，健康者其余导联的 QRS 波形态正常，而 QRS 波切迹出现 ≥ 3 个胸导联要警惕室内阻滞，碎裂 QRS 波主要出现于 ≥ 2 个相邻导联[32, 927]。

此外，QRS 波钝挫强调 QRS 波的升支或降支或邻近波峰时出现的心电图描记线模糊不清的增厚，不适用于 QRS 波峰，以及离开（起点）或返回（终点）等电位线处的心电图描记线增厚的情况。

参考文献

[1] Hurst JW. Naming of the waves in the ECG, with a brief account of their genesis. Circulation.1998, 98(18):1937-1942.

[2] Goldman L, Schafer IS. Goldman-Cecil Medicine. Elsevier/Saunders ,Philadephia, 2015:246-252.

[3] Morales RO, Pérez Sánchez MA, Lorenzo Ginori JV, et al. Evaluation of QRS morphological classifiers in the presence of noise. Comput Biomed Res,1997, 30(3):200-210.

[4] MacAlpin RN. Clinical significance of QS complexes in V1 and V2 without other electrocardiographic abnormality. Ann Noninvasive Electrocardiol,2004 ,9(1):39-47.

[5] Saikia D, Mahanta B. Cardiovascular and respiratory physiology in children. Indian J Anaesth,2019, 63(9):690-697.

[6] Remien K, Majmundar SH. Physiology, Fetal Circulation. 2022 Jun 19. In: StatPearls [Internet]. Treasure Island (FL): StatPearls Publishing; 2022 Jan PMID: 30969532.

[7] Barnes AR, Pardee HEB, White PD, et al.The standardization of electrocardiographic nomenclature: report of committee of the american heart associations. JAMA,1943,121(17):1347-1349.

[8] Durrer D, van Dam RT, Freud GE, et al. Total excitation of the isolated human heart. Circulation,1970,41(6):899-912.

[9] Wyndham CR, Meeran MK, Smith T, et al. Epicardial activation of the intact human heart without conduction defect. Circulation,1979,59(1):161-168.

[10] Surawicz B, Childers R, Deal BJ, et al. AHA/ACCF/ HRS recommendations for the standardization and interpretation of the electrocardiogram: part III: intraventricular conduction disturbances: a scientific statement from the American Heart Association Electrocardiography and Arrhythmias Committee, Council on Clinical Cardiology; the American College of Cardiology Foundation; and the Heart Rhythm Society: endorsed by the International Society for Computerized Electrocardiology. Circulation,2009 ,119(10):e235-240.

[11] Lepeschkin E, Surawicz B. The measurement of the duration of the QRS interval. Am Heart J,1952,44(1):80-88.

[12] Cardone-Nott L, Bueno-Orovio A, Minchole A, et al. Human ventricular activation sequence and the simulation of the electrocardiographic QRS complex and its variability in healthy and intraventricular block conditions. Europace,2016,18(suppl 4):iv4-iv15.

[13] Ramanathan C, Ghanem RN, Jia P, et al. Noninvasive electrocardiographic imaging for cardiac electrophysiology and arrhythmia. Nat Med,2004,10(4):422-428.

[14] Schwartz PJ, Garson A Jr, Paul T, et al. Guidelines for the interpretation of the neonatal electrocardiogram. A task force of the European Society of Cardiology. Eur Heart J,2002,23(17):1329-1344. ●

[15] Hnatkova K, Smetana P, Toman O, et al. Sex and race differences in QRS duration. Europace,2016, 18(12):1842-1849.

[16] Whitbeck MG, Charnigo RJ, Shah J, et al. QRS duration predicts death and hospitalization

among patients with atrial fibrillation irrespective of heart failure: evidence from the AFFIRM study. Europace,2014,16(6):803-811.

[17] Rijnbeek PR, van Herpen G, Bots ML, et al. Normal values of the electrocardiogram for ages 16-90 years. J Electrocardiol,2014,47(6):914-921.

[18] Burch GE. History of precordial leads in electrocardiography. Eur J Cardiol. 1978;8(2):207-236.

[19] Wada T. Left ventricular activation time in normal men. Circulation,1959,19(6):868-872.

[20] Lewis T, Meakins J, White PD. The Excitatory Process in the Dog's Heart. Part I. The Auricles. Philosophical Transactions of the Royal Society of London. Series B, Containing Papers of a Biological Character,1914, 205, 375-420.

[21] Pérez-Riera AR, de Abreu LC, Barbosa-Barros R, et al. R-Peak Time: An Electrocardiographic Parameter with Multiple Clinical Applications. Ann Noninvasive Electrocardiol,2016,21(1):10-19.

[22] Baltazar RF. Basic and Bedside Electrocardiography. Lippincott Williams & Wilkins, Inc,2009: 55-61.

[23] Dower GE. In defence of the intrinsic deflection. Br Heart J,1962 ,24(1):55-60.

[24] Sano T, Ono M, Shimamoto T. Intrinsic deflections, local excitation and transmembrane action potentials. Circ Res,1956,4(4):444-449.

[25] MacLeod AG, Wilson FN, Barker PS. The Form of the Electrocardiogram. I. Intrinsicoid Electrocardiographic Deflections in Animals and Man. Proceedings of the Society for Experimental Biology and Medicine,1930,27(6): 586-587.

[26] Romhilt DW, Bove KE, Norris RJ, et al. A critical appraisal of the electrocardiographic criteria for the diagnosis of left ventricular hypertrophy. Circulation,1969,40(2):185-195.

[27] Ramanathan C, Jia P, Ghanem R, et al. Activation and repolarization of the normal human heart under complete physiological conditions. Proc Natl Acad Sci U S A,2006,103(16):6309-6314.

[28] Miyamoto T, Kass I, Hoffman MS. Electrocardiogram in asthmatic children. Circulation,1960,22(1):90-95.

[29] Wada T. Left ventricular activation time in left ventricular hypertrophy and in left bundle-branch block. Circulation,1959,19(6):873-883.

[30] Hancock EW, Deal BJ, Mirvis DM, et al. AHA/ACCF/ HRS recommendations for the standardization and interpretation of the electrocardiogram: part V: electrocardiogram changes associated with cardiac chamber hypertrophy: a scientific statement from the American Heart Association Electrocardiography and Arrhythmias Committee, Council on Clinical Cardiology; the American College of Cardiology Foundation; and the Heart Rhythm Society: endorsed by the International Society for Computerized Electrocardiology. Circulation,2009 ,119(10):e251-261.

[31] Gertsch M.The ECG: A Two-Step Approach to Diagnosis. Springer-Verlag Berlin Heidelberg, Inc,2004:19-44.

[32] Langner PH Jr, Geselowitz DB, Mansure FT, et al. High-frequency components in the electrocardiograms of normal subjects and of patients with coronary heart disease. Am Heart J,1961,62(6):746-755.

[33] France RJ, Formolo JM, Penney DG. Value of notching and slurring of the resting QRS complex in the detection of ischemic heart disease. Clin Cardiol,1990,13(3):190-196.

[34] Alpman A, Güldal M, Berkalp B, et al. Importance of notching and slurring of the resting QRS complex in the diagnosis of coronary artery disease. J Electrocardiol,1995,28(3):199-208.

[35] Goldberger AL, Bhargava V, Froelicher V, et al. Effect of myocardial infarction on high-frequency QRS potentials. Circulation,1981,64(1):34-42.

[36] Flowers NC, Horan LG, Thomas JR, et al. The anatomic basis for high-frequency components in the electrocardiogram. Circulation,1969,39(4): 531-539.

[37] Das MK, Khan B, Jacob S, et al. Significance of a fragmented QRS complex versus a Q wave in patients with coronary artery disease. Circulation, 2006,113(21):2495-2501.

杜 钧
重庆医科大学附属第二医院

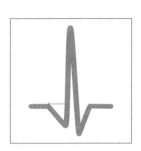

第14章
正常心电图
测值（Ⅲ）

人群中，QRS 波群各组分的形态、时限和振幅均有正常参考值，一些个体的 QRS 波测值超出正常范围而缺乏临床病理联系时，多考虑为正常变异心电图。

1 正常 Q 波

经典心电图学教科书定义的正常 Q 波标准是：时限 <40ms（宽度不应超过 1 小方格），振幅 < 同导联 R 波振幅的 1/4[1]。通常，Q 波的时限和振幅在上述标准内，即可判读为正常 Q 波，否则判读为病理性 Q 波（图 14-1）。

值得注意的是，不同临床心

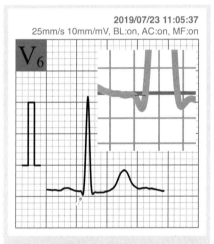

图 14-1 正常 Q 波

1 例 22 岁健康女性的 V₆ 导联心电图，QRS 波为 qRs 形态。上图为局部放大 400%，可见 q 波形态光滑，局部无切迹和钝挫；q 波采用中线法测量时限为 16ms；q 波振幅即使不精细测量，目测 R 波振幅 15mm，q 波振幅只要不超过 3.75mm 即为正常，目测 q 波振幅不足 1mm，故本例 q 波的形态、时限和振幅均正常

电图研究中，研究者提出的判读病理性 Q 波的标准不同，不能盲目照搬到日常心电图诊断中，因此，推荐采用国际心电图指南的诊断标准。2018 年第四版《心肌梗死通用定义》定义的陈旧性心肌梗死的病理性 Q 波判读标准为：① V_2 ~ V_3 导联 QS 波或任何导联时限 > 20ms 的 Q 波；② Ⅰ、Ⅱ、aVL、aVF 和 V_4 ~ V_6 导联，任何 ≥ 2 个相邻导联出现 QS 波或 Q 波时限 ≥ 30ms[2]。

■ 间隔 q 波

12 导联心电图中，Ⅰ、aVL、V_5 和 V_6 导联的导联轴正侧均朝向左方，这组导联习惯上称为左侧导联。由于心室初始激动开始于左侧室间隔，从左后方朝向右前方，背离 Ⅰ、aVL、V_5、V_6 等左侧导联，这些导联将记录到心室激动产生的初始 q 波；朝向右胸 V_1、V_2 导联，记录到初始 r 波（图 14-2）。文献上，Ⅰ、aVL、V_5、V_6 等左侧导联记录的初始 q 波称为间隔 q 波[3]。

正常情况下，心室初始激动在左侧导联形成的 QRS 波的第一个负向部分，时限 ≤ 20ms，平均振幅 3mm，称为间隔 q 波，

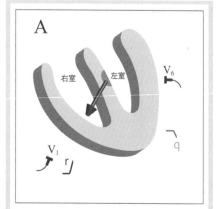
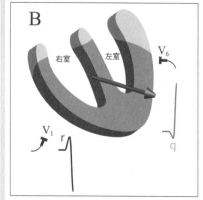
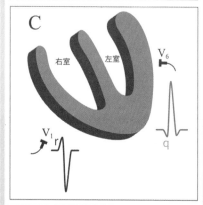

图 14-2 间隔 q 波的心电图机制

A. 正常心室激动时，左束支领先右束支 5 ~ 10ms 开始激动左侧室间隔，产生从左后方朝向右前方的电势，背离左胸 V_5 导联，记录到初始 q 波，指向右胸 V_1 导联，记录到初始 r 波；B. 随后，左、右心室同时除极，由于左心室占优势，除极电势朝向左心室，指向左胸 V_5 导联，记录到 R 波，背离右胸 V_1 导联，记录到 S 波；C. 右心室流出道、左心室基底部等部位最后除极，除极电势朝向后方，再次背离左胸 V_5 导联，记录到终末 s 波，右胸导联 S 波恢复到基线

Einthoven 早年报道的振幅可以波动于 1 ~ 5mm[4-7]。

正常心电图中，Ⅰ、aVL、V₅ 和 V₆ 等四个左侧导联可以同时出现间隔 q 波（图 14-3）。然而，即使在健康人群中，间隔 q 波同时存在并非正常心电图的必备条件，V₅ 导联记录到间隔 q 波的发生率为 60%，V₆ 导联为 75%（图 14-4）[6]。

在 Ⅰ、aVL、V₅ 和 V₆ 四个左侧导联中，Ⅰ 和 V₆ 导联代表左方至右方的关系最强，只要这 2 个导联中任意一个存在初始 q 波，便认为心间隔 q 波存在（图 14-5）[7]。在正常心电图中，Ⅰ 和 V₆ 导联同时存在间隔 q 波的发生率为 65.8%，Ⅰ 导联单独出现间隔 q 波的发生率为 7.3%，V₆ 导联单独出现间隔 q 波的发生率为 26.9%[3]。

值得注意的是，V₁ 导联的初始 r 波和 V₅、V₆ 导联的间隔 q 波并非绝对对应关系，在接近三分之一的间隔 q 波丢失的人群中，V₁ 导联仍记录到初始 r 波，原因一方面是横面导联系统中，V₁ 和 V₆ 导联并非绝对的右前和左后关系，另一方面是因为右心室的初始激动，特别是心外膜突破比左

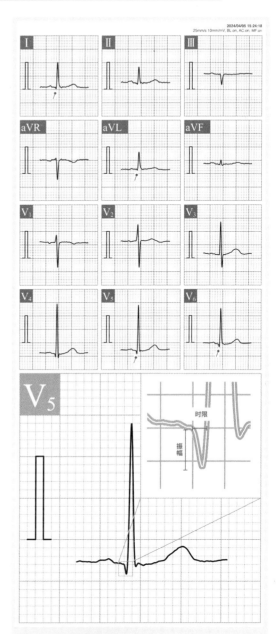

图 14-3 正常间隔 q 波

女，74 岁，临床诊断为胃癌晚期。心电图诊断：①窦性心律；②中度逆钟向转位；③正常心电图。Ⅰ、aVL、V₅ 和 V₆ 导联的初始 q 波均存在。下图放大 V₅ 导联心电图，中线法测量初始 q 波时限 15ms，振幅 1.2mm。本例 V₅ 导联 R 波目测 16mm 以上，只要同导联 Q 波振幅不超过 4mm 均为正常

临床心电图文献在提及间隔 q 波正常时限时，多用数值 ≤ 20ms，因为正常心室激动时，左束支比右束支略微领先 5 ~ 10ms 激动左侧室间隔，电生理数据和心电图数据不会相差太悬殊[7]。

Note

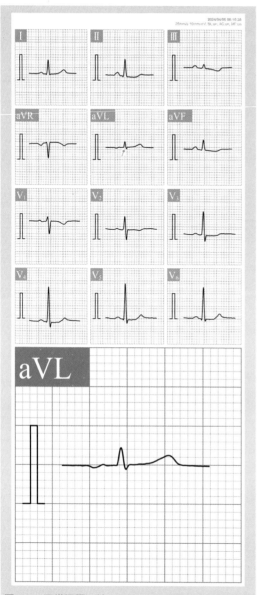

图 14-4 正常间隔 q 波

女，56 岁，临床未发现器质性心血管疾病。心电图诊断：①窦性心律；② ST-T 改变；③中度逆钟向转位。本例心电图除 II、III 和 aVF 导联 ST 段压低 0.2～0.5mm，II 和 aVF 导联 T 波负正双相，III 导联 T 波倒置外，余无异常。这些 ST-T 改变无特异性，建议门诊随访心电图。注意该患者的间隔 q 波只出现于 I、V_5 和 V_6 导联，aVL 导联无间隔 q 波，QRS 波为 rs 形态。心电图机抗肌肉颤抖频率设置过高会导致技术性间隔 q 波丢失

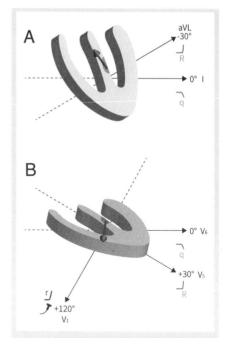

图 14-5 心室初始激动和间隔 q 波

A. 额面导联系统中，左右关系最强的导联是 I 导联，从左至右的心室初始除极最容易投影在 I 导联轴的负侧，形成间隔 q 波。aVL 导联轴正侧朝向左上方，当心室初始激动同时存在一个显著向上的电势时，可以投影在 aVL 导联轴正侧，心室初始激动在 aVL 导联上不形成间隔 q 波，而是形成 R 波的起始部分；B. 横面导联系统中，左右关系最强的导联是 V_6 导联，从左至右的心室初始除极最容易投影在 V_6 导联轴的负侧，形成间隔 q 波。相比于 V_6 导联轴正侧，V_5 导联轴略微朝向左前方，当心室初始激动还存在一个显著向前的电势时，可以投影在 V_5 导联轴正侧，心室初始激动在 V_5 导联上不形成间隔 q 波，而是形成 R 波的起始部分。同样道理，V_1 导联轴并非绝对左右对应关系，而是左后和右前关系，因此，V_6 导联的间隔 q 波和 V_1 导联的初始 r 波并非绝对对应

心室早，右心室壁的早期激动朝向 V_1 导联，也对 V_1 导联 r 波的形成具有电势的贡献[7-9]。

Note 对于健康个体，左侧导联的间隔 q 波丢失多数发生在 1~2 个导联，不会完全丢失，一旦发现间隔 q 波完全丢失，特别是伴有其他心电图异常时，应考虑为病理性间隔 q 波丢失。

间隔 q 波丢失

当 Ⅰ、aVL、V_5、V_6 导联均无间隔 q 波时，称为间隔 q 波完全丢失；部分导联无间隔 q 波时，称为间隔 q 波部分丢失，常见模式见表 14-1[10]。不同临床心电图研究中定义的间隔 q 波丢失的诊断标准不同，有些强调全部丢失，有些是部分丢失，阅读文献时应注意不同诊断标准得出的结果无法直接比较[3, 10, 11]。

表 14-1	间隔 q 波部分丢失模式
丢失导联	存在导联
Ⅰ	aVL、V_5、V_6
aVL	Ⅰ、V_5、V_6
V_5	Ⅰ、aVL、V_6
V_6	Ⅰ、aVL、V_5
Ⅰ、aVL	V_5、V_6
Ⅰ、V_5	aVL、V_6
Ⅰ、V_6	aVL、V_5
aVL、V_5	Ⅰ、V_6
aVL、V_6	Ⅰ、V_5
V_5、V_6	Ⅰ、aVL
Ⅰ、aVL、V_5	V_6
Ⅰ、aVL、V_6	V_5
aVL、V_5、V_6	Ⅰ
Ⅰ、V_5、V_6	aVL

间隔 q 波丢失可见于正常变异和病理性丢失，后者多为室内传导紊乱、冠心病、间隔心肌坏死、左心室肥厚等[12, 13]。1960 年，美国一项心电图与病理尸检的临床研究发现在左心室肥厚和心绞痛患者中，间隔 q 波完全丢失的患者，80% 存在间隔纤维化，2% 无纤维化，而间隔 q 波完全存在的患者，间隔纤维化的发生率只有 20%[13, 14]。

Ⅰ、V_6 导联的间隔 q 波分别与额面和横面导联系统的心室初始激动关系最为紧密，结合文献判读间隔 q 波丢失应遵循如下原则：① ≥ 3 个导联的间隔 q 波丢失；② Ⅰ、V_6 导联的间隔 q 波丢失，而 Ⅰ 和 V_6 导联任何一个导联存在初始 q 波即可判读为间隔 q 波存在。个体室间隔在额面和横面的空间方位存在变异，aVL、V_5 导联的间隔 q 波丢失部分属于生理现象（图 14-6 和图 14-7）。

生理情况下，间隔 q 波有随着年龄增长而丢失的现象，发生率随着年龄增长而增加，4 ~ 13 岁儿童间隔 q 波丢失的发生率为 0.48%，40 ~ 49 岁中年人为 7.5%，60 ~ 69 岁老年人为 8.9%，90 ~ 99 岁高龄人群为 35.2%，可能与老年人群左侧室间隔增龄性纤维化有关[3, 13]。

临床上，一部分间隔 q 波丢失是初始间隔激动电势方向改变，这部分个体的左心室机械功能正常，而另一部分间隔 q 波丢失是左侧室间隔心肌病变，将会影响左心室机械功能。

Note

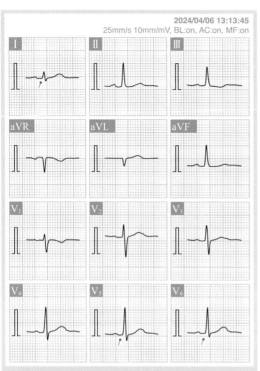

图 14-6 年轻女性的间隔 q 波丢失

女，32 岁，备孕体检，既往无心血管疾病病史。心电图示窦性心律，QRS 波时限和振幅正常，除 I、V_5 和 V_6 导联间隔 q 波丢失外（湖蓝色箭头），其余各导联 QRS 波形态均正常；P 波、ST 段和 T 波的形态、振幅和测值均正常。心电图诊断：①窦性心律；②大致正常心电图。本例间隔 q 波的丢失可能原因有：正常变异或亚临床间隔纤维化，受检者年轻且无疾病病史，考虑正常变异可能性更大

■ 大致正常心电图

常规心电图检查中，正常心电图是指所有 12 导联心电波的形态、振幅、时限以及各种间期测值均正常。正常心电图既可以见于完全健康的个体，也可以见于罹患疾病的个体，心电图完全正常不能绝对认为受检者无器质性

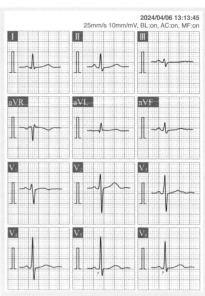

图 14-7 老年女性的间隔 q 波

女，68 岁，健康，无心血管疾病病史。心电图示窦性心律，除 V_5 和 V_6 导联间隔 q 波丢失以外，其余心电图均正常；受检者 I 导联 QRS 波为 qRs 形态，考虑间隔 q 波存在。心电图诊断：①窦性心律；②正常心电图

疾病，此处的"正常"仅仅代表心电图检查无异常发现，反之，罹患疾病，甚至严重心脏疾病患者的心电图可以完全正常。因此，心电图正常与受检者无疾病不能等同。

一些心电图改变既不属于完全正常心电图，也不属于异常心电图，尚未达到异常心电图的诊断标准，心电图改变尚未列入诊断共识、缺乏疾病相关性或正常生理波动引起的改变等，称为大致正常心电图（表 14-2）。

Note

一些疾病进展缓慢，不会骤然引起显著的心电图改变。在疾病早期，心电图可以只有轻微改变，介于正常心电图和异常心电图之间，难以诊断，此类心电图应加强随访。

表 14-2　常见大致正常心电图
可以诊断为正常心电图
□右心室高电压
□左心室高电压
□顺钟向转位
□逆钟向转位
□室上嵴图形
□ T 波高耸：排除继发性 T 波高耸
□持续性幼年性 T 波模式
建议诊断为大致正常心电图
□间隔 q 波丢失
□碎裂 QRS 波
□ $S_1S_{II}S_{III}$ 图形
□临界 Q 波
□ V_1/V_2 导联 QS 波
□假性预激波
□肢体导联低电压
□早期复极
□非特异性 ST-T 改变
ST 段压低 < 0.5mm
T 波低平
T 波平坦

大致正常心电图的形态学和各类测值虽有一些改变，但仍在正常值范围内（如生理性 ST 段压低振幅允许在 0.5mm 范围内），或超出正常值范围，但仍在约定俗成的经验性正常心电图判读范围内（如 V_3 导联 T 波振幅 15mm。若受检者无器质性疾病，亦无临床症状，无须进行过多的确诊性检查。

大致正常心电图是初学者的难点，因为它们既可以见于健康受检者，也可以见于亚临床疾病患者和罹患疾病的受检者，必须结合受检者的临床情况合理解释，一方面避免解释不足（增加漏诊率），另一方面避免解释过度（增加误诊率）。

■ Ⅲ 导联的 Q 波

在额面导联系统中，62% 的健康个体心室激动产生的额面 QRS 环顺钟向运行，最大电势位于左下象限 +15° ～ +79° 范围，28% 逆钟向运行，最大电势位于 -4° ～ +58° 范围，10% 呈 8 字运行模式，最大 QRS 电势位于 +12° ～ +62°（图 14-8）[15]。

2009 年 AHA/ACC/HRS《心电图标准化和解析建议》推荐的健康成人的额面最大 QRS 电势分布范围为 -30° ～ +90°，而 -30° ～ +30° 范围位于 Ⅲ 导联轴负侧，当额面 QRS 环的初始部分、前半部分和（或）最大向量投影在 Ⅲ 导联轴负侧时，Ⅲ 导联将记录到 QS、Qr 和 QR 等形态的 QRS 波群，Ⅲ 导联出现大 Q 波（图 14-9）[16]。

Q 波时限 ≥ 40ms，振幅 > 同

一些疾病进展迅速，可以在短时间里引起显著的心电图改变，此类心电图很容易被临床医生判读为异常心电图并进行相关后续检查，以明确引起心电图改变的原因。

Note

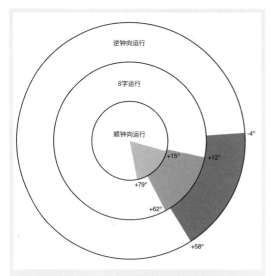

图 14-8 额面最大 QRS 电势分布

健康人群额面最大 QRS 电势分布范围，多数位于左下象限，少数位于左上象限

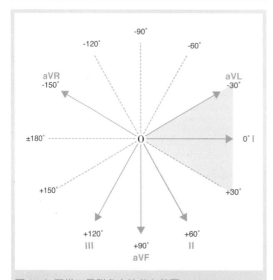

图 14-9 正常Ⅲ导联负向波分布范围

aVR 导联轴垂分Ⅲ导联轴，一旦额面初始和最大 QRS 电势位于 -30°～ +30°范围时，将投影在Ⅲ导联轴负侧，形成负向波。由于Ⅲ导联 QRS 波初始无 r 波，最终形成诊断性 Q 波，可以为 Qr 波、QR 波或 QS 波。根据额面导联轴的分配角度，从Ⅲ导联、aVF 导联至Ⅱ导联，Q 波是逐渐减小的，正常情况下，Ⅱ导联的 Q 波应绝对正常，否则属于异常情况

导联 R 波振幅的 1/4 时称为诊断性 Q 波，包括生理性 Q 波和病理性 Q 波[17]。临床上，健康个体Ⅲ导联大 Q 波的发生率为 4%（图 14-10）[17]。当心脏在胸腔中的位置近似横位时，例如妊娠、肥胖、腹压增高等，额面 QRS 向量环运行偏向左上方（-30°～ +30°），Ⅲ导联容易记录到大 Q 波。

生理性 Q 波包含两方面含义：一方面诊断性 Q 波的发生与疾病无关，是额面心室最大激动电势与导联轴的投影问题；另一方面，Q 波无诊断价值，多见于单个特定导联出现的大 Q 波。Ⅲ导联出现诊断性 Q 波时，下壁导联的 Q 波演变规律为Ⅲ >aVF> Ⅱ导联，Ⅱ导联 Q 波应绝对正常（图 14-10）。

深吸气试验

20 世纪初叶，研究者已经注意到呼吸运动对心电图的影响，1913 年 Einthoven 对呼吸引起的心电图效应进行了系统研究[18]。早期研究发现吸气时，额面 QRS 最大电势有向左下方偏移的趋势，而初始电势则偏向左上方[19]。

在计算肺容积时，健康成年男性每次平静呼吸量 500mL 为潮

通常，下壁导联组的生理性大 Q 波只见于Ⅲ导联，aVF 和Ⅱ导联的 Q 波均正常，这种情况很容易排除病理性 Q 波，因为诊断病理性 Q 波至少需要 2 个相邻解剖导联满足条件。

气量；在此基础上，用力吸气可以多吸入 3300ml 空气为吸气储备量，用力呼气可以多呼出 1100ml 气体为呼吸储备量；用力呼气后，肺部会残余气量 1200ml，称为残气量[20, 21]。深吸气末，肺部容量是（潮气量 + 吸气储备量 + 残气量）之和，最大 5000ml。

呼吸运动会改变心脏在胸腔中的解剖位置，导致心室激动产生的额面最大电势发生生理性波动，影响心电图。深吸气时，横膈收缩，膈肌变得平坦并下移，波动幅度 12 ~ 47mm，心脏向右后方旋转，解剖空间上变得更加垂位；深呼气时，横膈和心脏的运动变化相反[22, 23]。深吸气时，额面最大 QRS 电势向左下方偏移，初始 QRS 电势偏向左上方：平静吸气末，额面最大 QRS 电势范围波动于 –9.1° ~ +50.9°，而深吸气末则波动于 +4.8° ~ +77°（图 14-11 和图 14-12）[19, 24]。深吸气对额面心电参数的影响大于深呼气[19]。

深吸气时，在额面导联系统中，心室激动向左下方偏转，原本位于 –30° ~ +30° 范围的初始激动，也会相应发生偏移：当偏移未跨越 +30° 时，初始向量仍投

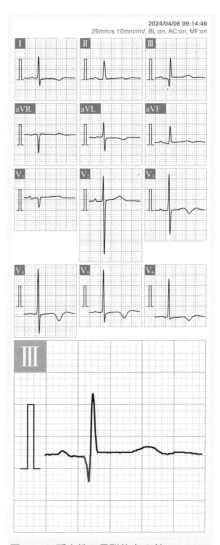

图 14-10 孤立性Ⅲ导联的大 Q 波

女，78 岁，临床诊断为 2 型糖尿病，慢性肾功能不全。心电图诊断：①窦性心律；②左心室肥厚；③ ST-T 改变；④低钙血症，建议完善电解质检查。该患者Ⅲ导联 Q 波时限 50ms，Q 波振幅＞同导联 R 波振幅 1/4，判读为诊断性 Q 波，aVF 导联有初始正常小 q 波，Ⅱ导联无 q 波，Ⅲ导联的诊断性 Q 波不能判读为病理性 Q 波，可能与左心室肥厚引起的额面心室初始激动朝向左上方有关。患者 ST 段明显延长，这是低钙血症的特征性心电图改变

心脏在胸腔中的解剖位置是一个影响心电图 Q 波形成的重要因素，即使患者并无解剖性心肌坏死，心脏的解剖位置可以在任何导联出现诊断性 Q 波，时常令初学者感到困惑。

Note

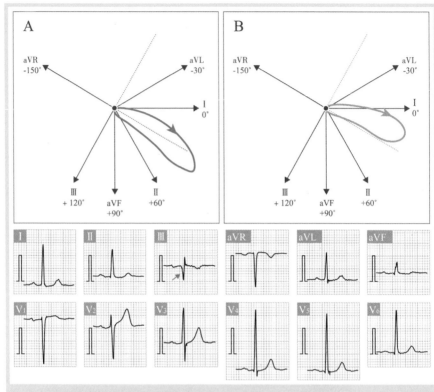

图 14-11　Ⅲ导联 Q 波产生的心电图机制

A. 在正常情况下，额面导联系统中，心室激动产生的电势运行方向位于左下象限，在Ⅱ、Ⅲ、aVF 导联投影形成的 QRS 波群若有 Q 波，应是正常小 q 波，间期 <40ms，振幅小于同导联 R 波振幅 1/4；B. 当心室激动产生的电势运行在 -30°～ +30°之间时，初始电势和最大电势投影在Ⅲ导联轴的负侧，QRS 波群可为 QS、Qr、QR 等形态，Q 波时限可 ≥ 40ms，振幅可大于同导联 R 波振幅的 1/4，但Ⅱ导联 q 波应绝对正常；下图 12 导联心电图为一例 51 岁男性的正常心电图，注意Ⅲ导联出现大 Q 波（蓝色箭头所示），但 aVF 和Ⅱ导联 q 波均正常

影在Ⅲ导联轴的负侧，Ⅲ导联的 Q 波不会完全消失，但波形变小（包括振幅和时限）；当偏移至 +30°～ +90° 范围，初始激动重新落入Ⅲ导联轴的正侧，Ⅲ导联的 Q 波消失（图 14–13）。

既往曾用深吸气试验鉴别Ⅲ导联的生理性和病理性 Q 波。深吸气时，Ⅲ导联 Q 波变小或消失，

倾向于诊断为生理性 Q 波[25]。

值得注意的是，深吸气试验鉴别Ⅲ导联 Q 波性质的可靠性很差。首先，深吸气引起的心脏解剖变化和心电图之间并无量化关系，46.7% 的健康者Ⅲ导联生理性 Q 波不受深吸气影响；其次，19% ~ 44% 的陈旧性下壁心肌梗死患者的Ⅲ导联病理性 Q 波，在

Note　20 世纪 30 ~ 40 年代，Ⅲ导联大 Q 波的诊断标准与现今不同，称为 Pardee 标准：Q 波振幅＞同导联 R 波振幅 1/4，无电轴右偏，Ⅲ导联存在 R 波且无 S 波，排除 M 形或 W 形 QRS 波[26]。

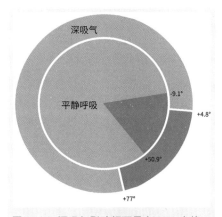

图 14-12 深吸气影响额面最大 QRS 电势

深吸气后屏气 5 秒采集的心电图与平静吸气后屏气 5 秒采集的心电图相比，额面最大 QRS 电势向左下偏移

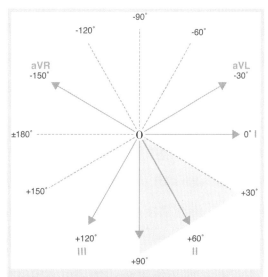

图 14-13 正常Ⅲ导联负向波分布范围

对比图 14-9，深吸气时，额面 QRS 向量环的初始部分可能重新进入 +30°～ +90°范围，投影在Ⅲ导联轴的正侧，Q 波消失

深吸气时，也能减小或消失；第三，深吸气不仅引起健康人的额面 QRS 电势偏移，59% 的陈旧性下壁心肌梗死患者的额面 QRS 电势也会向左下方向偏移，影响初始 20ms 激动电势方向，目前认为深吸气试验无助于鉴别Ⅲ导联 Q 波的性质[19, 28, 29]。

临床指引

1931 年，Mayo 诊所报道 7 万份心电图中，Ⅲ导联诊断性 Q 波的检出率为 0.43%[30]。在器质性心脏病患者中，Ⅲ导联诊断性 Q 波的发生率为 1.8% ～ 27%，最多见于冠心病，其次为高血压和瓣膜性心脏病[30-33]。孤立性Ⅲ导联诊断性 Q 波既可以见于健康者，

也常见于器质性心脏病患者，鉴别流程见图 14-14。

正常情况下，当额面心室初始激动电势和最大激动电势均位于 –30° ～ 0° 范围时，不仅Ⅲ导联记录到诊断性 Q 波，aVF 导联也会记录到诊断性 Q 波，但Ⅱ导联的 Q 波应绝对正常。因此，即使相邻两个解剖导联均记录到诊断性 Q 波，仍有可能是生理性现象，特别是对于无器质性心脏病、胸廓发育畸形、体型瘦小的个体。当Ⅲ和 aVF 导联同时出现诊断性 Q 波时，重点鉴别心肌缺血、心肌坏死、心肌病、心肌肥厚、慢性阻塞性肺疾病等导致的病理性

在额面导联系统中，Ⅲ导联轴位于右下象限，可以推导的是，当疾病引起整个心室初始激动电势和最大激动电势都偏向左上象限时，很容易在Ⅲ导联记录到诊断性 Q 波。

Note

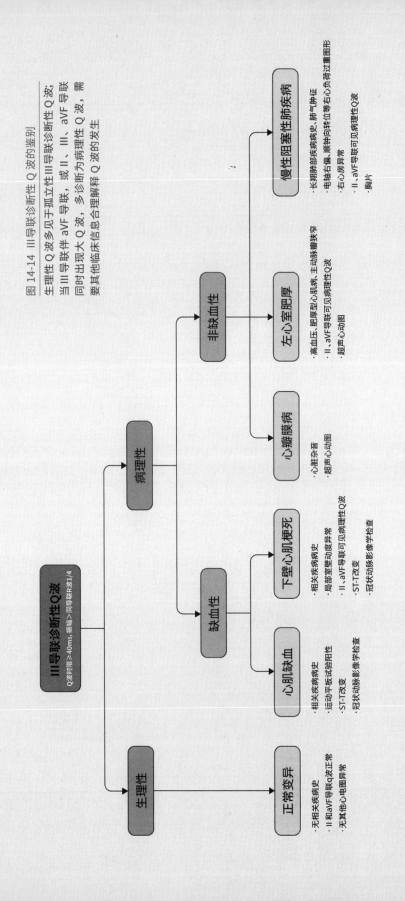

图 14-14 Ⅲ导联诊断性 Q 波的鉴别

生理性 Q 波多见于孤立性Ⅲ导联诊断性 Q 波；当Ⅲ导联伴 aVF 导联，或Ⅱ、Ⅲ、aVF 导联同时出现大 Q 波，多诊断为病理性 Q 波，需要其他临床信息合理解释 Q 波的发生

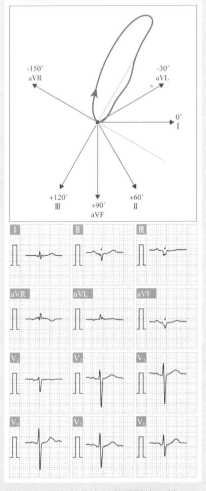

图 14-15 肺气肿患者下壁导联的 Q 波

一些肺气肿患者的额面 QRS 电势位于 -30°～ -90°范围，在Ⅱ、Ⅲ、aVF 导联形成诊断性 Q 波。下图为一例 68 岁慢性阻塞性肺病男性患者心电图，窦性心律，Ⅱ、Ⅲ、aVF 导联 QRS 波呈 QS 形（湖蓝色箭头所示），考虑到患者年龄，临床上极易误诊为陈旧性下壁心肌梗死。胸导联 V₅～V₆ 导联出现深 S 波，QRS 波呈 rS、RS 形是顺钟向转位的特征性改变

Q 波，结合超声心动图、冠状动脉影像学等其他临床信息，多数

容易鉴别。

当Ⅱ、Ⅲ和 aVF 三个下壁导联同时出现诊断性 Q 波时，重点鉴别心肌梗死、心肌病和慢性阻塞性肺疾病相关病理性 Q 波，如果患者既往有明确心肌梗死病史，则直接诊断为陈旧性下壁心肌梗死；如患者病史不详，有条件的单位可完善冠状动脉影像学检查，明确冠心病诊断。最后强调的是，当Ⅱ导联存在诊断性 Q 波时，应判读为异常情况，联系受检者的临床情况，解释 Q 波发生的原因。

一些健康儿童、体型瘦长的成人和肺气肿患者，额面最大 QRS 电势更加垂位。21% 的慢性阻塞性肺疾病患者的额面 QRS 电势位于 –30°～ –90° 范围，初始电势位于左上象限，在Ⅲ、aVF 和Ⅱ导联投影形成 Q 波，此时Ⅰ、aVL 导联无间隔 q 波[34, 35]。慢性阻塞性肺疾病患者多数年龄较大，当Ⅱ、Ⅲ和 aVF 导联出现病理性 Q 波时，更容易误诊为陈旧性下壁心肌梗死（图 14-15）。

Ⅱ、Ⅲ和 aVF 导联中，正常 Q 波的发生率分别为 88.9%、16% 和 54%，应根据受检者的临床情况，合理解释Ⅲ导联出现的各种 Q 波[36]。

Note

aVR 导联的 Q 波

在额面导联系统中，aVR 导联轴位于 –150°，朝向右上象限。当额面心室初始电势位于 +90° ~ +120° 时（47.8%），投影在 aVR 导联轴负侧，形成初始 Q 波；位于 +120° ~ –90° 时（52.2%），投影在 aVR 导联轴正侧，则形成初始 r 波（图 14–16）[37]。

由于整体心室激动电势与 aVR 导联轴正侧方向相反，在 aVR 导联投影形成 Q 波、QS 波或 S 波，而左心室后基底部、右心室漏斗部、右心室流出道或室上嵴

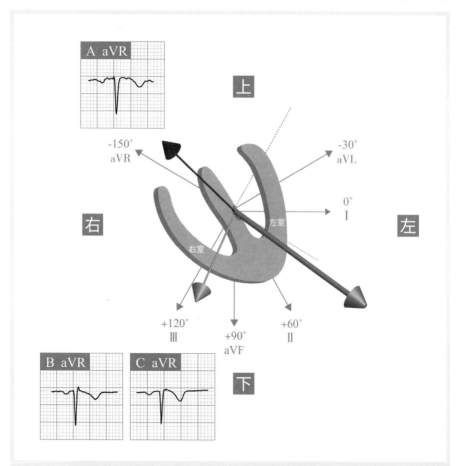

图 14-16 aVR 导联的 QRS 波形态

aVR 导联轴正侧方向背离额面最大心室除极电势（湖蓝色 3D 箭头），正常情况下，QRS 主波均负向。当初始心室激动电势朝向右上方时（深蓝色 3D 箭头），投影在 aVR 导联轴形成初始 r 波，QRS 波群呈 rS 波（心电图 A）；当初始心室激动电势朝向右下方时（橙黄色 3D 箭头），投影在 aVR 导联轴负侧形成初始 Q 波，QRS 波群呈 Qr 波（B）或 QS 波（心电图 B 和 C）

Note 在 12 导联心电图中，正常情况下，QRS 主波负向见于 aVR、V_1 和 V_2 导联，Ⅲ 和 aVL 导联 QRS 主波个体化差异较大，可以正向、等电位线或负向，其余导联不应出现 QRS 主波负向的情况。

终末部除极电势朝向右上方，投影在 aVR 导联形成终末小 r 波，故 aVR 导联的 QRS 主波负向，QRS 波群常为 QS、Qr、rS 或 rSr′ 等形态。

当 QRS 波群有初始 r 波时，rSr′ 波（23.9%）比 rS 波（22.9%）多见；无初始 r 波时，Qr 波（33.6%）比 QS 波（19.6%）多见[37]。在额面导联体系中，整体心室激动产生最大 QRS 电势位于左下象限，通常平行于Ⅱ导联正侧，背离 aVR 导联正侧，正常情况下，aVR 导联的 QRS 主波极性负向，aVR 导联出现深 Q 波是一种正常现象（图 14-17）。

健康人群中，aVR 导联若有初始 r 波，振幅应 ≤ 1mm，否则提示向右、向上的心室激动电势增大，见于后壁、前壁合并后壁心肌梗死患者[37]。需要强调的是，右心室肥厚时，aVR 导联是 QR 波、rSR′ 波等负向波之后的 R 波振幅增高，并非初始 r 波振幅增加。

当把 aVR 导联的心电波沿 aVR 导联轴向负侧翻转时，所有波形变为正相，即为 –aVR 导联（图 14-18）。在额面导联体系中，6 个肢体导联从左上象限的 aVL 导联至右下象限的Ⅲ导联排列，就

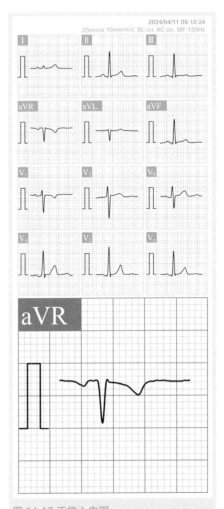

图 14-17　正常心电图

女，27 岁，健康体检。心电图：①窦性心律；②正常心电图。下图为放大的 aVR 导联，P 波倒置，QRS 波群为 Qr 形态，主波负向，T 波倒置，心电波的特征以负向波为主

组成了 Cabrera 导联体系。

长期以来，aVR 导联是被临床心电图忽略的导联，最近 20 年间陆续发现 aVR 导联对于严重急性心肌缺血、宽 QRS 波心动过速

正常情况下，整体心房激动产生的电势、整体心室激动产生的电势和整体心室复极产生的电势，在额面导联体系中均位于左下象限，因此，aVR 导联的 P-QRS-T 波的极性均负向。

Note

的鉴别诊断、三环类药物中毒、右心室局部心肌传导延迟、心室肥厚等具有重要的诊断价值（表14-3）[38, 39]。aVR导联的T波倒置振幅不足1mm或T波直立，是不良心血管事件的预测因子，具有此心电图征象的人群，心血管病死亡风险增加3.37倍[40]。

■ aVL导联的Q波

aVL导联轴正侧朝向左上方-30°，与aVR导联轴形成垂直镜像关系，aVF导联轴为对称轴，额面导联系统上，这两个导联探查向上的电势，在疾病心电图中，异常改变存在一些共性。

aVL导联轴被Ⅱ导联轴垂分，正常情况下，当额面最大QRS电势在+60°～+90°范围时，投影在aVL导联轴负侧，产生各类主波负向的QRS波，包括Qr、QS、QR等形态，会出现生理性大Q波（图11-27）。需要指出的是，aVL导联初始q波是由初始心室激动电势形成的，QS波是由初始心室激动电势和最大心室激动电势共同形成的。

当aVL导联记录到初始q波，而额面最大心室激动电势位于+60°～-30°范围时，心电图将

表14-3	aVR导联的临床价值
□ 急性冠脉综合征的罪犯血管定位	
□ 下壁心肌梗死时诊断左前分支阻滞	
□ 诊断右心室梗死	
□ 运动试验时，判断左主干或左前降支病变	
□ 室上嵴图形	
□ 心血管疾病的死亡率和发病率评估	
□ 局灶性房性心动过速心律失常定位	
□ 窄QRS波心动过速的鉴别诊断	
□ 宽QRS波心动过速的鉴别诊断	
□ 起源于右心室流出道的室性心动过速的消融部位定位	
□ 无症状Brugada综合征患者的风险评估	
□ 三环类抗抑郁药毒性的诊断和相关心律失常和癫痫发作的风险分层	
□ 诊断左前分支阻滞的次要标准	
□ 诊断左心室肥厚的主要指标	
□ 诊断右心室肥厚的主要指标	
□ 辅助诊断右位心	
□ 辅助诊断急性肺栓塞	
□ 辅助诊断张力性气胸	

记录到qR波。

在额面导联系统中，当心室初始激动电势位于-30°～+60°范围时，将投影在aVL导联轴正侧，aVL导联记录到初始r波，最大心室激动电势位于-30°～+60°时，投影在aVL导联轴正侧，QRS主波正向，记录到R波和Rs波，而最大心室激

Note

在额面导联系统中，在左右方向上，Ⅰ和aVL导联轴正侧均位于左方，不同的是，Ⅰ导联轴位于绝对水平的0°～±180°范畴，aVL导联轴正侧位于左上象限，还可以探查左心室高侧壁心肌。

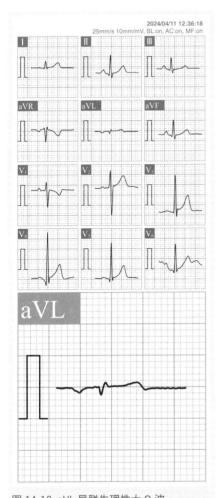

图 14-18 aVL 导联生理性大 Q 波

男，65 岁，健康体检。心电图：①窦性心律；②正常心电图。下图为放大的 aVL 导联，P 波倒置，QRS 波群为 qr 形态，q 波振幅 > r 波振幅，T 波正负双相，Ⅰ 导联 q 波正常，V5 和 V6 导联的间隔 q 波存在

动电势位于 +60°～+90° 时，投影在 aVL 导联轴负侧，QRS 主波负向，记录到 rS 波；当最大心室激动电势恰好位于 Ⅱ 导联轴时，aVL 导联记录到同振幅的双相波

或振幅极低的 M、W 形 QRS 波，主波等电位线。

最后强调的是，aVL 导联生理性大 Q 波仅见于孤立的 aVL 导联，Ⅰ 导联 Q 波应绝对正常，否则属于异常情况。

aVF 导联的 Q 波

在额面导联系统中，aVF 导联轴正侧朝向 +90°，Ⅰ 导联轴（0°±180°）正好垂分 aVF 导联轴。

当正常额面最大心室激动电势位于 –30°～0° 范围时，投影在 aVF 导联轴负侧，aVF 导联主波负向。当初始心室电势投影在 aVF 导联轴正侧，aVF 导联记录到 rs 波（r 波振幅 < s 波振幅）或 rS 波；而当初始心室电势也投影在 aVF 导联轴负侧，aVF 导联将记录到 QS、Qr、QR 等波形。

当正常额面最大心室激动电势位于 –30°～0° 范围时，同时也投影在 Ⅲ 导联轴负侧，若 Ⅲ 导联初始电势负向，也将记录到 QS、Qr 或 QR 波（图 14–19）。当 Ⅲ 和 aVF 导联均出现诊断性 Q 波时，需要和陈旧性下壁心肌梗死鉴别。如果受试者年轻，无器质性心脏病，无其他心电图异常

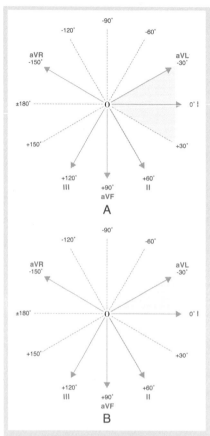

图 14-19 Ⅲ 和 aVF 导联同时出现生理性 Q 波的机制

图 A. 正常额面最大心室除极位于 -30°～ +90°范围，当位于 -30°～ +30°范围时，正好位于Ⅲ导联轴负侧，Ⅲ导联 QRS 主波负向，当初始电势负向时，将记录到 QS、Qr 或 QR 等波形；图 B. 当额面最大心室除极电势位于 -30°～ 0°范围时，aVF 导联 QRS 主波负向，当初始电势负向时，可以记录到 QS、Qr、QR 等波形。从图中可见，当额面最大心室除极电势位于 -30°～ 0°范围时，可以同时在Ⅲ和 aVF 导联记录到 QS、Qr、QR 等波形，两个导联出现生理性大 Q 波，需要和陈旧性心肌梗死鉴别

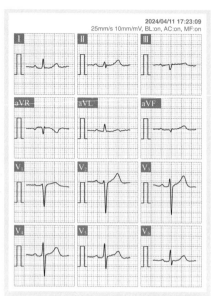

图 14-20 Ⅲ 和 aVF 导联同时出现大 Q 波

男，69 岁，既往无心血管疾病史。心电图：①窦性心律；②病理性 Q 波：见于Ⅲ和 aVF 导联，请结合临床；③肢体导联低电压；④中度顺钟向转位。在本例心电图中，计算机自动判读的额面 QRS 电轴为 -12°，最大心室激动电势共同在Ⅲ和 aVF 导联投影形成以负向主波为特征的 QRS 波群；若初始心室激动电势也在这两个导联形成负向波，QRS 波群为 QS、Qr 或 QR 等形态。2 个下壁导联（Ⅲ和 aVF）同时出现大 Q 波，需要考虑两种情况：①生理性 Q 波，Q 波形成与最大心室除极电势位于 -30°～ 0°之间有关；②受试者尽管无器质性心脏病以及缺血性胸痛发作病史，不能绝对除外无症状性心肌缺血 / 梗死形成的病理性 Q 波，因此，要明确受试者下壁导联 Q 波发生的原因，需要进行冠状动脉影像学检查（冠脉造影）和心肌检查（心肌核素扫描了解有无灌注缺损和磁共振检查了解有无心肌瘢痕形成）。当前诊断不明，可以描述大 Q 波出现的导联和特征，供临床医生参考

（特别是 ST-T 改变），额面 QRS 电轴位于 -30°～ 0° 时，优先考虑生理性 Q 波可能；中老年患者，有明确缺血性心脏病、心肌梗死和胸痛发作病史，优先考虑陈旧

临床上，Ⅲ和 aVF 导联同时出现生理性大 Q 波主要见于老年人或心脏解剖位置存在变异的年轻成人，前者即使无任何心血管病史，由于年龄的关系，也很容易被误诊为陈旧性下壁心肌梗死。

性下壁心肌梗死，若缺血性心脏病、心肌梗死和胸痛发作病史不详，则需要更多的临床信息，明确诊断（图 14-20）。

■ V₃ ～ V₄ 导联

正常情况下，当 V₃ 和 V₄ 导联的 QRS 波为任何正负双相波时，如 rS、RS、Rs 等形态，不应出现 Q 波，无论该 Q 波如何微小，都是一种异常情况。在疑诊冠心病并接受冠脉造影检查的人群中，V₃ 和 V₄ 导联小 q 波（时限 < 40ms 且振幅 < 5mm）的发生率为 11.6%，冠状动脉造影证实 83.9% 的患者左前降支狭窄 > 75%[41]。V₃ 和 V₄ 导联出现小 q 波可能与左前降支狭窄引起的前壁局部心肌缺血坏死或纤维化有关，可以作为心电图评估左前降支病变的一个指标（特异度 93.4%）[41]。

正常情况下，当 V₃ ～ V₆ 导联的 QRS 波均为负正负三相波时，如 qRS、qRs 等形态，V₃ 和 V₄ 导联的 QRS 波形为逆钟向转位图形，代表优势型左胸导联图形，q 波应绝对正常，符合间隔 q 波特征（图 14-21）。

值得注意的是，V₃ 和 V₄ 导联的 QRS 波为 RS 形态时，绝对不

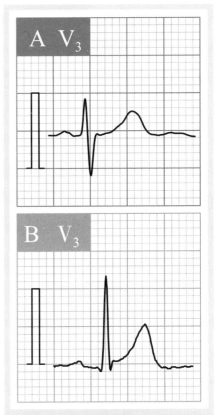

图 14-21 正常 V₃ 导联的 QRS 波形

A. 取自 1 名 26 岁健康女性的心电图，V₃ 导联 QRS 波为 rS 形态，r/S 振幅比值 < 1，QRS 主波负向，无任何 q 波；B. 取自 1 名 77 岁男性，临床诊断为冠心病，V₃ 导联 QRS 波为 qRs 形态，主波正向，间隔 q 波正常

应出现任何形式的 q 波或 Q 波，无论其如何微小。

■ V₁ ～ V₂ 导联

正常情况下，当 V₁ 和 V₂ 导联 QRS 波为 rS、rSr′ 等形态时，主波负向。人群中，V₁ 和 V₂ 导联可以同时记录到 QS 波且无其他心

V₁ 和 V₂ 导联同时出现 QS 波且无其他心电图异常的个体中，仅有 20% 临床证实的冠心病，因此，V₁ 和 V₂ 导联 QS 波的解释应紧密结合临床，不能一味诊断为陈旧性前壁心肌梗死[42]。

Note

电图异常，发生率为 0.2%，心肌成像研究（包括心脏超声、冠状动脉造影和核素灌注显像）证实 80% 的个体并无冠心病[42]。

健康个体 V_1 和 V_2 导联同时记录到 QS 波多见于老年人群，年龄 < 40 岁人群发生率为 3%，40 ~ 70 岁之间为 6%，年龄 > 70 岁的老人年群发生率为 13%，女性多见，接近 70% 为女性[42]。生理性原因主要是心室初始激动电势方向改变，仍然存在从左至右的初始激动，但主要朝向下方和后方，背离 V_1 和 V_2 导联轴正侧。此外，合理解释 V_1 和 V_2 导联的 QS 波，还需要排除心电图采集错误，即 V_1 和 V_2 导联安放位置过高。

2

R 波的振幅

R 波是 QRS 波最重要的组成部分，因为携带左心室的激动信息，其形态、振幅和时限异常，均提示心肌病变。

■ 正常测值

正常情况下，左心室质量比右心室质量大，整体心室激动电

表 14-4	正常成人的 R 波振幅上限值
导联	振幅 /mm
I	≤ 15
II	≤ 20
III	≤ 20
aVR	≤ 4
aVL	≤ 11
aVF	≤ 20
V_1	≤ 6
V_2	≤ 10
V_3	≤ 20
V_4	≤ 25
V_5	≤ 33
V_6	≤ 25

势朝向左心室，空间上最大心室激动电势朝向左方、后方和下方，因此，12 导联系统中，凡是导联轴正侧与最大心室激动电势方位吻合的（注意：对于平面导联系统而言，只需要在一个维度上吻合），都可以记录到 R 波。

健康成人的 R 波振幅上限值见表 14-4，目前尚无 R 波下限值范围，这是因为人群中正常质量的左心室和右心室产生的 R 波振幅不会无限大，而是在一定范围内，而心室激动电势方向与某导联轴垂直时，可以产生极低振幅或近乎等电位线的 R 波，系心电图形成机制的电学现象，与心肌

需要指出的是，表 14-4 的 R 波振幅数据来自国际心电图指南和参考文献，一些数据与国内习用数据存在差异，目前笔者尚未发现这些差异的原因，尽量采用国际标准数据，全球的诊断才能通行。

病变无关[43-46]。

正常 R 波振幅与年龄、性别、种族和体型有关，理想情况下，应建立不同年龄、不同性别和不同种族的正常参考值范围，但数据量过多会带来诊断的繁琐，除非开发计算机自动诊断程序，否则很难被临床实践接受[43]。这也可以解释在临床上，常见一些健康个体的 R 波振幅在 1～2 个导联超过现有正常值范围。

■ 肢体导联

正常情况下，额面导联系统中，整体心室激动产生的最大电势位于 +90°～-30° 范围，最高振幅 R 波出现导联取决于最大心室激动电势和导联轴的关系：最大心室激动电势越平行于某个导联轴的正侧，该导联轴投影形成的 R 波振幅越高。

在额面导联系统中，+30° 是 I 导联轴和 II 导联轴的角平分线，当最大心室激动电势位于 +30°～0° 范围时，最趋向平行于 I 导联轴，I 导联投影形成的 R 波振幅最高，R 波振幅递增顺序为 I < II < aVF 导联（图 14-22）。这可以理解尽管最大心室激动电势朝向左下象限，有时 II

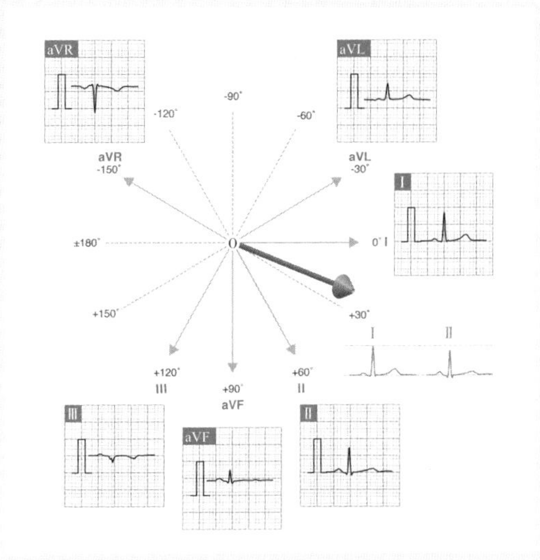

图 14-22 额面最大心室激动电势平行于 I 导联轴

额面导联系统中，最大心室激动电势位于 +30°～0° 时，与 I 导联轴的平行关系最大，I 导联的 R 波振幅最高。本例计算机程序自动判读的额面 QRS 电轴为 +21°

导联的 R 波振幅并非最高。需要指出的是，+30° 同时也是 III 导联轴的垂分线，最大心室激动电势位于 +30°～0° 范围时，投影在 III 导联轴负侧，此时 III 导联记录到大 Q 波或 S 波，QRS 主波负向。

当额面最大心室激动电势位于 +30°～+60° 范围时，最倾向平行于 II 导联轴，II 导联投影形成的 R 波振幅最高，I 和 aVF 导联 R 波振幅取决于最大心室激动电势是否跨越 +45°：在 +30°～+45° 范围时，最大心室激动电势更靠近 I 导联，远离 aVF 导联，R 波振幅递增顺序是 II < I < aVF 导联；而在 +45°～+60° 范围时，

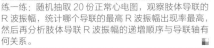
练一练：随机抽取 20 份正常心电图，观察肢体导联的 R 波振幅，统计哪个导联的最高 R 波振幅出现率最高，然后再分析肢体导联 R 波振幅的递增顺序与导联轴有何关系。

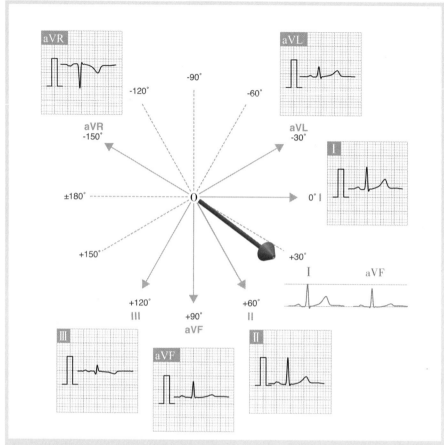

图 14-23 额面最大心室激动电势平行于 II 导联轴

额面导联系统中，最大心室激动电势位于 +30°～ +45° 时，与 II 导联轴的平行关系最大，II 导联的 R 波振幅最高；此时，I 导联 R 波振幅＞ aVF 导联（灰色曲线振幅已乘以系数 1.15）。本例计算机程序自动判读的额面 QRS 电轴为 +36°

最大心室激动电势更靠近 aVF 导联，远离 I 导联，R 波振幅递增顺序是 II ＞ aVF ＞ I 导联（图 14-23）。

II 导联轴和 aVF 导联轴的角平分线是 +75°，当最大心室激动电势位于 +60°～ +75° 时，最平行于 II 导联，靠近 aVF 导联，远离 I 导联，R 波振幅递增顺序是

II ＞ aVF ＞ I；而当最大心室激动电势位于 +75°～ +90° 时，最平行于 aVF 导联，靠近 II 导联，远离 I 导联，故 R 波振幅递增顺序是 aVF ＞ II ＞ I（图 14-26 和图 14-27）。需要指出的是，II 导联轴同时也是 aVL 导联轴的垂分线，最大心室激动电势位于

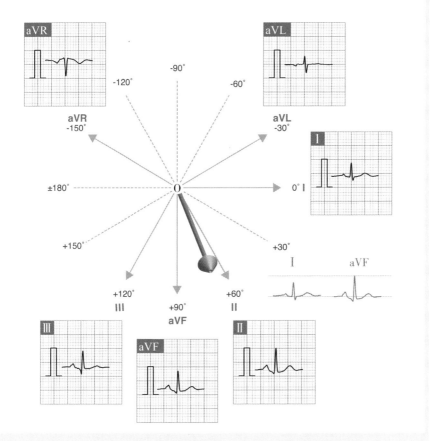

图 14-24　额面最大心室激动电势平行于Ⅱ导联轴

额面导联系统中，最大心室除极电势位于 +45°～ +75° 时，与Ⅱ导联轴的平行关系最大，Ⅱ导联的 R 波振幅最高；此时，aVF 导联 R 波振幅（灰色曲线振幅已乘以系数 1.15）>Ⅰ导联。本例计算机程序自动判读的额面 QRS 电轴为 +66°

+60°～ +90° 范围时，投影在 aVL 导联轴负侧，此时 aVL 导联记录到大 Q 波或 S 波，QRS 主波负向。

　　Ⅰ导联轴和 aVL 导联轴的夹角为 30°，角平分线位于 -15° 方位，当最大心室激动电势位于 -15°～ 0° 范围时，最平行于Ⅰ导联，R 波振幅递增顺序是Ⅰ> aVL >Ⅱ> aVF；而当最大心室激动电势位于 -30°～ -15° 范围时，最平行于 aVL 导联，R 波振幅递增顺序是 aVL >Ⅰ>Ⅱ> aVF（图 14-25 和图 14-26）。需要指出的是，Ⅰ导联轴同时也是 aVF 导联轴的垂分线，最大心

Note

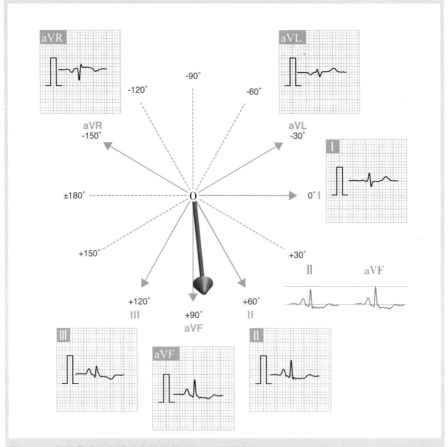

图 14-25 额面最大心室激动电势平行于 aVF 导联轴

额面导联系统中，最大心室激动电势位于 +75° ~ +90° 时，与 aVF 导联轴的平行关系最大，aVF 导联的 R 波振幅最高；此时，aVF 导联 R 波振幅（灰色曲线振幅已乘以系数 1.15）＞ II 导联。本例计算机程序自动判读的额面 QRS 电轴为 +83°

室除极电势位于 –30° ~ 0° 范围时，投影在 aVF 导联轴负侧，此时 aVF 导联记录到大 Q 波或 S 波，QRS 主波负向。

综上所述，在肢体导联系统中，最大心室激动电势越倾向于平行某导联轴，该导联投影形成的 R 波振幅越高。换言之，

通过观察肢体导联中最高 R 波振幅所在导联，可以大致了解额面最大心室激动电势最平行该导联，这是快速目测心电轴的理论基础。

需要强调的是，额面导联系统中，I、II 和 III 导联同属标准肢体导联，导联轴是 Einthoven 等

Note 不同个体心室激动产生的最大电势，在额面导联系统中的方向，一方面与心脏激动顺序有关，另一方面与心脏在胸腔中的解剖位置有关，即包括电学和解剖学两方面因素。

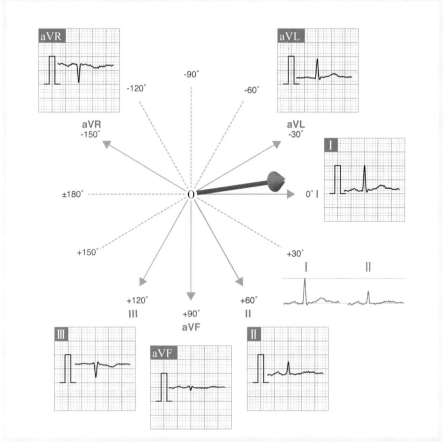

图 14-26　额面最大心室激动电势平行于 I 导联轴

额面导联系统中，最大心室除极电势位于 +0°～ 15°时，与 I 导联轴的平行关系最大，I 导联的 R 波振幅最高。本例计算机程序自动判读的额面 QRS 电轴为 -9°，注意 aVF 导联 QRS 波为 rsr' 形态，振幅低矮，主波负向

边三角形的三边；而 aVR、aVL 和 aVF 导联属于加压肢体导联，导联轴是 Einthoven 等边三角形的垂线。很显然，等边三角形的边长和垂线是不等的，但在合成额面六轴导联系统时，垂线将被拉伸至与边长同等长度，刻度放大 1.15 倍，因此加压单极肢体导联记录的心电波振幅如果要与标准双极肢体导联记录的心电波振幅直接进行精细比较，需要乘以系数 1.15。

临床心电图分析中，快速浏览最高振幅 R 波所在肢体导联，跟计算机自动报告的额面 QRS 电轴进行比较，导联轴度数与自动

Einthoven 等边三角形是构成额面导联系统的基石，其中的三条边和中垂线分别代表标准肢体导联轴和加压肢体导联轴，导联轴之间的度数关系满足等边三角形的度数关系。

Note

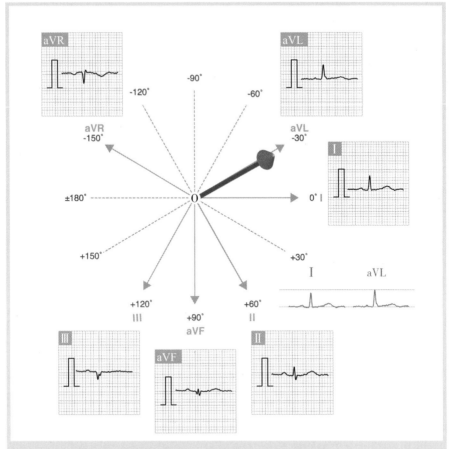

图 14-27 额面最大心室激动电势平行于 aVL 导联轴

额面导联系统中，最大心室除极电势位于 -30°～-15°时，与 aVL 导联轴的平行关系最大，aVL 导联的 R 波振幅最高；此时，aVL 导联 R 波振幅（灰色曲线振幅已乘以系数 1.15）＞ I 导联。本例计算机程序自动判读的额面 QRS 电轴为 -27°，注意 aVF 导联 QRS 波为 qrs 形态，振幅低矮，主波负向

报告值接近，说明自动报告值正确，如果两者相差甚多，则提示自动报告值有误，需要人工修改自动测值。

正常肢体导联 QRS 波的特点总结如下。

①并非所有最高振幅的 R 波均位于 II 导联，而是根据额面最大心室激动电势方向，决定最高 R 波振幅所在导联；

②额面最大心室除极电势为 -30°～+60° 范围时，aVL、I 和 II 导联的 QRS 主波恒定正向，而 aVF 导联可以出现 QRS 主波负向、等电位线和正向的情况；

③ III、aVL 和 aVF 导联主波

Note

正常情况下，一些个体的额面最大心室激动电势可以位于左上象限，但一定要在 -30° 范围以内，一旦跨越 -30°，即位于 -90°～-30° 范围就是一种异常情况。

负向时，当呈 rS 形态无须与陈旧性心肌梗死鉴别；而呈 QS、Qr 或 QR 波时，需要和陈旧性心肌梗死鉴别；

④ aVR 导联的 QRS 主波恒定负向。

3

S 波的振幅

S 波是 QRS 波群中，位于 R 波之后的第 1 个负向波。当 QRS 波有初始 q 波时，S 波是第 3 个组分，而当 QRS 波无初始 q 波时，S 波是第 2 个组分。

肢体导联

额面导联系统中，aVR 导联轴朝向右上象限，与整体心室朝向左下象限的激动电势相反，故最大心室激动电势在 aVR 导联投影形成负向波，包括 Q、QS 和 S 波，（图 14-28）。

正常情况下，aVR 导联的 QRS 主波均负向，Q 波、QS 波或 S 波振幅 ≤ 19mm[43]。当左心室肥厚时，整体心室激动的左下电势增大，同时 aVR 导联的 Q 波或 S 波振幅将会增加，成为左心室肥厚的心电图诊断指标之一。

对于其他以 R 波为主的导联，

S 波或 s 波是 R 波之后的负向波，通常系终末心室肌激动所致。当心室终末激动电势投影在导联轴的正侧时，形成 R 波降支的结束部分，则无终末 S 波或 s 波，例如额面导联系统中，52.3% 的健康人终末电势方向朝下，继续投影在下壁导联轴正侧，下壁导联无 S 波或 s 波形成（图 14-29 和图 14-30）[47]。

正常情况下，额面最大心室激动电势在 +90° ~ -30° 范围，允许朝向Ⅲ、aVL 和 aVF 导联轴的负侧，始终在Ⅰ和Ⅱ导联轴正侧，若有 S 波，最大 S 波振幅通常见于Ⅲ、aVL 或 aVF 导联，这

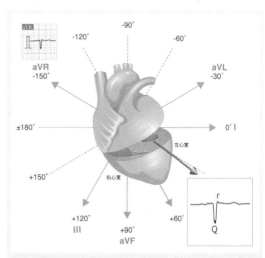

图 14-28 aVR 导联的 QRS 主波

额面导联系统中，aVR 导联轴方向与整体心室激动方向相反，故 QRS 波主波负向。图示为 aVR 导联的 QRS 波为 Qr 形态。一旦 aVR 导联的 QRS 主波正向，则是一种异常情况

正常情况下，三相 QRS 波的终末 s 波并非必需组分，一些导联只有双相或单相波，如Ⅰ导联的 R 波，V_3 导联的 RS 等，此时终末心室激动隐含在 R 波降支或 S 波升支中。

Note

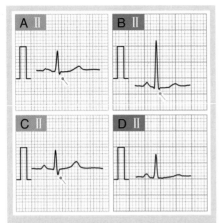

图 14-29 正常 II 导联的 QRS 波

4 例均为正常 II 导联 QRS 波。A.QRS 波为 Rs 形态，有终末 s 波（蓝色箭头所示）；B.QRS 波为 qRs 形态，有终末 s 波（绿色箭头所示）；C.QRS 波为 Rs 形态，有终末 s 波（蓝色箭头所示）；D.QRS 波为 R 形态，无终末 s 波。正常情况下，II 导联 QRS 波群既可以有 s 波，也可以无 s 波，前者振幅很低

些导联甚至会出现 QRS 主波负向（表 14-5）[45]。

■ V_1 和 V_2 导联

胸导联系统中，V_1 和 V_2 导联轴正侧朝向右前方，背离朝向左后方的整体心室激动电势，故心室激动在 V_1 和 V_2 导联形成 S 波。右胸导联的 S 波是左心室和右心室大部分心肌激动产生综合电势的心电图体现（图 14-31）。

在横面上，最大心室激动电势分布范围为 –30° ～ +30°，平均为 –7.02°，朝向左前方和左后方，与 V_5 和 V_6 导联轴正侧的平行

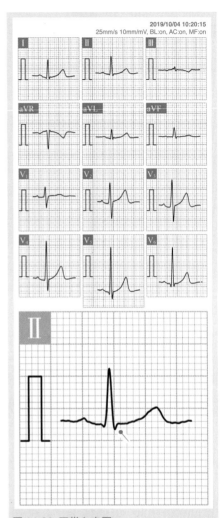

图 14-30 正常心电图

男，38 岁，健康体检。心电图诊断：①窦性心律；②正常心电图。下方放大的 II 导联显示 QRS 波为 qRs 形态，湖蓝色箭头所示为 s 波，代表心室终末激动部分，因质量小，产生的终末部振幅低。III 导联 QRS 波为 rs 波，r 有切迹，rs 振幅和 1mm，系额面最大心室除极电势（计算机测值 +35°）与 III 导联轴（+120°～ -60°）较为垂直，投影产生低振幅 QRS 波

关系最强，故 V_5 和 V_6 导联投影形成的 R 波振幅最高；同理，最

表 14-5	正常成人的 S 波振幅上限值	
导联	振幅范围 /mm	平均振幅 /mm
I	0～6.4	1.27
II	0～8.2	1.36
III	0～13	1.29
aVR	0～15.7	3.76
aVL	0～11.3	1.35
aVF	0～7.1	0.81
V_1	0.8～26.2	9.44
V_2	0～39.2	14.09
V_3	0～27.5	9.51
V_4	0～28.8	5.93
V_5	0～16.1	1.96
V_6	0～14.3	1

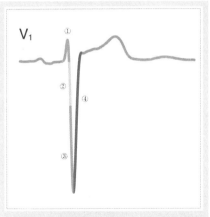

图 14-31　正常 V_1 导联的 QRS 波

1 例正常 V_1 导联的 QRS 波，rS 形态，r/S 振幅比值＜ 1。①为初始 r 波，代表室间隔从左后至右前的初始除极和右心室前间隔区域的心外膜最早突破；②为尖锐的 S 波降支，代表局部右心室心外膜继续激动；③为 S 波降支下程，代表右心室继续激动和远程左心室的激动；④为 S 波升支，远程左心室心外膜突破后，剩余心肌继续除极，可除极心肌越来越少，S 波逐渐恢复到等电位线

大心室激动电势朝向 V_1 和 V_2 导联轴负侧，V_1 和 V_2 导联记录到振幅最深的 S 波，通常 V_2 导联的 S 波振幅最深（图 14-32）[45, 48]。

V_1 导联 S 波振幅＜ 3mm 是一种异常，包括生理性变异和右心室病变[48]。正常情况下，胸导联的最大 S 波振幅应＜ 30mm（图 14-33）[49]。

■ V_3 和 V_4 导联

V_3 和 V_4 导联的电极安放位置可以同时探查到显著的左心室和右心室激动电势，包括大部分右心室游离壁除极、室间隔除极和左心室游离壁除极。

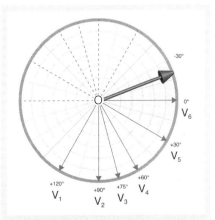

图 14-32　横面心室最大激动电势分布

在横面，心室最大激动电势分布于 -30°～ +30°范围，即位于左前方或左后方。心室最大激动电势是否与 V_5 或 V_6 导联轴更平行，决定了最高 R 波和最深 S 波出现的导联

V_1 和 V_2 导联的 S 波振幅是左心室激动优势电势的体现，当左心室肥厚时，左心室除极电势进一步增大，V_1 和 V_2 导联的 S 波振幅加深。掌握心电图发生原理很容易理解疾病心电图。

V₃ 和 V₄ 导联能够同时记录到显著的 R 波和 S 波，因此 QRS 波常为 RS 模式，常见特征是 V₃ 导联的 S 波振幅更深一些（V₃ 导联更靠近右心室）而 V₄ 导联的 R 波振幅更高一些（V₄ 导联更靠近左心室）[50]。

在经典心电图学教科书中，胸导联的移行导联是指 R 波振幅和 S 波振幅相等的导联，常见于 V₃ 或 V₄ 导联；而在临床研究中，由于胸导联时常缺乏 R/S 振幅比值 =1 的导联，多定义 R/S 振幅比值 > 1 的导联为移行导联（图 14-34）[48, 51]。如果移行导联出现于 V₂ 导联及其以前称为移行过早，而出现于 V₅ 导联及其以后称为移行过晚[52]。

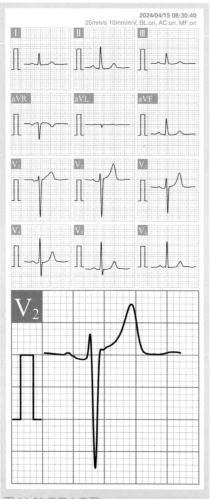

图 14-33 正常心电图

男，49 岁，健康体检。心电图诊断：①窦性心律；②正常心电图。下图放大的 V₂ 导联显示 QRS 波为 rS 形态，S 波振幅 17.7mm，即使不精细测量初始 r 波振幅，通过观察 r 波和 S 波的振幅悬殊，也能立即判读 r/S 振幅比值 < 1。V₁ 和 V₂ 导联的 S 波是大部分心室除极的反映，S 波时限大于初始 r 波除极时限，即 S 波比初始 r 波更宽。从 V₁～V₆ 导联，S 的振幅逐渐减小而 R 波的振幅逐渐增加

■ V₅ 和 V₆ 导联

心室最后激动的部位有左心室后基底部、后侧壁和右心室流出道，这些部位的心肌激动产生朝向右、上和后方的电势，再次投影在 V₅ 和 V₆ 导联轴负侧，形成终末 s 波（图 14-35）[53, 47]。

正常 V₅ 导联 S 波的振幅 < 10ms，V₆ 导联 S 波振幅 < 3mm，时限应 < 40mm[16, 54]。有时，V₅ 和 V₆ 导联的 S 波可以缺乏，可能是右心室流出道向右、向前的电势与左心室后外侧壁向左、向后

Ｎote 移行导联的判读不仅适用于窦性心搏及其他室上性心搏，也适用于室性心搏。掌握移行导联的判读是分析胸导联 QRS 波演变钟向转位的基础，心律失常分析中用于房室旁道和室性心搏的定位。

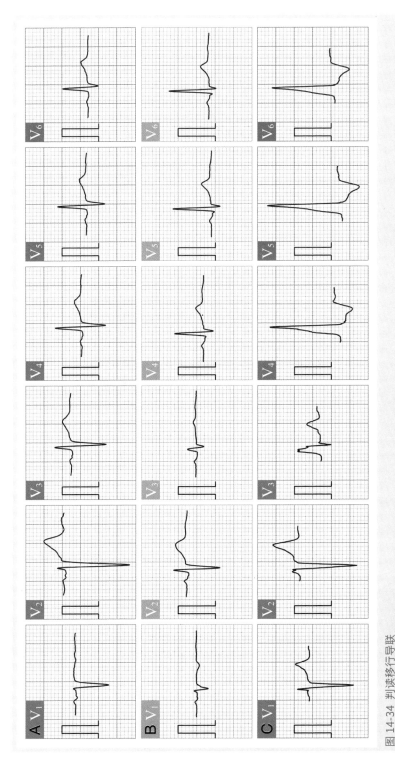

图14-34　判读移行导联

A. 窦性心律，观察胸导联有无 R/S 振幅比值=1 的导联，发现 V₄ 导联为移行导联，判读 V₄ 导联 R/S 振幅比值=1；B. 窦性心律，观察胸导联无 R/S 振幅比值=1 的导联，R/S 振幅比值>1 出现于 V₃ 导联，判读 V₃ 导联为移行导联，判读 V₃ 导联 R/S 振幅比值=1 作为判读依据；C. 窦性心律，观察胸导联无 R/S 振幅比值=1 的导联，R/S 振幅比值>1 出现于 V₂ 和 V₃ 导联之间，如果仍以 R/S 振幅比值=1 作为判读依据，则移行导联位于 V₂ 导联和 V₃ 导联之间

需要指出的是，V₁~V₆ 导联的 R 波和 S 波振幅演变顺序只是代表心电图记录的 QRS 波振幅的演变，是心室激动偶极子数量和方向的体现，并非心脏解剖位置发生剧烈变动。

Note

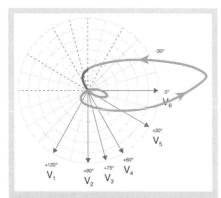

图 14-35 横面 QRS 终末电势

心室激动产生的电势在横面的运行情况（橙黄色曲线），终末电势位于右后方（湖蓝色曲线）。终末电势位于 V_5 和 V_6 导联轴的负侧，在 V_5 和 V_6 导联投影形成终末 s 波；湖蓝色曲线下面积明显小于橙黄色曲线下面积，故心电图上，V_5 和 V_6 导联终末 s 波的振幅远远小于 R 波振幅

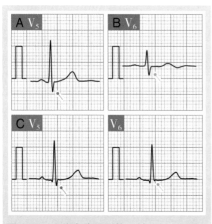

图 14-36 正常左胸导联的 S 波

A.1 例 76 岁女性的 V_5 导联，s 波振幅为 3.2mm，时限 < 40ms；B.1 例 84 岁女性的 V_6 导联，s 波振幅为 3mm，时限 < 40ms；C.1 例 49 岁女性的 V_5 导联，s 波振幅为 2mm，时限 < 40ms，V_6 导联 s 波振幅极低，不足 0.4mm，时限 < 40ms

的电势相互对抗、抵消的缘故（图 14-36）。

左胸导联的 S 波振幅增加、时限增大或两者兼而有之，均属于异常情况，提示终末向右、向后的电势增加，常见于右心室肥厚和右束支阻滞，正常情况下见于一些体型瘦长、心脏较为垂位的个体和生理性顺钟向转位图形，其他心电图可见 I 导联 S 波振幅增加或 R/S 振幅比值 < 1、电轴右偏以及 V_1 导联 R 波振幅增加等，无右心房异常、病理性 ST-T 改变等，临床无器质性心脏病证据。

参考文献

[1] Delewi R, Ijff G, van de Hoef TP, et al. Pathological Q waves in myocardial infarction in patients treated by primary PCI. JACC Cardiovasc Imaging,2013,6(3):324-331.

[2] Thygesen K, Alpert JS, Jaffe AS, et al. Fourth Universal Definition of Myocardial Infarction (2018). J Am Coll Cardiol,2018,72(18):2231-2264.

[3] Macalpin RN. Absent septal Q waves in otherwise normal electrocardiograms--a variant of normal? J Electrocardiol,2001,34(3):207-214.

[4] Mathew TC, Shankariah L, Spodick DH. Electrocardiographic correlates of absent septal q waves. Am J Cardiol,1998,82(6):809-811,

[5] Xiao HB, Gibson DG. Absent septal q wave on electrocardiogram: a forgotten marker of myocardial disease. Int J Cardiol,1996,53(1):1-4.

[6] Lippman SM, Niemann JT, Thigpen T, et al. Abnormal septal Q waves in sickle cell disease. Prevalence and causative factors. Chest,1985,88(4):543-548.

[7] Spodick DH. Absent septal q wave: the neglected deflection. Am J Cardiol,1999 ,84(2):219-222.

[8] Ramanathan C, Jia P, Ghanem R, et al. Activation and repolarization of the normal human heart under complete physiological conditions. Proc Natl Acad Sci U S A,2006,103(16):6309-6314.

[9] Ben-Gal T, Sclarovsky S, Herz I, et al. Importance of the conal branch of the right coronary artery in patients with acute anterior wall myocardial infarction. J Am Coll Cardiol,199,29(3):506-511.

[10] Yotsukura M, Toyofuku M, Tajino K, et al. Clinical significance of the disappearance of septal Q waves after the onset of myocardial infarction: correlation

with location of responsible coronary lesions. J Electrocardiol,1999 ,32(1):15-20.

[11] Xiao HB, Gibson DG. Absent septal q wave: a marker of the effects of abnormal activation pattern on left ventricular diastolic function. Br Heart J,1994 ,72(1):45-51.

[12] Burch GE. An electrocardiographic syndrome characterized by absence of Q in leads I, V5, and V6. Am Heart J,1956,51(4):487-488.

[13] Gup AM, Franklin RB, Hill JE Jr, et al. Absence of Q waves in leads I, aVL, V5 and V6 in children. Am Heart J,1956,68(5):596-598.

[14] Burch GE., DePasquale N. A study at autopsy of the relation of absence of the Q wave in Leads I, aVL, V5, and V6 to septal fibrosis. Am Heart J,1960,60(4):336-340.

[15] Poblete PF, Kini PM, Batchlor CD, et al. Evaluation of frontal plane QRS loop rotation in vectorcardiographic diagnosis. J Electrocardiol, 1974,7(4):287-294.

[16] Surawicz B, Childers R, Deal BJ, et al. AHA/ACCF/HRS recommendations for the standardization and interpretation of the electrocardiogram: part III: intraventricular conduction disturbances: a scientific statement from the American Heart Association Electrocardiography and Arrhythmias Committee, Council on Clinical Cardiology; the American College of Cardiology Foundation; and the Heart Rhythm Society: endorsed by the International Society for Computerized Electrocardiology. Circulation,2009 ,119(10):e235-240.

[17] Shettigar UR, Hultgren HN, Pfeifer JF, et al. Diagnostic value of Q-waves in inferior myocardial infarction. Am Heart J,1974,88(2):170-175.

[18] Einthoven W, Fahr G, de Waart A. Über die Richtung und die manifeste Grösse der Potentialschwankungen im menschlichen Herzen und über den Einfluss der Herzlage auf die Form des Elektrokardiogramms. Pflüger's Arch,1913,150(3), 275-315.

[19] Simonson E, Nakagawa K, Schmitt OH. Respiratory changes of the spatial vectorcardiogram recorded with different lead systems. Am Heart J,1957,54(6):919-939.

[20] https://www.physio-pedia.com/Lung_Volumes.

[21] https://en.wikipedia.org/wiki/Lung_volumes.

[22] Priya HV, Krishnan S, B P. Effect of posture on electrical axis of heart during different phases of breathing in normal subjects. Medico-legal Update,2020,20(3):362-366.

[23] Talasz H, Kremser C, Kofler M, et al. Phase-locked parallel movement of diaphragm and pelvic floor during breathing and coughing-a dynamic MRI investigation in healthy females. Int Urogynecol J,2011,22(1):61-68.

[24] Kurisu S, Nitta K, Sumimoto Y, et al. Effects of deep inspiration on QRS axis, T-wave axis and frontal QRS-T angle in the routine electrocardiogram. Heart Vessels,2019,34(9):1519-1523.

[25] Lyle Am. Further observations on the deep Q3 of the electrocardiogram. Am Heart J,1944,28(2):199-216.

[26] Pardee H.E.B. Significance of electrocardiography with large Q in lead III. Arch Intern Med,1930,46(3):470-481.

[27] Barnes AR, Katz LN, Levine SA, et al. Second supplementary report by the committee of the american heart association for the standardization of the precardial leads.JAMA,1943,121(17):1349-1351.

[28] Bodenheimer MM, Banka VS, Helfant RH. Determination of lead III Q waves significance. Utility of deep inspiration. Arch Intern Med,1977,137(4):437-439.

[29] Mimbs JW, deMello V, Roberts R. The effect of respiration on normal and abnormal Q waves. An electrocardiographic and vectorcardiographic analysis. Am Heart J,1977,94(5):579-584.

[30] Willius FA.Occurrence and Significance of Electrocardiograms Displaying Large Q Waves in Lead III. Am Heart J,1931,6(6):723-729.

[31] https://en.wikipedia.org/wiki/Parallel_projection.

[32] Cohn A.E. An Investigation of the Size of the Heart in Soldiers by the Teleroentgen Method,. Arch Intern Med,1920,25(5):499-521.

[33] Ziskin T. Clinical significance of electrocardiograms with large Q waves in lead III. Arch Intern Med,1932,50(3):435-442.

[34] Spodick DH. Clarification of Q waves in lead III. Arch Intern Med,1977,137(10):1486.

[35] Chappell AG. The electrocardiogram in chronic bronchitis and emphysema. Br Heart J,1966,28(4):517-522.

[36] https://projekter.aau.dk/projekter/files/224383494/Saba_Ali_Jasab_Mehdi.pdf.

[37] Okamoto N, Simonson E, Ahuja S, et al. Significance of the initial R wave in lead aVR of the electrocardiogram in the diagnosis of myocardial infarction. Circulation,1967,35(1):126-131.

[38] Riera AR, Ferreira C, Ferreira Filho C, et al. Clinical value of lead aVR. Ann Noninvasive Electrocardiol, 2011,16(3):295-302.

[39] Kireyev D, Arkhipov MV, Zador ST, et al. Clinical utility of aVR-The neglected electrocardiographic lead. Ann Noninvasive Electrocardiol,2010,15(2): 175-180.

[40] Badheka AO, Patel NJ, Grover PM, et al. ST-T wave abnormality in lead aVR and reclassification of cardiovascular risk (from the National Health and Nutrition Examination Survey-III). Am J Cardiol,2013,112(6):805-810.

[41] Katsuno T, Hirao K, Kimura S, et al. Diagnostic significance of a small Q wave in precordial leads V(2) or V(3). Ann Noninvasive Electrocardiol,2010 ,15(2):116-123.

[42] MacAlpin RN. Clinical significance of QS complexes in V1 and V2 without other electrocardiographic abnormality. Ann Noninvasive Electrocardiol,2004 ,9(1):39-47.

[43] Hancock EW, Deal BJ, Mirvis DM, et al. AHA/ACCF/HRS recommendations for the standardization and interpretation of the electrocardiogram: part V: electrocardiogram changes associated with cardiac chamber hypertrophy: a scientific statement from the American Heart Association Electrocardiography and Arrhythmias Committee, Council on Clinical Cardiology; the American College of Cardiology Foundation; and the Heart Rhythm Society: endorsed by the International Society for Computerized Electrocardiology. Circulation,2009 ,119(10):e251-261.

[44] Macfarlane PW, Oosterom A, Pahlm O, et al. Comprehensive Electrocardiology. Springer-Verlag London Limited,2011:2057–2125.

[45] Kossmann CE. The normal electrocardiogram. Circulation,1953,8(6):920-936.

[46] Macfarlane PW, Oosterom A, Pahlm O, et al. Comprehensive Electrocardiology. Springer-Verlag London Limited,2011:2207-2218.

[47] Klajman A, Sherf L, Kauli N. The normal vectorcardiogram. A study of 150 normal adults. Am J Cardiol,1963(2);11:187-193.

[48] Surawicz B, Knilans T. Chou's electrocardiography in clinical practice: adult and pediatric,sixth edition. Saunders Elsevier, 2008:1-28.

[49] Meek S, Morris F. Introduction. II--basic terminology. BMJ,2002,324(7335):470-473.

[50] Bradford N, Shah AJ, Usoro A, et al. Abnormal electrocardiographic QRS transition zone and risk of mortality in individuals free of cardiovascular disease. Europace,2015,17(1):131-136.

[51] Tanner H, Hindricks G, Schirdewahn P, et al. Outflow tract tachycardia with R/S transition in lead V3: six different anatomic approaches for successful ablation. J Am Coll Cardiol,2005,45(3):418-423.

[52] https://primarycarenotebook.com/simplepage. cfm?ID=x20100517151120260465.

[53] Durrer D, van Dam RT, Freud GE, et al. Total excitation of the isolated human heart. Circulation,1970,41(6):899-912.

[54] http://cardiolatina.com/wp-content/uploads/2022/05/4_ing_1_71.pdf.

尧逢友
成都中医药大学附属第五人民医院

第15章
正常心电图
测值（IV）

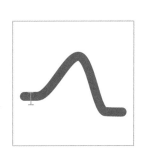

J点

在心室复极过程中，如果1相跨壁电压轻微，不能被心电图机探查到，J点位于等电位线；而当1相跨壁电压显著，能够被心电图机探查到，J点将偏移等电位线，多数为正常抬高，少数为正常压低（图15-1）。

2009年AHA/ACC/HRS《心电图标准化和解析建议》推荐了生理性J点偏移的阈值，但在一些正常人群中，J点抬高的振幅可以超出AHA推荐的阈值，例如在专业足球运动员中，J点抬高振幅可以在1～6mm，但>3mm少见，发生率仅有5.1%，可能与运动员

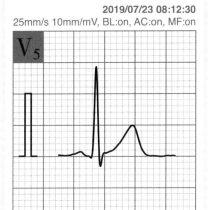

2019/07/23 08:12:30
25mm/s 10mm/mV, BL:on, AC:on, MF:on

图15-1 正常J点抬高
男，56岁，临床诊断为高血压。心电图大致正常。V_5导联可见J点抬高，精细测量为0.42mm，判读为正常J点抬高

适应性左心室肥厚有关，长期随访并无猝死风险，属于良性心电图改变（表15-1）[1, 2]。

表 15-1	正常成人的 J 点偏移阈值		
导联	抬高阈值 /mm		压低阈值 /mm
I	1		1
II	1		1
III	1		1
aVR	1		1
aVL	1		1
aVF	1		1
V₁	1		1
V₂	任何年龄女性		0.5
	1.5		
	＜ 40 岁男性		
	2.5		
	≥ 40 岁男性		
	2		
V₃	任何年龄女性		0.5
	1.5		
	＜ 40 岁男性		
	2		
	≥ 40 岁男性		
	2		
V₄	1		1
V₅	1		1
V₆	1		1
V₃ᵣ ～ V₅ᵣ	＜ 30 岁男性		1
	1		
	≥ 30 岁男性		
	0.5		
	任何年龄女性		
	0.5mm		
V₇ ～ V₉	0.5		1

年轻男性，特别是高迷走神经张力、有良好运动训练等人群，常见 J 点抬高超过 AHA 推荐阈值，受检者并无器质性疾病或罹患影响心脏的疾病，也无胸痛症状，无其他异常心电图改变，满足以上临床条件时，判读为正常心电图，无须与其他 J 点抬高的临床情况鉴别，例如急性心包炎、急性心肌缺血、急性心肌炎、急性心肌梗死等（图 15-2）。

通常，J 点偏移在 AHA 推荐的阈值范围内，属于生理性偏移，无须额外诊断。J 点偏移可以伴或不伴 ST 段偏移，若伴 ST 段偏移时，需要描述 ST 段偏移的形态学特征。

2

J 波

当 J 点抬高振幅 ≥ 1mm 且 QRS 波终末部出现模糊或切迹时，判读存在 J 波[3-5]。在心脏细胞电生理上，J 波与 J 点有相同的机制，由心室的心内膜细胞和心外膜细胞的动作电位 1 相跨室壁膜电位差异所致，差异的强度和持续时间决定心电图最终形成 J 点还是 J 波[5]。

J 波的判读包括形态、时限

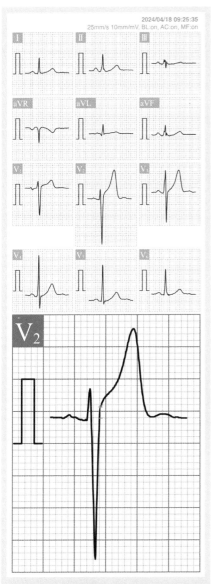

图 15-2 正常心电图

男，36 岁，健康体检。心电图诊断：①窦性心律；②正常心电图。下图放大的 V₂ 导联显示 QRS 波为 rS 形态，J 点抬高 1.9mm，在正常阈值范围内，无须另行诊断

≥ 1mm，这个诊断标准主要来自临床研究标准，而 J 波的时限目前尚无共识，换言之，判读 J 波存在只要满足振幅和形态学标准即可。

模糊型 J 波的振幅测量从等电位线上缘测量至模糊顶点，而切迹型 J 波的振幅测量从等电位线上缘测量至切迹顶点，具体测量方法见第 11 章，本章不再赘述。目前尚无 J 波振幅的正常值范围，现有文献认为良性 J 波的振幅应 < 2mm[6]。

正确判读 J 波应注意以下三个方面的问题：一方面应注意 J 点抬高不足 1mm 时，只能判读为 J 点，抬高振幅 ≥ 1mm 才能判读为 J 波；另一方面，当 J 波振幅 ≥ 2mm 时，应结合受检者的临床，进一步分析良性 J 波或恶性 J 波，不要一味考虑恶性 J 波或担心受检者发生心搏骤停风险，临床研究发现 J 波是常见的心电图现象，恶性 J 波的发生率仅占 3.3% ～ 12.5%，多数个体的 J 波是良性的；第三方面，正确判读 J 波应与心室终末激动产生的终末波鉴别，目前有关 J 波究竟属于心室除极波成分还是复极波组分，尚有争议（图 15-3、图 15-4 和

和振幅，形态包括模糊型 J 波和切迹型 J 波两种，J 点抬高振幅

当 J 波振幅 < 2mm，受检者无器质性疾病病史、无家族性猝死史、无恶性心律失常史等，无须考虑恶性 J 波的鉴别。换言之，诊断恶性 J 波是需要临床条件的，不能过度诊断。

Note

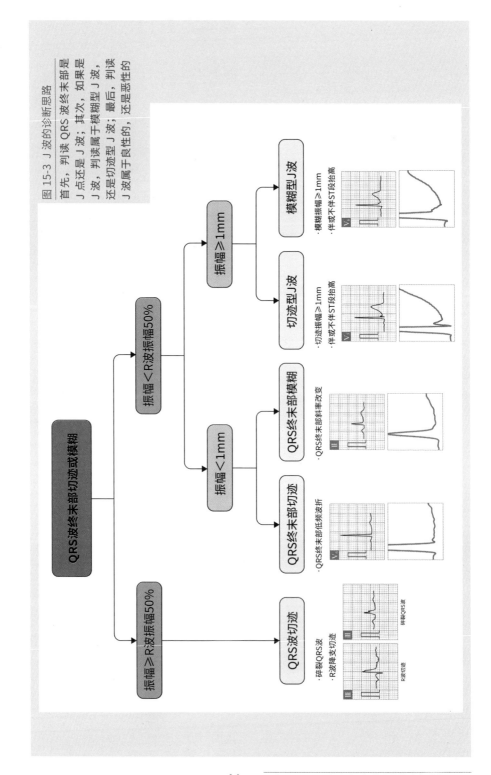

图 15-3 J 波的诊断思路

首先，判读 QRS 波终末部是 J 点还是 J 波；其次，如果还是 J 波，判读属于模糊型 J 波，还是切迹型 J 波；最后，判读 J 波属于良性的，还是恶性的

Note 应该承认的是，当前对于 J 点和 J 波的各种术语和判读标准尚存在很大争议，尽管 AHA 颁布了系列早期复极和 J 波综合征的指南，但一些定义和标准尚未获得无创心电学界的完全赞同。

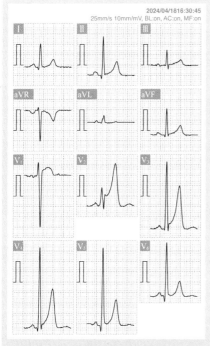

图 15-4 正常心电图

男，44 岁，门诊体检心电图，既往无器质性疾病。本例心电图特点是胸导联 $V_3 \sim V_5$ 导联 R 波振幅增加，移行导联出现于 $V_1 \sim V_2$ 导联之间，典型的左心室高电压和逆钟向转位图形；此外，$V_1 \sim V_4$ 导联 J 点抬高，V_1 导联 J 点抬高 2.3mm，ST 段呈上斜型抬高，$V_2 \sim V_6$ 导联 ST 段呈凹面向上型抬高，V_2 导联 J 点抬高振幅最大接近 6mm。超声心动图无异常发现。心电图诊断：①窦性心律；②早期复极；③左心室高电压；④逆钟向转位；⑤大致正常心电图。J 波判读的思路如下：首先，受检者 $V_1 \sim V_4$ 导联 J 点抬高振幅超出 1mm，判读为 J 波；然后观察 V_2 导联 QRS 波终末部表现为切迹，该导联为切迹型 J 波，但 V_1、V_3 和 V_4 导联无切迹；最后，受检者目前无器质性心脏病发现，超声心动图未发现左心室肥厚，胸导联除外左心室高电压和早期复极诊断后，无其他异常发现，特别是无异常 ST-T 改变，$V_2 \sim V_4$ 导联 T 波振幅＞10mm，考虑早期复极（良性 J 波）的缘故，无须再诊断"T 波改变"）。建议受检者每年随访心电图

图 15-4 是临床心电图常见的实例，J 点抬高、早期复极和左心室高电压是青年男性常见的正常变异心电图组合，极易被误诊为左心室肥厚，超声心动图可明确是否存在解剖性左心室肥厚。

表 15-2）[4-9]。

值得注意的是，在 12 导联心电图中，QRS 波与 ST 段交界部可以在一些导联上表现为 J 点，在另一些导联上表现为 J 波，后者还可以部分表现为切迹型，部分表现为模糊型，取决于探查电极面对的心肌电生理属性。

3

ST 段

ST 段的判读包括偏移振幅、时限和形态。

ST 段的形态

结合 J 点和 J_{60} 两点的相对位置，判读 ST 段的形态。由于只有两个参考点，ST 段的基础形态只有三种，即水平型、上斜型和下斜型（参见第 11 章）。

生理情况下，当 ST 段无偏移时，ST 段形态呈等电位线或略微上凹；而当 ST 段偏移时，包括抬高和压低，结合基础形态，共有 6 种形态学描述，即水平型抬高、上斜型抬高、下斜型抬高、水平型压低、上斜型压低和下斜型压低。电生理机制上，生理性 ST 段偏移的形态主要是由 2 相心室复极梯度（抬高）和心房复极波（压

表 15-2	真性 J 波（I_{to} 介导的 J 波）和假性 J 波（如室内传导延迟）的鉴别	
	真性 J 波	假性 J 波
男性为主	是	否
年龄	年轻男性	老年男性
机制	早期复极	延迟激动
与心率的关系	心动过缓或停搏时明显伴 T 波倒置	心动过速或期前收缩时明显
QRS 波模糊形态	通常发生于 R 波降支 50% 振幅内	通常超过 R 波降支的 50% 振幅
ST 段凹面形抬高	常见	少见
奎尼丁效应	振幅降低	无效应
器质性心脏病	罕见	常见
病理性 Q 波	罕见	常见
触发心律失常	配对间期较短的室性期前收缩 R-on-T	T 波之后发生的室性期前收缩
心律失常类型	多形性室性心动过速和心室颤动	单形性室性心动过速
全因死亡率	无影响	增加

低）引起的心电图综合表现。

■ ST 段的偏移

2009 年 AHA/ACC/HRS《心电图标准化和解析建议》推荐在 J 点后 60 ~ 80ms 测量 ST 段振幅，本书均采用 J_{60} 点判读 ST 段偏移振幅（图 15-5）[1]。需要指出的是，当 J_{60} 点和 J 点的偏移振幅均在正常范围内，而 J_{80} 点处偏移振幅超出正常范围，应结合受检者的临床情况，重新采纳 J_{80} 点的 ST 段偏移振幅，避免漏诊，因为一些受检者的 ST 段偏移段靠后，常用于运动试验[10]。

2009 年 AHA/ACC/HRS《心电图标准化和解析建议》推荐的 ST 段偏移阈值（表 15-3）与 J 点偏移阈值相同（表 15-1）[1]。在 J 点和 ST 段中，当只有 J 点偏移时，偏移振幅为 J 点偏移振幅；而当只有 ST 段偏移或 J 点联合 ST 段偏移时，偏移振幅为 ST 段偏移振幅。

生理性 ST 段偏移与性别、年龄、种族等因素有关。生理情况下，年轻和中年男性常见 ST 段偏移，且偏移振幅大于同年龄组的女性。ST 段最大偏移振幅常出现于 V_2 导联[1]。年龄 < 40 岁的白人男性 V_2 导联的 ST 段抬高上限可达 3.3mm，年龄 ≥ 40 岁的白人男性 V_2 导联的 ST 段抬高上限为

Note 再次强调的是，临床上的 J 波多数情况下是良性的，恶性 J 波常见于急性心肌缺血、严重的电解质紊乱、严重体温异常、严重心肌损害、心肺复苏后、有猝死经历或猝死家族史阳性的个体。

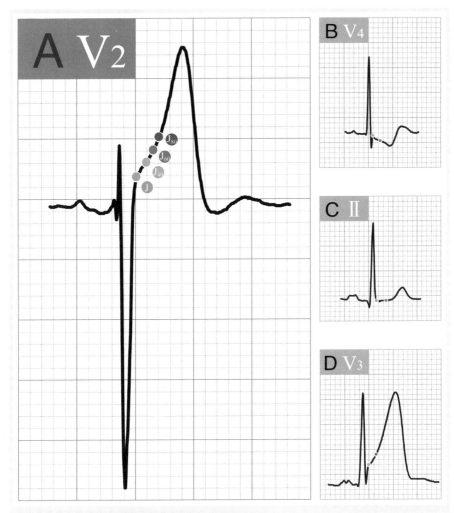

图 15-5 比较 J 点和 J 点不同时间点的 ST 段偏移振幅

A.J 点处（橙色圆圈）ST 段抬高 3mm，J 点后 40ms 处（J_{40}，绿色圆圈）抬高 4mm，J 点后 60ms 处（J_{60}，蓝色圆圈）抬高 5mm，J 点后 80ms 处（J_{80}，红色圆圈）抬高 6mm；B.J_{60} 比 J 点位置低，V_4 导联 J 点振幅 0mm，J_{60} 处压低 1.8mm，为下斜型压低；C.J_{60} 和 J 点处于同一水平，ST 段无偏移，为水平型 ST 段；D.J_{60} 比 J 点位置高，V_3 导联 J 点抬高 4mm，J_{60} 处抬高 6mm，为上斜型抬高。J 点和 J_{60} 点位于同一水平型，ST 段偏移振幅两处测值相近，而当 J 点和 J_{60} 点处于不同水平时，ST 段偏移振幅两处测值不同

2.5mm，而白人女性 V_2 导联的 ST 段抬高上限值比较稳定为 1.5mm，不受年龄影响。值得注意的是，不同学术机构颁布的心电图指南，推荐的 ST 段偏移阈值存在些许差异，主要系参考文献引用的来源不同，读者需要比较这些指南的异同，不能盲目照搬。

直接在 J 点处判读 ST 段偏移振幅，这是不正确的。这也是初学者常犯的测量错误。随机选取 10 份心电图，测量 V_2 导联 ST 段偏移振幅，掌握利用 J_{60} 判读 ST 段偏移振幅。

Note

表 15-3	正常成人的 ST 段偏移阈值	
导联	抬高阈值 /mm	压低阈值 /mm
I	1	1
II	1	1
III	1	1
aVR	1	1
aVL	1	1
aVF	1	1
V_1	1	1
V_2	任何年龄女性 1.5 < 40 岁男性 2.5 ≥ 40 岁男性 2	0.5
V_3	任何年龄女性 1.5 < 40 岁男性 2 ≥ 40 岁男性 2	0.5
V_4	1	1
V_5	1	1
V_6	1	1
$V_{3R} \sim V_{5R}$	< 30 岁男性 1 ≥ 30 岁男性 0.5 任何年龄女性 0.5mm	1
$V_7 \sim V_9$	0.5	1

不同形态的 ST 段能干扰初学者对 ST 段偏移振幅的判读，上斜型 ST 段抬高的偏移振幅判读正确率低至 13%，凹面向上型 ST 段仅有 6%[11]。

■ ST 段的水平型偏移

当 J 点和 J_{60} 点位于相同水平线上时，判读 ST 段形态为水平型，包括三种情况（图 15-6）：

① J_{60} 点和 J 点均位于等电位线上，ST 段无偏移；

② J_{60} 点和 J 点均位于等电位线上方，判读 ST 段水平型抬高；

③ J_{60} 点和 J 点均位于等电位线下方，判读 ST 段水平型压低。

2009 年 AHA/ACC/HRS《心电图标准化和解析建议》推荐的 ST 段压低阈值除 V_2 和 V_3 导联为 0.5mm 以外，其余导联的压低阈值为 1mm，换言之，ST 段在 0.5 ～ 1mm 之间的压低包括部分生理性压低[1, 12]。实际上，2009 年 AHA/ACC/HRS《心电图标准化和解析建议》推荐的 ST 段压低阈值更适合诊断急性冠脉综合征，例如 ST 段压低 1mm 伴胸痛，应首先考虑缺血性 ST 段压低，而 HRS 2018 年第四版《心肌梗死通用定义》推荐 12 导联心电图的 ST 段压低阈值均为 0.5mm，更适合国内目前的诊断习惯[13]。

Note 目前，国内习用 ST 段压低 > 0.5mm 判读为异常压低，而 2009 年 AHA/ACC/HRS《心电图标准化和解析建议》推荐值在 0.5～1mm 之间仍有可能是生理性，但也包括病理性压低，> 1mm 更适用于诊断急性心肌缺血。

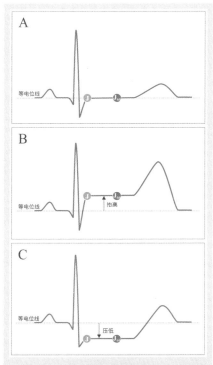

图 15-6 水平型 ST 段的形态学

J 点用橙黄色圆圈标注，J_{60} 点用湖蓝色圆圈标注。A.ST 段无偏移，J 点和 J_{60} 点均位于等电位线；B.ST 段水平型抬高，J 点和 J_{60} 点均位于等电线上方；C.ST 段水平型压低，J 点（绿色圆圈）和 J_{60} 点均位于等电线下方

■ ST 段的上斜型偏移

当 J_{60} 点振幅高于 J 点位置时，判读为上斜型 ST 段，包括五种情况（图 15-7）：

①J 点位于等电位线上，J_{60} 点位于等电位线上方且振幅高于 J 点，判读为 ST 段上斜型抬高，多见于正常变异、早期复极。

②J 点和 J_{60} 点均位于等电位线上方，J_{60} 点振幅高于 J 点，判读为 ST 段上斜型抬高，多见于正常变异、心肌梗死超急性 T 波、急性心包炎。

③J 点和 J_{60} 点均位于等电位线下方，J_{60} 点振幅高于 J 点，判读为 ST 段上斜型压低，多见于单支血管严重狭窄引起的局部心内膜下心肌缺血，如 de Winter T 波。

④J 点位于等电位线下方，J_{60} 点位于等电位线上，判读为 ST 段呈上斜型但无偏移，见于心率增快、窦性 P 波振幅高、右心房异常、交感神经兴奋等情况，多属生理性现象。

⑤J 点位于等电位线下方，J_{60} 点位于等电位线上方，判读为 ST 段上斜型抬高，见于正常变异和心肌缺血。

当 ST 段呈上斜型形态时，连接 J 点和 J_{60} 点，观察 ST 段与两点连线的关系，如果完全重叠，进一步判读为斜直型，如果 ST 段位于连线上方，则为凹面向上型，而 ST 段位于连线下方，则为凹面向下型（图 15-8）。结合 ST 段是抬高还是压低，上斜型 ST 段可以进一步分为凹面向上型抬高、凹面向上型压低、凹面向下型抬高、凹面向下型压低、斜直型抬

一些年轻和中年男性的 ST 段抬高振幅，特别是凹面向上型抬高，可以远远超出 2009 年 AHA/ACC/HRS《心电图标准化和解析建议》推荐的阈值范围，但受检者并无器质性疾病和急性冠脉综合征症状，可以判读为早期复极。

Note

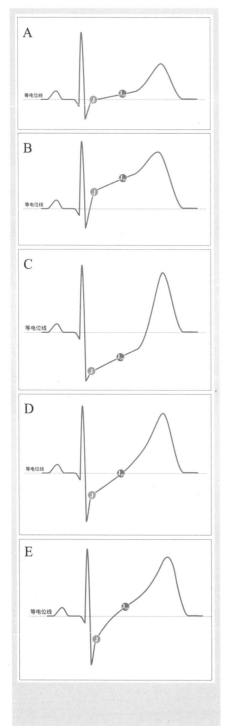

图 15-7 上斜型 ST 段的形态学

J_{60} 点（湖蓝色圆圈）位置高于 J 点（橙黄色圆圈）振幅，判读为上斜型 ST 段，包括上斜型 ST 段抬高、无偏移和上斜型 ST 段压低。A.J 点位于等电位线上，J_{60} 点位于等电位线上方，判读位 ST 段抬高；B.J 点位于等电位线上方，J_{60} 点位于等电位线上方，判读为上斜型 ST 段抬高；C.J 点和 J_{60} 点均位于等电线下方，判读为上斜型压低；D.J 点位于等电位线下方，J_{60} 点位于等电位线上，ST 段为无偏移的上斜型；E.J 点位于等电位线下方，J_{60} 点位于等电位线上方，判读为上斜型 ST 段抬高

高和斜直型压低等 6 种形态。

正常情况下，当 ST 段抬高时，最常见的是凹面向上型抬高，其次为凸面向上型和斜直型抬高，若 ST 段抬高振幅超过阈值时，容易误诊为 ST 段抬高型心肌梗死或急性心肌炎心电图，年轻和中年男性尤为多见（图 15-9）。

■ ST 段的下斜型偏移

当 J_{60} 点位置低于 J 点位置时，判读为下斜型 ST 段，包括三种情况（图 15-10）：

①J 点位于等电位线上，J_{60} 点位于等电位线下方，判读 ST 段为下斜型压低，多见于正常 aVR 导联、心肌缺血、左心室肥厚、继发性 ST-T 改变等情况（图 15-11）。

②J 点和 J_{60} 点均位于等电位

Note ST 段形态学判读的思路如下：首先，观察 J_{60} 点相对于等电位线的位置，判读 ST 段是否存在偏移；其次，当 ST 段存在偏移时，区分是上斜型、下斜型或水平型压低，最后，进一步区分凹面向上、凹面向下和斜直型偏移，如 ST 段呈凹面向上型压低。

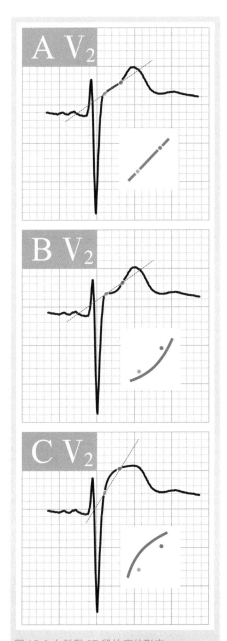

图 15-8 上斜型 ST 段抬高的形态

橙黄色圆圈标注为 J 点，湖蓝色圆圈标注为 J_{60} 点，从 A 至 C 的 J_{60} 点振幅均高于 J 点，整体模式为上斜型 ST 段，J_{60} 点振幅显著高于等电位线，继续判读为上斜型 ST 段抬高。每个图的右下方为 J 点、J_{60} 点与 ST 段关系模式图。A.ST 段位于 J 点与 J_{60} 点连线上，进一步判读为斜直型抬高；B.ST 段位于 J 点与 J_{60} 点连线下方，进一步判读为凹面向上型抬高；C.ST 段位于 J 点与 J_{60} 点连线上方，进一步判读为凹面向下型抬高

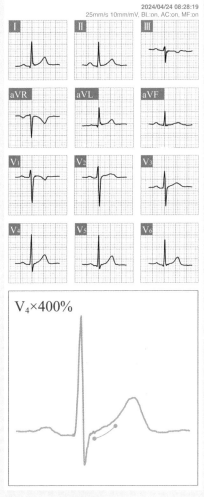

图 15-9 正常心电图

女，24 岁，门诊体检心电图，无心血管系统和其他系统疾病。心电图示窦性心律，P 波、QRS 波和 T 波形态、振幅和间期均正常；PR 间期、ST 段时限和 QT 间期均正常；胸导联移行区位于 V_3 导联。多数导联的 ST 段并非水平型，而呈轻度上斜型，前部与 QRS 终末部缓慢交界，后部与 T 波前支缓慢交界，很难精准判读 ST 段的起始点和终点。下图为 V_4 导联心电波放大 400%，橙黄色双箭头曲线对应的 ST 段形态呈轻度凹面上斜型抬高，V_1 导联 ST 段呈水平型抬高，V_2 导联 ST 段呈凸面向上型抬高，抬高振幅均在正常阈值范围内

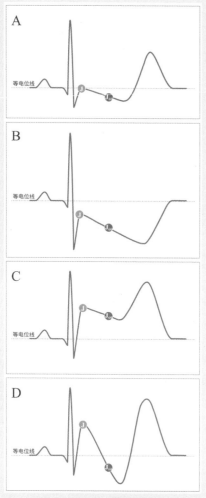

图 15-10 下斜型 ST 段

橙黄色圆圈为 J 点，湖蓝色圆圈为 J_{60} 点。A.J 点位于等电位线上，J_{60} 点位于等电位线下方，判读为 ST 段下斜型压低；B.J 点和 J_{60} 点均位于等电位线下方，J_{60} 点位置更靠下，判读为 ST 段下斜型压低；C.J 点和 J_{60} 点均位于等电位线上方，J 点位置高于 J_{60} 点，判读为 ST 段下斜型抬高；D.J 点位于等电位线上方，J_{60} 点位于等电位线下方，判读为下斜型 ST 段抬高

于心肌缺血、左心室肥厚、继发性 ST-T 改变等情况。

③ J 点和 J_{60} 点均位于等电位线上方，J_{60} 点位置低于 J 点，判读为 ST 段为下斜型抬高，多见于早期复极、急性心包炎、急性心肌梗死、Brugada 图形等情况。

④ J 点位于等电位线上方，J_{60} 点位于等电位线下方，这种特殊模式判读为 ST 段为下斜型抬高，正常情况下见于 aVR 和 V_1 导联，病理性见于 Brugada 图形、急性心肌缺血、严重的电解释紊乱、严重的心肌损伤等情况。

ST 段生理性压低常见于有自主神经功能紊乱、过度通气、焦虑等症状的女性，临床无器质性疾病证据，ST 段可以呈水平型压低、上斜型压低、下斜型压低，若压低振幅 < 0.5mm 可以视为正常现象，并非心肌损伤的表现。

运动试验时，ST 段呈上斜型压低是一种生理性现象，受检者无缺血性胸痛症状，J 点压低，J_{60} 点 ST 段并无偏移，这种模式的重要鉴别波是 de Winter T 波，后者 J 点压低、ST 段上斜型压低和 T 波高耸，R 波振幅丢失，受检者有胸痛症状，是由左前降支近端次全闭塞引起的左心室前壁心肌缺血的心电图表现。

线下方，且 J_{60} 点位置低于 J 点，判读为 ST 段位下斜型压低，多见

Note　生理性 ST 段偏移是临床受检者进行过度医学检查的一种常见情况，但有时一些生理性 ST 段偏移和严重冠状动脉疾病的 ST 段改变重叠，医生应根据受检者的实际情况，安排适当的检查。

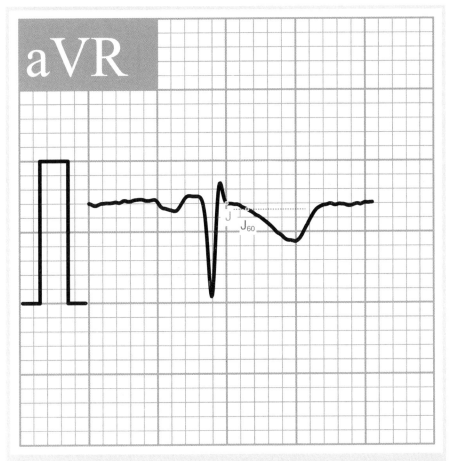

图 15-11 aVR 导联的生理性 ST 段压低

1 例正常心电图的 aVR 导联，QRS 波为 Qr 形态，橙黄色圆圈所示为 J 点，湖蓝色圆圈所示为 J_{60} 点，J_{60} 点较 J 点压低 0.4mm，故 ST 段为下斜型压低，压低振幅 0.4mm，属于生理性压低。aVR 导联 ST 段生理性压低的原因是 T 波倒置，J 点和 T 波降支之间的 ST 段呈下斜型连接

■ ST 段偏移的判读思路

　　水平型、上斜型和下斜型是三种最基本的 ST 段偏移形态，结合 ST 段抬高和压低，总共有 6 种 ST 段偏移形态。如何判读 ST 段偏移呢？

　　首先，判读 ST 段是否有偏移及其偏移振幅。测量 J_{60} 处的 ST 段振幅，位于等电位线下方为压低，位于等电位线上方为抬高，位于等电位线上则无偏移（图 15-12）。

　　其次，利用 J 点和 J_{60} 点的振幅关系判读 ST 段偏移形态。J_{60} 点

 Note

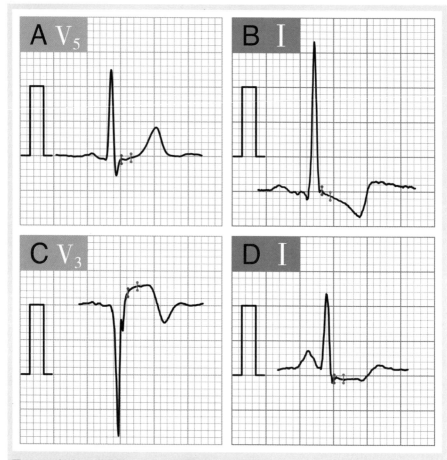

图 15-12 判读 ST 段偏移

红色双箭头线标注为 J 点，蓝色双箭头线标注为 J_{60} 点。A.1 例正常心电图，J 点和 J_{60} 点均位于等电位下方，但 J_{60} 点位置高于 J 点，压低振幅 < 0.5mm，判读为正常 ST 段；B.1 例主动脉瓣狭窄，J 点位于等电位线上，J_{60} 点位置低于 J 点，压低 0.5mm，判读为下斜型压低；C.1 例急性前壁心肌梗死，J 点和 J_{60} 点均位于等电位线上方，J_{60} 点位置高于 J 点，ST 段抬高 2.5mm，判读为上斜型抬高；D.1 例扩张型心肌病，J 点和 J_{60} 点均位于等电位线下方，但两者振幅接近一致，为水平型压低

振幅高于 J 点，为上斜型偏移，J_{60} 点低于 J 点，为下斜型偏移，J_{60} 点和 J 点振幅相同，为水平型偏移。

　　最后，结合整体 ST 段形态描述 ST 段改变特征，因为 J 点 $-J_{60}$ 点只是 ST 段初始部的斜率变化，并不代表整体 ST 段形态，有时初始斜率变化和整体 ST 段改变形态一致，有时并不一致。例如图 15-12 的 B 图可以判读为斜直型压低，C 图为凹面向下型抬高。

Note ST 段偏移形态学是临床心电图分析的重点之一，少数疾病具有特征性 ST 段改变，能够利用 ST 段改变特征推导疾病，但更多情况下，不同疾病产生相似的 ST 段改变，增加了鉴别诊断的难度。

无论哪种形态的 ST 段偏移，既可以见于正常健康个体，亦可以见于疾病状态，因此最好结合临床合理地解释 ST 段改变。合理解释 ST 段改变需要避免两个极端，一方面避免过度解释，给受检者带来不必要的心理负担和过多的医学检查，另一方面还要避免解释不足，遗漏心电图的重要信息，产生漏诊或低估受检者的心脏事件风险。

ST 段的时限

ST 段是心室肌细胞动作电位 2 相的心电图体现，2 相时间延长，心电图的 ST 段相应延长，相反，心室肌动作电位 2 相时间缩短，心电图的 ST 段缩短。ST 段正常测值范围为 80 ~ 120m，通常在 80ms 左右[14-16]。迄今尚无 ST 段延长和缩短的国际心电图诊断标准或专家共识。

12 导联心电图上，一些导联的表观 ST 段延长可能是部分 QRS 波终末部或 T 波起始部位于等电位线上，同步导联记录可以证实（图 15-13）。因此，判读 ST 段时限异常最好利用 12 导联同步心电图进行全局评估：当最短 ST 段 > 120ms 时，判读为 ST 段延长，

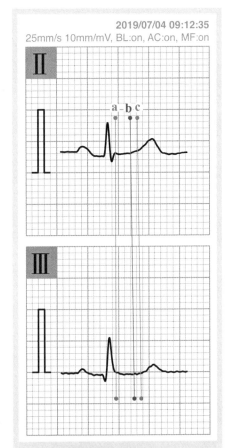

图 15-13　假性 ST 段延长

Ⅲ导联表观 ST 段延长为 169ms（ac 间期）同步 Ⅱ 导联分析发现Ⅲ导联 T 波初始部分位于等电位线上，导致Ⅲ导联出现假性 ST 段延长，实际 Ⅱ 导联 ST 段间期为 101ms

而当最长 ST 段 < 80ms 时，判读为 ST 段缩短，不能仅依靠 1 个或数个导联的 ST 段时限判读 ST 段时限异常。

一些健康个体的 ST 段时限可以短于 80ms 或略微长于 120ms，甚至达到 160ms，注意不要误诊为 ST 段时限异常。

需要指出的是，在疾病初发阶段或疾病进展过程中，ST 段的形态可以介于正常和异常之间，一时难以判读，可以在临床随访中观察 ST 段演变趋势，从而得出最后结论。

Note

4
T波

T波是心室的复极波，T波的分析包括形态、极性、振幅和时限。

▪ T波的形态

正常T波的前支平缓，后支陡峭，形态不对称（图15-14）。当心室肌动作电位3相早期复极电流密度增大，复极加速或晚期复极的电流密度减小，复极减慢，T波前支斜率增加或后支斜率降低，T波形态的对称性会增加。一些正常健康个体亦能见到对称性增加的T波。

病理条件下，例如急性心肌缺血、心肌水肿、重症心肌炎、高钾血症等，心肌复极异常，心电图表观T波的对称性增加，例如冠状T波、高钾性T波。值得注意的是，经典心电图学教科书强调"T波对称"是指肉眼观察T波前支和后支的斜率近似，可利用垂线法客观分析这些T波，也可利用面积法（图15-15）。此外，很多冠状T波、超急性T波和高钾性T波本身是明显不对称的，过度强调"对称性"，会给诊断带来不确定性，特别对于初学者，

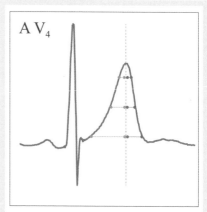

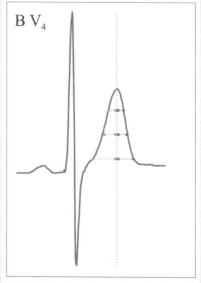

图 15-14 T 波的不对称性

正常T波的前支爬升缓慢，后支下降陡峭，形态不对称，呈"前缓后陡"特征，这种不对称性从T波基底部至顶峰逐渐降低。从T波顶峰做垂直线，该垂线把T波分为前后两部分，观察T波前支和后支各点至垂线的距离，能观察T波的不对称性。图A的T波不对称性比图B的T波明显，两个T波的不对称性从基底部至顶峰逐渐降低。图B的T波表观稍显对称，但经垂线切分后详细分析，亦是不对称的。利用垂线法观察T波不对称性时，心电图机最好设置为走纸速度50mm/s或100mm/s，定标电压20mm/mV或40mm/mV

Note 利用T波顶峰的中垂线观察T波的前支和后支是否对称，只是一种近似法，适合目测或半定量分析T波对称性。临床心电图研究中，采用面积法评估T波对称性（参见第8章）。

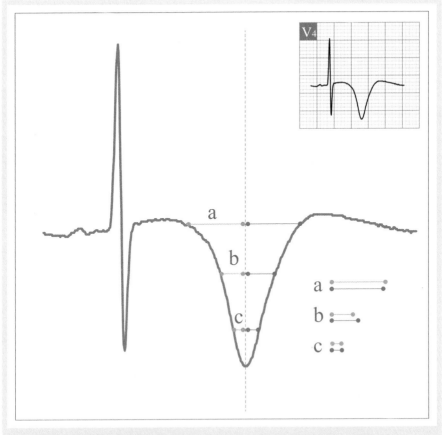

图 15-15 分析冠状 T 波的对称性

一例冠状 T 波，此类 T 波通常描述为对称深倒置 T 波。右上角是真实 V₄ 导联心电图，下图为放大 400% 的心电波，取 T 波基底部（a）、腰部（b）和顶部（c）三部分观察，从 T 波顶峰做基线的垂线，可见三处 T 波前支和后支与垂线的距离不同，肉眼观所谓的"对称性冠状 T 波"实际是不对称的

采用"T 波对称性增加"的描述更适合这种情况。

■ T 波的极性

正常 T 波的形态与年龄和性别有关。通常，正常 T 波极性与同导联 QRS 主波方向一致，例如以 R 波为主的导联，T 波应直立（例如 Ⅰ、Ⅱ、V₄ ~ V₆ 导联），反之以 S 波为主的导联，T 波可以倒置（例如 aVR、V₁ ~ V₃ 导联）。在 V₁ ~ V₃ 导联中，一旦某个导联 T 波直立，其后导联的 T 波不应倒置，否则为一种异常现象，如当 V₂ 导联 T 波直立，V₃ 导联 T 波应直立，而当 V₁ 导联 T 波直立时，

正常情况下，V₁ ~ V₃ 导联 T 波倒置主要见于年长的儿童、青少年和年轻成人，称为持续性幼年型 T 波模式，需要和右室心肌病心电图鉴别，本章不再赘述。

Note

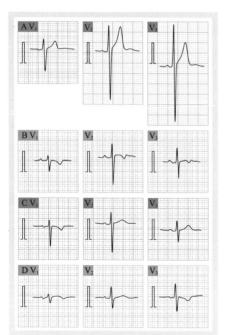

图 15-16 V₁～V₃ 导联的 T 波极性

A. 正常情况下，V₁～V₃ 导联 T 波可以均直立；B. 正常情况下，V₁～V₃ 导联 T 波可以均倒置，从 V₁～V₃ 导联，T 波倒置的振幅逐渐降低；C. 正常情况下，V₁～V₃ 导联 T 波可以部分倒置，若一旦某导联出现直立 T 波，其后的导联 T 波应直立；D.V₁ 导联 T 波倒置，V₂ 导联 T 波直立，此时 V₃ 导联的 T 波应直立，本例倒置为一种异常情况

V₂ 和 V₃ 导联的 T 波应直立（图 15-16）。

年龄 ≥ 12 岁的青少年和年轻成人，aVF 和 V₂ 导联的 T 波可以倒置[12]。

年龄 >20 岁的成人，正常情况下 aVR 导联的 T 波倒置；Ⅲ、aVL、V₁ 导联的 T 波可以直立、低平、平坦和倒置；Ⅰ、Ⅱ、V₃～V₆ 导联的 T 波应直立[12]。

由于个体间 Ⅲ 和 aVL 导联的主波极性变化大，T 波极性也会相应发生改变，这些导联的 T 波即使不是直立的，也是一种正常现象。

V₁ 导联 QRS 波以 S 波为主，正常 T 波形态可以浅倒置、双相、低平、平坦或直立（图 15-17）。V₁ 导联的 T 波双相可以是负正双相，亦可以是正负双相；V₁ 导联

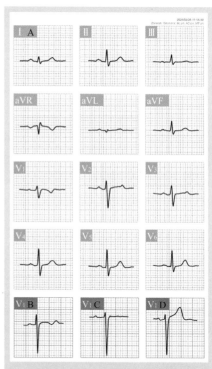

图 15-17 V₁ 导联的 T 波极性

A. 女，23 岁，房间隔缺损介入封堵术后门诊随访。12 导联心电图示窦性心律，正常心电图。多数导联 T 波极性与同导联 QRS 主波极性一致，例如 aVR 导联 QRS 主波负相呈 Qr 形伴 T 波倒置，V₆ 导联 QRS 主波正相呈 qRs 形伴 T 波直立。B～D 均为正常 V₁ 导联 T 波形态，B 的 T 波负正双相，C 的 T 波平坦，D 的 T 波直立

Note

直立 T 波：正常情况下，面向左侧的导联，例如 Ⅰ、Ⅱ、V₄～V₆ 导联，主要记录到 R 波，因此，T 波应直立，一旦出现倒置，应是一种异常现象，多提示左心室心肌存在病变。

的 T 波倒置时，一般浅倒置。

正常情况下，$V_5 \sim V_6$ 导联的 T 波倒置罕见，2% 年龄 ≥ 40 岁的健康黑人和年龄 ≥ 60 岁的健康白人，心电图 $V_5 \sim V_6$ 导联 T 波正常倒置可 <1mm；5% 年龄 ≥ 60 岁的黑人，心电图 $V_5 \sim V_6$ 导联 T 波正常倒置 ≥ 1mm[12]。中老年人群的生理性 T 波倒置极易误诊为心肌缺血。

■ T 波的振幅

QRS 主波以 R 波为主的导联，T 波振幅相对值不应低于同导联 R 波振幅的 1/10，T 波振幅绝对值在肢体导联不应低于 0.5mm，胸导联不应低于 1.5mm[12]。通常，$V_2 \sim V_3$ 导联 T 波振幅最高，正常 V_2 导联 T 波振幅阈值是 10 ~ 14mm，但 18 ~ 29 岁男性的 V_2 导联 T 波振幅可达 19mm[12]。

胸导联的 T 波振幅通常是肢体导联的 2 倍[17, 18]。12 导联心电图上，男性所有导联的 T 波振幅比女性高出 25%[18]。随着年龄的增长，T 波振幅有下降趋势，40 ~ 59 岁人群比 18 ~ 39 岁人群组低 10%，60 ~ 79 岁人群组比 40 ~ 59 岁人群组低 25%（图 15-18）[18]。

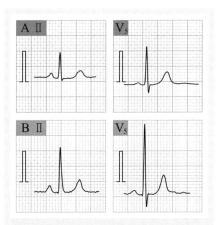

图 15-18 正常 T 波振幅

A.1 例 52 岁健康女性的心电图，Ⅱ 和 V_5 导联的 T 波振幅均正常，Ⅱ 导联 T 波振幅低于 V_5 导联；B.1 例 49 岁健康男性的心电图，Ⅱ 和 V_5 导联的 T 波振幅均正常，Ⅱ 导联 T 波振幅低于 V_5 导联；对比图 A 和图 B，图 A 的 T 波振幅（代表女性）低于图 B 的 T 波振幅（代表男性），这只是代表 T 波振幅性别差异的一般规律，并非同龄人群中，男性的 T 波振幅均高于女性

T 波位于等电线上方，称为直立 T 波或正相 T 波；T 波位于等电线下方，称为倒置 T 波或负相 T 波；T 波部分位于等电线上方，部分位于等电线下方，称为 T 波双相，包括正负双相和负相双相，正常情况下，多见于 Ⅲ、aVL 和 V_1 导联。

■ T 波高耸

T 波高耸的定义是肢体导联 T 波振幅 >5mm，胸导联 T 波振幅 >10mm（图 15-19）[19, 20]。通常，R 波为主波的导联，R 波振幅越高，

T波振幅越高；反之，S波为主波的导联，S波振幅越深，T波振幅越高。

生理性T波高耸的原因有：在跨壁心室节段上，心内膜与心外膜的3相跨室壁复极梯度增大，高迷走神经张力和早期复极可以促进该效应；一些个体具有较大的心内膜/心外膜表面积比值，在正常范围内，左心室直径越大，T波振幅越高[21, 22]。

健康黑人的T波高耸发生率为2%～5%[23]。生理性T波高耸见于正常变异、高迷走神经张力状态和早期复极等情况；病理性T波高耸常见于急性心肌缺血、高钾血症、左心室舒张期负荷过重、完全性左束支阻滞、左心室肥厚等。应结合患者的临床情况，综合评估T波高耸的原因，例如胸痛症状、血钾水平等。

■ T波低平

T波振幅 >1mm 但不足导联R波振幅的1/10时称为T波低平或低振幅T波[12]。T波低平既可以出现于一个导联组，亦可以出现于多个导联组。

全部肢体导联和胸导联的T波低平发生率为17.9%，既可见

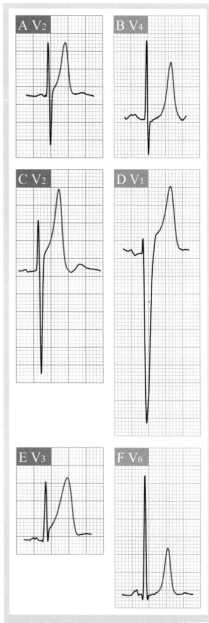

图 15-19 T波高耸

T波均用红色曲线标注。A. 高迷走神经张力所致T波高耸，T波不对称；B. 一例高钾血症的T波高耸，T波对称性增加；C. 一例室间隔缺损患者的T波高耸，T波不对称；D. 一例完全性左束支阻滞的T波高耸，T波不对称；E. 一例ST段抬高型前壁心肌梗死的超极性T波，T波不对称；F. 一例左心室肥厚的T波高耸，T波对称性增加。T波高耸时，如果伴T波时限延长，T波特点是高而宽；反之，若T波间期缩短，T波特点是高而尖。有时患者同时存在≥2种T波高耸的原因，T波处于中间状态，则很难具体明确病因

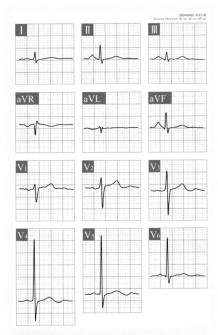

图 15-20　T 波低平

男，55 岁，门诊因频发室性期前收缩收治入院。心电图示窦性心律，T 波低平，V_4 导联 R 波振幅 25.5mm，正常 T 波振幅不应低于 2.55mm，本例实际为 1.5mm，判读为 T 波低平，同理，判读 V_5 ~ V_6 导联的 T 波低平。I 导联 T 波振幅 1mm，但 R 波振幅仅有 3.5mm，不能判读为 T 波低平。

于正常健康个体，亦可以见于心血管疾病和非心血管疾病伴随的 T 波改变；单独 6 个肢体导联 T 波低平而胸导联 T 波振幅正常的发生率为 3.9%，与心室复极电势主要朝向有关；单独 V_5 ~ V_6 导联 T 波低平或倒置的发生率为 1.9%，系心室复极电势近似垂位或胸围较宽者的肺组织对心电的削减作用（图 15-20）[24]。

进食（特别是短时间进食大量碳水化合物）、直立体位、年龄、肥胖、深呼吸等生理性变化都能引起 T 波低平；各种器质性心脏病和非心血管系统疾病、内外环境改变等能引起 T 波低平，切勿不顾客观条件把 T 波低平都诊断为"心肌缺血"。

■ T 波平坦

在以 R 波为主的导联，例如 I、II、aVL、V_4 ~ V_6 导联，当 R 波振幅 ≥ 3mm 时，T 波振幅位于 -1 ~ 1mm 时，称为 T 波平坦（图 15-21）[12]。

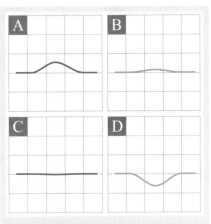

图 15-21　T 波平坦

A.T 波正相，振幅 <1mm；B.T 波正相，振幅 <1mm，近乎等电线；C.T 波位于等电线；D.T 波负相，振幅 <1mm

强调的是，T 波低平和 T 波平坦是两个不同的 T 波形态学的描述术语，经常同时出现，例如

正常心电图的 T 波低平常见于 III、aVL 和 V_1 导联，常于单个导联出现，另外，若 III 和 aVL 导联的 QRS 波振幅较低，T 波相对振幅保持正常，则不属于 T 波低平。

Note

图 15-20 的 aVL 导联 T 波平坦。

■ T 波倒置

T 波极性负向且倒置，振幅 1 ~ 5mm 称为 T 波倒置；倒置 T 波振幅 5 ~ 10mm，称为深 T 波倒置；倒置 T 波振幅 ≥ 10mm，称为巨大 T 波倒置（图 15-22）[12]。巨大 T 波倒置罕见于正常人心电图，常见于严重的心脏和中枢神经系统疾病患者的心电图。

正常心电图中，aVR 导联的 T 波恒定倒置，V_1 ~ V_3 导联 T 波倒置见于持续性幼年型 T 波模式，Ⅲ 和 aVL 导联的 T 波倒置见于 QRS 负向主波，当 aVF 导联 QRS 为负向主波时，也会出现 T 波倒置，若 Ⅲ 和 aVF 导联同时出现 T 波倒置，很容易与病理性 T 波倒置混淆。

生理性 T 波倒置的受检者无器质性心脏病或影响心脏复极的其他系统疾病，多见于孤立性导联，倒置振幅通常 ≤ 5mm，倒置 T 波形态不对称。在芬兰心电图 V_1 ~ V_3 导联 T 波倒置的中年人群中，67% 的个体倒置 T 波振幅为 2 ~ 4mm，26% 倒置 T 波振幅 ≤ 2mm，3.5% 为深倒置 T 波，3.5% 为巨大 T 波倒置[25]。

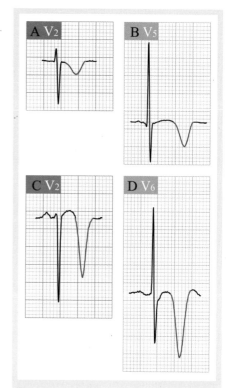

图 15-22 T 波倒置

T 波均用红色曲线标注。A. 普通 T 波倒置，T 波倒置振幅 3.5mm；B. 深 T 波倒置，T 波倒置振幅 7mm；C ~ D. 巨大 T 波倒置，T 波倒置振幅 >10mm。

■ T 波双相

T 波双相包括负正双相和正负双相两种模式。细胞学上，双相 T 波是心外膜和心内膜或不同区域心肌之间的动作电位曲线交织，复极电势反转所致（图 15-23）。

生理性双相 T 波见于孤立性 Ⅲ、aVL、V_1 导联，持续性幼年 T 波模式的倒置 T 波向直立 T 波的过渡导联等（图 15-24）。生理性

Note 心室复极时，左心室与右心室、心尖部与基底部、心内膜和心外膜等部位的心室肌建立的复极梯度是维持正常 T 波极性的基础，一旦这些复极梯度的 1 个或多个改变，就有可能引起 T 波倒置。

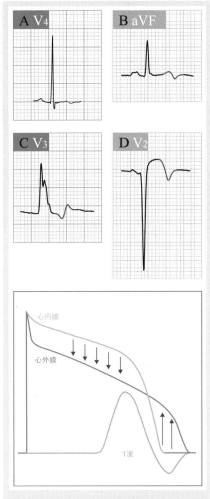

图 15-23 T 波双相

T 波均用红色曲线标注。A. 一位 6 岁儿童，持续性幼年 T 波倒置，V₄ 导联 T 波出现正负双相过渡形态，振幅不足 1mm，属于 T 波平坦范畴；B. 一例严重左前降支近段狭窄患者，aVF 导联 T 波正负双相；C. 一例三尖瓣下移畸形患者，心电图有完全性右束支阻滞，继发性复极改变过渡形态出现负正双相 T 波；D. 一例前壁心肌梗死患者，再灌注期正负双相 T 波。下图：心外膜和心内膜动作电位曲线交织，动作电位复极早期和晚期的跨室壁复极电势反转，心电图出现双相 T 波

双相 T 波通常也属于 T 波平坦或 T 波低平，T 波负向和正向部分的

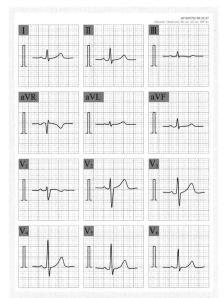

图 15-24 正常心电图

女，43 岁，健康，门诊体检心电图。心电图诊断：①窦性心律；②正常心电图。本例Ⅲ导联 T 波呈负正双相形态，负相振幅和正相振幅均 < 1mm，也属于 T 波平坦范畴，aVR 和 V₁ 导联 T 波倒置，其余导联 T 波直立

振幅一般不高。

生理性双相 T 波无其他异常心电图改变，病理性双相 T 波通常伴其他异常心电图。病理性双相 T 波根据心肌病变的严重程度，分为两种情况。病变局限于心内膜下层心肌时，例如非 ST 段抬高型心肌梗死、严重左心室肥厚、洋地黄类药物效应等，多为负正双相；反之，病变波及心外膜下层心肌时，例如一过性透壁心肌缺血、ST 段抬高型心肌梗死，多为正负双相 T 波。

是否有 ST 段的偏移可以区分生理性和病理性双相 T 波，病理性负正双相波常伴 ST 段下斜型或水平型压低；病理性正负双相 T 波常伴 ST 段抬高，包括凹面型抬高和斜直型抬高。

Note

■ T 波双峰

T波双峰是指 T 波具有 2 个可识别的波峰，又称为 T 波切迹，不仅见于健康儿童和年轻成人，亦见于器质性心脏病患者，前者属于正常变异心电图，后者属于病理性改变，包括心血管系统疾病、非心血管系统疾病、自主神经张力改变和离子通道病等[26]。

健康儿童 T 波双峰的发生率为 18.3%，好发于 $V_2 \sim V_3$ 导联，5 岁年龄组发生率最高为 53%，单独 V_2 导联 T 波双峰发生率为 46.4%，单独 V_3 导联发生率为 4.6%，$V_2 \sim V_3$ 导联同时出现率为 45.4%，$V_2 \sim V_3$ 导联及其他导联发生率为 3.6%（图 15-25）[27]。

T 波双峰在心血管健康成人中的发生率为 2.8% ~ 7.5%，在器质性心脏病病人中的发生率明显升高，例如先天性心脏病为 23%，高血压为 15%；完全性右束支阻滞时，T 波双峰发生率高达 26%[28, 29]。年轻成人的 T 波双峰好发于 $V_1 \sim V_3$ 导联，V_2 导联发生率最高；随着年龄的增长，$V_4 \sim V_6$ 导联 T 波双峰发生率逐渐增加，V_4 导联发生率最高，V_6 导联 T 波双峰仅见于年龄 >50 岁人群组[28, 30]。

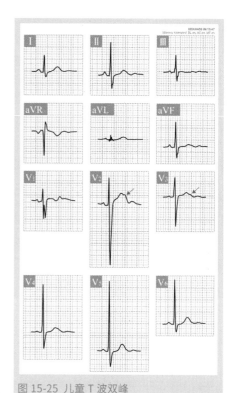

图 15-25 儿童 T 波双峰

男，13 岁，无器质性心脏病。心电图诊断：①窦性心律；②左心室高电压。$V_2 \sim V_3$ 导联可见双峰 T 波（湖蓝色箭头所示），无其他异常心电图改变，也无 QT 间期延长，考虑正常变异

双峰 T 波的发生与多种机制有关，包括生理性或病理性局部左心室或右心室心肌延迟复极、心室肌跨壁复极时间差异增大、自主神经对心室各部位复极影响的不均一性（如交感神经加速左心室复极的效应强于右心室，T 波双峰可以变得不显著）以及离子通道功能突变引起局部心肌复极不均一等[26, 28-33]。

儿童 T 波双峰是一种正常变

Note 由于儿童心以右心室优势型为主，部分右心室心肌延迟复极（特别是前基底部）会在右胸导联记录到双峰 T 波，这种双峰 T 波与先天性心脏病无关，也并非先天性心脏病的心电图筛查线索。

异，T 波第二峰的重要心电图鉴别有：①未下传的房性期前收缩二联律，观察其他导联 T 波相同位置并无切迹、无代偿间期等即可明确诊断；②2：1 房室阻滞：T 波切迹仅出现于 $V_2 \sim V_3$ 导联，形态与窦性 P 波不同；③U 波：窦性心率 50 ~ 100 次 / 分时，双峰 T 波的峰 – 峰测值超过 150ms，要考虑第二峰为 U 波组峰[12]。

　　健康人和先天性心脏病患者的 T 波双峰好发于 $V_1 \sim V_3$ 导联，而高血压病人好发于 $V_4 \sim V_6$ 导联，可能与左心室肥厚和缺血引起的延迟复极有关[28, 34]。生理性 T 波双峰不伴 QT 间期延长，多见于胸导联，肢体导联罕见；相反，病理性 T 波双峰常伴 QT 间期延长，除胸导联多见外，还频见于肢体导联，切迹可位于 T 波升支、T 波顶部或 T 波降支[30]。切迹出现于 T 波顶部将导致 T 波呈马鞍形，当中央凹陷部分低于等电线时即出现三相 T 波（图 15–26）。

5

QT 间期

　　正常情况下，T 波时限通常在 160ms 左右，范围波动在 100 ~ 250ms[15, 35]。T 波时限的

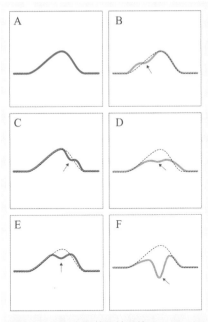

图 15-26 形形色色的 T 波双峰

A.正常 T 波升支缓慢，降支陡峭；B.切迹出现于 T 波升支；C.切迹出现于 T 波降支；D.切迹出现于 T 波顶部，切迹较浅，形成平坦 T 波。E.切迹出现于 T 波顶部，切迹较深，形成马鞍形 T 波；F.T 波切迹凹陷部低于等电线，形成三相 T 波

正常值制定非常困难，因为心率是影响 T 波时限的重要因素。在临床心电图中，相较于 T 波时限，QT 间期的应用更为广泛。

■ QT 间期的定义

　　QT 间期是指 QRS 波起点至 T 波终点的时间。值得注意的是，应利用 12 导联同步心电图正确判读 QRS 起点和 T 波终点，QRS 起点是指最早心室激动点，T 波终点是最晚结束点，两者可能并不在

理论上，一些心电图的正常值制定应结合心率、年龄、性别、体重以及种族等因素综合考虑，但若考虑多个变量，制定出来的正常值并不适合临床，因为临床医生无法记忆如此繁多的正常值。

Note

同一个导联体现（QT 间期的具体测量方法参见第 11 章）。

1920 年，英国生理学家 Bazett（1885 年～1950 年）在研究中发现女性心率校正后的 QT 间期比男性长，这是首次注意到人类心电图的性别差异[36, 37]。随后，心电图研究者陆续发现人类心电图的其他性别差异，例如 T 波起点至 T 波最高振幅 1/2 所需时间、T 波振幅、QRS 波振幅以及 ST 段形态等[38, 39]。

哺乳动物心脏电生理的性别差异的确切机制尚不清楚，性激素是调控因素之一（影响复极离子流），新生男婴和女婴的 QT 值差异只有 2%，成人差异则能达到 4%，且成人 QT 值的性别差异在年龄 >40 岁时才显著，雌激素不能延长 QT 间期，而睾酮能缩短动作电位（图 15-27）[40-43]。此外，雌性哺乳动物心室肌 I_{Kur} 和心内膜 I_{to} 电流较小，I_{L-Ca} 流密度较大，动作电位时程较长[44, 45]。

■ 动作电位的频率依赖性

生理状态下，心肌（包括心房肌和心室肌）的动作电位时程必须精确调控：动作电位时程过短，心肌应激期过长，容易发生

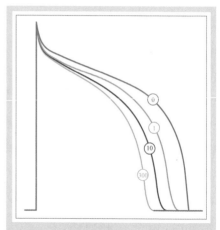

图 15-27 睾酮对心室肌动作电位的影响

睾酮对雌性豚鼠单个心室肌动作电位的影响表现为缩短动作电位时程，且这种影响呈剂量依赖性（圆圈内为浓度数字，单位 nmol/L）。睾酮缩短心室动作电位时程的机制是抑制 L-Ca 流，增强 I_{Ks}，加速复极

各种异位节律，例如心房肌动作电位时程短于心室肌，心房比心室更容易诱发快速型心律失常，例如房性心动过速、心房扑动和心房颤动；相反，动作电位时程过长，容易诱发各种后除极，心室复极离散度增大，容易发生尖端扭转型室性心动过速。

心率能影响动作电位时程，心率增快，动作电位时程缩短，心率减慢，动作电位时程延长，这也是电 - 机械耦联的适应性变化，因为心率增快后，心室舒张期缩短，不需要过长的平台期维持收缩。

心率增快引起动作电位形态

Note 实际上，包括内在激素、自主神经调控以及外来药物等对心脏电生理的影响，很多因素的效应都是双相的，在适当条件下具有抗心律失常效应，一旦条件改变则可以致心律失常。

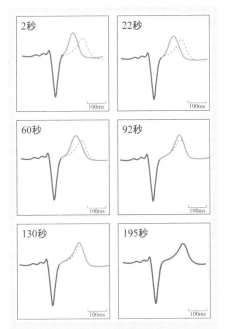

图 15-28 心室复极的频率滞后

一例预激综合征患者，快速起搏心房 3 分钟后，起搏频率 200 次 / 分，心率在 10 秒后稳定在 130 次 / 分，但心电图 QT 间期约 3 分钟后才恢复到稳定状态。湖蓝色虚线为基础 T 波形态，橙黄色标注曲线为恢复期的 T 波形态

和时程变化的现象称为动作电位的频率适应性（或频率依赖性），这是快频率下动作电位的净外向电流增强和净内向电流减弱的结果，包括内向钙流减弱、延迟整流钾电流（I_{Kr} 和 I_{Ks}）失活不完全和钠 – 钙交换器电流增强[46]。

心室动作电位的频率适应性延后于频率变化本身，例如快速心房起搏后，心率约 10 秒恢复正常，而动作电位形态和时程要持续约 3 分钟才能恢复（图 15-28）[47]。

与此相对应，心电图的 QT 间期也具有频率适应性，通常 QT 间期随心率增快而缩短，随心率减慢而延长，这种现象又称为复极储备；相反，若心率增快后，QT 间期反而延长，则后一个心搏将不断向前一个心搏的 T 波靠近，以至于落在前一个心搏的 T 波易损期，诱发室性心律失常[48]。

■ 心率校正的 QT 间期

QT 间期过长或过短都是病理性的，基于 QT 间期的频率适应性，不能通过直接测量单个心电波的 QT 间期评估其是否正常，而必须考虑心率的影响。如前所述，QT 间期的频率适应性滞后于心率变化，并非所有情况下的心率变动都伴随 QT 间期变化，呼吸性窦性心律不齐时，QT 间期几乎保持恒定，而长时间（数分钟）的运动后，QT 间期恒定缩短[49]。

经心率校正后的 QT 间期，称 为 QTc，c 是 英 文 correction（校正）的首写字母，临床最常用的校正公式是 Bazett 公式，其 他 尚 有 Fridericia 公式（1920年），Hodges 公式（1983 年）、Framingham 公式（1992 年）和 Rautaharju 公式（2004 年）等

现代心电图机通常能提供 QT 间期测值和 QTc 值，心电图阅读者应该留意这 2 个自动测量参数，因为 QT 间期是诊断各种 QT 综合征的重要指标，必要时人工手动测量以提高诊断正确率。

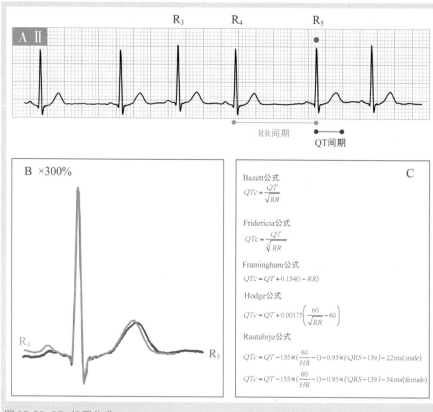

图 15-29 QTc 校正公式

A. 图示 Bazett 公式计算方法。严重的窦性心律不齐，评估 QT 间期需消除心率影响。假设要评估第 5 个心搏的 QT 间期，先测量第 5 个心搏的表观心电图 QT 间期，再测量其前的 RR 间期（R₄-R₅ 间期，代表心率），然后代入公式计算；B. 图 A 的第 4 个心搏（心率较快）和第 5 个心搏（心率较快）放大 300% 后的心电波重叠，大致可见 R₄ 的 QT 间期较 R5 的 QT 间期短；C. 不同的 QTc 计算公式，临床上 QTc 常用单位为毫秒（ms）。列举公式中，除 Rautaharju 公式 QRS 间期代入单位为 ms 外，其余公式的 QT 和 RR 间期代入单位均为秒（s）

图 15-29）[50-52]。这些公式各有优缺点，换言之，目前尚无最理想的 QTc 计算公式能满足所有临床背景下 QTc 的评估，例如 Rautaharju 公式适合室内传导紊乱患者；心率 60 ～ 120 次 / 分时，Bazett 和 Fridericia 公式校正过度，而 Framingham 和 Hodge 公式校正精度较高；Framingham 和 Fridericia 公式能提供优化的 QT 频率校正，并能预测 30 天和 1 年死亡率，适合 QT 监测[53，54]。

Bazett 公式

最早的 Bazett 公式是：

Note 在无创心电图领域，一些心电图定义、标准或指标尽管存在缺陷，但只要随后提出的相关理论未对最初理论产生根本性的动摇，通常最初提出的理论会继续沿用。

$$QTc = k \times \sqrt{RR}$$

公式中的常数 k，男性为 0.37，女性为 0.40，RR 间期是测量心搏之前的 RR 间期，Bazett 公式演变为：

$$QTc = \frac{QT}{\sqrt{RR}}$$

公式中，QT 是评估心搏的实测 QT 间期，RR 间期是测量心搏之前的 RR 间期，单位均为秒（s）[51]。

时至今日，Bazett 公式仍是最为广泛使用的 QT 心率校正公式，优点是该公式简单，大多数临床医生都可以通过简单测量完成或通过计算机工作站自动测量，其缺点是 Bazett 公式是非线性公式，存在矫正过度或不足的情况，健康男性心率 80 ～ 120 次 / 分，心电图 QT 间期比 Bazett 公式校正的 QTc 长 9 ～ 16ms，即心率过快时，校正过度；当心率在 50 次 / 分时，心电图 QT 间期比 Bazett 公式校正的 QTc 短 26ms，即心率过慢时，校正不足[55, 56]。

Bazett 公式最佳工作心率范围为 60 ～ 70 次 / 分，心率增快时，该公式的校正值几乎都是错误的

（15-30）[57]。当前，基于计算机模块的心电图机或工作站能够自行计算 QTc，无需医护人员手工测量和计算，不过心电图阅读者应熟知计算机模块嵌入的计算公式。

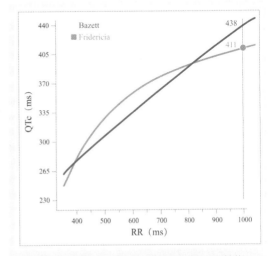

图 15-30 比较 Bazett 和 Fridericia 公式工作性能

比较 Bazett 公式和 Fridericia 公式，RR 间期 1000ms 时，即心率 60 次 / 分，Bazett 公式计算的 QTc 为 438ms，Fridericia 公式计算的 QTc 为 411ms，Bazett 公式校正不足。相比于 Bazett 公式，Fridericia 公式的不足正好相反，心率较快时，校正不足，而心率较慢时，校正过度

为此，2009 年 AHA/ACC/HRS《心电图标准化和解析建议》推荐 QTc 校正公式尽量选择线性公式，多参数方程比单参数方程更为优越，例如 Framingham 公式和 Fridericia 公式[12]。心率 110 次 / 分时，实测 QT 间期 310ms，

在平板运动试验或动态心电图中，可以明显的观察到心率对 QT 间期的影响，即心率减慢，QT 间期延长，心率增快，QT 间期缩短。若快速心率下，QT 间期不缩短，提示心室复极储备下降。

Note

利用 Bazett 公式计算的 QTc 为 420ms，而 Fridericia 公式计算的 QTc 为 380ms，这 40ms 的差异对于研究人员而言具有临床和药理学意义，因此，临床研究中常采用 Framingham 和 Fridericia 公式[58]。

通常，新生儿和婴儿的心率 >100 次/分，Bazett 公式可能更适合于新生儿和婴幼儿的 QTc 校正，特别是涉及婴儿和幼儿的药物安全性试验和临床研究时，理论上，校正过度后的 QTc 值仍长于正常

参考值，提示存在致心律失常风险。年龄 <2 岁的婴幼儿且平均心率 121 次/分时，Bazett 公式能够在高心率下取得一致的 QTc，QTc 值 460ms 作为判读 QT 延长的阈值[59]。值得注意的是，当前 QTc 校正公式都是基于成人开发时，应针对年龄和性别开发更适合儿童的校正公式[60]。

■ 临床测量 QT 间期

1950 年，美国心脏病学大师 Wolff 指出"QT 间期是从 QRS 起点至 T 波终点的时间，通常并不需要确定的值"，反映了 QT 间期的定义虽然简单，精确测量并非易事[61]。普通心血管病医生和普内科医生能测量 QT 间期并判读"延长或正常"的正确率 <25%，心律失常专家的正确率为 62%，而 QT 专家的正确率能达 96%（图 15-31）[62]。

正确测量 QT 间期需要考虑以下几个问题：①如何选择最佳测量导联？②如何区分 U 波？③如何判读 T 波终点，特别是 T-U 融合时？④如何进行心率校正？⑤如何评估 QT 间期异常的致心律失常风险？⑥如何评估病理性长 QT 间期和短 QT 间期？

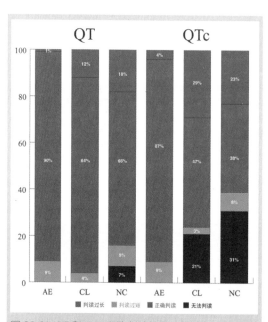

图 30-31 QT 和 QTc 正确判读结果分析

AE= 心律失常专业医生，CL= 心血管病医生，NC= 非心血管病医生，包括普内科医生，急诊科医生，神经病学医生等。深蓝色色块是疑难判读率，无法区分 QT 延长或正常；天灰色色块是正确判读率；橙黄色色块是 QT 间期测值延长错误率；湖蓝色色块是 QT 间期测值缩短错误率。从图中可以看出，随着医生专业职能的提高，QT 和 QTc 测值正确率增高

Note 临床上，QT 值和 QTc 值常常是被心电图阅读者忽略的心电图测值，若受检者有不明原因的室性心律失常或在住院期间新发室性心律失常，需要评估 QT 值。■

单导联测量 QT 间期时，应选择最长 QT 间期所在导联，通常是 $V_2 \sim V_3$ 导联[12]。先天性长 QT 间期综合征患儿的最长 QT 间期可出现于Ⅱ导联；当Ⅱ导联 T 波不容易辨识时，可选择 V_5、V_6 和Ⅰ导联（图 15-32）[12]。

QT 间期正常值与年龄和性别有关，现公认的判读标准有：QT 间期延长，成年女性 ≥ 460ms，男性 >450ms；无论女性或男性，QT 间期 <390ms，即为 QT 间期缩短（表 15-4）[12, 63, 64]。

美国食品药品管理局（Food and Drug Administration，FDA）推荐通过测量 QT 间期评估新药的 QT 安全性，药物延长 QT 间期的严重程度分为三个级别，即轻度延长 >350ms，中度延长 >480ms，重度延长 >500ms[12]。

从实用角度看，除非进行医学研究，临床医生倾向选用便捷的诊断工具用于日常工作，很少采用标准方法评估 QT 值，多采用人工单导联测量 QT 值和参考心电图机自动判读 QT 值。

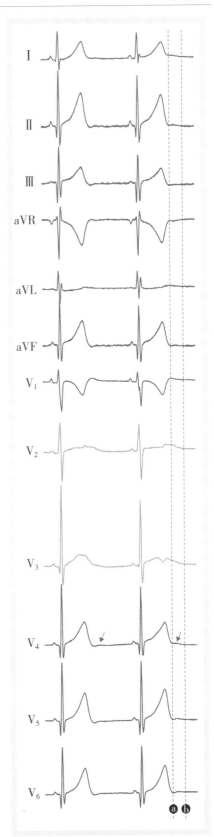

图 15-32 QT 间期测量的难点

患儿，男，4 岁，临床诊断先天性长 QT 间期综合征。12 导联心电图，肉眼观察 $V_2 \sim V_3$ 导联的 QT 间期最长，实际这两个导联的 T 波终末部与直立 U 波融合，故表观 QT 间期最长。V_4 导联湖蓝色箭头标注的是 U 波。对比Ⅱ和 V_5 导联，T 波分界清晰，因而正确的 T 波终末部应该是 a 线，而不是 b 线。本例 QT 间期测量的难点有：①存在 T-U 融合；②T 波形态多变，注意 V_3 导联两个窦性心搏的 T 波形态不同

表 15-4	Bazett 公式校正的正常 QTc 值		单位: ms
分类	1~15 岁	成年男性	成年女性
正常	<440	<430	<450
临界	441~460	431~450	450~460
延长	≥460	≥450	≥460

单导联 QT 值尽管粗略，但临床使用的确方便和快捷，特别是短期内需要频繁监测 QT 的病人（图 15-33）。单导联评估 QT 值时，最好选择 12 导联心电图中 QT 值最长的导联进行，前后用同一导联进行比较。QTc 间期 >500ms 时，尖端扭转型室性心动过速的发生风险增加 2~3 倍[65, 66]。

随着基于计算机模块的心电图机或工作站的普及，商用心电图机几乎都能提供自动测量的 QT 值和 QTc 值，作为临床医生，特别是非心血管病专业医生评估 QT 的首选。

2013 年，美国密歇根大学健康系统分析了两年成人心电图数据 97046 份，心电图机自动报道 QT 延长 16.7%（16235 份心电图），QT 间期延长的人群中住院患者

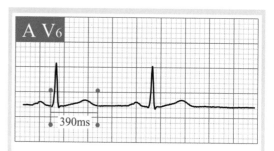

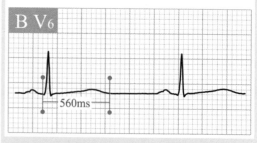

图 15-33 药物引起的 QT 间期延长
女，67 岁，使用加替沙星注射液治疗肺部感染。A. 入院时基础心电图，V6 导联 QT 值 390ms；B. 加替沙星治疗 4 天后随访心电图，V6 导联 QT 值延长至 560ms，T 波振幅下降。

比例最多为 40%，其次急诊科为 29%[69]。值得注意是，计算机自动判别为"正常 QT"的心电图中，42.1% 实际存在 QT 延长，提示当前计算机自动测量 QT 存在方法学的缺陷，特别是软件对心电图波形的正确识别，因此，日常工作中，心电图阅读者应留意计算机自动测量的 QT 值和 QTc 值，若与人

Note 在临床中，QT 间期延长并非致命性室性心律失常发生的必备条件，也并非终止治疗的指标，遇此情况，医生必须权衡心脏事件和治疗效益，加强患者的心电监护。

工评估存在显著差异，应给予人工校对[67]。计算机判读的 QT 间期比人工肉眼判读的 QT 间期短 5ms，两者的测量误差在一个数量级上[68]。

6
U 波

在 12 导联心电图上，U 波并非必须出现的心电波，若出现则表现为 T 波之后的低频、低振幅心电波。

■ 振幅

正常情况下，50% 个体的 U 波振幅低于同导联 T 波振幅，仅有 T 波振幅的 3% ~ 24%（平均 11%）[69]。

12 导联心电图中，肢体导联很难观察到 U 波，通常 V_2 ~ V_4 导联 U 波振幅最高，平均 U 波振幅 0.33mm，一般 <1mm（图 15-34）[12, 69]。接近 90% 的个体，最大振幅 U 波和最大振幅 T 波位于同一导联[70]。

U 波振幅 ≥ 1.5mm 称为 U 波增高，正常情况下，U 波振幅极少 > 2mm[71, 72]。U 波振幅一般无正常下限值，因为 U 波振幅还与心率有关，心率越慢，U 波振

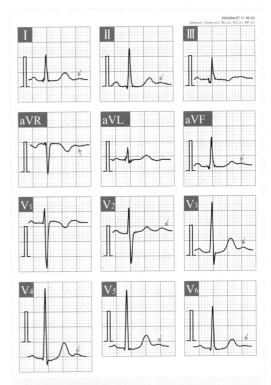

图 15-34 正常 U 波

女，41 岁，临床诊断尿路结石。心电图示窦性心律，正常心电图。多个肢体和胸导联可见 U 波（橙黄色箭头所示），V_2 导联 U 波振幅最大为 1mm；Ⅰ 导联 U 波近乎等电线，但仍可以辨识出波形，除 aVR 导联 U 波倒置外，其余导联 U 波直立，未见 U 波出现的导联不能除外等电线 U 波

幅越大；心率越快，U 波振幅越低。心率超过 95 次 / 分，U 波甚至消失[71]。从 U 波发生的机电反馈角度看，心率越快，心室舒张期时间越短，心室充盈量越少，室壁应力越小，机电反馈效应越弱，故 U 波振幅越小。

■ 极性

正常情况下，U 波极性与同

初学者应重点选择 V_2 ~ V_4 导联观察 U 波。12 导联心电图上，不像 P 波、QRS 波和 T 波，U 波是一种非常特殊的心电波，肢体导联可以不明显或不显现。

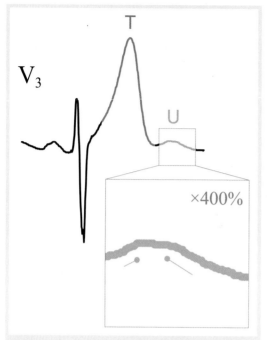

图 15-35 U 波的形态

1 例 V_3 导联的 T 波和 U 波，T 波前支形成缓慢，后支陡峭，而 U 波前支形成快速，后支缓慢。从斜率角度分析，T 波和 U 波的波形特征相反

导联 T 波极性一致。

12 导联心电图中，aVR 导联 U 波极性倒置，Ⅱ 导联 U 波直立，偶尔 Ⅲ 和 aVF 导联 U 波倒置；Ⅰ、aVL 导联 U 波位于等电线位；在胸导联系统中，U 波电势朝向 V_2 ~ V_4 导联，故 V_2 ~ V_4 导联 U 波直立[69, 72, 73]。

时限

正常 U 波时限范围为 140 ~ 200ms[72]。

形态

正常 U 波的形态不对称，前支陡峭，后支缓慢，这种形态特征与 T 波正好相反。需要指出的是，这种形态学特征只是一般规律，并非每例 U 波均表现为该特征（图 15-35）。

参考文献

[1] Wagner GS, Macfarlane P, Wellens H, et al. AHA/ACCF/HRS recommendations for the standardization and interpretation of the electrocardiogram: part VI: acute ischemia/infarction: a scientific statement from the American Heart Association Electrocardiography and Arrhythmias Committee, Council on Clinical Cardiology; the American College of Cardiology Foundation; and the Heart Rhythm Society: endorsed by the International Society for Computerized Electrocardiology. Circulation,2009,119(10):e262-270.

[2] Biasco L, Cristoforetti Y, Castagno D, et al. Clinical, electrocardiographic, echocardiographic characteristics and long-term follow-up of elite soccer players with J-point elevation. Circ Arrhythm Electrophysiol,2013,6(6):1178-1184.

[3] Patton KK, Ellinor PT, Ezekowitz M, et al. Electrocardiographic Early Repolarization: A Scientific Statement From the American Heart Association. Circulation,2016,133(15):1520-1529.

[4] Haïssaguerre M, Derval N, Sacher F, et al. Sudden cardiac arrest associated with early repolarization. N Engl J Med,2008,358(19):2016-2023.

[5] Liu T, Zheng J, Yan GX. J Wave Syndromes: History and Current Controversies. Korean Circ J,2016,46(5):601-609.

[6] Pérez-Riera AR, Abreu LC, Yanowitz F, et al. "Benign" early repolarization versus malignant early abnormalities: clinical-electrocardiographic distinction and genetic basis. Cardiol J,2012,19(4):337-346.

[7] Rosso R, Kogan E, Belhassen B, et al. J-point elevation in survivors of primary ventricular fibrillation and matched control subjects: incidence and clinical significance. J Am Coll Cardiol,2008,52(15):1231-1238.

[8] Nam GB, Kim YH, Antzelevitch C. Augmentation of J waves and electrical storms in patients with early repolarization. N Engl J Med,2008,358(19):2078-2079.

[9] Takaishi K, Kawahito S, Yamada H, et al. Increase in prominence of electrocardiographic J waves

after a single dose of propofol in a patient with early ventricular repolarisation. Anaesthesia,2014,69(2):170-175.

[10] Sansoy V, Watson DD, Beller GA. Significance of slow upsloping ST-segment depression on exercise stress testing. Am J Cardiol,1997,79(6):709-712.

[11] Williams B, Boyle M, Lord B. Paramedic identification of ECG J Point and ST Segments: A pilot study,JEPHC, 2007;5(2):1-6.

[12] Rautaharju PM, Surawicz B, Gettes LS, et al. AHA/ACCF/HRS recommendations for the standardization and interpretation of the electrocardiogram: part IV: the ST segment, T and U waves, and the QT interval: a scientific statement from the American Heart Association Electrocardiography and Arrhythmias Committee, Council on Clinical Cardiology; the American College of Cardiology Foundation; and the Heart Rhythm Society: endorsed by the International Society for Computerized Electrocardiology. Circulation,2009,119(10):e241-250.

[13] Thygesen K, Alpert JS, Jaffe AS, et al. Fourth Universal Definition of Myocardial Infarction (2018). J Am Coll Cardiol,2018,72(18):2231-2264.

[14] Sattar Y, Chhabra L. Electrocardiogram. 2023 Jun 5. In: StatPearls [Internet]. Treasure Island (FL): StatPearls Publishing; 2024 Jan–. PMID: 31747210.

[15] https://emedicine.medscape.com/article/2172196-overview.

[16] https://en.wikipedia.org/wiki/ST_segment.

[17] Gambill CL, Wilkins ML, Haisty WK Jr, et al. T wave amplitudes in normal populations. Variation with ECG lead, sex, and age. J Electrocardiol,1995, 28(3):191-197.

[18] Mittal S. T Wave: Normal Variations and Flat T Wave. In: Insights into Electrocardiograms with MCQs. 2023, Springer, Singapore:623–630.

[19] Lin W, Teo SG, Poh KK. Electrocardiographic T wave abnormalities. Singapore Med J,2013,54(11): 606-610.

[20] Pinto IJ, Nanda NC, Biswas AK, et al. Tall upright T waves in the precordial leads. Circulation.1967.36(5):708-716.

[21] Mantravadi R, Gabris B, Liu T, et al. Autonomic nerve stimulation reverses ventricular repolarization sequence in rabbit hearts. Circ Res,2007,100(7): e72-80.

[22] Feldman T, Childers RW, Borow KM, et al. Change in ventricular cavity size: differential effects on QRS and T wave amplitude. Circulation,1985,72(3):495-501.

[23] SomersK, Rankin AM. The electrocardiogram in healthy East African (Bantu and Nilotic) men. Br Heart J,1962,24(5):542-548.

[24] Hiss RG, Averill KH, Lamb LE. Electrocardiographic findings in 67,375 asymptomatic subjects. VIII. Nonspecific T wave changes. Am J Cardiol,1960,6(1):178–189.

[25] Aro AL, Anttonen O, Tikkanen JT, et al. Prevalence and prognostic significance of T-wave inversions in right precordial leads of a 12-lead electrocardiogram in the middle-aged subjects. Circ-

ulation,2012,125(21):2572-2527.

[26] Oyamada J, Shimizu C, Kim J, et al. Bifid T waves on the ECG and genetic variation in calcium channel voltage-dependent beta 2 subunit gene (CACNB2) in acute Kawasaki disease. Congenit Heart Dis,2019,14(2):213-220.

[27] Calabrò MP, Barberi I, La Mazza A, et al. Bifid T waves in leads V2 and V3 in children: a normal variant. Ital J Pediatr,2009,35(1):17.

[28] Ishikawa K, Ohnuma H.The significance of a notch on the T Wave. Japanese Circulation Journal. 1979;43(6):539-546.

[29] Watanabe Y, Toda H, Nishimura M. Clinical electrocardiographic studies of bifid T waves. Br Heart J. 1984;52(2):207-214.

[30] Dressler W, Roesler H, Lackner H. The significance of notched upright T waves. Br Heart J. 1951;13(4):496-502.

[31] Yan GX, Antzelevitch C. Cellular basis for the normal T wave and the electrocardiographic manifestations of the long-QT syndrome. Circulation,1998,98(18):1928-1936.

[32] Sadrieh A, Domanski L, Pitt-Francis J, et al. Multiscale cardiac modelling reveals the origins of notched T waves in long QT syndrome type 2. Nat Commun,2014,5:5069.

[33] Zhang L, Timothy KW, Vincent GM, et al. Spectrum of ST-T-wave patterns and repolarization parameters in congenital long-QT syndrome: ECG findings identify genotypes. Circulation,2000,102(23):2849-2855.

[34] Nishimura M, Watanabe Y, Toda H. The genesis of bifid T waves: experimental demonstration in isolated perfused rabbit hearts.Int J Cardiol,1984,6(1):1-16.

[35] Gross D. The duration of the T wave and its relation to the cardiac rate in healthy adults. Am Heart J,1954,47(4):514-519.

[36] Bazett HC. An analysis of the time-relations of electrocardiograms.Heart,1920,7:353–370.

[37] Bazett HC. An analysis of the time-relations of electrocardiograms.Ann Noninvasive Electrocardiolt,1997,2(2):177-194.

[38] Lepeschkin E, Surawicz B. The duration of the Q-U interval,and its components in electrocardiograms of normalpersons. Am Heart J,1953,46(1):9–20.

[39] Bidoggia H, Maciel JP, Capalozza N, et al. Sex-dependent electrocardiographic pattern of cardiac repolarization. Am Heart J,2000,140(3):430-436.

[40] Merri M, Benhorin J, Alberti M, et al. Electrocardiographic quantitation of ventricular repolarization. Circulation,1989 ,80(5):1301-1308.

[41] Stramba-Badiale M, Spagnolo D, Bosi G, et al. Are gender differences in QTc present at birth? MISNES Investigators. Multicenter Italian Study on Neonatal Electrocardiography and Sudden Infant Death Syndrome. Am J Cardiol,1995,75(17):1277-1278.

[42] Pham TV, Sosunov EA, Anyukhovsky EP, et al. Testosterone diminishes the proarrhythmic effects of dofetilide in normal female rabbits. Circulation, 2002,106(16):2132-2136.

[43] Bai CX, Kurokawa J, Tamagawa M, et al. Nontranscriptional regulation of cardiac repolarization currents by testosterone. Circulation, 2005,112(12):1701-1710.

[44] Trépanier-Boulay V, St-Michel C, Tremblay A, et al. Gender-based differences in cardiac repolarization in mouse ventricle. Circ Res,2001,89(5):437-444.

[45] Xiao L, Zhang L, Han W, et al. Sex-based transmural differences in cardiac repolarization and ionic-current properties in canine left ventricles. Am J Physiol Heart Circ Physiol,2006,291(2):H570-580.

[46] Dorian P, Newman D. Rate dependence of the effect of antiarrhythmic drugs delaying cardiac repolarization: an overview. Europace, 2000,2(4):277-285.

[47] Attwell D, Cohen I, Eisner DA. The effects of heart rate on the action potential of guinea-pig and human ventricular muscle. J Physiol, 1981,313(1):439-461.

[48] Varró A, Baczkó I. Cardiac ventricular repolarization reserve: a principle for understanding drug-related proarrhythmic risk. Br J Pharmacol,2011,164(1):14-36.

[49] Arnold L, Page J, Attwell D, et al. The dependence on heart rate of the human ventricular action potential duration. Cardiovasc Res,1982,16(10):547-551.

[50] Fridericia LS. Die Systolendauer im Elektro-kardiogramm bei normalen Menschen und bei Herzkranken. Acta Med Scand,1920,53(1):469-486.

[51] Hodges MS, Salerno D, Erlinen D. Bazett's QT correction reviewed: evidence that a linear QT correction for heart rate is better. J Am Coll Cardiol,1983,1(1):694.

[52] Sagie A, Larson MG, Goldberg RJ, et al. An improved method for adjusting the QT interval for heart rate (the Framingham Heart Study). Am J Cardiol,1992,70(7):797-801.

[53] Rautaharju PM, Zhang ZM, Prineas R, et al. Assessment of prolonged QT and JT intervals in ventricular conduction defects. Am J Cardiol,2004,93(8):1017-1021.

[54] Indik JH, Pearson EC, Fried K, et al. Bazett and Fridericia QT correction formulas interfere with measurement of drug-induced changes in QT interval. Heart Rhythm. 2006;3(9):1003-1007.

[55] Vandenberk B, Vandael E, Robyns T, et al. Which QT Correction Formulae to Use for QT Monitoring? J Am Heart Assoc,2016,5(6). pii: e003264.

[56] Roguin A. Henry Cuthbert Bazett (1885-1950)—the man behind the QT interval correction formula. Pacing Clin Electrophysiol,2011,34(3):384-388.

[57] Viitasalo M, Karjalainen J. QT intervals at heart rates from 50 to 120 beats per minute during 24-hour electrocardiographic recordings in 100 healthy men. Effects of atenolol. Circulation, 1992,86(5):1439-1442.

[58] Funck-Brentano C, Jaillon P. Rate-corrected QT interval: techniques and limitations. Am J Cardiol,1993,72(6):17B-22B.

[59] Phan DQ, Silka MJ, Lan YT, et al. Comparison of formulas for calculation of the corrected QT interval in infants and young children. J Pediatr,2015,166(4):960-964.

[60] Wernicke JF, Faries D, Breitung R, et al. QT correction methods in children and adolescents. J Cardiovasc Electrophysiol,2005,16(1):76-81.

[61] Postema PG, Wilde AA. The measurement of the QT interval. Curr Cardiol Rev,2014,10(3):287-294.

[62] Viskin S, Rosovski U, Sands AJ, et al. Inaccurate electrocardiographic interpretation of long QT: the majority of physicians cannot recognize a long QT when they see one. Heart Rhythm,2005,2(6):569-574.

[63] Moennig G, Schulze-Bahr E, Wedekind H, et al. Clinical value of electrocardiographic parameters in genotyped individuals with familial long QT syndrome. Pacing Clin Electrophysiol,2001,24(4 Pt 1):406-415.

[64] Goldenberg I, Moss AJ, Zareba W. QT interval: how to measure it and what is "normal". J Cardiovasc El ectrophysiol,2006,17(3):333-336.

[65] Sauer AJ, Moss AJ, McNitt S, et al. Long QT syndrome in adults. J Am Coll Cardiol,2007, 49(3):329-337.

[66] Drew BJ, Ackerman MJ, Funk M, et al. Prevention of torsade de pointes in hospital settings: a scientific statement from the American Heart Association and the American College of Cardiology Foundation. Circulation,2010,121(8):1047-1060.

[67] Garg A, Lehmann MH. Prolonged QT interval diagnosis suppression by a widely used computerized ECG analysis system. Circ Arrhythm Electrophysiol,2013,6(1):76-83.

[68] Willems JL, Arnaud P, van Bemmel JH, et al. A reference data base for multilead electrocardiographic computer measurement programs. J Am Coll Cardio,1987,10(6):1313-1321.

[69] Watanabe Y. Purkinje repolarization as a possible cause of the U wave in the electrocardiogram. Circ-ulation,1975,51(6):1030-1037.

[70] Bellet S, Kemp RL, Surawicz B. Polarity and amplitude of the U wave of the electrocardiogram in relation to that of the T wave. Circulation, 1957,15(1):90-97

[71] Surawicz B. U wave: facts, hypotheses, misconceptions, and misnomers. J Cardiovasc Elec-trophysiol,1998,9(10):1117-1128.

[72] Pérez Riera AR, Ferreira C, Filho CF, et al. The enigmatic sixth wave of the electrocardiogram: the U wave. Cardiol J,2008,15(5):408-421.

[73] Bufalari A, Furbetta D, Santucci F, et al. Abnormality of the U wave and of the T-U segment of the electrocardiogram; the syndrome of the papillary muscles. Circulation,1956,14(6):1129-1137.